How to Use Evidence-Based Dental Practices to Improve Your

Clinical Decision-Making

근거기반치의학을 활용한

임상적 의사결정

류재인 송영하 유현준 이지헌 정회인 조자원 한동헌 공역

Alonso Carrasco-Labra, D.D.S.
Romina Brignardello-Petersen, D.D.S.
Michael Glick, D.M.D.
Amir Azarpazhooh, D.D.S.
Gordon Guyatt, M.D.

ADA American Dental Association®
America's leading advocate for oral health

정문각 JMK

How to Use Evidence-Based Dental Practices to Improve Your ***Clinical Decision-Making***

ISBN: 978-1-68447-061-7

The original English language work has been published by: American Dental Association Chicago, IL, USA

This Korean edition published by arrangement with American Dental Association through Agency-One, Seoul.

Printed in Korea.

추천사

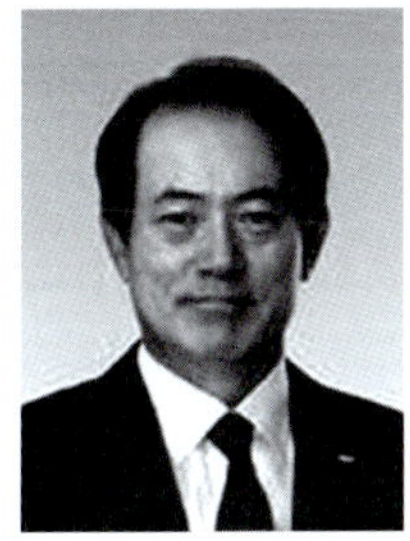

박태근
대한치과의사협회 회장
한국치의학교육평가원 이사장

미국치과의사협회가 2019년 출판한 'How to use evidence-based dental practice to improve your clinical decision making'의 번역서로, 우리나라 근거기반치의학의 새 이정표가 될『근거기반치의학을 활용한 임상적 의사결정』발간을 진심으로 축하드립니다.

1990년대 초 처음으로 발표된 근거기반의료는 의료인의 임상적 전문성과 체계적 연구를 통한 최선의 외부 임상 근거를 지향하는 것으로 정의하고 있습니다.

급속한 의료기술 발달에 따른 환자중심의료와 근거기반치과진료의 중요성은 점점 커지고 있습니다. 이에, 치과의료의 질 제고 차원에서 최소한의 객관화가 필요하고 시대적 변화에 대한 대응과 노력이 필요한 시점이라고 생각합니다.

근거를 기반으로 한 치의학이 학문적 발전을 이루기 위해서는 무엇보다 실제 임상 현장에서 치과의사가 근거에 기반한 진료를 하려면 어떻게 해야 하는지에 대한 정확한 의료정보와 지식을 함께 고찰하고 폭넓은 이해가 우선되어야 할 것입니다.

그런 의미에서, 이번 번역서는 다양하고 복합적인 임상상황에서의 학문적, 학술적 연구를 통한 근거기반치의학에 대한 종합적인 정보와 지식을 주제별로 이해하기 쉽도록 자세하게 기술한 참고자료라는 점에서 매우 의미가 있고 일반 치과의사 회원과 예비 치과의사에게 유용한 자료가 될 것으로 기대합니다

이번 번역서의 발간을 계기로 치과의료에 과학적 근거 연구라는 새로운 기준을 만들고 있는 근거기반치의학에 대한 폭넓은 이해와 향후 실제 임상 적용을 위한 연구와 학술활동을 더욱 활성화해 나가는 시발점이 되기를 기대해 봅니다.

이를 통하여, 미래 인구사회적 변화에 대응을 위한 선제적인 국내 치과의료 분야 정책을 연구하고 더 나은 정책을 발굴하여 치과의료의 전문성 강화와 선진 강국의 구강건강 수준으로 거듭날 수 있기를 바랍니다.

지면을 빌려 유익한 번역서 발간을 위하여 각고의 노력을 다해 오신 단국대 치과대학 조자원, 유현준 교수님, 경희대 치과대학 류재인 교수님, 연세대 치과대학 정회인 교수님, 서울대학교 치의학대학원 송영하, 이지현, 한동헌 교수님 등 모든 관계자 여러분께 다시 한번 깊은 감사를 드립니다.

끝으로, 이 번역서와 함께 하시는 모든 분들께 늘 건강하시고 행운이 항상 함께하시길 기원드립니다.

추천사

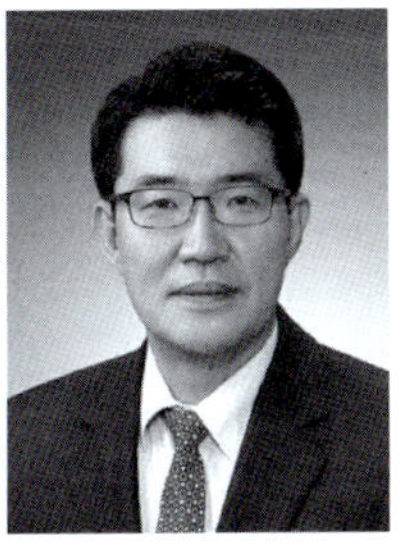

김철환

단국대학교 치과대학 구강악안면외과학 교수
(사) 대한치의학회 회장
(사) 대한치과의사협회 학술부회장
대한구강악안면외과학회 이사장 역임
단국대학교 치과대학병원장 역임

제가 십수 년 전에 대한치의학회 학술이사 시절에 대한의학회 학회임원 아카데미 행사에 참여하여 근거기반의학과 임상진료지침에 대한 강연프로그램을 청강하였습니다. 진료지침의 개발과 근거의 질 평가, 메타분석의 이론, 진료지침 수용개발방법론에 대하여 당시 대한의학회의 임상진료지침 연구사업단의 노력과 국내 의학계의 다학제 진료지침개발 사례를 접하였습니다.

Evidence based medicine으로 정의되는 '최신의 과학적 근거를 분석하고 이를 토대로 특정 상황에서 임상 의료인과 환자 간의 의사결정'이라는 분야이며, 또 이러한 근거기반 지침을 수용 · 개발하는 과정에 있어, randomized controlled trials 관련 연구논문뿐 아니라 임상 의료인들이 스크린닝 과정에서 필요한 국제적 수준의 질 평가 과정이 또한 중요한 몫을 하게 됩니다.

우리 치의학 분야의 의료 및 진료 환경에서, 대부분의 일차의료 진료현장에서 진료지침의 필요성을 인식하지 못하는 안타까운 현실을 보고 있습니다. 진료지침의 개발은 반드시 필요하며, 또한 지침개발은 개발과정의 정당성을 반드시 담보해야 하고, 다학제 접근을 통해 개발을 우리 치의학계에서도 '근거기반치의학'이라는 분야를 확립할 필요가 있습니다.

미국치과의사협회에서 2019년에 출간된 "How to use evidence-based dental practice to improve your clinical decision making"책자를 이번에 "근거기반치의학을 활용한 임상적 의사결정"로 번역하여 출간함으로써 이번 기회에 '근거기반치의학, evidence based dentistry'분야를 우리나라에도 좀 더 활성화되는 계기가 될 것을 기대하는 바입니다. 또한 21세기의 4차산업혁명시대를 맞이하면서 다양한 치과진료의 임상환경에서 치과 분야의 의료행위는 치의학을 공부하는 학생들 뿐 아니라 임상 의료인들과 학계 전문가들이 꼭 한 번씩 이 책을 가까이 두고 숙독함으로써 국민들과 환자들에게 양질의 의료를 제공할 수 있도록 해야 할 것이며, 일부 의료인들의 진료지침에 대한 부정적 시각을 극복하고, 적정의료의 근거를 마련하는 계기를 만드는 치의학계가 되기를 바랍니다.

과학적 근거 제시가 가능한 의료행위야말로 의료인들이 가져야 할 최고의 가치이며, 이러한 가치를 통해 국민구강건강을 지켜내는 미래의 치의학계를 견인할 수 있다고 생각합니다. 이 번역서가 대한민국 치의학계에 치과의료행위의 근거 수준이 한 단계 업그레이드되는 계기가 되길 바라며 연구, 교육, 진료뿐 아니라 정부정책 개발과정에서도 이 번역서가 활용되기를 기대해 봅니다.

마지막으로 이 변역서를 출간하는 과정에서 끊임없는 열정으로 이 훌륭한 번역서를 탈고해 주신 한동헌 교수님과 역자분들의 노고에 감사의 마음을 보냅니다. 또한 이 책의 출간을 위해 많은 도움을 주신 정문각JMK 출판사 관계자분들께도 감사의 마음을 전합니다.

2022년 8월

안서호 호수를 바라보며 연구실에서

서문

근거기반의학(의학(Evidence Based Medicine)은 1990년대 초에 처음으로 발표되었고,[1] 1995년에 이르러서는 근거기반치의학(Evidence Based Dentistry)에 관한 논문이 치의학학술지에 나오기 시작하였다.[2] 근거기반치의학이 치과 진료 현장과 치의학 연구에 적용되는 속도는 생각보다 느렸지만, 이것은 미국치과의사협회(American Dental Association)의 지원 부족 때문은 아니었다.

미국치과의사협회는 근거기반치의학을 가장 최근의 과학적 지식에 기초하여 개인 맞춤형 치과 치료를 제공하려는 환자 중심 진료에 대한 접근법이라고 정의했다. 이처럼 미국치과의사협회가 근거기반치의학을 정의하고 근거기반치의학센터를 설립한 것은 근거에 기반한 치과 전문직으로 가는 길에서 중요한 이정표가 되어 왔다. 미국치과의사협회는 학술지인 미국치과의사협회지(the Journal of American Dental Association)에서 근거기반치의학을 적극 홍보하고, 수년간 근거기반치의학 강좌와 워크숍을 개최하였다. 또한 미국치과의사협회의 근거기반치의학 웹사이트는 많은 근거기반 임상진료지침, 치과 진료 보조 안내서 및 비디오를 포함하여 광범위하고 유용한 근거기반치의학 자료를 제공한다.

1995년 이후 '코크란 구강건강(Cochrane Oral Health)'은 치과 분야에서 우리가 알고 있는 것뿐만 아니라 아직 불확실한 많은 것까지도 명확히 하는 150여 건의 체계적 문헌고찰을 발표하였다. 코크란 고찰(Cochrane Review) 외에도 치의학에서 체계적 문헌고찰(Systematic Review) 수가 전반적으로 많이 증가하였다.

이 모든 것은 근거를 검색하고 비판적으로 평가하는 방법뿐만 아니라 이 근거를 치과 진료에 어떻게 적용할 것인가와 같은 근거기반 접근법을 계속 가르치는 것이 중요하다는 것을 의미한다. 강좌와 컨퍼런스는 주제에 대한 흥미를 자극할 수 있지만, 짧고 유익한 글들을 실용적인 형식의 책으로 출판하는 것은 교수자와 학생 모두에게 큰 도움이 될 것이다. 그렇기 때문에 우리는 이 책이 치과계에 매우 유용한 자료가 될 것이라고 믿는다.

Derek Richards, M.Sc., D.D.P.H.

Centre for Evidence-Based Dentistry

School of Dentistry

University of Dundee

Dundee, Scotland, U.K.

References

1. Guyatt GH. "Evidence-based medicine." ACP J Club 1991 114(ACP J Club, suppl 2):A-16.
2. Richards D, Lawrence A. "Evidence based dentistry."Br Dent J 1995 179(7):270-273.
3. "About EBD." ADA Center for Evidence-Based Dentistry. https://ebd.ADA.org/en/about. Accessed March 5, 2019.

옮긴이의 말

1990년대, 최신의 연구 결과를 환자 치료 시 적용해야 한다고 의사와 치과의사를 설득하는 운동이 시작되었습니다. '근거기반의학'과 '근거기반치의학'이라는 이름이 붙은 이 운동은 빠르게 퍼져나가 이제는 많은 치과의사들이 '근거기반'이라는 단어에 익숙한 것처럼 보입니다. 하지만 '근거에 기반한 치과의료'가 공짜로 되는 것은 아닙니다. 많은 노력과 시간이 필요합니다. 옛날이야기를 해 보겠습니다.

여러분 중에는 체했을 때나 몸의 마비가 왔을 때, 손가락 끝을 따서 피를 조금 뽑으면 낫는다는 이야기를 들어보셨을 겁니다. 피를 뽑는다는 사혈(瀉血) 치료는 100여 년 전까지 동서양에서 널리 이루어지던 시술이었습니다. 중세 이후 100여 년 전까지 서양 의사들이 가장 많이 사용했던 치료는 몸의 특정 부위에서 피를 다량(2리터 가량) 빼는 사혈 치료였고, 심지어 우리나라의 2000년대 중반 신문 기사에도 사혈 치료로 생명의 위협을 받았다는 사례가 보도('사혈요법, 건강에 치명적일 수도')됩니다.[1]

지금은 당연하게 여겨지는 수술 전 외과적 손씻기조차 100여 년 전에는 당연하지 않았습니다. 젬멜바이스가 산욕열로 인한 사망을 관찰한 후 분만실에 들어가기 전 손씻기의 예방 효과를 확인했지만, 당시의 의사들은 젬멜바이스의 발견과 손씻기 지침을 수용하지 않았고, 심지어 환자를 보기 전에 손을 씻는 것은 시간 낭비라고까지 했습니다.

당시의 권위 있는 의사들은 '자신의 경험에 의하면'사혈 치료가 효과 있다고 말했고, 수많은 의사들이 수백 년 동안 의심하지 않고 그 지침을 따랐습니다. 수술 전 손씻기는 당시의 원로의사들로부터 외면받았고, 널리 받아들여지기까지 여러 해가 걸렸습니다. 최근에도 종합비타민 복용의 효과나 폐경 후 호르몬 치료의 효과에 관해 잘 설계된 연구 결과가 기존의 지식을 뒤엎어 버리지만, 현실에 수용되기까지 시간이 걸리는 것을 보면 아는 것을 실천하는 것은 쉽지 않다고 느낍니다. 간혹 '논문에 쓰여진 것과 임상은 달라'라는 이야기를 하는 분이나, 고수의 임상 팁을 금과옥조처럼 떠받드는 분들을 만나면 '옛날에도 그랬겠지'라는 생각을 합니다.

의학과 치의학의 역사에는 수많은 치료법이 등장했고, 인간을 대상으로 한다는 점에서 예전부터 사용해 온 치료법 중에는 잘 설계된 임상시험으로 검증할 수 없는 것들도 있습니다. 그러나 현대과학은 지금 알고 있는 지식이 언제든지 반증될 수 있다는 단 한 가지 사실에 토대를 두고 발전해 왔습니다. 현대의학과 치의학도 자료를 투명하게 공개하고 비판을 두려워하지 않으며 검증받았기 때문에 더 나은 건강이라는 지금의 성과를 이룰 수 있었습니다. 우리의 지식은 제한적일 수 있지만 최대한 합리적으로 생명 현상을 이해하여 환자에게 도움이 되는 방법을 찾고자 했기 때문입니다.

치과의사가 진료에 임할 때는 현재까지 구할 수 있는 최선의 근거와 환자 개인에 따라 나타나는 차이를 신중히 고려해서 결정하게 됩니다. 이 책을 읽는 독자분들은 바쁜 진료 환경에서 치과의사가 뒤처지지 않기 위해서 치의학 학술잡지에 발표되는 무수히 많은 논문을 다 읽는 것이 얼마나 어려운 일인지 이해하실 것입니다. 2016년 8월 연합뉴스는 '치실, 구강건강에 좋다는 과학적 근거 없다'라는 AP통신의 기

1) https://m.health.chosun.com/svc/news_view.html?contid=2007030600787

사를 인용하여 보도했습니다.[2] 같은 연합뉴스는 2018년 10월에는 '칫솔질 때 치실도 필수…중년층 치주염 예방효과 78%'라는 연구 결과를 보도했습니다.[3] 어느 기사가 옳은 것일까요? 언론은 최신 연구 결과를 기사로 보도하지만 각각의 연구를 해석해 주지는 않습니다. 어떤 근거를 찾고, 어떻게 해석하고, 그것을 내 환자 진료에 적용할 수 있을지 판단하는 몫은 오롯이 치과의사의 것입니다. 따라서 최선의 근거를 임상 현장에 적용하는 방법을 익힐 길잡이가 요구되는 시점입니다.

한국에서 '근거기반치의학'이 학계와 치과의료 현장에서 다른 방식과 다른 수준으로 적용되고 있습니다. 여기 함께 모인 역자들은 환자에게 이익이 되는 결과를 위해 최선의 노력을 기울인다는 '근거기반치의학'의 철학을 구현하기 위해 뜻을 모았습니다. 그리고 그 첫 발걸음으로 미국치과의사협회에서 펴낸 "How to use evidence-based dental practice to improve your clinical decision making"을 번역하였습니다.

번역하면서 몇 가지 고민되는 지점이 있었습니다. 'Evidence-Based Dentistry'는 '근거기반치의학'으로 많이 번역됩니다만, 'Evidence'를 '증거'로 번역해야 한다는 주장도 있습니다.[4] 번역 작업은 이러한 고민이 교차하는 과정이었습니다. 초고에서는 '증거기반치의학'을 사용했지만 공동 역자들과 논의 끝에 널리 사용되는 '근거기반치의학'을 채택했습니다.

미국의 실정에 기반해서 미국치과의사협회가 만든 책이므로 한국 치과의료 현장에 활용하기에 맞지 않는 부분도 있을 수 있고, 번역의 미숙함으로 인해 적절치 않은 용어나 문구가 있을 수도 있습니다. 정확한 의미 전달을 위해서 용어와 문구의 조탁(雕琢)이 필요할 터이고, 한국의 치과의료와 한국의 환자를 위해서는 한국의 상황에 맞는 한국 학계의 노력이 더 필요합니다. 멀지 않은 미래에 한국의 치의학 학계에 있는 학자들과 일선에 있는 치과의사들 뿐만 아니라 대한치과의사협회, 치의학 학회들과도 협업하여 '환자중심의료를 위한 근거기반치의학 활용'에 관한 지침이 나오길 기대합니다. 이 번역서가 그 협업을 위한 첫 단추로 활용되면 좋겠습니다.

"근거기반치의학을 활용한 임상적 의사결정"이 번역되어 나오기까지 많은 분들의 도움이 있었습니다. 동서대학교의 김민지 교수와 백석대학교의 하정은 교수는 초교를 보고 중요한 의견을 주셨습니다. 정문각JMK 출판사 편집부 방철호 부장은 판권 계약뿐만 아니라 어색했던 초고를 가독성 있는 원고로 바꾸는 과정에서도 애써주셨고, 늦어지는 원고를 참을성 있게 기다려주셨습니다. 어려운 출판계 환경에서도 이 책을 흔쾌히 번역 출간하기로 결정해 주신 정문각JMK 출판사 김재민 대표께 커다란 감사를 드립니다.

모쪼록 이 책이 열심히 공부하는 치과대학 학생과 국민의 구강건강을 위해 오늘도 분투하고 계실 일선 현장의 치과의사 동료 여러분께 조금이라도 도움이 되길 바랄 뿐입니다.

2022년 8월 19일

관악산 기슭에서 대표역자 한동헌 씀

---

2) https://www.yna.co.kr/view/AKR20160804117500017
3) https://www.yna.co.kr/view/AKR20181002125200017
4) '증거기반의학의 철학. 생각의힘. 2018'중 옮긴이의 말.

이 책의 이용법

근거기반치의학은 치과의사들이 각각의 환자와 협력하여 치과의사의 전문 지식, 환자의 요구와 선호 그리고 가장 최근의 임상적 근거를 종합해서 치료 결정을 내리는 것이다. 이러한 세 가지 요소를 모두 종합해서 치료법을 결정하면 해당 임상 상황에서 적절하게 진료할 수 있다. 근거에 기반한 환자 진료에 일률적인 접근법은 없다.

이 책을 읽어 나가는 정해진 순서는 없다. 각각의 장은 그 앞의 장에 기초해서 서술하기 때문에 맨 처음부터 읽기 시작해서 맨 끝까지 순서대로 읽을 수도 있다. 하지만 대부분은 아마도 그 순간에 가장 관련성이 있는 부분으로 눈을 돌려 책을 열고 참고할 것이다. 어떤 장에서는 글상자에서 강조된 실제 사례들을 읽음으로써 근거를 비판적으로 평가할 수 있는 능력을 확인한 다음, 알려진 지식의 차이를 다루는 부분으로 돌아간다. 어떻게 읽든 효과가 있을 것이다.

이 책은 광범위한 근거기반치의학 주제를 다루고 있다. 앞의 내용을 숙지하면 근거기반치의학에 의해 진료하기, 근거기반치의학 가르치기, 근거기반치의학 교육 과정 설계하기, 논문 읽기 모임 진행 등 근거에 기반하여 환자를 진료하는 여타 활동에 대해 배우고자 하는 모든 사람에게 도움이 될 수 있다. 이 책의 전체적인 목표는 독자에게 근거기반치의학 적용을 통해 환자 진료를 개선하는 데 필요한 기초 지식을 제공하는 것이다.

이 책에 담긴 풍부한 내용은 임상의사를 대상으로 하는 경우가 많지만, 치과의사를 제외한 치과계 모든 직종의 독자들도 이 책을 읽고 임상적 의사결정에 최신의 과학적 근거를 더 잘 활용할 수 있다. 이렇게 하면 특정 임상 시나리오에 가장 적합한 치료법을 결정할 수 있고, 이것이 바로 근거기반치의학이다.

Alonso Carrasco-Labra, D.D.S., M.Sc., Ph.D., and Jeff Huber, M.B.A.

Center for Evidence-Based Dentistry

Science Institute

American Dental Association

Chicago, Illinois, U.S.A.

차례

Chapter 5. 진단 관련 문헌 평가와 활용법 / 75

– 한 동 헌 서울대학교 치의학대학원

Chapter 6. 체계적 문헌고찰과 메타 분석 활용법 / 89

– 한 동 헌 서울대학교 치의학대학원

Chapter 7. 임상진료지침에서 환자 관리 권고 활용법 / 109

– 한 동 헌 서울대학교 치의학대학원

Chapter 8. 질적 연구를 바탕으로 한 문헌 평가 / 129

– 한 동 헌 서울대학교 치의학대학원

Chapter 9. 경제성 관련 문헌의 평가와 활용법 / 145

– 한 동 헌 서울대학교 치의학대학원

Chapter 10. 치과 임상 연구 결과에 현혹되지 않는 법 / 163

– 한 동 헌 서울대학교 치의학대학원

Chapter 11. 임상적 유의성과 통계적 유의성의 차이는 무엇인가? / 175

– 한 동 헌 서울대학교 치의학대학원

Chapter 12. 바쁜 임상의사들을 위한 생물통계학 입문 / 187

– 한 동 헌 서울대학교 치의학대학원

Chapter 17. 근거에 의한 건강 정책 수립 / 285

– 한 동 헌 서울대학교 치의학대학원

찾아보기 / 300

Chapter 1. 근거기반치의학의 원리를 이해하고 적용하는 방법

Romina Brignardello-Petersen, D.D.S., M.Sc., Ph.D.; Alonso Carrasco-Labra, D.D.S., M.Sc., Ph.D.; Michael Glick, D.M.D.; Gordon H. Guyatt, M.D., M.Sc.; and Amir Azarpazhooh, D.D.S., M.Sc., Ph.D.

이 장에서 다루는 내용:

근거기반치의학의 정의와 원칙

근거기반치의학의 과정

서론

과학적 근거는 임상 진료의 중요한 밑거름이다. 그럼에도 불구하고, 임상 진료에 영향을 미치는 근거를 비판적으로 평가하기 위한 지침을 임상의사에게 제공하는 논문[1]은 1981년에야 처음으로 등장하였고, 그로부터 10년 후 의학 문헌에 '근거기반의학'[2]이라는 용어가 처음 등장하였다. 그 후, 1993년부터 2000년 사이에 근거기반의학 주창자들[3]은 임상에서 의학 논문을 이해하고 의사결정을 하는 데 도움이 되는 25개의 논문을 발표하였다.[4]

근거기반의학의 개념은 곧 다른 임상 영역으로 확대되었다.

"근거기반치의학"이라는 용어를 처음 사용한 논문은 1995년에 리차드(Richards)와 로렌스(Lawrence)에 의해 출판되었고,[5] 그 이후 같은 주제의 다른 논문들이 차례로 발표되었다.[6–11] 그러나 치과 의료 분야의 임상의사와 교육자를 대상으로 치과의사들이 쉽게 접근할 수 있는 근거의 비판적 평가와 사용에 대한 지침은 아직 없다.

이 책은 치과 의료 전문가들이 근거를 사용하여 임상적 의사 결정을 내리는 데 도움이 되도록 근거기반치의학의 기본 개념을 제공하는 것을 목표로 한다. 이 책은 과학문헌을 사용하여 답하기 쉬운 질문을 작성하고, 관련 근거를 효과적으로 검색하며, 다양한 연구 설계의 장점과 한계를 식별하고, 결과를 해석하고, 해석한 결과를 임상에서 의사결정에 적용하는 방법을 포함한 근거기반치의학의 주요 주제를 다룬다. 이 책은 주로 연구를 임상 진료에 적용하는 데 초점을 맞추고 있지만, 근거에 기반한 건강 정책도 다룬다.

근거기반치의학의 정의와 원칙

미국치과의사협회는 근거기반치의학을 "환자의 구강과 전신 상태 및 병력에 대해 체계적으로 평가한 과학적 근거; 치과의사의 임상 전문 지식; 그리고 환자의 치료 요구 및 선호도 모두를 신중하게 종합한 치과 의료에 대한 접근법"으로 정의한다.[12] 근거기반치의학은 세 가지 요소로 구성된다.

- 최신, 최선의 연구 근거
- 임상 전문 지식
- 환자의 가치관과 선호도[13]

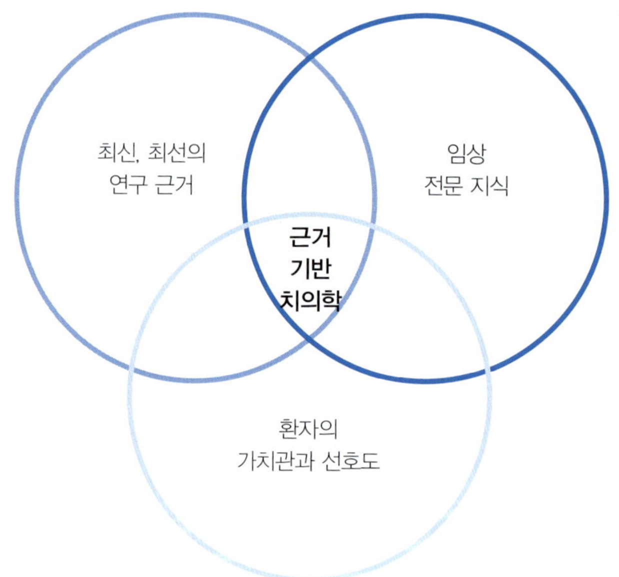

그림 1.1 근거기반치의학의 구성 요소

근거의 정의 중 하나는 "모든 경험적 관찰"이다.[14] 근거는 단일 환자의 경과에 대한 임상 관찰 또는 다기관 및 다국적 임상 연구를 포함하여 다양한 출처에서 얻을 수 있다. 임상 결정을 내리는 데 영향을 미치는 근거는 매우 많다. 그러나 어떤 근거는 다른 근거보다 신뢰성이 높기 때문에 특정 유형의 근거에 우선순위를 부여하는 것이 필요하고 바람직하다.

소수의 환자에 대한 비체계적인 임상 관찰은 잘 설계되고 수행된 임상 연구보다 비뚤림을 유발할 가능성이 높기 때문에 현명한 임상의사라면 항상 전자(소수의 환자에 대한 비체계적인 임상 관찰)보다 후자(잘 설계되고 수행된 임상 연구)의 근거를 선호해야 한다.[14] 각 유형의 임상 질문에는 다음과 같이 신뢰 단계에 따른 근거의 피라미드가 있다. 예를 들어, 특정 중재(진단/치료법)의 효과에 관한 질문에 답하는 가장 강력한(신뢰 단계가 높은) 근거는 비뚤림의 위험이 낮고 표본 크기가 큰 무작위배정 임상시험에서 나올 것이다. 그러한 근거는 더 정확한 추정치와 더 일관된 결과를 제공하며, 당면한 환자에게 직접 적용할 수 있다. 특정 관심 문제에 대해 무작위배정 임상시험(Randomized Clinical Trials) 연구의 결과를 이용할 수 없는 경우, 임상의사는 코호트 및 환자-대조군 연구와 같이 잘 설계되고 수행된 관찰 연구를 포함하여, 신뢰도가 조금 더 낮은(신뢰 단계가 낮은) 근거에 의존할 수 밖에 없다. 무작위 시험, 코호트 및 환자-대조군 연구 또는 사례/사례군 연구를 이용할 수 없는 경우, 임상 전문가의 개별 관찰이 귀중한 근거 자료가 될 수 있다. 다음 장에서는, 임상 질문(치료와 예방, 위해, 예후 및 진단)의 각 유형에 따른 근거의 피라미드 구조와 관련 문헌을 비판적으로 평가하는 방법에 대해 논의한다.

위에서 언급한 바와 같이, 근거기반치의학 관점에서 근거만으로는 임상적 의사결정을 뒷받침하기에 충분하지 않다. 임상 전문 지식, 환자의 요구 및 선호도, 그리고 근거를 종합하여 의사결정이 내려져야 한다. 임상 연구에서 효과적인 것으로 입증된 중재(진단/치료법)의 성공은 적절한 임상 환경에서 해당 중재(진단/치료법)를 사용할 수 있는 임상의사의 능력에 달려 있다. 즉, 임상적 전문 지식은 근거를 특정 환자의 사례에 적용할 수 있는지 그리고 어떻게 적용할 수 있는지를 결정하는 열쇠가 된다.[14] 마지막으로, 임상에서 치료는 치료에 대한 부담과 치료 비용까지 포함하는 잠재적인 부작용과 연관되어 있기 때문에 치료에 관한 결정을 내릴 때 환자의 가치관과 선호도를 고려하는 것이 중요하다.

근거기반치의학의 과정

근거기반치의학은 임상의사가 매일 임상 진료에서 내려야 하는 결정을 임상적 질문으로 변환하는데서 출발하고, 아래와 같은 과정을 거쳐 완성된다.

① 임상 질문을 잘 구성된 검색 가능한 질문 형식으로 변환

② 이 질문에 답할 수 있는 가장 유용한 근거 찾기

③ 근거를 비판적으로 평가하고, 질문에 동기를 부여한 특정 임상 시나리오에 적용

① 임상 질문을 잘 구성된 검색 가능한 질문으로 변환하려면 질문의 네 가지 주요 구성 요소인 관심있는 환자(Patient) 또는 집단(Population), 중재(Intervention 또는 임상 질문의 유형에 따른 위험요인 노출 혹은 새로운 진단 검사 전략), 비교(Comparison 또는 임상 질문의 유형에 따른 참고할만한 기준), 환자 중심의 접근법에 따른 관심 결과(Outcome) 를 식별할 필요가 있다. 이러한 접근법을 피코(PICO)라고 하는데[15], 다양한 유형의 임상 질문에 대한 피코 접근법의 예는 이 책의 다음 장에서 자세히 설명된다.

② 당면한 임상 질문에 대한 피코 구성 요소는 전자 데이터베이스 및 기타 자료원을 통해 근거를 검색하는 기초로 사용된다. 임상의사에게 유용한 정보를 제공하는 다수의 자료원들이 있다. 검색한 세부사항 정도에 따라 일차 연구의 정보, 요약 및 비판적 평가, 임상진료지침 등이 모두 근거를 제공할 수 있다.[16] 특정 사례에서 검색할 가장 적절한 자료원을 선택하는 방법은 이 책의 다음 장에서 다룬다.

③ 임상의사가 당면한 임상 질문에 대답할 수 있는 연구를 찾으면, 그에 대한 비판적인 평가를 수행해야 한다. 다음 장에서 자세히 설명하겠지만, 개별 일차 연구에 대한 비판적 평가에는 비뚤림의 가능성, 결과의 타당성, 적용 가능성이라는 세 가지 주요 영역이 있다.[17] 첫 번째 영역은 찾은 연구가 잠재적 비뚤림을 최소화하는 방식으로 설계되고 수행되었는지의 여부를 평가하는 것이다.[18] 두 번째 영역은 방향, 크기 및 정확도 측면에서 연구의 결과를 해석하는 것이다. 세 번째 영역은 실제 임상 진료에 적용할 수 있을지 판단하기 위해 연구 결과를 맥락에 맞게 해석하는 것이다.[19] 이 책의 다음 장에서는 다양한 유형의 임상 질문에 대해 비판적인 방식으로 근거를 평가하고 적용하는 방법을 다룬다.

과학적 근거는 치과 진료의 기본 원칙 중 하나이다. 근거기반 치과진료는 이용 가능한 최고의 근거와 임상의사의 전문 지식 및 환자의 요구와 선호도를 종합하여 임상 진료의 의사결정이 이루어지도록 한다. 이 책은 치과 의료 전문가들에게 근거기반치의학의 기본 개념과 임상 진료에서 근거를 사용하는 방법에 대한 지침을 제공한다.

참고문헌

1. "How to read clinical journals, part I: why to read them and how to start reading them critically." Can Med Assoc J 1981 124(5):555–558.
2. Guyatt GH. "Evidence-based medicine." ACP J Club 1991;114(ACP J Club, suppl 2):A-16.
3. Evidence-Based Medicine Working Group. "Evidence-based medicine: a new approach to teaching the practice of medicine." JAMA 1992 268(17):2420–2425.

4. Guyatt GH, Rennie D. "Users' guides to the medical literature." JAMA 1993 270(17):2096–2097.
5. Richards D, Lawrence A. "Evidence based dentistry." Br Dent J 1995;179(7):270–273.
6. Azarpazhooh A, Mayhall JT, Leake JL. "Introducing dental students to evidence–based decisions in dental care." J Dent Educ 2008 72(1):87–109.
7. Cruz MA. "Evidence–based versus experience–based decision making in clinical dentistry." J Am Coll Dent 2000 67(1):11–14.
8. Faggion CM Jr, Tu YK. "Evidence–based dentistry: a model for clinical practice." J Dent Educ 2007 71(6):825–831.
9. Forrest JL, Miller SA. "Evidence–based decision making in dental hygiene education, practice, and research." J Dent Hyg 2001 75(1):50–63.
10. Laskin DM. "Finding the evidence for evidence–based dentistry." J Am Coll Dent 2000 67(1):7–10.
11. Scarbecz M. "Evidence–based dentistry resources for dental practitioners." J Tenn Dent Assoc 2008 88(2):9–13.
12. American Dental Association Center for Evidence–Based Dentistry. About EBD. http://ebd.ADA.org/en/about. Accessed Oct. 5, 2014.
13. Sackett DL, Rosenberg WM, Gray JA, Haynes RB, Richardson WS. "Evidence based medicine: what it is and what it isn't." BMJ 1996 312(7023):71–72.
14. Guyatt GH, Haynes B, Jaeschke R, et al. "The philosophy of evidence–based medicine." In: Guyatt GH, Rennie D, Meade MO, Cook DJ, eds. Users' Guides to the Medical Literature: A Manual for Evidence–Based Clinical Practice. 2nd ed. Columbus, Ohio: McGraw–Hill Education 2008:9–16.
15. Guyatt GH, Meade MO, Richardson S, Jaeschke R. "What is the question." In: Guyatt GH, Rennie D, Meade MO, Cook DJ, eds. Users' Guides to the Medical Literature: A Manual for Evidence–Based Clinical Practice. 2nd ed. Columbus, Ohio: McGraw–Hill Education 2008:17–28.
16. McKibbon A, Wyer P, Jaeschke R, Hunt D. "Finding the evidence." In: Guyatt GH, Rennie D, Meade MO, Cook DJ, eds. Users' Guides to the Medical Literature: A Manual for Evidence–Based Clinical Practice. 2nd ed. Columbus, Ohio: McGraw–Hill Education 2008:29–58.
17. Guyatt GH, Rennie D, Meade MO, Cook DJ, eds. Users' Guides to the Medical Literature: A Manual for Evidence–Based Clinical Practice. 2nd ed. Columbus, Ohio: McGraw–Hill Education 2008.
18. Guyatt GH, Jaeschke R, Meade MO. "Why study results mislead: bias and random error." In: Guyatt GH, Rennie D, Meade MO, Cook DJ, eds. Users' Guides to the Medical Literature: A Manual for Evidence–Based Clinical Practice. 2nd ed. Columbus, Ohio: McGraw–Hill Education 2008:59–64.
19. Dans A, Dans L, Guyatt GH. "Applying results to individual patients." In: Guyatt GH, Rennie D, Meade MO, Cook DJ, eds. Users' Guides to the Medical Literature: A Manual for Evidence–Based Clinical Practice. 2nd ed. Columbus, Ohio: McGraw–Hill Education 2008:273–289.

A version of this chapter originally appeared in the November 2014 edition of JADA (Volume 145, Issue 11, Pages 1105–1107). It has been reviewed and updated for accuracy and clarity by the editors of How to Use Evidence–Based Dental Practices to Improve Your Clinical Decision–Making.

Chapter 2. 최상의 구강 건강 관련 근거 검색: 전략, 팁, 자료원

Elizabeth Stellrecht, M.L.S., and H. Austin Booth, M.L.I.S., M.A.

이 장에서 다루는 내용:

전자자료원 검색을 위한 일반 팁

검색 순서(searching workflow)

자료원(resources)

- 포괄적인 자료원
- 개요 및 진료 지침: 현장진료 자료원(Point-of-Care resources)
- 사전평가 자료원(Preappraised Resouces)
- 학술지
- 사전평가되지않은 자료원(Nonpreappraised Resouces)
- 인용 관리자(Citation Managers)
- 비공식문헌(Gray Literature)
- 환자정보자료원(Patient Information Resources)

결론

서론

임상적 질문에 대한 해답을 찾기 위해서는 근거기반의 문헌 검색을 할 필요가 있다. 이 장에서는 가장 흔히 쓰이는 근거기반 자료원에 관해 설명하고, 치과 의료인들에게 가장 유용한 임상 정보를 찾을 수 있는 검색 전략을 제시하며, 근거기반 정보를 탐색하기 위한 작업 순서를 제안하겠다.

근거기반치의학에 기반한 진료는 임상 질문을 구체화하고, 관련 문헌을 검색하며, 검색한 증거를 평가하여 해당 증거를 당면한 임상 질문에 대입시킨 뒤, 이를 임상에 적용하는 모든 과정을 포함한다.

인터넷을 통해 얻을 수 있는 건강 관련 정보의 양은 엄청나서 출판된 임상시험과 체계적 문헌고찰만 따라잡는 것만으로도 힘이 벅차다. 예를 들어, 매일 평균 11편의 체계적 문헌고찰과 75편의 임상시험 결과가 의학학술지[1]에 소개되고 있다. 또한 동료 심사 문헌 간 건강 관련 정보가 서로 모순되는 경우도 많다. 복잡한 건강 정보가 기하급수적으로 늘어나고 있어서 최상의 근거기반 문헌을 찾는 방법뿐만 아니라 찾은 문헌을 평가하는 방법도 일이둘 필요가 있다

최근에는 의학 관련 자료를 효과적으로 찾는 기술이 매우 중요해졌다. 아래에서는 바쁜 임상의사들을 위해

필요한 의학 자료원을 효과적이고 효율적으로 찾는 방법을 개략적으로 소개하였다. 보다 복잡한 자료원이나 전문가적 검색 기술, 예를 들면 체계적 문헌고찰과 같은 작업은 과학문헌에 대한 고도로 전문화된 검색 기술을 가진 도서관 사서와 함께 협력하기를 권장한다.

전자자료원 검색을 위한 팁

검색을 시작할 때는 우선 일을 최대한 단순하게 유지하는 것이 중요하다. 폭넓게 검색하되 검색어는 제한하고 검색 필터는 사용하지 않는다. 검색 결과가 너무 광범위하거나 너무 세분화되어 있는 것은 아닌지 검토하여 필요한 결과가 도출되었는지 확인한다. 형용사로 검색하면 검색 결과를 양적으로 측정하기 어렵거나 검색 결과가 서로 섞일 수 있으므로 검색어는 명사를 사용하도록 한다. 검색을 시작할 때 검색어나 필터를 너무 많이 사용하면 필요한 논문이 부적절하게 제외될 수 있다(표 2.1).

표 2.1 전자자료원 검색 팁

기억해야 할 검색 팁
• 검색은 폭넓고 단순하게 시작한다.
• 검색어는 명사를 사용하고 형용사는 피한다.
• 검색 범위를 좁히기 위해서 논리형(boolean) 용어[1]를 사용한다.
• 그래도 결과가 너무 방대하다면? 연구 설계, 연령, 출판일, 언어 등의 검색 필터를 사용하여 결과를 제한한다.
• 그럼에도 원하는 결과를 얻지 못했다면? 기존 검색어와 비슷한 동의어나 검색어의 철자를 다양하게 적용하여 다시 검색해 본다.

검색 결과가 예상과 다르면 기존 검색어와 비슷한 단어나 철자를 다양하게 적용해 본다. 예를 들어, "임산부(pregnant woman)"나 "임신(pregnancy)" 등과 같이 비슷한 단어를 사용하거나 미국식 대신 영국식 철자를 적용한다. 개념이 같더라도 다른 용어로 검색하면 결과가 달라질 수 있다. 일반적으로 데이터베이스는 검색어에 대한 자체 동의어 사전 안에서 선호하는 단어로 검색한 결과를 제시하기 때문에 관련 문헌을 검색하는 데 더 효과적일 수 있다. 데이터베이스의 색인 작성

---

1) 논리형이라는 용어는 논리적 생각 체계에 관련된 것으로, 영국의 수학자이자 논리학자인 조지 불(George Boole, 1815~1864)의 이름에서 따온 것이다. 1854년에 '사고의 법칙(The Laws of Thought)'이라는 책을 썼던 그는 AND, OR, NOT이라는 이진 연산자를 사용하여 이진 정보를 처리할 수 있는 모델을 만들었는데, 인간의 정신 작용 또한 인식된 정보를 '참' 또는 '거짓'이라는 두 개의 환원된 정보로 처리하는 과정에서 이루어진다고 생각하였다.
인터넷에서 정보를 검색할 때 각 웹페이지가 「집합」의 「원」에 해당하고, 검색 엔진의 논리식에 따라 원하는 「원」 안의 검색 결과를 제시한다. 논리형(Boolean) 검색에서 두 개의 검색어 사이에 있는 "and"라는 연산자(예: 사과 and 포도)는 두 단어나 값들이 모두 들어 있는 문서를 찾는 것을 의미하고, 두 개의 검색어 사이에 있는 "or"라는 연산자(예: 사과 or 포도)는 둘 중 어떤 하나의 단어라도 포함하고 있는 문서를 찾는 것이다. 반면, 두 개의 검색어 사이에 있는 "and not"이라는 연산자(예: 사과 and not 포도)는 사과를 포함하지만 포도는 포함하지 않는 문서를 찾는다.
이러한 논리는 현대 컴퓨터 공학과 정보화 시대의 토대를 마련하는 데 기여하였다.

자 팀은 주어진 데이터베이스 안에 포함된 모든 자료를 읽고 주요 주제를 파악한 후 각 개별 작업에서 대표되는 주요 개념을 정리하게 된다. 주요 개념이 정리되면 색인 작성자는 작업을 표현할 수 있는 제목을 단어로 정리한다. 일정한 용어가 사용되므로 검색 과정을 표준화하여 관련 문헌을 보다 쉽고 빠르게 찾을 수 있도록 한다. 따라서 검색을 할 때에는 데이터베이스의 동의어로 검색어를 찾아보고 검색할 문헌의 주된 주제를 표현하는 추천 용어를 사용하도록 한다. 데이터베이스가 추천 용어를 사용하지 않는다면 제목, 초록, 저자 등을 특정 분야로 한정하여 검색 결과를 더 제한해 볼 수 있다. 키워드(keyword)로 검색하면 모든 자료에서 관련 단어를 검색하는 반면, 특정 분야로 한정하면 자료의 한정된 분야에서 관련 단어를 검색한다. 아래에 기술된 자료원 대부분은 [단어의 조합인] 구문을 따옴표 안에 넣어 구문별 검색을 할 수 있고, 일반적인 검색어의 철자 오류나 축약어로 검색하여 결과가 제대로 안 나올 때는 대체 검색어를 제시하기도 한다. 또한 대부분의 자료원은 자동으로 복수형을 검색한다.

논리형 검색이란 검색어를 AND, OR 또는 NOT의 세 가지 용어 중 하나로 연결하는 것을 말한다. 두 단어 사이에 AND를 사용하면 검색 결과에는 두 단어 모두 포함되므로 하나의 단어만 사용하여 검색하는 것보다 검색 결과가 더 적다. OR를 사용하면 최소 한 개의 단어가 포함된 결과가 검색되므로 한 단어만 검색했을 때보다 더 많은 검색 결과가 나온다. NOT을 사용하면 두 번째 단어가 포함된 결과는 제외하고 첫 번째 단어와 연관된 결과를 검색하기 때문에 검색 결과 수가 줄어든다(그림 2.1).

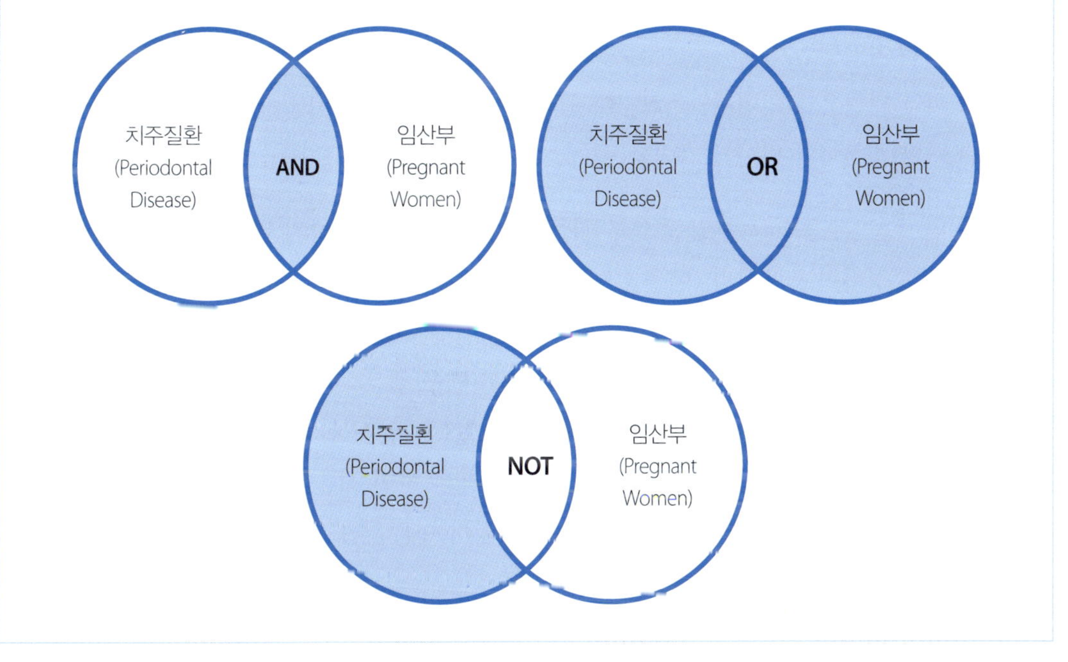

그림 2.1 논리형 검색의 사례

검색 절차

여러 데이터베이스들을 조합해서 검색하면 당면한 임상 질문에 답할 수 있는 정보를 놓치지 않을 수 있다. 데이터베이스 검색의 정확도는 질문/주제/필요에 따라 달라지지만, 근거 수준이 높은 검색 결과를 얻기 위해서는 적어도 코크란(Cochrane), 트립(Trip, Translating Research into Practice) 및 펍메드(PubMed)에서 검색하도록 한다. 여타의 다른 데이터베이스는 이 장의 자료원 단원에서 자세히 다루도록 하겠다. 중요한 결과가 검색에서 누락되지 않도록 앞의 세 가지 자료원을 모두 활용하는 것을 추천한다. 이 자료원들은 서로 다루고 있는 주제가 다르고, 업데이트 주기도 달라서, 검색 결과가 겹치지는 않을 것이다. 왜냐하면 각각의 자료원이 고유한 검색 구조, 단어 및 결과 알고리즘을 가지고 있기 때문이다. 코크란, 트립, 펍메드 검색은 무료이지만, 검색 결과를 확인하려면 학교에서 개별 사이트에 가입되어 있어야 가능하다. 학교가 아닌 외부의 개원가에 있는 미국 치과의사의 경우에는 미국치과의사협회 도서관에서 회원에게 제공하는 데이터베이스를 통해 관련 자료를 열람할 수 있다.[2] 위에서 언급한 자료원들은 비교적 검색이 쉽고 최신 정보를 제공한다. 이를 통해 치과 의료인은 근거에 기반하며(코크란), 기존에 평가된(트립) 그리고 가장 포괄적인 의학 문헌(펍메드) 검색 엔진을 통해 진료에 관한 황금 기준을 얻을 수 있다.

임상 연구 주제를 검색할 때는 피코 기준을 적용하도록 한다. 피코는 임상의사가 연구 주제를 좀 더 명확히 할 수 있도록 4개의 임상 질문 기준을 제시하고 있다.

- 집단: 누가 치료받고 있는가? 이 집단이 어떤 특성을 가지고 있는가?
- 중재: 어떤 치료법인가?
- 비교: 황금 기준은 무엇인가? 비교군이 있는가? 위약군이 있는가?
- 결과: 어떤 개선이나 변화가 기대되는가?

물론 위의 질문 기준이 모든 임상 연구 질문이나 치료법에 적합하지 않기 때문에 상황에 따라 질문의 틀을 수정하여 적용한다. 예를 들어, 연구 질문이 위해에 관한 것이라면 개입보다 노출에 집중해서 진행한다. 피코 틀을 검색의 출발점으로 생각하고 개별 연구의 필요에 따라 수정하여 적용한다. 피코 틀을 사용하면 연구 질문이 명확해지고 연구 질문의 특수성을 반영할 수 있을 뿐만 아니라 임상 연구 질문을 쉽게 검색할 수 있는 구성 요소로 분해하기 때문에 원하는 결과를 찾을 확률이 높다. 따라서 임상의사가 피코 틀을 사용하여 검색하면 시간을 절약할 수 있을 뿐만 아니라 임상 진료(또는 특정 환자)와 관련있고 적용 가능성이 높은 검색 결과를 얻을 수 있다(표 2.2).

---

2) 대한치과의사협회는 협회 홈페이지를 통해 대한치과의사협회지 전문을 제공하고 있다.

표 2.2 질문의 특성에 따른 임상 질문의 주요 구성 요소와 사례

질문의 성격	사례	모집단	중재(노출 혹은 진단 검사)	비교(혹은 비교 기준)	결과
치료 혹은 예방	제3대구치 발거 후 술후감염 같은 합병증을 예방하는 항생제는 얼마나 효과적인가?	제3대구치 발치 환자	항생제 예방 처치	예방 처치 없음	치조골염, 수술 부위 감염
질병 원인	밤에 영유아에게 물 대신 우유를 주면 치아우식증을 유발하는가?	영유아	밤에 우유 마시기	밤에 물 마시기	치아우식증
진단	인접면 우식증을 탐지하는 데 치근단방사선사진이 얼마나 도움되는가?	인접면 우식증이 의심되는 환자	치근단방사선사진	교익 방사선사진	진단 정확도(진양성, 진음성, 위양성, 위음성으로 평가)
예후	당뇨환자가 비당뇨환자에 비해 제3대구치 발거 후 합병증 위험이 더 높은가?	제3대구치 발치 환자	당뇨병자	비당뇨병자	통증, 부종, 개구장애, 술후감염

출처: J Am Dent Assoc 2014;145(12):1262–7.

데이터베이스를 여러 개 조합해서 검색하면 임상 연구 질문의 답에 해당하는 정보들을 놓치지 않고 찾을 수 있다.

검색에는 피코 질문의 구성 요소와 관련된 키워드, 색인 용어(indexing terms) 및 동의어(synonyms)를 사용한다. 검색할 때 피코 구성 요소 4개를 모두 적용하기보다 2개로 시작하는 것을 추천한다. 피코 질문의 구성 요소 중 인구 집단과 중재로 검색을 시작하면 검색 결과에 비교 개상이나 개념이 포함될 가능성이 가장 높다. 결과를 검색에 추가하면 좀 더 세밀한 검색이 가능해지므로, 처음 검색 결과가 너무 많으면 결과를 검색 기준에 추가하는 것이 좋다. 처음부터 네 가지 구성 요소를 모두 검색어로 사용하면 검색 결과가 너무 좁아지고, 결과적으로 중요한 자료가 검색에서 제외될 수 있다. 동일한 개념의 동의어를 검색하려면 논리형 검색 연산자 OR을 사용한다. 반대로 논리형 검색 연산자 AND를 사용하면 서로 다른 자료가 검색된다. 논리형 검색의 예는 그림 2.1을 참조하라.

대부분의 데이터베이스에는 데이터베이스에 추가할 때 사용되는 색인 문헌(index article)의 주요 제목(subject heading)이나 선호 용어가 나열된 동의어 사전(thesaurus)이 있다. 주요 제목 검색은 연관 결과를 찾아볼 수 있는 가장 간단한 방법으로, 표준화된 검색 과정을 통해 검색 용어와 논문의 주요 주제(즉, 제목)가 일치하는 자료를 찾을 수 있다. 검색에 주요 제목을 사용하지 않으면 논문 제목과 초록에 국한된 검색 결과가 뜨게 된다. 초기 검색 결과가 너무 많으면 임상진료지침(clinical practice guideline), 개요(summaries), 비판적 개요(critical summaries) 및 체계적 문헌고

찰과 같은 이차 및 사전 평가된 문헌으로 결과를 제한해 본다. 이차 문헌이 존재하지 않는 경우, 일차 연구[3]를 살펴볼 필요가 있다. 일차 연구들은 비뚤림 결과를 보여주기 쉬우므로 되도록 무작위배정 임상시험으로 자료 검색을 제한하면 좋다(그림 2.2).

우선 10년도 넘은 과거 자료는 검색 결과에서 제외한다. 너무 많은 항목이 검색되면 피코 구성요소 4개를 모두 적용하고 결과를 추가하여 검색을 다시 수행한다. 검색 결과에 최고 수준의 근거(예: 지침 또는 체계적 문헌고찰)가 포함되면 검색을 중지하고 "충분하다"고 선언한다. 보다 포괄적인 검색을 수행하려면 아래 나열된 데이터베이스를 추가하여 검색한다. 이러한 작업흐름은 임상 현장에서 당면하게 되는 임상 질문에 대한 근거기반 검색을 하기 위한 로드맵을 제공하려는 것이지 체계적 문헌고찰 또는 문헌 검토를 수행하는 방법을 알려주려는 것은 아니다.

특정 질문을 중심으로 검색 전략을 개발하고 결과의 적합성, 폭 및 깊이 사이에서 적절한 균형

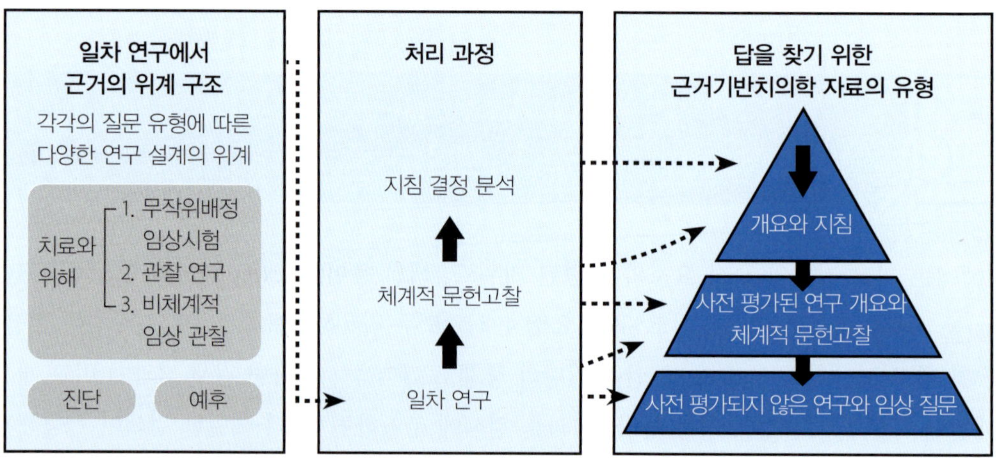

검색 진행 정도 및 이것을 찾기 위한 자료원에 따른 근거의 유형

이 그림은 사용 가능한 유형의 근거기반치의학 자료원을 탐색하는 과정을 보여준다. 왼쪽 상자는 일차 연구에서 근거의 위계 구조를 나타내고, 가운데 상자는 검색하려는 근거의 유형을 결정하는 데 도움을 주며, 오른쪽 상자는 이러한 근거를 어디에서 찾아야 할지를 보여준다. 질문의 성격에 따라 일차 연구의 수준은 낮은 비뚤림 위험에서 높은 비뚤림 위험까지 연구 설계의 위계에 따라 다양하다(왼쪽 상자). 일차 연구 결과들은 체계적 문헌고찰로 처리될 수 있는데, 여기서 포괄적으로 합성되면 증거에서 권고로 옮겨가는 임상 지침이 된다(중간 상자). 일단 어느 정도 양호한 근거가 정해지면 근거기반치의학 자료원 유형의 피라미드(오른쪽 상자)를 통해 근거를 검색하기에 적합한 자료원 형태를 선택한다. 효율적인 검색을 하려면 윗 단계, 예를 들어 온라인 개요와 같은 자료부터 시작한다. 이렇게 하면 요점이나 링크를 포함하는 지침과 체계적 문헌고찰과 같은 좀 더 정제된 형태의 근거가 포함될 수 있다. 만일 원하는 결과를 찾을 수 없다 하더라도 사전 평가된 연구 자료원이 방법론적으로 올바른 고찰이나 연구의 개요를 제공하게 된다. 마지막으로, 사전 평가되지 않은 대규모 연구 데이터베이스는 최신 연구가 모두 포함되지만, 연구 주제와 상관없는 인용이 검색되어 제대로 된 결과가 나오지 않을 수 있다.

그림 2.2 주요 연구, 검색 진행 정도 및 근거기반치의학 자료원에 대한 링크의 근거 계층

3) 일차 연구, 일차 자료는 특정 목적으로 연구자가 직접 수집한 자료로서 인구집단을 대상으로 설문조사와 신체계측, 생체시료 검사 등을 시행한 결과로 수집하는 것이다.

을 찾는 방법은 항상 독창적일 수 있다. 검색 전략 개발은 반복적 과정으로, 치과 의료인이 검색에 사용된 용어뿐만 아니라 용어의 조합 및 검색된 결과를 기반으로 검색 전략을 다시 좁히거나 수정 및 확장하게 된다. 검색이 진행될수록 검색 전략의 효과와 효율성이 향상된다. 특정 데이터베이스에서 검색한 결과가 너무 적으면 검색 용어, 검색 필터 또는 둘 다를 제거하여 검색을 수정해야 할 수 있다. 검색 용어를 추가한다고 해서 항상 원하는 검색 결과가 많아지는 것은 아니며, 오히려 불필요한 중복 결과만 늘어날 수 있다. 일단 검색을 시작하면 최종적으로 사용할 검색어를 찾는 과정에서 어느 정도 시행착오가 있을 수 있다. 치과 의료인은 검색어와 동의어를 추가하고 삭제하면서 다양한 양과 폭 및 수준의 근거를 검색할 수 있다.

코크란으로 검색을 시작한 뒤에 결과가 충분하지 않으면 트립을 검색한 다음 펍메드를 검색하여 검색 결과의 빈칸을 채울 것을 제안한다. 코크란 체계적 문헌고찰만으로 구성된 데이터베이스이기 때문에 제시된 결과는 근거 피라미드 위계에서 높은 질의 자료로 간주된다. 체계적 문헌고찰 자료만 있기 때문에 데이터베이스 규모가 작으므로 필요한 근거 자료를 찾지 못할 수도 있다. 펍메드는 자료원의 폭과 범위가 넓어 가장 많은 검색 결과를 얻을 수 있다. 검색 결과를 임상 연구, 체계적 문헌고찰, 의료유전학 등으로 제한하는 필터링을 사용해도 비체계적 문헌고찰을 함께 검색하는 것이 펍메드의 특징이다(임상 연구 주제(query)에 대한 자세한 내용은 이 장의 펍메드 절 참조). 펍메드에서 코크란 체계적 문헌고찰을 검색할 수 있지만, 코크란 라이브러리(Cochrane Library) 데이터베이스 검색 결과와 일치하지 않을 수 있으므로 코크란 라이브러리 검색을 권장한다.

키워드와 제목 모두를 사용하여 검색할 것을 권장한다. 코크란과 펍메드 두 데이터베이스 모두 주요 제목에 대한 통제어 또는 유의어 사전으로 메쉬(MeSH, Medical Subject Headings)라는 색인 용어 체계를 공유한다(메쉬에 대한 자세한 설명은 이 장의 펍메드 절 참조). 트립은 통제어를 사용하지 않는다. 색인 용어에만 의존하면 안 되는데, 그 이유는 데이터베이스에 색인되기 전에 이미 수많은 최신 기사가 업데이트되며, 이러한 최신 기사가 유용할 수 있기 때문이다. 처음 검색할 때 관련 용어를 적어두고 마지막에는 모든 연관어를 검색하는 과정을 반복한다. 관련 용어 또는 동의어를 포함하면 보다 효과적인 검색을 할 수 있다(표 2.3).

이 장에서 피코 틀에 따른 검색 예를 살펴보겠다. 치주질환이 있는 임산부는 치주질환이 없는 임산부보다 조산이나 저체중아 출산 위험이 더 큰가? 이 경우 확인된 집단은 임산부다. 이 경우 치료가 아니라 위해의 문제이기 때문에 노출은 치주질환이며, 대조군은 치주질환이 없는 임산부, 결과는 조산과 저체중아 출산이다.

표 2.3 근거를 검색하는 작업 흐름

질문/상황의 유형	참조할 자료	사용 가능한 증거 수준
첫 번째 고려 사항: 질문/상황에 대한 가이드라인이 존재하는가?	1. 에피스테모니코스(Epistemonikos) 2. 트립 3. 에크리 진료 지침 트러스트(ECRI Guidelines Trust) 4. 현장진료 자료원	진료 지침, 진료 지침 요약
(일반적인) 치료/예방	1. 코크란 체계적 문헌고찰 데이터베이스(Cochrane Database of Systematic Reviews) 2. 트립 3. 펍메드	비판적 개요, 메타 분석, 체계적 문헌고찰, 무작위배정 임상시험
(약물 치료) 치료/예방	1. 코크란 2. 트립 3. 엠베이스(Embase) 4. 펍메드	비판적 개요, 메타 분석, 체계적 문헌고찰, 무작위배정 임상시험
위해/원인	1. 코크란 2. 트립 3. 펍메드	비판적 개요, 메타 분석, 체계적 문헌고찰, 관찰 연구
진단	1. 코크란 2. 트립 3. 펍메드	비판적 개요, 메타 분석, 체계적 문헌고찰, 단면 연구, 사례 보고
예후	1. 코크란 2. 트립 3. 펍메드	비판적 개요, 메타 분석, 체계적 문헌고찰, 단면 연구, 사례 보고
상황: 주제별 한두 개 논문만 검색되지만 더 필요한 경우	1. 웹오브사이언스(Web of Science) 혹은 스코푸스(Scopus) (인용된 참고문헌 검색) 2. 회색문헌(Gray literature)	표준화된 근거 피라미드를 따름

자료원

포괄적 자료원

에피스테모니코스

웹 사이트: www.epistemonikos.org

비용: 무료, 전문(full text)은 일부만 가능

자료원 특징: 임상진료지침, 개요, 체계적 문헌고찰, 일차 자료, 기타

에피스테모니코스는 "건강과 관련된 의사결정에 필요한 과학적 정보(즉, 근거)를 수집하고 실생활 관련 질문에 가장 적합한 근거에 신속하게 접근하도록 함"을 목표로 하는 공용 자료원이다. 주로 보건전문가, 연구자, 보건의료 관련 의사결정권자를 위해 만들어졌다.[2] 그리스어로 '알 가치가 있는 것', '총명한', '경험이 있는', '이해력이 있는', '전문가적인 지식을 가진 이'라는 뜻을 가진

고대 그리스어 ἐπιστήμωνικός에서 유래한 에피스테모니코스는 근거에 기초한 정책 개요, 체계적 문헌고찰, 일차 자료 그리고 일차 자료의 개요도 포함한다. 자료원 안에서 다양한 수준의 근거를 검색할 수 있지만, 주로 체계적 문헌고찰을 확인하는 데 중점을 두고 있다. 에피스테모니코스는 포털과 같은 역할을 하며, 다음의 10개 데이터베이스에서 정보를 가져온다.

- 펍메드, 코크란 체계적 문헌고찰 데이터베이스, 엠베이스, 시날(CINAHL), 싸이인포(PsycINFO), 라일락(LILACS), 효과 검토의 초록 데이터베이스(Database of Abstracts of Reviews of Effects), 캠벨 협업 온라인 라이브러리(Campbell Collaboration online library), 체계적 문헌고찰과 활용 보고서에 관한 JBI 데이터베이스, EPPI 센터 근거 라이브러리(EPPI-Centre Evidence Library).

한 번의 검색으로 이 모든 자료원을 동시에 검색할 수 있어 시간을 절약할 수 있기 때문에 검색을 시작하기 가장 좋은 사이트라고 할 수 있다.

홈페이지에서 기본 검색을 하거나 "고급 검색"을 선택할 수 있다. 기본 검색은 한 번에 하나의 용어만 검색하고 논리형 검색을 지원하지 않으므로 고급 검색으로 바로 이동하는 것이 좋다. 예를 들어, "치주질환"과 "임산부"를 기본 검색에 입력하면 20개 미만의 검색 결과를 보여주지만, 고급 검색에 같은 용어를 입력하면 60개 이상의 결과가 검색된다. 고급 검색 기능을 사용하면 피코 기준을 입력하거나 필요에 따라 (여러 검색어를) 결합할 수 있다. 필요에 따라 홈페이지의 필터 기능을 통해 원래의 검색 결과를 더욱 좁힐 수 있다. 검색 결과는 근거 수준에 따라 분류되며, 기본 인용뿐만 아니라 초록도 포함한다. 앞에서 언급한 바와 같이, 에피스테모니코스는 포털과 비슷하므로 검색된 문헌의 전문은 데이터베이스에 링크된 자료원에서 이용할 수 있다. 전문 이용 가능 여부는 독자의 소속 기관이 구독하고 있는지의 여부에 따라 다르다(미국치과의사협회 회원은 미국치과의사협회 도서관에서 구독 여부 확인이 가능하다). 이 데이터베이스의 유용한 기능은 기본 검색 결과에서 볼 수 있는 "관련 근거" 탭이다. 일차 자료를 선택하면 관련 근거 탭에는 일차 자료 검토를 포함한 체계적 문헌고찰에 대한 인용과 본문 링크가 표기된다. 체계적 문헌고찰을 선택하면 관련 근거 탭에는 개별 일차 자료를 포함하는 체계적 문헌고찰의 개수가 표기된다. 이 기능을 통해 주제에 대한 더 많은 근거를 더 쉽고 빠르게 찾을 수 있다.

에피스테모니코스에서 무료 개인 계정을 만들 수 있다. 치과 의료인은 개별 논문의 인용 및 검색 기록을 저장하고 즐겨찾기로 표시할 수 있다. 개인 계정을 만들면 근거 매트릭스 옵션을 만들고 저장할 수 있다. 근거 매트릭스는 일부 체계적 문헌고찰에 포함된 논문을 가져오거나, 원래 체계적 문헌고찰의 일차 연구를 포함하는 다른 체계적 문헌고찰들을 검색한다. 근거 매트릭스 기능의 결과는 특정 주제에 대한 체계적 문헌고찰들이 어떤 일차 연구와 겹치는지를 격자형으로 보여준다. 매트릭스 옵션은 체계적 문헌고찰 기록 내에서 사용할 수 있으며, 생성된 매트릭스는 개인 계정에 저장할

수 있다(그림 2.3)

트립

웹사이트: www.tripdatabase.com

비용: 이전에는 유료 구독해야 했지만 현재는 무료. 프리미엄 버전의 트립은 유료 구독.

자료원 특징: 임상진료지침, 개요, 체계적 문헌고찰, 일차 자료 등

트립은 메드라인(MEDLINE), 코크란 라이브러리, 진료 지침 등의 광범위한 자료원을 다루는 데이터베이스/메타 검색 엔진이다. 트립은 검색 초기에 유용한 자료원인데, 이는 자료 범위가 넓고 검색 기술이 뛰어나 양질의 근거를 쉽고 빠르게 찾을 수 있기 때문이다. 트립은 다양한 출처의 정보를 제공하며, 근거 수준에 따라 색상이 부여되고, 범주별로 정렬되어 있다. 알고리즘에 따라 관련성 높고, 최근의 고품질 정보를 우선 제공한다. 트립에서 "높은 질"의 정보는 근거 피라미드로 대표되는 근거기반 정보의 위계에서 높은 순위를 의미한다(그림 2.4). 검색 결과를 근거 수준에 따라 필터링하려면 화면 오른쪽에 있는 "상세 검색(Refine by)" 기능을 사용하면 된다. 검색 결과는 체계적 문헌고찰, 근거기반 개요, 진료 지침, 300개 이상의 학술지의 핵심 연구, 통제된

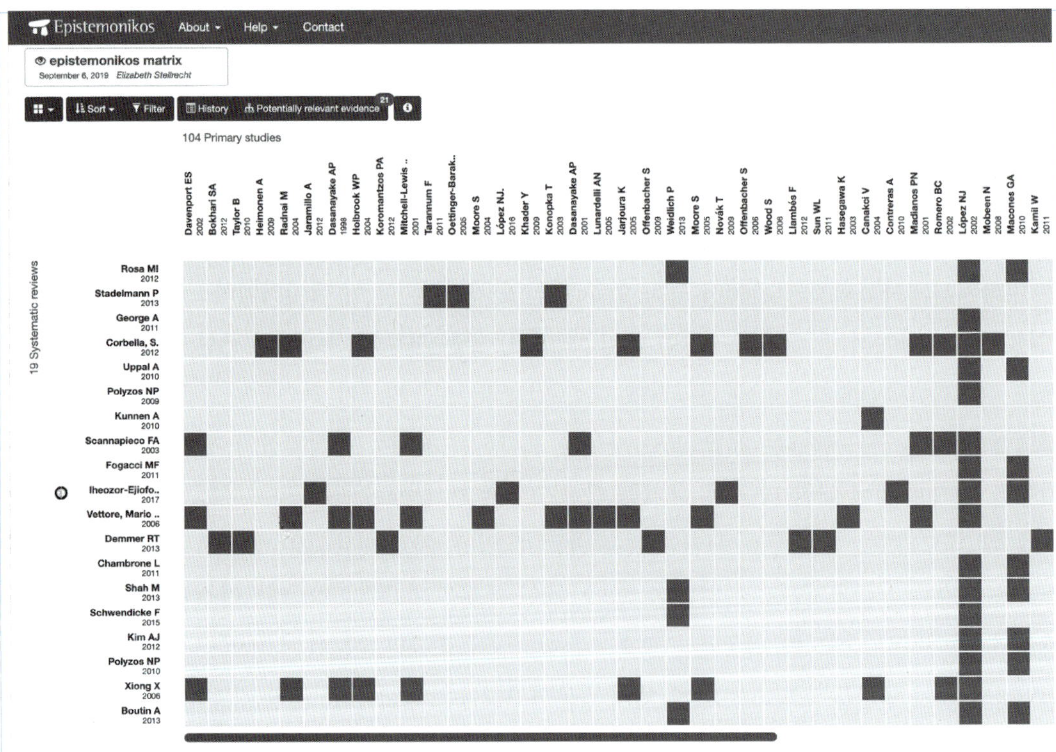

그림 2.3 에피스테모니코스 근거 매트릭스의 예

출처: Epistemonikos.org, accessed on March 18, 2019.

임상시험, 전자책 등으로 보여진다. 개별 범주에는 다양한 자료원으로부터 얻은 정보가 포함되어 있다. 예를 들어, “진료 지침”은 북미, 유럽 및 기타 국가 내에서 발행된 자료를 포함하고 있으며, “근거기반 개요”는 반돌리에(Bandolier), 베스트벳(BestBets), 중요한 환자 중심 근거(POEM, Patient-Oriented Evidence that Matters), 임상 근거, 근거기반 보완 및 대체의학(*Evidence-Based Complementary and Alternative Medicine*) 학술지 등의 자료가 수록되어 있다. 주어진 결과에 따른 정보의 유형은 근거 피라미드에 있는 정보 유형 첨부 이미지로 표시된다.

> 트립은 검색 초기에 유용한 자료원인데, 이는 자료 범위가 넓고 검색 기술이 뛰어나 양질의 근거를 쉽고 빠르게 찾을 수 있기 때문이다.

트립에서 가장 높은 수준의 근거를 검색하려면 용어 한두 개로 검색을 시작한 다음 좀 더 복잡한 검색으로 이동한다. 검색 결과가 없으면 검색 결과 상단에 있는 동의어 탭을 사용한다. 트립에는 개발도상국 관련 근거를 걸러내는 특수 기능도 있다. 예를 들어, “임신과 치주질환”을 검색해서 나온 “트립 최선의 제안”에 따르면 “임신 중 치주질환 치료를 권장하지만, 13개의 무작위배정 임상시험을 검토한 후 11개를 메타 분석한 결과, 임신 중 치주 치료가 조산 또는 저체중의 위험을 낮추지는 않는다.”는 체계적 문헌고찰과 2014년 미국치과의사협회지에 실린 "치주질환 치료가 임신에 영향을 미치지 않는다."는 주요 요약본이 링크되어 있다.

트립은 또한 치과 의료인이 범주별로 검색할 수 있는 “피코 검색”을 포함한 추가적인 유용한 검색 방법을 제공한다. 피코 검색의 네 가지 범주를 모두 입력할 필요는 없지만 범주가 많을수록 검색 결과가 정확해진다. 트립은 유용한 그림과 동영상 검색을 제공하며, 여기에는 환자를 위한 정보 전단지도 포함된다.

제목을 누르면 문서 전체 링크에 접근할 수 있다. 트립에서 인용(citation)을 누르면 인용 관리자 프로그램을 통해 내보낼 수 있고, 페이스북이나 트위터로 보내 결과를 공유할 수 있다. 내 트립(My Trip) 서비스는 데이터베이스가 업데이트될 때마다 등록된 키워드로 검색되도록 한다. 자료를 검색하면 검색한 치과 의료인의 이메일 주소로 검색 결과를 전송한다(그림 2.4).

사용지침서(tutorial):

- 트립 사이트는 신규 사용자를 위한 이용 방법 동영상(www.tripdatabase.com/ how-to-use-trip)을 제공한다.

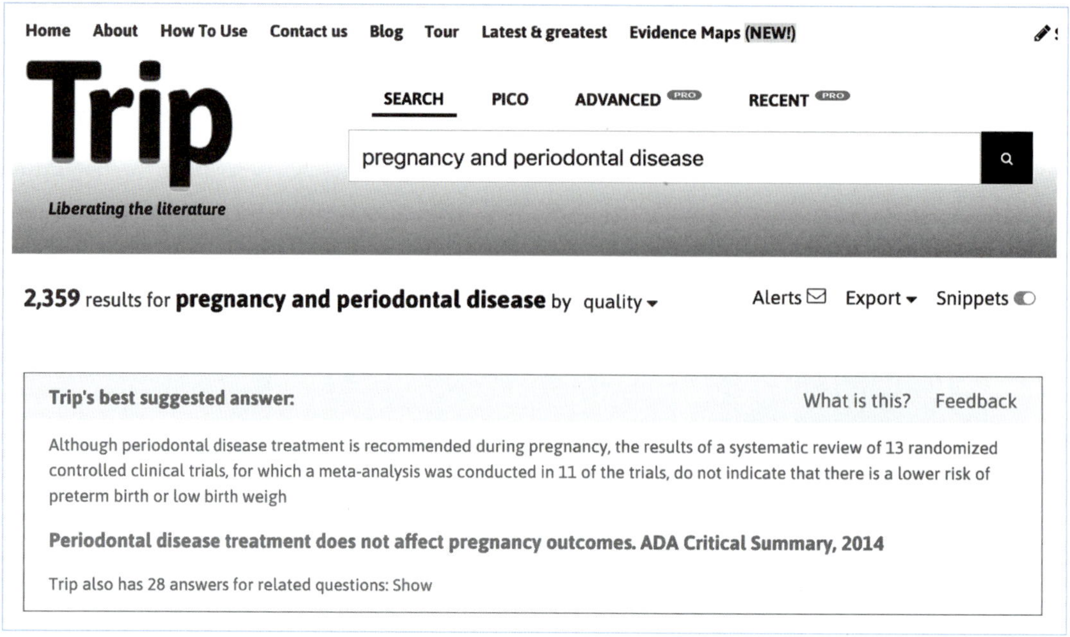

그림 2.4 트립 데이터베이스

출처: Tripdatabase.com, accessed on March 18, 2019.

요약 및 지침: 현장진료[4] 자료원

현장진료 자료원은 의료인이 진료 중 판단하는 과정에서 이용할 수 있는 최선의 근거를 제공하는 것을 목표로 한다. 또한 이 사이트는 질문에 대한 다양한 측면의 배경정보를 모으는데도 훌륭한 자료원이다. 여기서는 현장 진료 자료원을 몇 개만 소개하고 있지만, 이외에도 실제로 다양한 형태의 자료원이 있다.

업투데이트(UpTodate)

웹사이트: www.uptodate.com

비용: 유료 구독을 통해서만 사용 가능. 환자 관련 내용은 무료.

자료원 특징: 개요

업투데이트는 임상의사를 대상으로 다양한 의료 주제에 대한 연구 개요를 제공하는 현장진료 정보로, 동료 심사가 완료된 데이터베이스이다. 업투데이트는 최신 연구 결과를 제공하며, 환자에게 정보를 제공하는 매우 유용한 사이트이다. 20개 이상의 전문 분야(예: 약물 정보 및 소아과)로 구분되는 10,000개 이상의 주제에 대한 접근이 가능하다. 업투데이트에 포함된 정보는 4,000명 이상의

4) 임상병리 분야에서는 환자가 진료(care)받는 위치와 근접한 곳에서 실시하는 임상병리검사를 뜻하며, 의료 정보시스템 분야에서는 환자 진료 시 '환자 바로 곁에서 실시간으로 의료 정보 데이터베이스에 접근해 진료에 활용하자'는 개념으로 사용되는 용어.

전문임상의사가 460개 이상의 의학학술지의 내용을 검토하여 제공한다. 여기에는 특정 임상 문제(진단 및 치료)에 관한 정보, 질병 및 상태에 대한 설명, 치료 및 권고안 분석 등이 담겨 있다. 업투데이트는 펍메드와 같은 일반 문헌 데이터베이스가 아니라 저자 이름이나 기사 또는 학술지의 제목으로 검색할 수 없다는 점에 유의해야 한다. 업투데이트의 정보는 중요도에 따라 동료 심사 과정을 거쳐 신속하게 업데이트된다(이러한 변경은 "진료 변경 업데이트"로 표시됨). 모든 항목은 4개월마다 업데이트된다. 각 권고안은 수정된 그레이드(GRADE, Grading of Recommendations, Assessment, Development and Evaluations) 분류 체계에 따라 등급이 매겨진다. 1등급과 2등급은 권고안의 강도에 따라 달라지고, A등급부터 C등급은 근거의 확실성에 따라 분류된다(14장 참조).

업투데이트는 약물 정보 데이터베이스인 렉시콤(Lexicomp)을 포함하므로 약물 투여, 상호작용 및 부작용에 관한 정보를 찾는 데 특히 유용하다. 다른 사이트처럼 약 이름 검색도 가능하다. 업투데이트에는 의학 계산기가 포함되어 있으며, 브라우징 또는 전문 의료 분야에 따른 접근이 가능하다. 업투데이트는 쉬운 언어로 쓰여진 많은 환자 중심 정보를 주제별로 나눈 후 "기본"과 "기본 이외"의 두 가지 범주로 더 세분화한다. "기본" 정보는 일반적으로 1~3쪽, "기본 이외" 정보는 5~10쪽 정도이다.

업투데이트 검색은 매우 쉽다. 검색은 모든 전문 분야에 걸쳐 자동으로 수행된다. 검색 상자 오른쪽에 있는 드롭다운 메뉴를 사용하여 모든 주제, 성인, 소아, 환자 또는 그래픽(사진, 알고리즘, 그래프, 표, 동영상 및 그림) 중 하나를 선택하여 검색 범위를 좁힐 수 있다. 모든 검색 결과가 표시되지만, 더 연관성이 높은 결과가 먼저 표시된다.

주제목 위로 마우스를 가져가면 해당 주제에 대한 개요의 미리보기를 제공하므로 필요한 경우 원하는 부분으로 이동할 수 있다.

전문 분야별로 구성된 "최신 정보(What's New)"에는 지난 3~6개월 동안 각 분야의 중요한 업데이트가 나열되며, 임상 진료를 크게 변화시킬 업데이트 내용은 "진료 변경 업데이트"에 기재되어 있다.

사용지침서:

- 동영상 사용지침서: www.uptodate.com/home/help-demo

클리니컬키(ClinicalKey)

웹사이트: www.clinicalkey.com

비용: 유료 구독을 통해서만 사용 가능

자료원 특징: 요약

클리니컬키는 수술 상담(Procedures Consult)[5], 첫상담(First Consult)[6]의 800개 이상의 현장진료 논문들, 엘스비어(Elsevier)의 북미의학 · 외과클리닉(Medical and Surgical Clinics of North America)[7], 임상시험, 임상진료지침, 선정된 다른 학술지 등의 내용과 2,200만 개 이상의 메드라인 인용 등의 다양한 자료가 포함되어 있다. 클리니컬키는 인터넷 검색창과 유사한 쉬운 검색 인터페이스를 가지고 있으며, 필터링 기능을 통해 전문 사용자가 보다 복잡한 검색을 할 수 있게 해 준다. 자료원 유형은 결과 페이지 오른쪽에 나열하는데, 다음과 같다.

- 학술지 논문, 체계적 문헌고찰, 메타 분석, 무작위배정 임상시험, 비체계적 문헌고찰, 책, 그림, 임상시험, 첫상담, 환자 교육.

검색어를 입력하면 클리니컬키가 관련된 주제, 키워드, 수술 또는 약물을 제안한다. 초기 검색 후 범주별 필터링을 하는데, 임상 요약, 질병 원인, 진단, 치료, 예방 및 예후가 포함된다. 결과는 연구 유형(예: 체계적 또는 비체계적 문헌고찰), 날짜, 전문 분야 및 내용 유형(예: 학술지 및 단행본)으로 제한된다. 예를 들어, "임신과 치주질환"을 검색하면 체계적 문헌고찰 30건, 메타 분석 17건, 진료 지침 9건, 무작위배정 임상시험 90건뿐만 아니라 다수의 학술지 논문을 포함한 1,500건 이상의 검색 결과를 보여준다. 클리니컬키는 이멘(EMET, Elsevier Merged Medical Taxonomy)이라는 분류법을 사용하는데, 이는 치과 의료인이 임상적으로 가장 관련 있는 정보를 발견하도록 돕는 분류 체계이다. 유용한 약물 정보와 환자 교육 자료도 포함되어 있다.

내 클리니컬키(My ClinicalKey)라는 무료 계정을 만들어 검색 결과을 저장하고 읽은 목록과 발표 자료를 만들 수 있다. 클리니컬키에 있는 400만 개 이상의 그림을 슬라이드 형태로 직접 내보낼 수 있는 기능은 발표 자료 제작에 매우 유용하다.

사용지침서:

- 검색 방법: https://help.elsev ier.com/app/answers/list/p/9702/c/7956
- 사용 방법 동영상: www.youtube.com/user/clinicalKey

렉시컴(Lexicomp)

웹사이트: www.wolterskluwercdi.com/lexicomp-online

비용: 유료 구독을 통해서만 사용 가능

자료원 특징: 요약

렉시컴은 처방전을 받아야 하는 전문의약품과 처방전 없이 이용할 수 있는 일반의약품에 대한 최신 종합 의약품 정보를 제공하는 현장진료 자료원이다. 여기에는 여러 개의 약물 정보 데이터

5) 엘스비어의 온라인 멀티미디어 교육 및 참고 도구. 텍스트, 동영상, 에니메이션 및 삽화를 통하여 진료 절차를 시각화하고 검토할 수 있도록 도와서 의학적 오류와 합병증 가능성을 줄여 줌.

6) 의사, 의대생 및 기타 보건전문가를 위한 온라인 의료 정보 시스템인 의사상담 임상지식시스템(MD Consult Clinical Knowledge System)의 통합 구성 요소. 첫상담에 접속하면 다양한 질병 범주의 평가, 진단 및 치료에 대한 지속적으로 업데이트 된 근거기반 정보를 얻어 학생들이 신속하고 정확한 의학적 결정을 내릴 수 있도록 함.

7) 엘스비어가 격월로 발행하는 동료 검토 의학저널로, 각 호는 특정 의학 주제에 대한 최신 검토 논문으로 구성됨.

베이스, 독성학 데이터베이스, 의료 안전 약물 목록(항암제 관련 정보 포함), 천연물 데이터베이스 및 여러 개의 환자-교육 데이터베이스가 있다. 또한 감염성 질환 데이터베이스, 실험실 검사 및 진단 절차에 대한 정보, 북미 이외의 지역에서 사용 가능한 일부 약물에 대한 간략한 정보도 제공한다. 의약품 데이터베이스는 부작용, 금지사항, 복용량, 미국식품의약국(FDA)의 경고 사항, 안전 문제, 임신 및 수유 지침, 약리역학, 약리유전체학, 국제상품명 등을 검색하는 데 유용하다. 렉시컴은 영유아 및 노인 집단을 위한 데이터베이스도 제공하는데, 여기에는 이들에 대한 지침(권장 용량 포함)도 있다. 렉시컴의 특징으로 음성 지원, 대체 치료법을 참조한 부족 약물 목록, 미국식품의약국에서 인가받지 않은 의약품 사용 및 가격 정보를 제공하며, 관련 펍메드 학술지 논문과 근거기반 지침 링크도 있다. 렉시컴은 임상적 의사결정 도구로 약물 상호작용 데이터베이스, 임상 계산기, 알약 식별자, 정맥주사-약물 상호작용 도구 등도 제공한다.

> 렉시컴은 처방전을 받아야 하는 전문의약품과 처방전 없이 이용할 수 있는 일반의약품에 대한 최신 종합 의약품 정보를 제공하는 현장진료 자료원이다.

렉시컴은 특정 범주(예: 환자 교육 또는 국제 약물)로 검색을 제한할 수 있지만, 단일 검색 상자로 모든 데이터베이스를 검색할 수 있어서 검색에 매우 편리하다. 검색할 때 검색 범위를 제한하기 위해 수많은 필터 중 하나를 선택하여 사용할 수 있다. 특별히 사용되는 필터는 잠재적인 약물-약물 상호작용, 약물-알레르기 상호작용 및 약물-식품 상호작용에 관한 정보를 제공하는 상호작용 모듈이다. 이러한 각각의 상호작용을 통해 위험 등급이 매겨지며, 이를 통해 렉시컴은 치료법을 변경해야 할 때 이에 관한 권고안을 제공한다. 모든 약물 요약 자료에는 "치과 정보"라는 섹션이 포함되어 있는데, 여기에는 해당 약물로 인한 치과 치료 합병증의 가능성(예: 출혈에 미치는 효과)에 관한 내용이 있다.

사용지침서:

- www.wolterskluwercdi.com/lexicomp-online/training-videos

에크리 진료 지침 트러스트

- **웹사이트**: https://guidelines.ecri.org
- **비용**: 무료, 사용하려면 무료 계정을 등록해야 함
- **자료원 특성**: 임상진료지침, 임상진료지침 개요

2018년 미국국립진료지침정보센터(NGC, National Guideline Clearinghouse)가 폐지되면서 에크리연구소(ECRI institute)에 의해 에크리 진료 지침 트러스트가 만들어졌다. 에크리 진료 지침 트

러스트는 근거기반 임상진료지침 개요를 무료로 이용할 수 있는 자료원이다.[4] 고든과 베티 무어 재단(Gordon and Betty Moore Foundation)이 후원하는 에크리 진료 지침 트러스트는 진료 지침이 충족해야 하는 상세한 기준에 대해 아래와 같이 제시하고 있다.

1) 영어로 쓰여지고, 온라인 이용이 가능해야 하며, 최근 5년 이내에 발표된 자료여야 한다.
2) 환자 진료 지침을 제공하는 권고안을 포함해야 한다.
3) 의사협회나 전문의 조직과 같은 공신력 있는 기관이 작성해야 한다.
4) 투명한 검색 전략, 선택된 연구에 대한 자세한 정보, 근거 분석이 포함된 체계적 문헌고찰에 기반해야 한다.

임상진료지침이 채택되면 진료 지침 개요를 작성하고, 트러스트(TRUST, Transparency and Rigor Using Standards of Trusworthiness) 점수를 매긴다.[4] 트러스트 점수는 신뢰할 수 있는 임상진료지침을 개발하기 위해 미국 국립의학원(National Academy of Medicine)의 기준에 따라 새로 만든 임상진료지침을 평가하는 체계이다. 임상진료지침이 위의 첫 번째 세 가지 기준만 충족하면 개요 없이 원래 진료 지침에 대한 링크만 제공한다. 진료 지침 개요를 작성하려면 원래 진료 지침 작성자의 허가를 받아야 한다. 에크리 진료 지침 트러스트는 미국국립진료지침정보센터가 하지 못한 업무를 수행하기 위해 만들어졌지만, 미국국립진료지침정보센터와 정확히 같은 내용이 담겨 있는 것은 아니다. 하지만 가까운 미래에 미국국립진료지침정보센터와 같은 존재가 될 것이라고 보인다.

에크리 진료 지침 트러스트의 정보를 검색하고 접근하려면 먼저 무료 계정을 만들어야 한다. 일단 계정이 생성되면 논리형 검색은 물론 키워드를 통한 검색도 가능하다. 이 데이터베이스는 상당히 작기 때문에 용어 한 개로 검색을 시작한 다음 결과가 너무 많으면 용어를 추가하는 것이 좋다. 일단 검색 결과가 나오면 출판 연도, 기관, 환자 연령, 임상 영역, 중재 형태별로 제한할 수 있다. 진료 지침 개요 전문 및 트러스트 점수는 모두 이용 가능하다. 진료 지침 전문을 보고자 한다면 진료 지침을 만든 협회나 기관 리크를 따라 가면 되는데, 링크는 에크리 진료 지침 트러스트가 제공한다. 하지만 개별 협회나 기관에 따라 진료 지침 전문을 이용할 수도 있고 이용하지 못할 수도 있다.

검색창에 별표(*)를 입력하면 모든 진료 지침 및 진료 지침 개요를 검색할 수도 있다. 이렇게 하면 전체 데이터베이스 내용이 화면에 표시되고, 그 후 화면 왼쪽에서 임상 영역을 선택하여 해당 진료 영역에 대한 모든 진료 지침과 개요를 검색한다. 2019년 말까지 데이터베이스에서 15건의 치과 진료 지침이 있었으며, 이 중 진료 지침 개요가 있는 것은 5개뿐이다.

사용지침서:

- ECRI Guideline Trust Searching FAQ, https://guidelines.ecri.org/search-tips

미국치과의사협회 근거기반치의학센터(ADA Center for Evidence-Based Dentistry)

웹사이트: https://ebd.ADA.org/en/evidence/guidelines

비용: 무료, 일부는 전문 이용이 제한됨

자료원 특성: 임상진료지침

미국치과의사협회 근거기반치의학센터는 구강 건강 관리에 관한 최고의 과학적 근거를 평가하고 전파하여 치과 의료인이 임상에서 의사결정에 적용하도록 돕고, 궁극적으로는 구강 건강 향상을 임무로 하고 있는 공공자료원이다.[5] 근거기반치의학센터는 미국치과의사협회가 지원하는 최고의 임상진료지침 자료원이다. 개별 진료 지침뿐만 아니라 진료 지침의 기반이 되는 체계적 문헌고찰에 대한 링크도 제공한다. 이러한 진료 지침과 체계적 문헌고찰은 무료로 공개되어 누구나 이용할 수 있다. 또한 근거기반치의학센터는 비판적 평가 도구, 용어집, 관련 조직 목록을 포함한 강력한 근거기반 자료원 목록을 제공하고 있다.

사용지침서:

- 근거기반치의학 교육 자습서: http://ebd.ADA.org/en/education/tutorials

> 근거기반치의학센터는 미국치과의사협회가 지원하는 최고의 임상진료지침 자료원이다. 개별 진료 지침뿐만 아니라 진료 지침의 기반이 되는 체계적 문헌고찰에 대한 링크도 제공한다.

사전 평가 자료원

코크란 라이브러리

웹사이트: www.thecochranelibrary.com

비용: 구독. 대학교 도서관 등을 통해 무료로 이용 가능

자료원 특성: 체계적 문헌고찰, 일차 연구

코크란 라이브러리에서는 근거기반의학 분야에서 가장 높은 수준의 근거 중 하나인 코크란 체계적 문헌고찰에 대한 접근이 가능하다. 코크란 라이브러리는 코크란 구강 건강을 포함한 전 세계 자율적 참여자들의 모임인 코크란 협업(Cochrane Collaboration)이 만든다. 코크란 검토 그룹은 50개 이상이며, 각각은 특정 전문 분야에 초점을 맞추고 조정 편집자와 편집팀이 이끌고 있다.

코크란 라이브러리는 특히 중재의 효과에 초점을 맞추고 있다. 6개의 개별 데이터베이스로 구성되어 있는데, 함께 또는 개별적으로 검색할 수 있다. 이 6개 중에서 코크란 중앙등록부의 체계적 문헌고찰, 기타 고찰 및 통제된 시험이 가장 유용하며, 근거기반 작업을 수행할 때 "반드시" 필

요한 작업이기도 하다. 코크란 라이브러리는 체계적 문헌고찰 검색을 위한 데이터베이스일 뿐만 아니라 펍메드에서 찾을 수 없는 "기타 고찰"과 "임상시험(Trials)"을 검색할 수 있어서 유용하다. 코크란에 있는 7개 데이터베이스에는 다음이 포함된다.

- 코크란 체계적 문헌고찰 데이터베이스(Cochrane Database of Systematic Reviews)는 의료 서비스 중재(health care intervention)에 대한 체계적 문헌고찰 전문을 제공한다. 코크란 고찰은 고도로 구조화되어 있으며, 확실한 품질 기준에 기반한 임상시험 근거를 포함하고 있어 비뚤림을 최소화한다. 데이터베이스에는 현재 진행 중인 체계적 문헌고찰인 "초안 고찰(protocol review)"도 포함되어 있다. 초안 고찰은 고찰의 배경, 원칙 및 제안된 검토 방법을 제시하며, 자유로운 의견 개진이 가능하다.

  코크란 고찰은 전문(HTML 또는 PDF)으로 제공되지만 초안 고찰은 미완성 상태이기 때문에 간단한 형식으로만 이용할 수 있다. 코크란 고찰은 장황할 수 있지만 표준화된 구조로 작성되며, 각 고찰의 왼쪽에 있는 메뉴 목차를 통해 필요한 부분을 빠르게 찾을 수 있다. 각 고찰은 근거를 세 부분으로 요약한다.

  1) 초록에는 배경, 목적, 방법(검색 전략, 선택 기준, 데이터 수집 및 분석), 결과 및 결론이 요약되어 있다.
  2) 개요는 고찰을 100개의 쉬운 단어로 요약, 제공한다.
  3) 검토자의 결론은 고찰의 가장 중요한 발견에 대한 개요 및 임상 진료와 향후 연구에 대해 가지는 의미를 다룬다.

  코크란에서만 볼 수 있는 "피드백 추가/보기" 기능을 통해 검토자에게 의견과 비판을 제출할 수 있다. 의견과 검토자의 답변은 해당 고찰의 후속 업데이트에서 모두 볼 수 있다.
  치과 의료인이 특정 검토 그룹에 관심이 있거나 특정 주제 검토 내용에 관해 이야기하고 싶다면, 정보(About) 메뉴로 이동하여 코크란 검토 그룹 목록에서 선택하면 된다.

- 기타 고찰(Other Reviews)은 아직 코크란 고찰에서 아직 다루지 않은 주제에 대한 체계적 문헌고찰의 초록을 제시하지만, 최소한의 품질 기준을 충족해야 한다.
- 코크란 통제 임상시험 등록부(Cochrane Central Register of Controlled Trials, CENTRAL)는 발표된 임상시험의 지표이다. 코크란 통제 시험 등록부는 통제된 임상시험 결과에 관한 메드라인과 엠베이스의 출판 논문 및 다른 출판 논문 혹은 출판되지 않은 자료에 관한 세부사항을 포함한다. 코크란 통제 시험 등록부는 원본의 요약만 있고 전문은 없다.
- 방법 연구(Methods Studies)는 방법론적 연구의 체계적 문헌고찰 전문을 제공한다. 코크란 방법론 고찰(Cochrane Methodology Reviews)은 전문을 제공하며, 초안 고찰은 검토를 위한 배경

과 원칙을 제공한다.

- 방법론 등록부(Methodology Register)는 통제된 임상시험에서 사용되는 방법을 보고하는 출판물 문헌 목록이다. 출판물에는 학술지 논문, 책, 학술대회 발표문이 포함된다. 원문의 개요는 제공하지만 전문은 제공하지 않는다.
- 기술 평가(Technical Assessment)는 의료 기술 평가 기관에서 보고 완료된 과제나 진행 중인 과제에 관한 정보를 제공한다. 구조화된 초록은 제공하지만 보고서의 전문은 없다. 그러나 전체 참고문헌 목록은 볼 수 있다.
- 경제성 평가(Economic Evaluation)는 의료 중재의 경제적 평가 문서의 구조화된 초록을 제공한다. 경제성 평가에 포함되는 자료는 치료법을 비교한 내용이 있어야 하며, 비용과 결과를 모두 제시해야 한다. 주요 의학학술지, 기타 데이터베이스 및 미출판 논문 등이 여기에 해당한다. 전문은 제공하지 않지만 전체 참고문헌 목록은 볼 수 있다.

코크란 검색 결과는 위에 나열된 데이터베이스 순서대로 표시된다. 치과 의료인은 각 데이터베이스의 결과 개수가 제공되는 화면 왼쪽을 클릭하여 데이터베이스 중 하나로 검색을 제한할 수 있다. 코크란 라이브러리의 처음 세 개의 데이터베이스는 근거의 위계 순서대로 나열된다.

- 코크란 고찰, 기타 체계적 문헌고찰, 임상시험.

예를 들어, "임신 및 치주질환"을 이용한 검색 결과는 2017년 코크란 체계적 문헌고찰, "임신 여성의 부정적 출산 결과를 예방하기 위한 치주질환 치료"[6]였다. 임상시험 데이터베이스에서 동일한 검색 결과 12,197건이 나왔다. 모든 항목에는 주석을 달아서 검색 결과가 마지막 업데이트 이후 최신 자료인지 철회된 것인지 또는 새로운 결론에 도달했는지의 여부를 표시한다. 코크란 데이터베이스에 대한 보다 고급 검색은 메쉬를 사용한다. 메쉬 검색을 할 때는 검색 당시에 최신 자료가 색인화되지 않았을 수 있으므로 최신 정보는 물론 간단한 키워드 검색과 메쉬 검색을 모두 수행하는 것이 가장 좋다.

또한 코크란 라이브러리는 주제, 새로운 고찰, 업데이트된 고찰, A-Z 목록 또는 검토 그룹으로 검색할 수 있다. 치과 의료인들은 코크란 구강 건강에서 작성한 체계적 문헌고찰을 탐색하는 데 관심이 있을 수 있다.

코크란 라이브러리는 많은 정보를 포함하고 있다(치과 의료인이 특정 질환의 치료 정보를 찾고 있다면 동일한 검색에서 치료와 조건 용어를 결합하는 논리형 검색어 AND를 사용하는 것이 좋다). 그러나 검색 결과가 없거나 너무 적으면 검색 제한을 기본값인 제목, 초록 및 키워드에서 "모든 텍스트"로 변경해 보는 것이 좋다.

자료나 검색 결과를 저장하려면 등록(등록은 무료)하고 코크란 라이브러리에 접속해야 한다. 저장된 검색 화면에서 검색과 일치하는 새 문서가 데이터베이스에 올라올 때마다 전자 메일 알림을 받으려면 "알림" 상자를 클릭하면 된다.

체계적 문헌고찰을 제공하는 데 관심이 있는 사용자는 도움말 메뉴로 이동하여 "코크란 고찰을 준비하는 방법"을 선택한다.

사용지침서:

- www.cochranelibrary.com/help/how-to-use-cochrane-library

학술지

근거기반 학술지는 명확한 기준으로 연구의 방법론을 평가한 논문, 초록 및 고찰을 게재한다. 많은 근거기반치의학 학술지는 최신호가 발행되면 치과 의료인에게 최신호 목차를 알려주는 전자우편 알림을 무료로 제공한다. 따라서 치과 의료인이라면 여기 열거된 학술지의 목차 알림을 설정해서 최신 출판물을 공유하는 것이 좋다. 알림을 수신하면 최신 정보를 빠르게 볼 수 있다. 또한 전문의라면 관련 주요 전문 분야별 학술지에서 제공되는 목차 알림을 설정하기를 권한다. 특정 학술지의 전체 발행물/이전 발행물에 대한 접근은 대개 개인 또는 기관 구독을 필요로 한다.

대부분의 근거기반치의학 학술지는 해당 논문에 대한 인용이나 서지정보 내보내기 기능을 통해 참고문헌 정보를 자동으로 내려받을 수 있게 하거나 인용 프로그램으로 직접 내보낼 수 있는 기능을 제공하고 있다.

근거기반치의학 학술지(Evidence-Based Dentistry)

근거기반치의학 학술지는 영국치과의사협회가 만드는 학술지이다. 각 호는 구체적인 질문(예: "칫솔질을 자주 하면 치아우식증이 감소하는가?" 또는 "교정 치료는 11세 이전에 하는 것이 효과적인가?")에 대한 10여 개의 "고찰 요약"이 수록되어 있으며, 치아우식증이나 교정치료처럼 큰 주제로 나뉜다. 각각의 요약은 관련된 근거자료에 대한 평가와 연구 결과에 대한 결론이 제시된다. 각 호에는 요약 외에도 도구상자와 행사 목록(독자들이 관심을 가질만한 근거기반 학회 및 세미나)이 수록되어 있다. 근거기반치의학 학술지의 "더 읽어보기" 링크는 관련된 다른 논문과 연결되지만 근거기반치의학 학술지의 출판사인 스프링거 네이처(Springer Nature)가 발행한 논문만 연결된다는 점에 유의해야 한다. 다시 말해 문헌 검색을 대신할 수는 없다.

근거기반치과진료 학술지(Journal of Evidence-Based Dental Practice)

근거기반치과진료 학술지는 임상 치료에 대한는 논문과 고찰을 다루고 있다. 고찰은 특정 논문과 임상 진료의 관련성을 평가하고 임상적 중요성와 통계적 우의성을 구별한다. 근거기반치과진료 학술지는 진료 지침과 체계적 문헌고찰 결과를 평가하기 위해 권장분류법(SORT) 등급의 강도를 사용한다.

미국치과의사협회지(The Journal of the American Dental Association, JADA)

미국치과의사협회지는 미국치과의사협회에서 발행하는 학술지로, 정기적으로 체계적 문헌고찰과 메타 분석은 물론 학술지 스캔(journal scan)과 전문 과목 스캔(specialty scan)을 제공한다. 학술지 스캔은 최근 발행된 구강 보건 관련 문헌 중에서 선별하여 논문의 배경, 연구 방법 및 결과에 대한 요약과 해당 논문이 왜 중요한지에 대한 간략한 설명을 제공한다. 전문 과목 스캔은 일반치과의사가 관심을 가질 만한 치과 전문 과목 문헌에서 논문을 수집하여 분기별로 전자메일 알림을 제공한다. 2017년 봄, 미국치과의사협회지는 미국치과의사협회지+ 임상스캔(JADA+Clinical Scans)을 시작했는데, 여기에는 광범위한 하위 분야에서 선별된 출판 논문에 대한 근거기반평가라는 온라인 섹션을 제공하고 있다. 이러한 짧은 스캔은 수행된 연구의 유형, 결과, 연구 결과가 통계적으로 유의한지의 여부, 연구 설계 및 데이터 분석의 강도와 한계를 포함한 논문의 요약을 제공한다.

사전 평가되지 않은 자료원(Nonpreappraised Resouces)

펍메드

웹사이트: www.ncbi.nlm.nih.gov/pubmed

비용: 무료, 전문은 일부만 가능

자료원 특성: 일차 연구, 체계적 문헌고찰

펍메드는 메드라인, 생명과학 학술지 및 전자책 등 2,900만 건 이상의 생의학 문헌을 포함하고 있는 공개 데이터베이스이다.[7] 펍메드는 미국국립의학도서관(U.S. National Library of Medicine)의 생명공학정보센터(National Center for Biotechnology Information, NCBI)에서 개발 및 유지 관리를 하고 있으며, 생의학 문헌의 인용과 초록을 제공한다. 치학, 의학, 간호학, 생물정보학, 역학 등에 관한 주제를 다루고 있지만 이에 국한되지만은 않는다. 자료원에 대한 접근은 무료이지만 전문에 대한 접근은 제한적이다. 무료로 이용 가능한 전문은 펍메드 센트럴(PubMed Central)의 공개 출판물로 여기는 생명공학정보센터에 의해 유지되는 생의학 및 생명과학 학술지 문헌에 대한 무료 아카이브 또는 저장소이다.[8] 현재 펍메드 센트럴 내에서 무료로 이용할 수 있는 전문 자료가 500만 건 이상 있다. 학교 또는 병원 소속의 개인은 기관지 구독에 펍메드를 연결할 수 있기 때문에 전문에 접근할 수 있다.

펍메드 내에서 근거를 검색하는 방법은 다양하다. 쉬운 방법으로는 펍메드 홈페이지에서 이용할 수 있는 기본 검색 기능이다. 예를 들어, 기본 검색 필드에 "임산부와 치주질환"을 입력하면 500건 이상의 인용문이 나온다. 이 검색에 "AND 조산"을 추가하면 약 190건으로 검색 결과가 줄어들 것이다. 펍메드는 기본 검색을 할 때 검색어가 인용 기록의 어느 곳에든지 있으면 결과로 보여준다. 따라서 기본 검색으로 검색할 때 주요 주제가 아니라 본문 중 지나가는 단어도 검색어로 검색될 수 있기 때문에 주제와 관련이 없는 인용이 발생할 수도 있다는 점에 유의해야 한다.

보다 집중적인 검색을 수행하는 한 가지 방법은 펍메드에서 메쉬를 사용하여 관련 논문을 검색하는 것이다. 대부분의 데이터베이스에는 문서를 색인할 때 사용하는 선호 용어 또는 제목이 나열되는 동의어 사전을 갖고 있다. 펍메드의 동의어 사전은 메쉬이다. 펍메드의 인용문은 대부분 메쉬로 색인화되어 있으며, 출판 전 논문(온라인으로 먼저 출판되었지만 아직 인쇄되지 않은 논문), 출판 진행 중인 논문 및 펍메드 센트럴 내의 일부 자료 등은 예외이다. 기본 검색 기능은 키워드를 메쉬 용어에 자동으로 연결하고, 결과 페이지의 검색 세부 정보 상자에서 키워드와 메쉬 용어를 모두 검색한다. 검색에서 메쉬 용어만 사용하면 제목에 이 단어가 있는 논문이 나타나게 된다.

메쉬 용어를 사용하여 검색하려면 펍메드 홈페이지에서 메쉬 데이터베이스(www.ncbi.nlm.nih.gov/mesh)를 선택한다. 검색어 중 하나를 입력하면 데이터베이스는 메쉬와 일치한다고 판단되는 결과를 보여준다. 검색어에 가장 적합한 결과는 범위 노트(scope note) 또는 메쉬 용어의 정의를 읽고 결정할 수 있다. 예를 들어, "임산부"라는 메쉬 용어가 있지만, 문화, 심리, 사회학적으로 "임신"이라는 용어가 우리의 검색에 훨씬 더 적합할 수 있다. 치주질환(periodontal disease)이라는 메쉬 용어를 검색하면 "치주질환(periodontal disease)"과 정확하게 일치하는 결과를 보여준다. 메쉬 용어 사전에 하위 단계의 용어를 추가하여 검색 범위를 좁힐 수도 있다. 소제목은 치료나 예방 및 통제와 같은 용어의 특정 측면에 초점을 맞춘 결과를 보여준다. 소제목을 선택하지 않으면 모든 소제목이 자동으로 검색에 포함된다. 용어에 대한 메쉬 트리는 메쉬 기록에서도 볼 수 있는데, 메쉬 용어는 넓은 범위부터 좁은 범위까지 단계적으로 구성되어 있기 때문이다. 메쉬로 검색하면 다르게 지정하지 않는 한 검색 용어의 아래 단계 용어까지 자동으로 포함된다. 예를 들어, 메쉬 용어 "치주질환(periodontal disease)"을 검색하면 "잇몸질환(gingival disease)", "치주염(periodontitis)" 또는 "치주질환(periodontal disease)"이 포함된 모든 결과를 보여준다.

페이지 오른쪽의 펍메드 검색 작성기(PubMed Search Builder)에서 아래에 있는 "검색 작성기에 추가" 버튼을 선택하면 검색에 메쉬 용어를 추가할 수 있다. 검색 작성기에 용어를 추가할 때 그리고(AND)나 또는(OR)을 추가할지 선택할 수 있다. 검색 결과를 볼 때 관련 논문에 할당된 메쉬 용어 목록을 보는 것이 좋은데, 이러한 용어는 나중에 검색어로도 사용할 수 있기 때문이다.

> 메쉬 용어를 사용하여 검색하려면 펍메드 홈페이지에서 메쉬 데이터베이스(www.ncbi.nlm.nih.gov/mesh)를 선택한다.

펍메드를 검색하는 또 다른 방법은 고급 검색 작성기(Advanced Search Builder) 옵션을 사용하는 것이다. 고급 검색(Advanced Search) 옵션은 기본 검색 모음 바로 아래에서 찾을 수 있다. 고급 검색 작성기를 사용하면 여러 가지 이점이 있다. 우선 인용 기록의 특정 부분을 검색하는 논리형 검색을 이용하면 정교한 검색으로 관련 결과를 집중적으로 찾을 수 있다. 기본 검색 기능은 자동으로 모든 영역을 검색하지만, 고급 검색 작성기를 사용하면 제목, 초록 또는 저자와 같이 검색할 영역을 구체적으로 결정할 수 있다. 또한 최근 8시간의 검색을 저장하여 버튼 클릭 한 번으로 재검색이 가능할 뿐 아니라 이전 검색을 새로운 용어 또는 검색 작성기에 저장된 이전의 다른 검색과 결합하여 수정할 수도 있다. 펍메드의 메쉬 데이터베이스에서 한 번에 한 개씩 용어를 검색하여 고급 검색 작성기에서 메쉬용어를 결합해 사용하거나 필드 드롭다운 메뉴에서 메쉬 용어를 직접 선택하여 사용할 수 있다. 메쉬 용어를 직접 선택하여 사용할 경우 알려진 항목이 아니면 자동으로 검색되지 않으므로 검색 전에 메쉬 용어를 조회해야 한다. 고급 검색 작성기를 사용하면 치과 의료인이 피코 요소를 쉽게 결합할 수 있다. 그림 2.5는 효과적인 검색 전략을 만들기 위해 피코 요소를 조합한 사례를 보여준다. 이 경우, 용어는 제목/초록 영역에서만 검색된다. 이러한 제한을 만드는 이유는 용어가 논문의 제목이나 초록에 있으면 주요 구성 요소일 가능성이 크기 때문이다. "모든 영역(All Field)"이 아닌 "제목/초록(Title/Abstract)" 검색은 검색 결과가 줄어들어 메쉬 데이터베이스를 사용하지 않으려는 사람들에게 효과적이다. 치주질환이 있는 임산부의 조산 및 저체중에 관한 논문을 검색하고 싶으면 검색 결과에 최소한 조산이나 저체중이 있어야 한다. 또한 조산과 저체중 중 하나에만 초점을 맞춘 논문은 있지만 조산과 저체중 둘 다 있는 논문

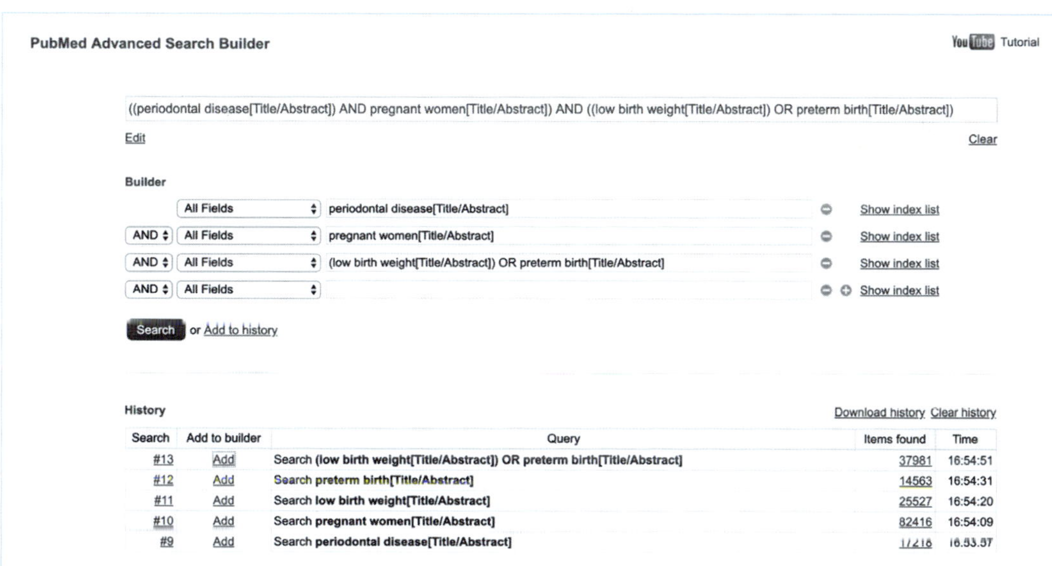

그림 2.5 펍메드 고급 검색 작성기

Source: www.ncbi.nlm.nih.gov/pubmed, accessed on March 18, 2019.

은 없을 수도 있다. 따라서 아래에 살펴볼 검색 예시는 조산과 저체중을 또는(OR)과 결합시켰다. 이 검색 문자열을 먼저 생성한 후 치주질환과 임산부와 결합했다(두 용어 모두 제목/초록(title/abstract)으로 제한됨). 모든 부분이 결합된 최종 검색 문자열은 다음과 같다.

- ((치주질환(periodontal disease[Title/Abstract]) AND 임산부(pregnant women[Title/Abstract])) AND ((저체중(low birth weight[Title/Abstract]) OR 조산(preterm birth[Title/Abstract]))

이 검색은 113개의 결과를 보여준다.

비록 190개보다 훨씬 적은 113개의 결과지만, 대부분은 아마도 시간 제약 때문에 113개의 결과도 모두 찾아보려 하지 않을 것이다. 검색 결과 페이지의 왼쪽에 표시되는 검색 필터를 사용하여 검색 결과를 좀 더 제한할 수 있다. 사용 가능한 검색 필터에는 논문 유형, 출판 날짜, 언어, 연구 참여자의 연령 및 본문 접근성 등이 있다. 전문 무료 이용으로 검색 범위를 제한하면 해당 문서만 검색 결과로 보여진다. 펍메드를 구독하고 있는 기관 소속 치과의사라면 펍메드에서 전문 이용이 가능하다. 전문 무료 이용을 필터로 사용하면 중요한 관련 자료가 검색되지 않을 수도 있다. 일단 검색을 제한하면 따로 제한을 풀지 않는 한 이후의 모든 검색에 해당 검색 제한 사항이 적용된다. 체계적 문헌고찰은 특정 주제에 대한 가용 근거를 요약하기 때문에 "체계적 문헌고찰"로 검색하면 8개 논문이 검색되기 때문에 검토하기 훨씬 더 수월할 것이다.

임상 조회(Clinical Queries)는 펍메드에서 근거를 검색하는 또 다른 방법으로, 펍메드 홈페이지 안의 펍메드 도구(PubMed Tools)에서 확인할 수 있다(www.ncbi.nlm.nih.gov/pubmed/clinical). 임상 조회는 임상 연구 범주, 체계적 문헌고찰, 의학유전학의 세 가지 범주로 결과를 나누어 보여준다. 키워드로 검색할 수도 있는데, 예를 들어 "치주질환 AND 임산부 AND (조산 OR 저체중)"을 검색하면 72개의 임상 연구, 13개의 체계적 문헌고찰, 7개의 의학유전학 결과가 나온다. 특정 범주(치료법, 병리, 진단, 예후 또는 임상 예측 지침) 또는 범위(넓거나 좁은)를 선택하여 결과를 더 제한할 수 있다. 임상 조회의 결과는 일반적으로 근거 피라미드에서 상위 단계 결과를 보여주기 때문에 시간이 부족하고 빠른 결과가 필요한 임상의사에게 특히 유용하다.

펍메드는 또한 무료로 내 엔씨비아이(My NCBI) 계정(www.ncbi.nlm.nih.gov/account)을 만들어 검색을 저장하고 검색 알람을 설정할 수 있다. 검색을 저장하고 검색 알람을 설정하려면 검색 결과에서 검색란 아래 "알람 생성"을 선택한다. 알람이 생성되면 업데이트 빈도, 한 번에 보낼 항목 수 등을 추가로 지정할 수 있다. 이메일 알람을 선택하라는 메시지가 나타나면 "아니오"를 선택하여 검색 알람을 설정하지 않고 검색을 저장할 수도 있다. 저장된 검색은 내 엔씨비아이 페이지에 나타나며, 마지막 검색 결과 이후 펍메드에 추가된 결과도 나열된다. 또한 내 엔씨비아이를 사용하면 인용을 저장해서 나중에 읽을 수 있고, 지난 6개월 동안의 검색을 저장할 수도 있다.

사용지침서:

- 펍메드 빠른 시작(PubMed Quick Start): www.ncbi.nlm.nih.gov/books/NBK3827/#pubmedhelp.PubMed_Quick_Start
- 펍메드 간편 검색(PubMed Simple Search): www.nlm.nih.gov/bsd/viewlet/search/subject/subject.html
- 메쉬를 사용하여 더 나은 펍메드 질문 작성(Build PubMed Query): https://youtu.be/uyF8uQY9wys
- 고급 검색 작성기: https://youtu.be/dncRQ1cobdc

메드라인

웹사이트: www.ncbi.nlm.nih.gov/pubmed 또는 www.ovid.com/site/catalog/databases/901.jsp
비용: 메드라인 기록은 펍메드 내에서 이용 가능하며, 전문은 일부만 가능하지만, 기관의 구독 여부에 따라 전문 이용은 더 넓어질 수 있다.
자료원 특성: 일차 연구, 체계적 문헌고찰

미국국립의학도서관에서 제작한 메드라인은 생명과학과 의학을 위한 최고의 데이터베이스이다.[9] 메드라인은 펍메드 인용의 주요 하위 집합이며, 2,400만 개의 인용문을 포함하고 있다. 모든 메드라인 기록이 메쉬로 색인화되기 때문에 펍메드 내의 메드라인 기록을 쉽게 식별할 수 있다. 색인화 진행 중인 자료, "출판 전" 논문 등 메쉬를 포함하지 않은 자료는 메드라인에서는 이용할 수 없고 펍메드에서만 볼 수 있다.[10] 검색 결과를 펍메드 내의 메드라인 기록으로만 제한하려면 키워드나 일반 용어보다는 메쉬 용어만 사용하여 검색해야 한다. 메쉬 검색에 대한 자세한 내용은 이전의 펍메드 내용을 참고한다. 펍메드 내 메드라인 검색은 무료이지만, 개별 논문의 전문 이용은 개인 또는 기관 구독 여부에 따라 다르다.

> 이 장에 기술된 많은 자료원들은 결과에 메드라인 자료를 포함하며, 종종 개별 기록 안에 정보를 포함해 구분한다.

이 장에 기술된 많은 자료원들은 결과에 메드라인 자료를 포함하며, 종종 개별 기록 안에 정보를 포함해 구분한다. 예를 들어, 엠베이스는 결과를 메드라인 자료로만 제한할 수 있는 옵션을 제공한다. 볼터스 클루버(Wolters Kluwer)[8)]/오비드(Ovid)[9)]와 같은 기관도 독립 데이터베이스로 메

8) 1987년 네덜란드의 출판사인 클루버(Kluwer)와 볼터스 삼솜(Wolters Samsom)이 합병하여 설립된 글로벌 정보 서비스 회사로 법률, 비즈니스, 세금, 회계, 재무 및 의료 시장에 서비스를 제공한다.
9) 볼터스 클루버 그룹의 계열사로 보건의료 분야의 온라인 서지 데이터베이스, 학술지 등에 대한 서비스를 제공한다.

드라인 또는 오비드 메드라인에 대한 구독 서비스를 제공한다. 오비드 메드라인을 검색할 때 각 용어를 개별 검색할 것을 권장하는데, 이는 오비드 메드라인이 자동으로 개별 용어와 가장 유사한 메쉬 용어에 연결하기 때문이다. 모든 메드라인 자료는 메쉬로 색인되므로 관련있는 결과만 찾기 위해서 메쉬 용어를 사용해야 한다. 용어를 입력하면 유사한 메쉬 용어 목록이 다음 페이지에 나타난다. 범위 노트(Scope notes)를 보고 검색에 가장 적합한 용어인지 확인할 수 있다. 검색 용어를 확장하거나 제한할 수 있다. 검색 용어를 확장하면 메쉬 용어뿐만 아니라 메쉬 용어의 인접 용어까지 검색되며, 제한하면 논문의 주요 구성 요소에 메쉬 용어가 있는 경우만 보여준다. 일단 용어를 선택하면 다음 페이지에 검색 범위를 더 좁히는 부제목 목록이 표시된다. 부제목을 선택하지 않으면 모든 부제목이 기본값으로 검색된다. 결과는 다음 페이지에 표시된다. 용어를 개별적으로 검색하면 오비드 메드라인 홈페이지 안의 논리형 검색을 통해 용어를 결합할 수 있다. 그림 2.6은 검색을 결합하는 방법을 보여준다.

오비드 메드라인에는 검색 범위를 더 좁힐 수 있는 여러 제한과 필터가 있다. 검색 결과의 옆에 있는 필터보다는 검색란 아래의 제한을 사용하는 것이 좋은데, 제한이 더 강력한 옵션이기 때문이다. 예를 들어, 제한에는 출판 유형, 학술지 하위 집합, 연령 그룹, 언어, 출판 연도 등이 있다. 제한을 적용하려면 검색 기록에서 검색 전략을 선택하고 필요한 제한을 선택한 다음 "검색 제한(Limit a Search)"을 누른다.

펍메드 내 메드라인 자료를 검색할 경우, 이 장의 펍메드 섹션에 설명된 지침에 따라 검색 알람을 설정한다. 오비드 메드라인은 데이터베이스 내에 무료 계정을 생성하여 검색을 저장할 수 있다. 검색을 저장하면 오비드 메드라인에 새로운 항목이 추가될 때마다 이메일 알람을 받도록 선택할 수 있다. 또한 목록에서 개별 학술지를 선택하면 메드라인에서 색인된 학술지 목차를 이메일 알람으로 받을 수 있다.

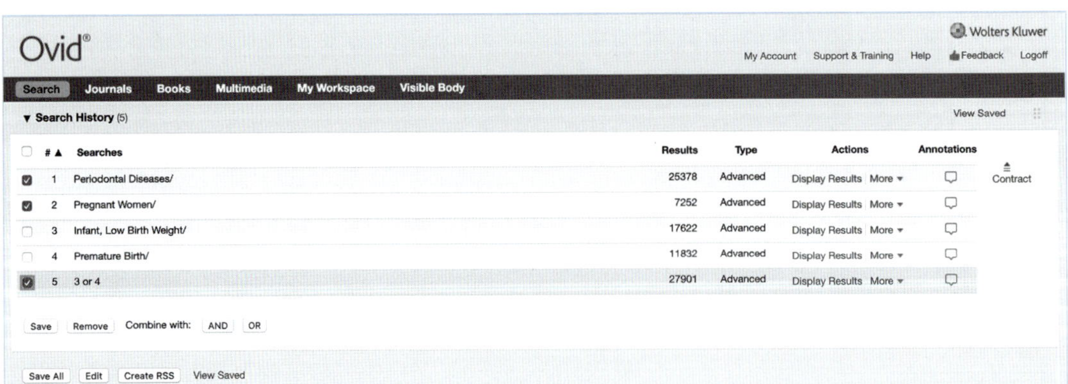

그림 2.6 오비드 메드라인

출처: www.ovid.com/product-details.901.html, accessed on March 18, 2019.

사용지침서:

- 메쉬 태그를 이용한 펍메드 검색: www.ncbi.nlm.nih.gov/bsd/disted/meshtutorial/searchingpubmedusingmeshtags
- 오비드(Ovid) 온라인 교육: http://ovid.com/site/support/training.jsp

엠베이스

웹사이트: www.embase.com

비용: 유료 구독 기반

자료원 특성: 일차 연구, 체계적 문헌고찰

엠베이스는 전 세계 생의학(biomedical) 문헌에 접속할 수 있는 데이터베이스로, 의약품, 의료기기 및 질병 정보를 전문적으로 제공한다.[11] 엠베이스는 중재연구에 관한 유용한 자료원으로, 32,000개 이상의 자료 및 메드라인에 색인된 모든 학술지와 메드라인에 없는 2,900개의 추가 학술지도 포함되어 있다. 또한 엠베이스는 치의학 관련 학술대회를 포함한 7,000개 이상의 국제 학술대회 발표논문 초록을 색인화하여 제공하고 있으며, 여기에 포함된 국제 학술대회의 전체 목록은 엠베이스 웹사이트에서 확인할 수 있다.

엠베이스는 빠른 검색 인터페이스를 자랑하는데, 검색 결과가 화면에 표시되기 전에 검색창에 검색 결과 수가 먼저 보인다. 따라서 치과 의료인은 검색 결과의 수만 봐도 검색 결과의 범위가 너무 넓은지 또는 좁은지를 파악할 수 있어 편리하고, 필요하다면 검색 페이지를 나가지 않고도 검색을 수정해서 실행할 수 있다. 또한 빠른 검색 페이지에서도 복잡한 검색을 할 수 있는데, 이는 여러 영역을 논리형 검색과 결합할 수 있기 때문이다. 검색어가 입력되어야 하는 영역(예: 모든 영역, 저자나 학술지 이름, 제목 또는 초록)을 정할 수도 있다. 빠른 검색 페이지에는 체계적 문헌고찰, 무작위배정 임상시험, 메타 분석, 코크란 고찰(Cochrane review) 또는 통제된 임상시험으로 검색을 제한할 수도 있고, 근거기반의학으로 검색을 제한할 수도 있다.

빠른 검색을 사용하면 키워드가 자동으로 엠베이스의 통제된 어휘와 제목인 엠트리(Emtree)에 연결된다. 엠트리는 엠베이스의 동의어 사전으로, 펍메드의 메쉬와 비슷한 역할을 하기 때문에 엠트리 용어로 색인된 모든 논문에 대한 집중적인 검색이 가능하다. 메쉬와 마찬가지로 엠트리는 검색어와 일치하는 용어가 있는 문헌을 보여준다. 예를 들어, 조산(preterm birth)의 엠트리 용어는 "조기 출산(premature labor)"이다. 이 용어를 선택하면 동의어 및 도랜드 의학사전(Dorland's medical dictionary)의 정의와 같은 용어를 보여주므로 치과 의료인은 선택한 용어가 검색에 적합한지 확인할 수 있다. 치과 의료인은 해당 용어를 사용하여 데이터베이스를 검색하거나 조회 작성기(query builder)에 용어를 추가하여 검색 범위를 더 좁힐 수 있다. 또한 엠베이스는 다양한 검색 필터를 선택하여 검색 범위를 좁힐 수 있는 고급 검색 옵션도 제공한다. 고급 검색은 엠트리내의 조회 작성기나 검색 메뉴에서 직접 접근할 수도 있다. 사용 가능한 필터 또는 제한은 앞에서 언급한 근거기반의학, 연령, 성별, 언어, 영역, 날짜 및 검색어 매핑이 있다. 매핑 옵션에는 문서의 주요 용어나 엠트리 용어 혹은 키워드 안에서 검색되도록 하는 것도 있다.

엠베이스는 몇 가지 특수 검색 옵션도 제공한다. 예를 들어, 의약품을 검색할 때 제조업체 및 상품명을 사용할 수 있다. 또한 의약품 비교, 약물 개발, 약물 독성, 약리학과 같은 부제목을 통해 검색 범위를 좁히거나 약물 투여의 특정 경로만 검색할 수도 있다. 마찬가지로, 검색 유형에 특정한 하위 부제목 옵션이 있는 질병 및 장비 검색 옵션이 있다.

엠베이스는 피코 검색 인터페이스도 있어 피코 형식으로 검색어를 입력할 수 있다. 피코 검색에 용어를 추가하면 알려진 모든 동의어를 추가할 수 있어 훨씬 더 포괄적인 검색이 가능하다. 검색창 왼쪽에 동의어가 나타나므로 이 중에서 용어를 선택할 수 있다. 그렇지 않으면 모든 동의어가 기본적으로 추가된다. 동의어 옵션 옆의 삽입 기호(caret)를 선택하여 검색 분야를 결정할 수도 있다. 하나의 피코 요소에 여러 용어를 입력하면 용어를 연결하는 논리형 검색 연산자를 선택하라는 요청을 받을 것이다. 치과 의료인은 피코 검색에서 연구 설계의 유형을 제한할 수 있다.

결과가 표시되면 앞에서 언급했던 제한을 적용할 수 있다. 예를 들어, 검색을 체계적 문헌고찰로 제한하면 결과의 양이 250건 이상에서 13건으로 줄어든다. 결과 페이지에 검색 기록도 표시되며, "그리고(and)"나 "또는(or)"을 사용하여 이전 검색과 결합할 수도 있다.

치과 의료인은 엠베이스의 무료 계정을 등록하여 검색을 저장하고 관련 이메일 알림을 받을 수 있다. 엠베이스의 결과 페이지에는 검색을 저장할 수 있는 옵션이 있으며, 저장된 검색은 치과 의료인의 계정을 통해 검색 문자열에 접근할 수 있다. 저장된 검색은 언제든지 다시 실행할 수 있다. 엠베이스는 최종 검색일 뿐만 아니라 최초 검색일도 자동으로 저장한다. 저장된 검색 페이지에서 검색을 선택하고 "이메일 알림 설정"을 선택하면 된다. 이메일 알림의 빈도와 정보는 사용자가 지정할 수 있다.

사용지침서:

- 엠베이스에서 만든 사용지침서는 제품 내 도움말 섹션에서만 사용할 수 있다. 유료 구독을 하면 다양한 검색 인터페이스에 사용할 수 있는 다양한 동영상 사용지침서가 제공된다.

웹오브사이언스/스코푸스

웹사이트: https://apps.webofknowledge.com (웹오브사이언스) www.scopus.com (스코푸스)

비용: 유료 구독 기반

자료원 특성: 일차 연구, 체계적 문헌고찰

웹오브사이언스는 클래리베이트 애널리틱스(Clarivate Analytics)가 제공하는 자연과학, 사회과학, 예술 및 인문 분야 100,000개 이상의 기록을 포함하는 대규모 다분야 데이터베이스로, 유진 가필드(Eugene Garfield)[10] 박사의 인용 색인에 대한 아이디어의 결과물이다.[12] 인용 색인을 통해 치과 의료인이 논문의 서지 정보뿐만 아니라 특정 논문이 출판된 이후 그 논문을 인용한 다른 논문들도 볼 수 있다. 이를 통해 개인들은 검색어로 검색하는 일반적인 문헌 외에도 주제에 관한 문서를 식별하고 인용 색인을 사용하여 유사한 문서를 찾음으로써 관련 문헌을 찾을 수 있다. 참고문헌 검색은 독자가 문헌을 통해 아이디어의 발전 과정을 시간적으로 역추적할 수 있게 하지만, 인용 검색은 독자가 이를 시간순으로 추적할 수 있게 해 준다. 검색자는 이 데이터베이스에서 인용 색인을 사용할 수 있지만 표준 문헌 검색도 가능하다. 출판 유형은 모든 연구 설계 유형의 논문, 학술대회 논문집(conference proceedings), 단행본 등이 모두 포함된다.

웹오브사이언스를 통해 다양한 방법으로 연구 문헌을 검색할 수 있다. 기본 검색 옵션을 사용하면 연구 주제에 따라 간단하거나 복잡한 검색을 수행할 수 있다. 웹오브사이언스에는 동의어 사전 또는 통제된 어휘(controlled vocabulary)가 없으므로 치과 의료인은 일상 언어(natural language)를 사용하여 검색할 수 있다. 치과 의료인은 적절한 수의 검색 필드를 추가하고 검색 단어를 논리형 연산자와 결합하여 검색할 수 있다. 또한 기본 검색 기능을 통해 치과 의료인이 검색할 분야의 주제, 제목, 저자 또는 출판명 등을 선택할 수 있다. 한 번 선택한 필드는 다시 변경하지 않는 한 다음 검색에도 동일하게 유지되므로 예상하지 못한 결과가 나타나면 현재 선택된 필드를 다시 한번 확인해야 한다.

웹오브사이언스는 다양한 검색 필터를 제공하여 결과 수를 더욱 줄일 수 있다. 필터에는 연구 영역, 출판 제목, 출판 연도 및 저자 이름 등이 있다. 예를 들어, "치의학(dentistry)"으로 필터링하면 결과가 절반 정도로 줄어든다. 웹오브사이언스는 기본적으로 출판일을 기준으로 검색 결과를

---

10) 법조계에서 사용하는 법률정보인용집(Shepard's Citations)처럼 문헌을 정리하고 이 정보를 쉽게 찾는 방법에 흥미를 갖던 가필드는 과학문헌도 색인으로 만드는 연구의 결과물을 1955년 '과학에 대한 색인목록: 아이디어의 연관을 통한 문헌의 새로운 차원'이란 제목으로 '사이언스(Science)'지에 발표하였다.
가필드는 문헌을 정리하는 과정에서 어떤 논문은 내용이 훌륭해 다른 연구자들에게 자주 인용되고, 어떤 논문은 내용이 불량해 쓰레기 취급을 받는다는 사실을 목격하였다. 이 둘을 구분하기 위해 자주 등장하는 주제어 3만 개의 카드를 만들어 통계를 내다가 '인용 순위'라는 방법론을 고안해 냈다.
이 방법론은 문헌의 인용빈도를 추적함으로서 학술 논문의 영향력을 평가하는 방식이다. 상대적인 인용 빈도에 따라 논문은 더 높은 영향력 순위를 얻고 그 논문에 인용한 모든 지료에 다시 더 높은 가중치가 부여된다.
이와 같은 아이디어를 바탕으로 1955년 가필드는 전문적인 학술문헌의 인용 색인을 발행하는 과학정보연구소(ISI)라는 회사를 설립하였다. 과학정보연구소는 1992년 톰슨 사이언티픽이란 이름으로 바뀌었다가 2008년부터는 통신회사인 로이터와 합병되어 톰슨 로이터가 되었다.
1961년 SCI(과학 인용 색인)의 초기 모습인 유전학 인용 색인(Genetics Citation Index)이 나오고, 사회과학 인용 색인(Social Science Citation Index) 및 인문학 인용 색인(Art and Humanities Citation Index)까지 만들면서 민간 기업이 만들어내는 인용 색인이 학계의 표준처럼 자리를 잡았다.
뿐만 아니라 가필드의 인용 순위 개념은 미국 스탠퍼드대학교 대학원생인 래리 페이지와 세르게이 보린에게 영감을 선사했다. 두 사람은 가필드의 키워드 중심의 검색 방법에 착안하여 인터넷 사용자가 포탈 검색창에 넣는 '질의어' 성분을 분석해 유명 사이트에 링크된 정도를 추천하는 방식의 검색 엔진을 만들었는데, 그것이 바로 구글이다.

원문 출처: http://www.hani.co.kr/arti/science/science_general/430989.html#csidxf5d3800f4852e41beb08a4f9e0c9255

정렬하지만, 여기서는 인용 횟수 별로 정렬하는 것을 권장한다. 표시된 각 검색 결과의 오른쪽에 인용 횟수가 표시되므로 검색자들은 출판된 논문이 학계에 미친 영향을 확인할 수 있다. 예를 들어, 랜싯(Lancet)의 2008년 논문 "조산의 원인과 역학(Epidemiology and Causes of Preterm Birth)"은 약 10년 동안 2,000번 이상 인용되었는데, 이는 해당 검색 결과에서 가장 많이 인용된 논문이었다.[13] 이러한 검색 결과로 미루어 볼 때, 이 논문은 학계에 영향력이 큰 중요한 논문이기 때문에 검토할 가치가 충분하다고 볼 수 있다. 출판물의 상세 기록에서 인용 네트워크가 페이지 오른쪽에 나타난다. 인용 네트워크는 해당 논문이 출판된 이후 이를 인용한 문헌, 그 문헌의 참고문헌 그리고 해당 논문과 유사한 문헌들을 링크해 준다. 문헌 검색 결과로부터 인용 네트워크를 사용하는 것도 인용 참조 검색을 수행하는 한 가지 방법이다.

특정 논문의 참고문헌을 웹오브사이언스의 기본 검색창이나 인용 참조 검색 인터페이스(Cited Reference Search interface)에 입력하면 인용된 참고문헌 검색을 수행할 수 있다. 인용 참조 검색 인터페이스를 사용할 때 기본값은 인용된 저자, 학술지 명 및 발행 연도이다. 이 때 저자와 학술지명 약어 색인을 모두 사용하여 올바른 정보를 입력하면 가장 잘 검색된다. 웹오브사이언스는 매우 큰 규모의 데이터베이스이지만, 모든 학술지를 색인화하지는 않는다. 그렇기 때문에 인용 참조 검색에서 결과를 얻지 못하더라도, 이것이 해당 문헌이 인용되지 않았다는 것이 아니라 단지 웹오브사이언스가 해당 논문이 실린 학술지를 색인화하지 않았기 때문일 수 있다. 학술지가 데이터베이스에서 색인화되면 학술지는 학술지명 약어 색인 목록에 포함된다. 인용 참조 검색은 기본 검색창에서도 가능한데, 논문명과 제1저자의 성에서 몇 개의 단어를 입력하면 된다.

웹오브사이언스에서 개인이 무료 계정을 만들어 검색을 저장하고 알림을 설정할 수 있다. 검색 이력(Search History) 페이지에서 검색 문자열을 저장할 수 있으며, 일단 검색이 저장되면 미리 정해 둔 시간에 관련 이메일 알림을 정기적으로 받아볼 수 있다. 저장된 검색 페이지에서 검색을 다시 실행할 수도 있다. 학술지의 새로운 호가 출간될 때마다 해당 학술지의 목차를 전송하도록 알림 설정할 수도 있고, 인용 알림을 설정해서 새로운 출판물에 인용될 때마다 알림이 전송되도록 할 수도 있다. 치과의사들은 관심있는 인용이나 자신의 출판물 인용에 대한 알림을 설정할 수 있다.

엘스비어[11)]의 스코푸스는 웹오브사이언스와 유사한 데이터베이스로 인용된 참고문헌 검색에 특화되어 있으며, 웹오브사이언스처럼 구독을 통해서만 이용할 수 있다. 스코푸스는 의학, 과학,

---

11) 1880년 만들어진 네덜란드의 의학, 과학, 기술 서적 전문 출판사로, 1580년 만들어진 네덜란드의 가족 서점 Elzevir에서 이름과 로고를 차용하였다. 랜싯, 셀(Cell)과 같은 학술지뿐만 아니라 데이터 관리, 교육, 연구 분석 및 평가를 위한 디지털 도구 등의 제품이 있다. 데이터 관리, 교육, 연구 분석 및 평가를 위한 디지털 도구로 전자 학술지 컬렉션인 사이언스다이렉트(ScienceDirect), 경향과 최신견해 시리즈(Trends and Current Opinion series), 온라인 인용 데이터베이스인 스코쿠스, 연구 성과 측정을 위한 도구인 사이벨(SciVal), 임상의를 위한 클리니칼키 검색 엔진 및 근거기반 암 치료 서비스인 클리니칼패스 등을 제공한다. 2021년 현재 2,700개 이상의 학술지에 연간 600,000개 이상의 문헌을 출판하고 있으며, 아카이브에는 1,700만 개 이상의 문서와 40,000개의 전자책이 있다. 엘스비어의 로고와 문장은 Elzevir 서점의 인쇄소 마크와 덩굴 나무 그리고 라틴어 "Non Solus"를 사용한다. 엘스비어에 따르면 이 로고는 '출판사와 학자 간의 공생 관계'를 상징한다. 그러나 엘스비어를 포함한 학술지 출판사들이 연구자들의 연구물에 무임승차하며 막대한 수익을 차지하는 현실을 '출판사가 학자에 기생'하는 관계라는 비판도 있다.

기술, 사회과학, 예술 및 인문학 분야의 논문, 단행본, 학술대회 초록집을 포함한다.[14] 두 데이터베이스 모두 인용된 참고문헌 검색에 특화되어 있지만, 스코푸스는 약 6천만 개의 기록을 포함하는 훨씬 더 큰 데이터베이스라서 웹오브사이언스에서 검색하지 못한 것도 스코푸스에서는 찾을 수 있다. 둘 다 모두 훌륭한 데이터베이스로, 기관 가입 여부에 따라 이용 여부가 달라지므로 검색을 위해 기관과 상의하도록 한다.

사용지침서:

- 일반적인 내용: http://wokinfo.com/training_support/training/web-of-knowledge
- 웹오브사이언스 검색 요령: https://youtu.be/11gqkzXyj0w
- 웹오브사이언스 검색 기록 저장 및 이메일 알림 설정: https://youtu.be/tSeXzwEn1ZE
- 스코푸스 사용지침서:https://service.elsevier.com/app/answers/detail/a_id/14799/supporthub/scopus

구글과 구글 스콜라

웹사이트: www.google.com (구글) https://scholar.google.com (구글 스콜라)

비용: 무료, 전문은 일부만 가능

자료원 특성: 일차 연구, 체계적 문헌고찰

근거를 찾기 위해 이용할 수 있는 많은 전문 자료원과 데이터베이스가 있지만, 구글은 추가적인 검색 엔진 옵션 중 하나이다. 구글 검색은 무료로 이용할 수 있지만, 구글을 통해 찾은 특정 문헌에 접근은 해당 문헌이 오픈 액세스[12)]에 해당하는지 아니면 그 문헌이 실린 학술지를 개인 또는 기관 구독을 통해 이용할 수 있는지는 문헌마다 다르다. 대부분의 사람들은 구글과 같은 검색 엔진을 매일 사용하기 때문에 근거를 찾을 수 있는지와 별개로 구글 사용법을 잘 알고 있다. 구글을 사용하면 검색 결과는 어마어마하게 많아 대개 수백만 개에 달하며, 기본적으로 한 번에 10개씩 표시된다. 예를 들어, "임산부 치주질환 저체중아 출산 혹은(OR) 조산"을 검색하면 972,000건 이상의 결과를 얻는다. 다행히도 검색 범위를 좁히는 몇 가지 방법이 있어서 첫 번째 10개의 결과[15]에 연관 검색 결과가 나오도록 할 수 있다. 아래에 몇 가지 요령을 소개한다.

- 구문(단어들의 집합)에 따옴표를 붙이면 단어들이 서로 붙어 있는 결과를 검색할 수 있다. 예를 들어, "저체중아출산(low birth weight)"은 세 단어가 서로 옆에 붙어 있는 결과를 보여줄 것이다.

---

12) 누구든지 인터넷상에서 법적, 경제적, 기술적 장애 없이 학술연구문헌을 읽고, 다운로드 받고, 복제하고, 배포하고, 인쇄하고, 검색하고, 링크하고, 색인을 위하여 논문을 수집하거나 기타 그 외의 합법적인 목적으로 자유롭게 이용할 수 있도록 하는 것이다. 저자가 구독 기반의 기존 학술지에 논문을 발표한 이후 특정 오픈액세스 저장소에 보관하거나 연구자들의 자발적인 참여 또는 연구지원기관의 강제적 집행에 의해 추진하는 방식(예를 들어, 미국국립보건원(National Institute of Health)의 펍메드 센트럴 등)과 저자가 오픈액세스 학술지에 논문을 게재하여 추진하는 방식이 있다.

- 용어 앞에 "−" 기호를 배치하면 해당 용어만 제외된 결과가 제시된다. 예를 들어, 임신부의 치주질환이 조산이 아닌 저체중아 출산에만 영향을 미치는 문헌을 검색하고 싶다면 "pregnancy periodontal disease low birth weight −preterm birth"을 검색한다.
- 사이트 도메인 유형 앞에 "site:"를 사용하면 해당 도메인 유형의 결과만 나타난다. 예를 들어, "pregnancy periodontal disease low birth weight OR preterm birth site:.gov"로 검색하면 .gov 도메인에서의 결과만 불러낼 것이다.

이러한 몇 가지 요령을 사용하여, "pregnancy periodontal disease 'low birth weight'OR 'preterm birth'site:.gov"를 검색하면, 약 11,000개의 결과를 볼 수 있고, 처음 10개의 결과는 펍메드에서 검색되는 문헌으로 표시된다.

Bing.com과 DuckDuckGo.com과 같은 다른 인터넷 검색 엔진에서도 위에서 언급한 검색 팁을 사용할 수 있지만 결과는 조금씩 다를 수 있다.

구글 스콜라는 일상 언어로 검색할 수 있다는 점에서 구글과 유사하지만, 구글 스콜라는 검색 결과를 학술지 문헌, 단행본, 단행본 챕터, 학위논문(theses, dissertations), 학술대회 초록으로 제한한다.[16] 앞서 언급한 구글 검색 팁은 구글 스콜라에도 적용된다. 구글 스콜라 화면 왼쪽 상단에 있는 사이드 메뉴 버튼(≡)을 눌러 고급 검색을 할 수도 있다. 고급 검색에서는 저자, 출판물 제목 또는 출판 날짜와 같은 검색 옵션이 나타난다. 구글에서 인용이나 사이트 제한 없이 "pregnancy periodontal disease low birth weight OR preterm birth"를 검색하면 972,000건 이상의 결과가 나오지만, 같은 검색을 구글 스콜라에서 하면 약 25,000건의 결과를 보여주는데, 이는 일반적인 구글의 비학술적 내용 검색과 구글 스콜라의 학술적 내용 검색의 차이를 보여준다.

또한 구글 스콜라 설정을 업데이트하여 문헌 및 기타 학술 저작물의 전문을 찾을 수 있다. 이는 구글 스콜라 화면 왼쪽 상단에 있는 사이드 메뉴(≡)로 들어가 '설정'을 선택한 후 보이는 라이브러리 링크에서 설정할 수 있다. 기관의 라이브러리를 검색하여 선택한 후 설정을 저장한다. 구글 스콜라를 검색하면 검색 결과의 오른쪽에 링크가 나타나 치과 의료인이 가입한 기관의 도서관에서 제공하는 링크를 통해 전문을 볼 수 있다. 이 링크가 오른쪽에 나타나지 않으면 "자세히(More)" 링크를 통해 들어가 "도서관 보유 여부(Check Library Holdings)"로 확인할 수 있다. 오픈 액세스나 기관 저장소를 통해 이용 가능한 학술 저작들도 각 기록의 오른쪽에 있는 전문에 대한 링크로 연결된다.

사용지침서:

- 구글 검색을 정교하게 하는 방법: https://support.google.com/websearch/answer/2466433
- 구글 스콜라 검색 요령: https://scholar.google.com/intl/en/scholar/help.html

인용 관리자

인용 관리자(Citation Managers)는 연구 자료를 정리하는 데 도움을 주는 훌륭한 도구이다. 대부분의 데이터베이스는 다양한 인용 관리자와 호환되며, 데이터베이스 정보를 인용 관리자로 다운로드하여 저장할 수 있다. 대부분의 인용 관리자는 그 내부에서 피디에프(PDF)에 주석을 달 수 있고, 메모와 저장된 출판물을 모두 한 위치에 보관할 수 있으며, 개별 인용 기록에 전문을 첨부할 수 있다. 인용 관리자는 대부분의 워드 프로그램과 호환되며, 논문 원고의 문장 내 참조뿐만 아니라 참고문헌 목록도 정리할 수 있다. 비용, 인용 스타일 가용성 및 기능은 제품마다 다르다. 무료 인용 관리자로는 멘델리(www.mendeley.com), 레프웍스(RefWorks) (https://refworks.proquest.com), 조테로(Zotero) (www.zotero.org), 엔드노트 베이직(EndNote Basic) (www.myendnoteweb.com) 등이 있다. 엔드노트 데스크탑(EndNote Desktop; http://endnote.com) 버전은 좀 더 강력한 기능을 가진 프로그램으로 구매 후 사용할 수 있다. 이 제품은 참고문헌 저장 공간은 무제한으로 허용하고, 6,000개 이상의 참고문헌 서지 스타일이 가능하지만, 온라인 버전은 50,000개의 참고문헌과 21개의 참고문헌 서지 스타일로 제한된다. 엔드노트 데스크탑 버전을 구매하기 전에 치과 의료인은 소속 기관이 해당 제품을 구독하고 있는지 혹은 구성원에게 할인 혜택을 제공하는지 확인해야 한다. 1,000명의 교수진(Faculty of 1000; https://f1000.com)도 인기 있는 유료 인용 관리자이다. 대부분 기관 구독을 통해 이 제품에 접속하지만 개별 구독도 가능하다.

여기에는 인용 관리자 중 일부만 소개하고 있다. 실제로는 더 많은 인용 관리자가 있지만 연구 자료를 정리하려는 치과 의료인은 자신의 필요에 맞는 인용 관리자를 찾아 사용하도록 한다.

비공식 문헌

체계적 문헌고찰 논문을 읽을 때, 치과의사는 "비공식 문헌[13)]"이라는 용어를 접하게 될 것이다. 비공식 문헌은 "정부, 학계, 기업 및 기관에서 상업적 출판 경로를 거치지 않은 다양한 전자 문서나 인쇄 문서의 생산, 배포 및 접근"으로 정의된다. 즉, "(비공식) 문헌은 출판물만을 이야기하는 것이 아니다."[17] 비공식 문헌은 학술대회 초록, 학위논문, 임상시험 등록부(trial registries), 백서, 웹사이트 등이 포함된다.[18] 비공식 문헌은 출판되지 않은 부정적인 임상시험 결과 등을 통해 통찰력을 주기 때문에 체계적 문헌고찰을 할 때 출판 비뚤림을 줄이기 위해 포함되는 경우가 많다. 대부분의 비공식 문헌들은 출판 과정을 거치지 않기 때문에 출판으로 인한 시간 지체가 없어 더 최

13) 서지정보원을 통해 공개적으로 그 출판 정보가 나타나지 않아 확인과 접근 및 이용이 불투명한 정보 자료. 비공식 문헌의 특성으로는 1) 신속한 발행, 2) 다양한 포맷, 3) 공식적인 전문가 평가문의 부재, 4) 상업적인 유통 경로 부재, 5) 의뢰기관에 한정 배포, 6) 원시데이터(Raw Data) 포함, 7) 응용과학, 기술 분야에서 자주 이용, 8) 정부 책임 아래에서 서지 통정과 배포 실시를 들 수 있다.

근의 결과를 제시할 수 있다. 또한 비공식 문헌은 해당 주제에 대해 공개된 정보가 거의 또는 전혀 없을 때 매우 유용할 수 있다. 그러나 대부분의 비공식 문헌은 동료 심사 과정(peer review process)을 거치지 않는다는 점을 기억해야 한다. 비공식 문헌이 출판 비뚤림을 줄일 수도 있지만, 그것도 비뚤림이 있을 수 있다. 따라서 다른 유형의 연구 논문과 마찬가지로 비공식 문헌에서 결론을 도출하기 전에 정보를 비판적으로 평가하는 것이 중요하다.

대부분의 데이터베이스가 비공식 문헌을 색인화하지 않기 때문에 검색에 시간이 많이 걸릴 수 있다. 엠베이스나 웹오브사이언스는 학술대회 초록을 색인화하여 제공하지만, 대부분의 비공식 문헌은 학술대회, 정부 또는 기관 웹사이트를 직접 방문해야 접근할 수 있다. 일부 학술지는 연례 학술대회 전에 학술대회 초록을 담은 특별 호를 발행하기도 한다. 다른 비공식 문헌 자료 제공 사이트는 ClinicalTrials.gov(https://clinicaltrials. gov), OpenGrey(http://opengrey.eu), All Trials(www.alltrials.net), 미국식품의약국(www.fda.gov), 프로퀘스트(ProQuest)의 국제학위논문(Discertations and Theses Global; www.proquest.com/products-services/) 등이 있다. 인터넷 검색 엔진(site:)에서 검색하면 비공식 문헌을 쉽게 찾을 수 있다. 비공식 문헌은 주제에 대한 색다른 관점을 제공할 수 있지만, 치과 의료인은 비공식 문헌의 검색에 시간이 오래 걸릴 수 있다는 것을 알아야 한다.

> 비공식 문헌은 학술대회 초록, 학위논문, 임상시험 등록(trial registries), 백서, 웹사이트 등이 포함된다.[18]

환자 정보 자료원

근거기반치의학은 환자에서 시작하고 환자에서 끝나기 때문에 환자는 근거기반치의학에서 가장 중요하다. 치료 계획을 세울 때 치과 의료인이 (치)의학 논문을 통해 정보를 얻을 수는 있지만, (치)의학 논문은 환자들이 이해하기 어려울 수 있다. 환자가 이해할 수 있도록 신뢰성 높은 정보를 환자와 공유하여 치료 과정에 불신이 생기지 않도록 해야 한다. 인터넷 검색 엔진을 통해 건강 증상이나 치료에 대한 정보를 검색하다 보면 신뢰할 수 없는 자료원을 뒤지고, 환자에게 잘못된 정보를 제공해서 환자와 치과 의료인 모두에게 혼란을 줄 수 있다. 다행히도 환자들이 의학 용어를 몰라도 비뚤림되지 않은 건강 정보를 찾을 수 있는 믿을 만한 자료원들이 많이 있다.

- 메드라인플러스(MedlinePlus; https://medlineplus.gov)는 미국국립보건원이 환자, 환자 가족 및 친지를 위해 만든 자료원으로, 국립의학도서관이 무료로 제공하고 있다.[19] 환자들은 전문 의학용어를 몰라도 건강 상태, 약물 정보 등을 찾아 볼 수 있으며, 다른 정부 및 기관 웹사이트와도 연결되어 있어 추가로 정보를 검색할 수 있다.

- 미국치과의사협회가 제공하는 구강 건강(MouthHealthy; http://mouthhealthy.org)은 환자를 위해 특별히 작성된 구강 건강 관리에 관한 포괄적인 목록이 수록되어 있다.

위에서 언급한 많은 근거기반 자료원도 환자 정보 화면을 제공한다. 예를 들어, 트립, 업투데이트, 렉시컴 및 클리니컬키는 환자를 위해 주제별 정보 요약을 제공한다. 또한 미국치과의사협회지와 미국의사협회지(JAMA)와 같은 학술지는 환자에게 주제별 건강 정보를 제공하기 위한 사이트를 운영하고 있다.

결론

근거기반진료를 위해서 이용 가능한 근거를 찾는 것이 매우 중요하다. 오늘날 온라인상에서 이용할 수 있는 정보의 양이 압도적으로 많아, 믿을 만한 연구를 찾기가 어려울 수 있다. 이 장에서는 치과 의료인이 양질의 근거기반문헌을 찾는 데 도움이 되는 자료원 일부를 소개하였다. 치과 의료인 모두가 자료원 검색의 달인이 될 필요는 없지만, 려어 형태의 도구에 익숙해지고 다양한 자료원을 조합해 필요한 정보를 검색할 수 있으면 도움이 많이 된다. 어떤 자료원을 검색할지, 특정 임상 질문에 답할 수 있는 정보를 어디에서 찾을지 결정하는 것은 절대적으로 치과 의료인의 몫이나. 만약 임상 질문에 답할 수 있는 양질의 정보를 찾는 게 어렵다면 도서관 사서에게 도움을 요청하는 것이 좋다.

참고문헌

1. Bastian H, Glasziou P, Chalmers I. “Seventy-five trials and eleven systematic reviews a day: how will we ever keep up?”PLoS medicine. 2010 7(9):e1000326.
2. Epistemonikos Foundation. About Epistemonikos database. 2019 https://www.epistemonikos.org/en/about_us/ who_we_are#. Accessed March 1, 2019.
3. Leader D. “Periodontal disease treatment does not affect pregnancy outcomes.”Journal of the American Dental Association (1939). 2014 145(7):757-759.
4. ECRI Institute. About ECRI Guidelines Trust. 2019 https://guidelines.ecri.org/about. Accessed March 1, 2019.
5. American Dental Association. Center for Evidence-Based Dentistry About EBD. 2017 http://ebd.ADA.org/en/about. Accessed March 31, 2017.
6. Iheozor-Ejiofor Z, Middleton P, Esposito M, Glenny AM. “Treating periodontal disease for preventing adverse birth outcomes in pregnant women.”Cochrane Database Syst Rev. 2017 6:CD005297.
7. National Center for Biotechnology Information (US). 펍메드(PubMed) Help. In: NCBI Help Manual. Last update: January 27, 2017 ed. Bethesda, MD: National Center for Biotechnology Information (US) 2005-: https://www.ncbi.nlm.nih.gov/ books/NBK3830/. Accessed February 22, 2017.
8. National Center for Biotechnology Information (US). PMC Overview. 2011 https://www.ncbi.nlm.nih.gov/pmc/about/ intro/. Accessed February 22, 2017.

9. U.S. National Library of Medicine. MEDLINE Fact Sheet. 2017 https://www.nlm.nih.gov/pubs/factsheets/medline. html. Accessed July 19, 2017.
10. U.S. National Library of Medicine. MEDLINE, PubMed, and PMC (PubMed Central): How are they different? 2017 https://www.nlm.nih.gov/pubs/factsheets/dif_med_pub.html. Accessed July 19, 2017.
11. Elsevier R&D Solutions. Embase Fact Sheet. 2016 https://www.elsevier.com/__data/assets/pdf_file/0016/59011/ R_D_Solutions_Embase_Fact_Sheet-Web.pdf. Accessed May 10, 2017.
12. Clarivate Analytics. Web of Science. 2017 http://clarivate.com/?product=web-of-science. Accessed May 14, 2017.
13. Goldenberg RL, Culhane JF, Iams JD, Romero R. "Preterm birth 1 – Epidemiology and causes of preterm birth."Lancet. 2008 371(9606):75-84.
14. Elsevier. About Scopus. 2017 https://www.elsevier.com/solutions/scopus. Accessed May 14, 2017.
15. Google Search Help. Refine Web Searches. 2017 https://support.google.com/websearch/answer/2466433?hl=en. Accessed June 1, 2017.
16. Google Scholar. Inclusion Guidelines for Webmasters. 2017 https://scholar.google.com/intl/en/scholar/inclusion. html#content. Accessed June 1, 2017.
17. GrayNet International. About GrayNet. 2017 http://www.graynet.org/home/aboutgraynet.html. Accessed June 1, 2017.
18. GrayNet International. Document types in Gray Literature. 2017 http://www.graynet.org/graysourceindex/documenttypes.html. Accessed June 1, 2017.
19. National Institute of Health. About MedlinePlus. 2017 https://medlineplus.gov/aboutmedlineplus.html. Accessed June 1, 2017.
20. Agoritsas T, Vandvik P, Neumann I, et al. "Finding current best evidence."In: Guyatt G, Rennie D, Meade MO, Cook DJ, eds. Users'Guides to the Medical Literature: A Manual for Evidence-Based Clinical Practice. 3rd ed. New York City: McGraw-Hill 2015.

A version of this chapter originally appeared in the November 2014 edition of JADA (Volume 145, Issue 11, Pages 1105–1107). It has been reviewed and updated for accuracy and clarity by the editors of How to Use Evidence-Based Dental Practices to Improve Your Clinical Decision-Making.

Chapter 3. 치료법에 관한 문헌 평가와 활용법

Romina Brignardello-Petersen, D.D.S., M.Sc., Ph.D.; Alonso Carrasco-Labra, D.D.S., M.Sc., Ph.D.; Michael Glick, D.M.D.; Gordon H. Guyatt, M.D., M.Sc.; and Amir Azarpazhooh, D.D.S., M.Sc., Ph.D.

이 장에서 다루는 내용:

치료에 대한 임상 질문

치료의 질문에 가장 잘 대처하는 연구 설계는 무엇인가?

임상에서 의사결정에 영향을 미치는 무작위배정 임상시험을 비판적으로 평가하기

- 비뚤림의 위험은 얼마나 심각한가?
- 결과는 무엇인가?
- 결과를 환자 치료에 어떻게 적용할 수 있을까?

결론

서론

이 책의 앞의 두 장에서는 근거기반치의학[1]의 과정을 소개하고, 임상 진료에 영향을 미치는 근거를 검색하는 방법[2]을 설명하였다. 이 장에서는 치료 중에 제기되는 질문과 관련된 임상적 의사결정에 영향을 미치는 연구 보고서를 활용하는 방법을 설명한다. 우리는 무작위배정 임상시험(RCT, Randomized Control Trials)을 이해하기 위한 기본 개념을 소개하고 설명할 것이며, 그러한 연구를 비판적으로 평가하는 방법을 설명할 것이다. 이 책의 다음 장에서는 다른 유형의 연구 설계를 사용하는 방법을 설명한다.

치료에 대한 임상 질문

치과의사들은 대부분의 시간을 환자를 치료하는 데 보낸다. 치료(therapy)나 처치(treatment)는 "약물 처방, 수술 시행 또는 상담을 포함하는 모든 중재로, 그것이 시행되었을 때 질병의 진행 과정을 개선하기 위한 것"으로 정의할 수 있다.[3] 임상 진료에서 발생하는 대부분의 임상 질문들은 치료나 중재의 효과와 관련이 있다.

상자 3.1. 임상 시나리오

당신은 반복적인 지치주위염(pericoronitis)을 일으키는 매복 하악 제3대구치의 외과적 발치(surgical extraction)를 구강악안면외과 전문의에게 의뢰하였다. 수술 상담을 받고 돌아온 환자는 당신에게 구강악안면외과 전문의가 수술 후 감염의 위험과 감염을 피하는 방법을 설명했다고 말했다. 구강악안면외과 전문의는 당신의 환자에게 클로르헥시딘 젤이나 클로르헥시딘 양치용액을 사용할 수 있는 선택권을 주었다. 당신의 환자는 지금 이 두 가지 방법 중 어느 것이 더 효과적일지에 대한 당신의 의견을 묻고 있다. 당신은 확실하지 않기 때문에 이 질문에 답하기 위해 임상 연구에서 근거를 찾기로 결정한다.

이 책의 제2장에서 설명한 바와 같이, 치료에 관한 질문은 피코 프레임워크를 사용하여 기술될 수 있다.[4] 집단은 중재를 받아야 할 환자, 중재는 관심있는 치료, 비교는 우리가 중재와 비교하고자 하는 참조, 결과는 중재에 따라 달라지는 건강상의 결과이다. 비교는 다른 치료법이 될 수도 있고, 전혀 치료하지 않는 것이 될 수도 있다. 표 3.1은 피코 프레임워크에서 치료의 질문에 대한 두 가지 예와 그에 해당하는 질문을 보여준다. 하나는 비교로서 아무 치료도 없고, 다른 하나는 대체 치료가 있다.

표 3.1 치료의 질문에 대한 예와 피코* 프레임워크

임상 질문	집단	중재	비교	결과
제3대구치 발치를 하는 환자에게 수술 후 감염을 피하기 위해 클로르헥시딘 젤 또는 클로르헥시딘 양치용액을 처방해야 하는가?	제3대구치를 발치하는 환자	클로르헥시딘 젤	클로르헥시딘 양치용액	수술 후 감염 (치조골염, 수술 부위 감염)
신경치료를 받고 있는 당뇨병 환자에게 예방적 항생제 처방을 해야 하는가?	신경치료를 받아야 할 당뇨병 환자	예방적 항생제	치료 없음(즉, 예방적 항생제의 투여 없음)	수술 후 감염, 기타 수술 후 합병증
발치 후 통증을 관리하기 위해 환자에게 어떤 진통제를 처방해야 하는가?	발치할 환자	이부프로펜	아세트아미노펜	수술 후 통증

* 피코 = 집단, 중재, 비교, 결과.

치료의 질문에 가장 잘 대처하는 연구 설계는 무엇인가?

일차 연구 단계에서 무작위배정 임상시험은 치료의 질문을 해결하기 위한 최적의 연구 설계이다. 무작위배정 임상시험은 환자에게 행해지는 의학적 치료를 평가하는 실험이다.[5] 무작위배정 임상시험에서 참가자는 참가자가 받는 중재를 제외하고 동등하게 치료되는 둘 이상의 군에 무작위로 배정된다. 중재 적용 후에 조사자는 지정된 시간 동안 환자를 추적하고, 환자에게 중요한 결

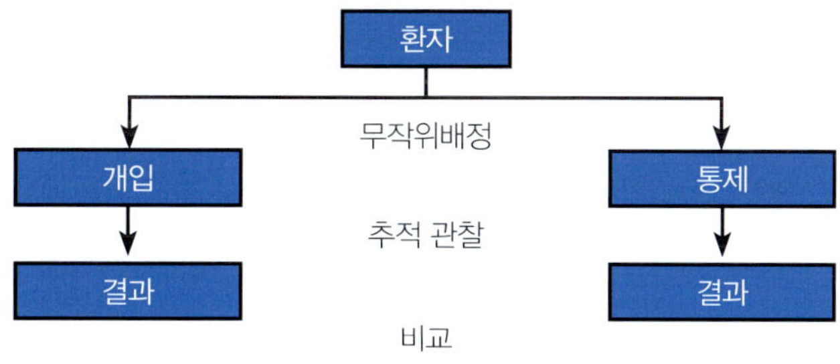

그림 3.1 무작위배정 임상시험

과를 측정한다. 연구가 잘 설계되고 실행되었다면 조사 중인 치료로 인해 발생하는 차이점을 설명할 수 있다(그림 3.1).[3]

히타-이글레시아스(Hita-Iglesias) 등[6]이 치과에서 수행한 한 무작위배정 임상시험에서 클로르헥시딘 젤이나 클로르헥시딘 양치용액이 제3대구치 발치 후 치조골염 예방에 더 효과적인지의 여부를 다루었다. 연구자들은 수술 후 무작위로 환자를 배정하여 1주일 동안 젤이나 양치용액을 받도록 하였고, 발치 후 3일과 7일째에 환자를 평가하여 치조골염의 유무를 확인하였다.

무작위배정 임상시험은 관심 결과를 결정하는 요인들에 관해 중재 및 대조군 환자가 유사함을 보장함으로써 기본 진실과의 체계적인 편차[7]인 비뚤림을 최소화하므로 중재의 효과를 판단하는 가장 좋은 연구 설계 유형이다. 잘 설계된 무작위배정 임상시험은 무작위배정 후 발생하는 사건과 결과 측정 방법 등 사건 과정의 대부분의 요소를 통제한다.[8] 따라서 임상의사는 개별 무작위배정 임상시험 또는 더 나아가 무작위배정 임상시험에 대한 체계적인 검토를 통해 치료에 대한 임상 결정을 내려야 한다.

이 장에서는 독립형 무작위배정 임상시험을 사용하는 방법에 초점을 맞추고, 다음 장에서는 체계적 문헌고찰을 하는 방법에 대해 설명한다.

상자 3.2. 검색해서 찾은 문헌

검색 중에 요약이나 체계적 문헌고찰을 확인할 수 없었지만, 질문에 대한 답변으로 보이는 무작위배정 임상시험을 발견하였다. 이 무작위배정 임상시험의 연구자들은 수술 후 클로르헥시딘 젤이나 클로르헥시딘 양치용액이 하악 제3대구치 발치 후 치조골염 예방에 효과적인지의 여부를 다루었다.[6] 당신은 연구자들이 73명의 환자를 모집하고 제3대구치 발치 후 1주일 동안 그들을 추적하였으며, 클로르헥시딘 젤이 양치용액보다 더 효과적인 것처럼 보였다는 이 무작위배정 임상시험의 초록을 읽었다. 그러나 결과를 받아들이고 결과가 환자에게 적용 가능한지의 여부를 결정하기 전에, 자세한 내용을 검토하기 위해 전체 논문을 읽어야 한다고 결정을 내린다.

임상에서 의사결정에 영향을 미치는 무작위배정 임상시험을 비판적으로 평가하기

임상 결정을 내리기 위해 치과 문헌의 논문을 평가하는 과정에는 비뚤림의 위험성, 결과 및 결과의 적용 가능성 평가가 포함된다.[9] 아래에서는 이 세 단계에 대해 각각 설명한다.

비뚤림의 위험은 얼마나 심각한가?

등록된 환자 표본에 대해 연구 결과가 정확할 가능성의 정도는[10] 연구가 얼마나 잘 설계되고 수행되었는가에 따라 달라진다. 무작위배정 임상시험의 조사자는 조사 대상 치료 이외의 관심 결과(예후 요인이라고 하는 연령, 성별, 질병 심각도 등)의 결정 요인이 연구 시작 시 비교 대상군 간에 유사하고, 이러한 결정 요인이 연구 내내 유사하게 유지되도록 노력한다.[8] 조사자가 예후 균형을 달성하고 유지하는 경우에만 결과의 차이가 (예후 요인에 의해 유입된 비뚤림이 아니라) 중재에 의한 것임을 확신할 수 있다. 표 3.2[11-16]는 치료 문제를 다루는 무작위배정 임상시험의 비뚤림 위험을 평가할 때 고려해야 할 측면을 제시한다.

표 3.2 치료에 대한 논문에서 비뚤림의 위험에 대한 비판적 평가*

관점	사례	설명
1. 중재군과 대조군이 동일한 예후로 시작되었는가?		
1a. 환자가 무작위로 배정되었는가?	"II급 이개부 병변을 나타내는 병소 부위를 컴퓨터 생성 목록에 따라 무작위로 배정하여 PDT[광역학 요법] 또는 비활성 레이저/전용 광감작제를 받거나, [치석제거술 및 치근활택술] 후에 둘 다 받게 하였다."[11]	저자는 병소 부위를 치료 군에 무작위로 배정하였고 무작위 순서가 어떻게 생성되었는지 설명하였다. 무작위 순서를 생성하는 적절한 방법으로는 난수 테이블, 컴퓨터 생성기 및 동전 던지기가 있다. 부적절한 방법은 생년월일이나 입원일 또는 기록 수치에 따라 환자를 배정하는 것과 같이 진정한 무작위배정을 하지 않는 방법이다.[12]
1b. 무작위배정은 맹검되었는가?	"각 센터마다 16개의 연속 번호가 매겨진 치료(각 치료에 대해 8개)에 대한 메모를 넣은 불투명한 봉투를 만들어 더 큰 봉투에 담았다. 각 환자에 대해 각 센터의 독립된 사람이 무작위로 봉투를 뽑아 치과의사 B에게 건네주었다. 이것은 각 센터에 16명의 환자가 포함될 때까지 반복되었다."[13]	저자는 연속적으로 번호가 매겨진 불투명한 밀봉된 봉투를 사용하며, 이 봉투들은 독립적인 사람이 임상의사에게 건넸다고 설명하였다. 이것은 배정을 숨기는 적절한 방법이다. 다른 적절한 방법으로는 순차적으로 번호가 매겨진 약품 용기를 사용하거나, 중앙 배정(전화, 웹 기반 또는 약국 통제)을 사용하는 방법이 있다.[12]

표 3.2 치료에 대한 논문에서 비뚤림의 위험에 대한 비판적 평가* – 계속

관점	사례	설명
1c. 연구군의 환자들이 알려진 예후 요인과 관련하여 유사했는가?	"연령, 성별, 당뇨병 기간, 혈당 상태 및 당뇨병 요법의 범주에 대해 군 간에 유의미한 차이가 없었다."[14]	저자는 군당 환자의 기본 특성(잠재적 예후 요인)에 대한 표를 제시하였다. 이러한 관점을 평가할 때 모든 관련 예후 요인이 고려되었는지의 여부를 판단하는 것이 중요하다.
2. 연구가 진행됨에 따라 예후 균형이 유지되었는가?		
2a. 연구는 어느 정도까지 맹검되었는가?	"전체 연구는 맹검되었다. 사용된 1회용 치면연마제컵은 은색/빈 뚜껑이었으며, 뚜껑의 문자로만 식별되었다. 검사자나 환자들은 어느 군에 속했는지 알지 못했다. 검사자는 건물의 다른 구역에 있었고 연구 코디네이터는 건물의 다른 위치에 있는 치과위생사에게 치면연마제를 주었다."[15]	저자는 그들의 연구는 맹검되었다고 설명하였다. 저자는 또한 환자, 치료자(치과위생사), 검사자(결과 평가자)가 맹검되도록 했다고 말하고, 이것이 어떻게 이루어졌는지 설명하였다. 이상적으로는 데이터 분석가도 맹검되었다는 것을 언급했어야 했다. 맹검이 가능하지 않은 경우, 이것이 결과 측정에 영향을 미칠 수 있는 정도를 판단할 필요가 있다.[12]
3. 연구 완료 시 군별로 예후 균형을 이루었는가?		
3a. 추적 관찰이 완료되었는가?	"시험 탈락자에 대한 분석 결과, 연구를 완료한 환자와 비교할 때 턱관절 통증, 신체적 기능, 정서적 기능 또는 인구 통계학적 데이터에서 차이가 없는 것으로 나타났다." 연구 흐름도에 제공된 정보에 따르면, 추적 관찰 군(환자가 참여를 거부함)에서 1명, 다른 군(참여를 거부한 환자 1명, 해당 지역에서 이사한 환자 2명)에서 3명임을 보여준다.[13]	저자는 추적 관찰에 실패한 환자의 수와 이유를 설명하였다. 그들은 또한 이 환자들이 연구를 계속한 환자들과 다른지를 평가했고, 차이를 발견하지 못했다. 이는 불완전한 추적 관찰로 인한 비뚤림 위험이 낮다는 것을 보여주었다. 이를 평가하는 다른 방법으로는 추적 관찰에 실패한 환자의 수와 그 이유가 군 간에 유사한지, 추적 관찰에 실패한 환자의 비율이 누락되지 않은 경우 결과를 변경할 수 있을 정도로 높은지의 여부 또는 데이터를 추정하여 수행하고 결과를 바탕으로 결론을 도출하는 방법이 있다.[12]
3b. 환자들이 군별 무작위로 배정되어 분석되었는가?	"시험 결과는 배정된 대로(Intention-To-Treat, ITT) 분석되었다. 또한 비교를 위해 시험 결과에 대한 치료별 및 프로토콜별 분석도 수행되었다."[16]	저자는 배정된 대로 분석을 수행하였다고 언급했다. 그들은 또한 두 가지 결과를 비교하기 위해 프로토콜별 분석도 수행하였다고 설명하였다.
3c. 임상시험이 일찍 중단되었는가?	"유의수준 0.05에서 80%의 검정력을 제공하기 위해서 군당 16명의 피시험자가 필요하다고 판단하였다. 과룰류스대학교(Guarulhos University) 치주과에 의뢰된 모집단 중에서 38명의 피험자가 선택되었다."[14]	저자는 표적 표본 크기의 계산을 설명하였고, 나중에 모집된 환자 수를 언급했는데, 이를 통해 그들이 시험을 조기에 중단하지 않았음을 유추할 수 있다. 일부 데이터 종속 프로세스(data-dependent process)로 인해 조기에 중단된 시험의 저자는 일반적으로 이것을 언급한다.

*출처: 루체시(Luchesi) 등, 11 히긴스(Higgins) 등, 12 크리스티디스(Christidis) 등, 13 산토스(Santos) 등, 14 누하우스(Neuhaus) 등, 15 켈레어(Kelleher) 등, 16

▶ 중재군과 대조군이 동일한 예후로 시작되었는가?

치료와 관련된 질문에 대답하는 데 도움이 될 수 있는 연구의 핵심 측면 중 하나는 연구 시작 시 각 군별로 예후 요인과 관련하여 균형을 이루었는지의 여부이다. 조사자는 환자를 중재군 및 대조군에 배정하는 방법을 통제함으로써 이러한 균형을 달성할 수 있다. 무작위배정은 아무런 사전 조작이나 제한없이 환자를 중재군 및 대조군에 배정한다.[8] 무작위배정의 목표는 알려진 예후 요인과 알려지지 않은 예후 요인이 모두 중재군 및 대조군에서 유사하게 분포되어 비뚤림을 피하는 것이다.[9,17] 이것이 치료 질문에 대답해야 할 때, 무작위배정 임상시험이 관찰 연구보다 더 나은 이유이다. 환자에게 어떤 치료를 할지 치과의사가 결정할 경우(관찰 연구에서 수행되는 것처럼) 환자의 특성이 치료 선택에 영향을 미칠 수 있다. 예를 들어, 사용 편의성 때문에 치과의사들은 후속 감염을 경험할 위험이 큰 고령 환자에게는 젤보다는 클로르헥시딘 양치용액을 사용하고, 위험이 낮은 젊은 환자에게는 클로르헥시딘 젤을 선호할 수 있다.

잘 준비된(일반적으로 컴퓨터에 의해 생성된) 무작위배정 스케줄이 반드시 무작위배정을 보장하지는 않는다. 등록한 환자가 다음 환자에게 배정될 치료(중재 또는 대조)를 알고 있는 경우 무작위화를 저해하는 선택을 할 수 있다.[18] 예를 들어, 다음 예약 환자가 고령자이고 배정을 담당하는 연구진이 배정된 젤의 치료가 환자에게 최적이 아니라고 생각하는 경우 연구진은 환자가 양치용액을 받을 수 있도록 배정을 조작할 수 있다.

이러한 무작위배정 스케줄의 조작을 방지하기 위해 환자를 모집하는 사람들은 다음 환자가 어느 군에 배정될지 미리 알리면 안 된다.[19] 이런 전략을 "배정 은폐"라고 한다.[19] 한 연구의 저자는, 배정 은폐가 부적절하거나 불분명한 시험을 실행한 조사자가 적절한 배정 은폐를 사용한 연구에서 보고한 것 보다 약 40% 더 큰 치료 효과를 보고했음을 발견하였다.[20]

특히 표본 크기가 작은 경우, 은폐된 무작위 추출조차도 예후 균형을 보장하는 역할을 하지 못할 수 있다. 따라서 두 군에서 환자의 기준 특성이 유사한지 확인하는 것이 중요하다.[9]

요약하면, 중재군 및 대조군의 환자가 동일한 예후로 시작했다는 근거가 있는 은폐된 무작위배정은 우리가 치료 효과에 대한 비뚤림 없는 추정치를 얻을 가능성이 있음을 확신시켜 준다.

▶ 연구가 진행됨에 따라 예후 균형이 유지되었는가?

치료법을 결정하는 치과의사, 치료를 받는 환자 또는 환자가 중재 혹은 대조 치료를 받고 있는지에 대한 연구 결과를 측정하는 치과의사 측의 인식이 그들의 행동에 영향을 미칠 수 있다. 예를 들어, 치조골염 발생 여부에 대한 판단은 어느 정도 주관적이며, 양치용액보다 젤을 선호하는 결과 평가자라면 양치용액을 받은 사람들에서 치조골염을 진단할 가능성이 더 높을 수 있다.[21]

맹검은 환자, 임상의 및 데이터를 수집하고 결과가 발생했는지의 여부를 판단하는 조사자 등이 환자가 중재술 혹은 대조 치료를 받고 있는지 알지 못하도록 하는 것을 말한다.[9] 일반적으로 임상시험은 이중 맹검(double-blinded)으로 기술되며, 이는 환자, 임상의사, 데이터 수집자 또는 결과 평가자 중 누구도 환자가 받고 있는 치료를 알지 못한다는 것을 의미한다.[21] "이중 맹검"이 되었다고 해서 환자, 임상의사, 데이터 수집자 또는 결과 평가자 모두가 배정에 대해 모른다는 확신을 심어 주지는 않으며, 가장 좋은 보고는 이중 맹검이 사실인지의 여부를 밝혀야 한다.[9]

무작위배정 임상시험에서 맹검을 달성하는 방법은 위약(placebo)의 사용이다. 위약은 중재와 비슷하지만 생물학적 효과는 없는 치료법이다.[8] 대부분의 위약은 알약이며, 진짜 약과 같은 방식으로 투여된다. 그러나 치과에서 시행되는 치료의 대부분은 수술이다. 이 경우 윤리적으로 논쟁의 여지가 있지만, 가장 엄격하게 설계된 임상시험의 조사자는 맹검된 환자에게 가짜 수술을 할 수 있다.[22]

그러나 많은 경우, 환자나 임상의사에게 배정을 완벽히 감추기란 불가능하다. 다행히도 맹검이 부족하다고 해서 항상 비뚤림이 생기는 것은 아니다. 예를 들어, 모양과 사용 기술이 다른 두 재료를 비교하고 있어서 임상의사에게 감추는 것이 불가능할 수 있다. 그러나 환자와 결과 평가자가 맹검되고, 치과의사가 중재 및 대조 환자에게 차등적으로 투여할 수 있는 결과에 영향을 미치는 다른 치료법이 없는 경우, 치과의사에게 감추지 않아도 결과에 영향을 미치지 않을 수 있다. 따라서 연구가 진행됨에 따라 예후 균형이 유지되었는지 평가할 때, 관심 집단이 맹검되었는지의 여부를 평가해야 할 뿐만 아니라 맹검이 제대로 되지 않아서 비뚤림을 일으켰는지의 여부도 고려해야 한다.[21]

▶ *연구 완료 시 각 군이 예후적으로 균형을 이루었는가?*

연구가 진행되는 동안 예후 균형을 유지하기 위한 전략은 모든 환자에 대한 추적 관찰, 배정된 군의 환자에 대한 분석 그리고 계획한 대로 시험을 완료하는 것이다.[9]

연구자가 일부 환자에 대해 추적 관찰 및 결과를 측정할 수 없는 상황이 있다("추적 관찰 실패"라고 함). 추적 조사에 실패한 환자는 연구가 끝날 때까지 남아 있는 환자와 예후가 다를 수 있으므로 중재군과 대조군의 예후 유사성이 떨어질 수 있다. 이상적인 연구자라면 모든 시험 참가자의 결과를 알아야 한다(또는 최소한 일부 환자가 추적 관찰에 실패한 이유를 알아야 한다).

추적 관찰에 실패한 환자의 비율이 너무 작아서 추적에 실패한 환자의 결과를 포함해서 데이터 분석을 하더라도 전체 결과를 바꾸지 않는다면 그리고 추적 관찰에 실패한 이유가 파악되고 그 이유가 관심 결과와 관련이 없는 경우(예를 들어, 환자가 다른 도시로 이사하여 추적 관찰 방문에 참석할 수 없는 경우) 비뚤림의 위험은 실질적으로 발생하지 않는다.

환자가 지침을 준수하지 않기 때문에 의도한 대로 중재를 받지 못하는 경우가 있다. 환자는 다른 군에 배정된 환자를 위한 치료를 받을 수도 있다. 치료법을 준수하지 않은 것이 예후 요인과 관련된 경우 이러한 환자를 분석에서 제외시키고 치료법을 준수하는 환자의 데이터만 사용하면(즉, 프로토콜별 분석 수행) 이전의 모든 기간 동안 달성 및 유지되는 예후 균형이 파괴된다.

이를 피하기 위해 연구자들은 환자가 배정된 군의 모든 환자의 데이터를 분석하는 "배정된 대로 분석" 원칙을 사용한다. 이러한 방식으로, 연구자들은 시험에서 관찰된 순응 수준에서 중재 효과에 대한 비뚤림 없는 추정치를 얻을 수 있다.[23]

무작위배정법은 표본 크기가 클 때만 예후 균형을 보장할 수 있으며, 표본 크기가 작을 때는 예후 불균형이 커질 수 있다. 결과적으로 표본 크기가 작은 무작위배정 임상시험의 초기 단계에서는 무작위배정 임상시험이 세심하게 설계되어도 결과가 미래의 전체 결과를 나타내는 지표가 되지 않을 수 있다. 따라서 조사자가 큰 효과를 보았다는 근거로 조기에 시험을 중단하면 결과에 대해 오해의 소지가 있을 수 있다.[9] 시뮬레이션과 경험적 데이터 모두, 평균적으로, 유의성 때문에 조기에 중단된 시험의 결과가 치료 효과를 과대평가하고, 무작위배정된 환자의 수와 시험이 중단될 때 관찰된 결과의 수가 적을수록 효과의 과대평가가 크다는 것을 보여준다.[25] 따라서 연구 종료 시 중재군과 대조군이 예후적으로 균형을 이루었는지의 여부를 결정하는 최종 기준은 시험이 조기에 중단되었는지의 여부를 평가하는 것이다. 즉, 추적 관찰에 실패한 참가자가 거의 없고, 저자가 배정된 대로 분석을 수행하고, 시험이 계획대로 완료되면 예후 균형이 연구 완료까지 유지된다.

상자 3.3. 확인된 무작위배정 대조 시험의 비뚤림 위험 평가

초기 예후 균형과 관련하여, 당신은 환자가 적절하게 무작위배정되었고, 무작위배정 일정이 적절한 방식으로 은폐되었을 가능성이 있음을 알 수 있다. 그럼에도 불구하고 남성과 여성의 분포와 흡연자의 분포에서는 군 간에 약간의 차이가 있었다. 연구가 진행됨에 따라 예후 균형을 유지하는 것과 관련하여 외과의사만이 참가자가 받은 중재에 대해 맹검되었다. 연구 완료 시 예후 균형과 관련하여 저자는 각 치료군에서 얼마나 많은 환자가 추적 관찰에 실패했는지 설명하지 않았다. 당신은 일부 참가자가 맹검되지 않았고, 추적 관찰 실패에 대한 정보가 부족하여 결과가 비뚤림되었을 수 있다고 판단하고, 이 연구를 계속 주의해서 읽기로 결정한다. (자세한 내용은 이 장의 끝에 있는 보충 표[6] 참조).

무작위배정은 표본 크기가 클 때만 예후 균형을 보장할 수 있으며, 표본 크기가 작을 때는 예후 불균형이 커질 수 있다.

결과는 무엇인가?

임상의사는 비뚤림 위험의 크기를 평가한 후 결과, 특히 치료 효과의 크기와 정확성 그리고 환자 치료에 미치는 영향을 고려해야 한다. 표 3.3[26–28]은 치료에 관한 논문 결과 평가의 예를 보여준다.

표 3.3 치료에 관한 논문의 결과에 대한 비판적 평가

사례	치료 효과는 얼마나 컸는가?	치료 효과의 추정치는 얼마나 정확했는가?
"대조군과 비교하여, 치아우식의 수는 Xyl-2X*조건(상대위험도, 0.30; 95% 신뢰구간 0.13~0.66; P=0.003)과 Xyl-3X†조건 (상대위험도, 0.50; 95% 신뢰구간 0.26~0.96; P=0.037)."에서 유의미하게 적었다.[26]	대조군과 비교한 중재군의 상대적 위험은 0.3과 0.5이었다. 즉, 중재술을 받은 환자는 대조군 환자보다 치아우식 위험이 0.3배 또는 0.5배였으며, 이는 각각 70%, 50%의 상대적 위험 감소에 해당한다. 두 군 모두 실제로 이 치료법 적용을 고려할 만큼 충분히 큰 효과로 보인다.	한 중재군의 신뢰구간은 0.13~0.66이었다. 신뢰구간의 양 극단이 치료 효과가 있을 가능성이 높기 때문에 이 신뢰구간은 정확하거나 충분히 좁은 것으로 간주될 수 있다. 반면, 다른 중재군의 신뢰구간은 0.26~0.96이었다. 상한선은 시술 사용 시 치아우식 발생 위험의 상대적인 위험 감소율이 4%에 불과하다는 것을 의미하며, 이는 치과의사가 시술할 만큼 효과가 크지 않을 수 있다. 신뢰구간의 양극단에 따라 임상적 의사결정이 달라지기 때문에 이 신뢰구간은 광범위하거나 정확하지 않다.
"수술 및 비수술(대측) 송곳니 사이에 평균 부착 소실에 통계적 차이가 있었다(평균 차이, 0.5mm; 96% 신뢰구간, 0.4-0.7; P<0.001)."[27]	군 간의 임상 부착 소실의 차이는 0.5mm였다. 특히 이 결과에 대한 측정 오차가 약 1mm로 나타났음을 고려할 때 부착 수준의 0.5mm 차이는 매우 작은 것으로 보인다.[28] 따라서 이러한 결과의 크기는 중재술을 뒷받침할 만큼 크지 않은 것으로 보인다.	신뢰구간의 평균 차이는 0.4~0.7mm였다. 양 극단은 모두 부착 소실의 차이값이 크지 않음을 나타냈다. 따라서 이것은 결과의 불확실성을 고려하더라도, 독자에게 중재의 작은 효과에 대해 더 많은 신뢰를 제공하는 정확한 신뢰구간이었다.

*Xyl-2X: 2 xylitol [4.00-g] 용량과 1소르비톨 용량, 1일 2회.
†Xyl-3X: 3 xylitol [2.67-g] 용량, 1일 3회.

▶ *치료 효과는 어느 정도였는가?*

연구자들은 관심 있는 결과의 유형에 따라 다른 방법으로 무작위배정 임상시험의 결과를 분석하고 제시할 수 있다. 개구장애에 대해 밀리미터 단위의 연속 척도(또는 숫자 척도)로 측정하는 경우, 결과는 일반적으로 두 군 간의 평균 차이로 표시된다. 이러한 방식으로, 중재군의 결과 평균에서 대조군의 결과 평균을 빼면 그 수치적 차이는 중재에 의한 결과로 본다. 이 경우 값이 0이면 중재군과 대조군 사이에 차이가 없음을 의미한다. 따라서 효과 추정치가 0에서 멀어질수록 치료 효과의 크기가 커진다.

한편 관심의 결과는 치주질환이나 개구장애의 유무와 같은 이분법(즉, 유무 또는 상태나 사건)일 수 있다. 조사자는 이분법적 결과를 사용하여 두 군의 비율 차이로 결과를 나타낼 수 있다. 발치 후 통증을 예방하는 두 가지 약물을 비교하는 실험을 상상해 보자. 관심 결과는 통증의 유무이다. 중재군의 환자 중 25%, 대조군의 환자 중 50%가 통증을 경험하는 경우 위험 차이는 25%이다. 이를 절대위험 감소라고 한다. 위험 차이의 값이 0이면 중재군과 대조군 사이에 차이가 없음을 의미하며, 효과 추정치가 0보다 클수록 치료 효과의 크기가 커진다.

이러한 비율을 비교하는 또 다른 방법은 한 군의 사건 비율을 다른 군의 사건 비율로 나눈 것으로, 한 효과를 다른 효과에 대해 상대적으로 표현하는 것이다. 앞서 설명한 예에서 상대적 효과(또는 상대적 위험)는 0.25/0.50=0.50이다. 중재를 받는 환자는 대조군의 환자가 통증을 가질 위험의 1/2에 해당한다. 상대적인 위험에서 우리는 상대적인 위험 감소를 도출할 수 있다. 이는 대조군에 비해 중재군에서 결과의 위험이 얼마나 증가 또는 감소했는지를 반영한다. 상대적 위험은 백분율로 가장 잘 표현되기 때문에 이 예에서는 상대적 위험 감소가 50%가 된다. 효과의 상대적 측정을 사용할 때, 값이 1이면 두 군 모두에서 사건의 비율이 동일하다는 것을 의미하며, 효과 추정치가 1보다 클수록 치료 효과가 크다.

효과가 얼마나 큰지는 임상 상황에 따라 달라진다. 예를 들어, 중재군과 대조군을 비교할 때, 임상적 부착 수준 증가의 2mm 차이는 대부분의 임상의들은 크다고 해석한다. 100mm의 시각적 아날로그 척도를 사용한 통증 감소의 차이에서라면 군 간 2mm의 차이는 작은 효과로 해석될 것이다. 따라서 효과의 크기는 환자에게 미치는 영향의 중요성을 반영한다.

▶ *치료 효과의 추정치는 얼마나 정확했는가?*

우연이 결과에 미치는 영향 때문에 연구자들은 실제 효과 추정치를 완전히 확신할 수 없다. 이러한 이유로, 연구자들은 평균 차이와 절대 및 상대위험과 같은 점 추정치를 사용할 뿐만 아니라 이 점 추정치의 불확실성의 정도를 나타내는 추정치로 이를 보완한다. 결과의 정밀도를 평가하는 데 가장 일반적으로 사용되는 추정치는 신뢰구간이다. 신뢰구간은 연구에서 관찰된 데이터를 고려할 때 실제값이 정말로 있을 가능성이 있는 그럴듯한 값의 범위이다. 30 95% 신뢰구간(CI)은 연구가 100회 수행된 경우, 결과가 이 범위 내에 95회 있음을 의미한다. 신뢰구간이 좁을수록 연구자는 효과의 추정치를 더 신뢰할 수 있다. 신뢰구간이 얼마나 넓은지 또는 좁은지에 대한 해석은 앞에서 본 것처럼 임상 상황에 따라 달라진다.

상자 3.4. 특정된 무작위배정 대조 시험의 결과 평가

당신은 클로르헥시딘 젤을 투여받은 환자가 클로르헥시딘 양치용액을 투여받은 환자보다 치조골염 발병 위험이 0.3배 높다는 것을 발견하였다. 이 상대적 위험의 95% 신뢰구간은 0.08에서 1.02 사이였다. 이 수치를 보고 젤이 치조골염의 위험을 크게 감소시켰음에도 불구하고, 젤이 양치용액보다 더 효과적이라고 주장할 만큼 충분히 정확하지 않다는 결론을 내린다(자세한 내용은 이 장의 끝에 있는 보충 표[6] 참조).

결과를 환자 치료에 적용하려면 어떻게 해야 할까?

마지막으로, 임상의사는 연구 결과가 자신의 특정 상황에 얼마나 적용될지를 고려해야 한다. 임상의사가 고려해야 할 요소에는 연구 중인 환자가 결과를 적용할 환자와 동일한 특성을 가지고 있는지의 여부, 연구에서 측정된 결과가 환자에게 얼마나 중요한지, 연구 조사자가 환자에게 중요한 모든 결과를 측정했는지의 여부 그리고 중재술을 시행하면 위해성, 비용 또는 둘 다보다 더 많은 편익을 얻을 수 있는지의 여부 등이 포함된다.

▶ 연구 환자가 나의 환자와 유사했는가?

연구에 대해 읽을 때, 임상의사는 연구 속 환자가 자신의 진료실에서 보는 환자와 얼마나 유사한지를 평가해야 하며, 이런 이유로 결과가 자신의 환자에게 적용되는 정도(즉, 결과가 얼마나 일반화될 수 있는지)를 평가해야 한다. 무작위배정 임상시험의 근거로 임상 결정을 내릴 때, 임상의사는 연구에서 환자를 모집하는 데 사용되는 선택 기준과 결과에서 환자에 대한 서술을 살펴보아야 한다. 임상의사는 연구된 환자의 특성이 진료 중인 환자와 유사한 경우 연구 결과를 진료에 적용할 수 있다. 연령, 질병의 심각도와 같이 서로 다른 특성이 있는 경우, 임상의사는 시술에 적용할 경우 중재의 효과가 다를 수 있다는 가능성을 고려해야 한다.

▶ 환자에게 중요한 모든 결과가 고려되었는가?

이상적으로, 연구의 결과가 임상 결정에 영향을 줄 수 있는 연구 조사자는 환자에게 중요한 모든 결과를 고려해야 한다. 환자에게 중요한 결과는 증상 감소, 삶의 질 향상, 치료 효과 지속 시간 또는 부작용과 같이 특정 치료법을 선택하는 환자의 경향을 바꿀 수 있는 모든 결과이다. 치과에서 환자에게 중요한 결과의 예로는 치아 상실, 통증, 붓기 및 수복물의 수명이 있다.

▶ 가능한 치료 혜택이 잠재적인 위해와 비용만큼 가치가 있는가?

마지막으로, 환자에게 치료를 시행할지의 여부를 고려할 때, 임상의사는 치료의 유익성, 위해성, 비용을 고려해야 한다.[31] 투여에 소요되는 시간이 유일한 단점이더라도 바람직하지 않은 결과를 초래하지 않는 치료법은 없다.[32] 따라서 유익해 보이는 치료법의 사용을 고려할 때 임상의사는 유익성과 잠재적인 모든 단점을 균형 있게 고려해야 한다. 균형이 한쪽으로 기울수록 결정을 내리기 쉬워진다.

상자 3.5. 특정된 무작위배정 대조 시험의 적용 가능성 평가

결과의 적용 가능성을 평가한 후, 당신은 연구 대상 환자가 당신의 환자와 유사하고 클로르헥시딘 젤이나 양치용액의 사용과 관련된 해가 거의 없는 것처럼 보이지만, 연구들은 수술 후에 발생할 수 있는 모든 감염성 합병증을 고려하지 않았다고 결론지었다. 그러나 저자는 가장 흔한 간염 합병증을 고려하였다(자세한 내용은 이 장의 끝에 있는 보충 표[6] 참조). 따라서 당신은 이 근거가 당신의 환자가 선택을 내리는 데 여전히 적용 가능하다고 판단한다.

결론

무작위배정 임상시험은 이러한 연구의 설계 때문에 치료에 대한 임상적 의사결정을 내리는 데에 가장 적합한 연구 유형이다. 임상의사는 이러한 연구를 평가하여 적절하게 임상 결정을 내리는 방법을 알아야 한다. 무작위배정 임상시험의 비판적 평가는 타당성, 결과 및 적용 가능성의 측면에 초점을 맞춘다. 임상의사는 이러한 지침을 적용하여 자신의 진료에 대해 가능한 최상의 결과를 얻어야 한다.

상자 3.6. 환자에게 어떻게 말할까?

연구 초록에 따르면 클로르헥시딘 젤이 클로르헥시딘 양치용액보다 제3대구치 발치 후 감염 합병증 예방에 더 효과적일 수 있음을 제안함에도 불구하고, 당신은 환자에게 두 선택지 중 하나가 다른 선택지보다 낫다고 믿을 이유가 없음을 알리고, 환자가 결정을 내릴 때 투여 방식과 비용에 대한 환자의 선호도와 같은 다른 측면을 고려해야 한다고 제안한다.

참고문헌

1. Brignardello–Petersen R, Carrasco–Labra A, Glick M, Guyatt GH, Azarpazhooh A. "A practical approach to evidence–based dentistry: understanding and applying the principles of EBD."JADA 2014;145(11):1105 – 1107.
2. Chapter 2 of this book was based on Brignardello–Petersen R, Carrasco–Labra A, Booth HA, et al. "A practical approach to evidence–based dentistry: II: how to search for evidence to inform clinical decisions."JADA 2014;145(12):1262 – 1267.
3. Fletcher R, Fletcher S. Treatment. In: Fletcher R, Fletcher S, eds. Clinical Epidemiology: The Essentials. 4th ed. Baltimore, MD: Lippincott Williams & Wilkins; 2005:125–146.
4. Guyatt GH, Meade MO, Richardson S, Jaeschke R. "What is the question?"In: Guyatt GH, Rennie D, Meade MO, Cook DJ, eds. Users'Guides to the Medical Literature: A Manual for Evidence–Based Clinical Practice. 2nd ed. New York, NY: McGraw–Hill; 2008:17–28.
5. Piantadosi S. "Clinical trials as research."In: Piantadosi S. Clinical Trials: A Methodologic Perspective. 2nd ed. Hoboken, NJ: Wiley; 2005:9–28.
6. Hita–Iglesias P, Torres–Lagares D, Flores–Ruiz R, et al. "Effectiveness of chlorhexidine gel versus chlorhexidine rinse in reducing alveolar osteitis in mandibular third molar surgery."J Oral Maxillofac Surg. 2008;66(3):441–445.
7. "Glossary."In: Guyatt GH, Rennie D, Meade MO, Cook DJ, eds. Users'Guide to the Medical Literature: A Manual for Evidence–Based Clinical Practice. 2nd ed. New York, NY: McGraw–Hill; 2008:769–808.
8. Piantadosi S. "Notation and terminology."In: Piantadosi S. Clinical Trials: A Methodologic Perspective. 2nd ed. Hoboken, NJ: Wiley; 2005:569–585.

9. Guyatt GH, Straus S, Meade MO, et al. "Therapy."In: Guyatt GH, Rennie D, Meade MO, Cook DJ, eds. Users'Guide to the Medical Literature: A Manual for Evidence-Based Clinical Practice. 2nd ed. New York, NY: McGraw-Hill; 2008:67-86.
10. Fletcher R, Fletcher S. "Introduction."In: Fletcher R, Fletcher S, eds. Clinical Epidemiology: The Essentials. 4th ed. Baltimore, MD: Lippincott Williams & Wilkins; 2005:1-16.
11. Luchesi VH, Pimentel SP, Kolbe MF, et al. "Photodynamic therapy in the treatment of class II furcation: a randomized controlled clinical trial."J Clin Periodontol. 2013;40(8):781-788.
12. Higgins J, Altman D, Sterne J. "Assessing risk of bias in included studies."In: Higgins J, Green S, eds. Cochrane Handbook for Systematic Reviews of Interventions, Version 5.1.0 (updated March 2011). The Cochrane Collaboration; 2011. Available at: www.cochrane-handbook.org. Accessed November 19, 2014.
13. Christidis N, Doepel M, Ekberg E, et al. "Effectiveness of a prefabricated occlusal appliance in patients with temporomandibular joint pain: a randomized controlled multicenter study."J Oral Facial Pain Headache. 2014;28(2):128-137.
14. Santos VR, Lima JA, Miranda TS, et al. "Full-mouth disinfection as a therapeutic protocol for type-2 diabetic subjects with chronic periodontitis: twelve-month clinical outcomes: a randomized controlled clinical trial."J Clin Periodontol. 2013;40(2):155-162.
15. Neuhaus KW, Milleman JL, Milleman KR, et al. "Effectiveness of a calcium sodium phosphosilicate-containing prophylaxis paste in reducing dentine hypersensitivity immediately and 4 weeks after a single application: a double-blind randomized controlled trial."J Clin Periodontol. 2013;40(4):349-357.
16. Kelleher J, Bhat R, Salas AA, et al. "Oronasopharyngeal suction versus wiping of the mouth and nose at birth: a randomised equivalency trial."Lancet. 2013;382(9889):326-330.
17. Roberts C, Torgerson D. "Randomisation methods in controlled trials."BMJ. 1998;317(7168):1301.
18. Torgerson DJ, Roberts C. "Understanding controlled trials. Randomisation methods: concealment."BMJ. 1999;319(7206):375-376.
19. Schulz KF, Grimes DA. "Allocation concealment in randomised trials: defending against deciphering."Lancet. 2002;359(9306):614-618.
20. Schulz KF, Chalmers I, Hayes RJ, Altman DG. "Empirical evidence of bias: dimensions of methodological quality associated with estimates of treatment effects in controlled trials."JAMA. 1995;273(5):408-412.
21. Day SJ, Altman DG. "Statistics notes: blinding in clinical trials and other studies."BMJ. 2000;321(7259):504-504.
22. Piantadosi S. "Contexts for clinical trials."In: Piantadosi S. Clinical Trials: A Methodologic Perspective. 2nd ed. Hoboken, NJ: Wiley; 2005:65-106.
23. Montori V, Guyatt GH. "Intention-to-treat principle."Can Med Assoc J. 2001;165(10):1339-1341.
24. Weatley K, Clayton D. "Be skeptical about unexpected large apparent treatment effects."Control Clin Trials. 2003;24(1):66-70.
25. Bassler D, Briel M, Montori VM, et al. "Stopping randomized trials early for benefit and estimation of treatment effects: systematic review and meta-regression analysis."JAMA. 2010;303(12):1180-1187.
26. Milgrom P, Ly KA, Tut OK, et al. "Xylitol pediatric topical oral syrup to prevent dental caries: a double-blind randomized clinical trial of efficacy."Arch Pediatr Adolesc Med. 2009;163(7):601-607.
27. Parkin NA, Milner RS, Deery C, et al. "Periodontal health of palatally displaced canines treated with open or closed surgical technique: a multicenter, randomized controlled trial."Am J Orthod Dentofacial Orthop. 2013;144(2):176-184.

28. Espeland MA, Zappa UE, Hogan PE, Simona C, Graf H. "Cross-sectional and longitudinal reliability for clinical measurement of attachment loss."J Clin Periodontol. 1991;18(2):126-133.
29. Brignardello-Petersen R, Carrasco-Labra A, Sash P, Azarpazhooh A. "A practitioner's guide to developing critical appraisal skills: what is the difference between clinical and statistical significance?"JADA. 2013;144(7):780-786.
30. Guyatt GH, Walter S, Cook D, Wyer P, Jaeschke R. "Confidence intervals."In: Guyatt GH, Rennie D, Meade MO, Cook D, eds. Users'Guides to the Medical Literature: A Manual for Evidence-Based Clinical Practice. 2nd ed. New York, NY: McGraw-Hill; 2008:99-107.
31. Andrews JC, Schunemann HJ, Oxman AD, et al. "GRADE guidelines, XV: going from evidence to recommendation – determinants of a recommendation's direction and strength."J Clin Epidemiol. 2013;66(7):726-735.
32. Schunemann HJ. "Guidelines 2.0: do no net harm – the future of practice guideline development in asthma and other diseases."Curr Allergy Asthma Rep. 2011;11(3):261-268.

A version of this chapter originally appeared in the January 2015 edition of JADA (Volume 146, Issue 1, Pages 42–49. e1). It has been reviewed and updated for accuracy and clarity by the editors of How to Use Evidence-Based Dental Practices to Improve Your Clinical Decision-Making.

보충 표. 치료법에 관한 문헌의 비판적 평가 예*

Hita-Iglesias P, Torres-Lagares D, Flores-Ruiz R, et al. "Effectiveness of chlorhexidine gel versus chlorhexidine rinse in reducing alveolar osteitis in mandibular third molar surgery." J Oral Maxillofac Surg. 2008;66(3):441-445.

1. 비뚤림의 위험은 얼마나 심각한가?	
1a. 실험군과 대조군은 비슷한 예후로 연구를 시작했는가?	
환자가 무작위로 배정되었는가?	그렇다. 이 연구는 무작위배정 임상시험이며, 저자들은 할당 순서를 만들기 위해 컴퓨터 프로그램을 사용했다고 설명하였다.
무작위배정은 맹검되었는가?	아마 그럴 것이다. 저자들은 환자군과 대조군이 어디에 할당되었는지 기록된 봉투를 사용했다고 언급하였다. 이 봉투는 수술 직후에 개봉하였다. 이상적으로는 연구원이 알 수 없도록 안이 비쳐 보이지 않는 봉투를 사용하거나 할당 순서지를 다른 장소에 보관했을 것이다.
알려진 예후 인자와 관련하여 연구 시작 시점에 환자들은 서로 유사했는가?	아마 그럴 것이다. 저자들은 표 3.1에서 예후적으로 중요하다고 생각하는 요인들을 비교하고 있다. 이런 예후 요인들은 젤과 양치용액군 사이에 균형을 잘 이루고 있다. 여성과 비흡연자의 비율은 군 간에 다소 차이가 있지만, 이러한 차이가 결과를 비뚤림시킬 가능성은 없다고 생각되었다.
1b. 예후 요인들의 균형은 연구 진행 과정 동안 잘 유지되었는가?	
연구는 어느 정도까지 맹검되었는가?	수술 직후에 할당이 이루어졌기 때문에 구강외과의사들은 맹검되었다. 환자는 맹검하지 않았는데, 두 항생제가 다른 방식으로 투여되었고 위약 사용에 대한 언급이 없었기 때문이다. 다른 군의 맹검에 대한 설명은 없었다. 결과에 대한 정의가 명확하고 결과 평가자가 교육을 받았기 때문에 맹검하지 않더라도 결과가 심각하게 비뚤림될 가능성은 거의 없었다.
1c. 연구 완료 시 군별로 예후 균형을 이루었는가?	
추적 관찰이 완료되었는가?	불분명하다. 판단을 내리기에 충분한 정보가 없었다. 저자는 각 군의 최종 참가자 수만 보고했으며, 이것이 등록된 모든 환자에 해당하는지 또는 일부가 추적 관찰에 실패했는지는 언급하지 않았다.
환자들이 군별로 무작위배정되어 분석되었는가?	그렇다. 저자는 배정된 대로 분석을 수행했다고 기술하였다. 또한 환자가 보고한 바에 따르면, 연구 과정 중 프로토콜을 위반한 경우는 없었기 때문에, 배정된 대로 분석 및 프로토콜별 분석 결과 모두 동일한 결과가 나왔을 것이라고 기술하였다.
임상시험이 일찍 중단되었는가?	임상시험이 일찍 중단되지는 않았을 것이다. 임상시험을 조기에 중단했다는 언급은 없었다. 일반적으로 임상시험이 일찍 중단되는 경우 저자는 논문에 조기 중단 사실을 밝힌다. 그러나 표본 크기 계산에 대한 언급이 없었기 때문에, 목표했던 표본 크기에 도달했는지 여부를 확인하기 위한 세부 정보가 충분하지 않았다.
2. 결과는 어떠했는가?	
2a. 치료 효과는 얼마나 컸는가?	젤군 환자의 7.5%와 양치용액군 환자의 25%에서 치조골염이 발생했다. 상대위험도는 0.3으로, 클로르헥시딘 젤을 투여받은 환자가 클로르헥시딘 양치용액을 투여받은 환자보다 치조골염 발병 확률이 0.3배 낮았다는 의미이다. 위험 차이는 17.5%였다. 두 가지 치료 효과 측정에 기초하여 젤을 사용할 때 위험 감소가 큰 것으로 나타났다.
2b. 치료 효과의 추정은 얼마나 정확했는가?	정확하지 않다. 저자는 신뢰 구간을 포함하지 않았지만 보고된 숫자로 상대위험에 대한 95% 신뢰 구간을 계산할 수 있었다. 신뢰 구간은 0.08에서 1.02 사이였다. 이 신뢰 구간의 한쪽 극단에서는 매우 큰 이익(치조골염 발병률 92% 감소)을, 다른 극단에서는 매우 작은 피해(치조골염 발생률 2% 증가)를 제시했기 때문에 결과가 정확하지 않다고 간주하였다.

3. 결과를 내 환자 치료에 어떻게 적용할 수 있는가?	
3a. 연구 환자가 내 환자와 유사했는가?	아마 그럴 것이다. 저자가 설명한 선택 기준은 이 중재를 받을 자격이 있는 제3대구치 발치 환자 대부분의 특성과 일치하는 것 같았다. 그러나 경우에 따라 임상의사는 이를 재평가해야 한다.
3b. 모든 환자의 중요한 결과가 고려되었는가?	아마 그렇지 않을 것이다. 저자는 치조골염과 부작용만 측정하였다. 수술 부위 감염 및 기타 유형의 합병증과 같은 감염성 합병증을 예방하기 위해 치과 진료를 알리고자 했음에도 연구 조사자는 모든 관련 결과에 대한 정보를 제공하지 않았다.
3c. 잠재적인 해악과 비용을 상쇄할 만큼의 이점이 있는가?	아마 있을 것이다. 젤은 치조골염 발병 위험을 줄이는 것으로 보였고, 내약성과 부작용이 비슷했다(두 군 모두 부작용은 없었다). 그러나 치료 부담 및 비용과 같은 다른 잠재적인 문제를 고려해야 한다.
결론: 연구 결과는 정확한 것 같다. 그러나 젤을 사용할 때 치조골염 발병 위험이 크게 감소했음에도 불구하고 이러한 치료 효과의 크기 결과는 확고한 결론을 내릴 수 있을 만큼 정확하지 않았다. 클로르헥시딘 양치용액보다 클로르헥시딘 젤 투여를 해야겠다고 결정을 내리기 전에 적용 가능성에 관한 측면을 추가로 평가해야 한다.	

* 출처: 히타-이글레시아스(Hita-Iglesias) 등.[6]

Chapter 4. 위해에 관한 문헌 활용법

Romina Brignardello-Petersen, D.D.S., M.Sc., Ph.D.; Alonso Carrasco-Labra, D.D.S., M.Sc., Ph.D.; Michael Glick, D.M.D.; Gordon H. Guyatt, M.D., M.Sc.; and Amir Azarpazhooh, D.D.S., M.Sc., Ph.D.

이 장에서 다루는 내용:

서론

이 책의 앞 세 장에서는 근거기반치의학[1]의 과정을 소개하고 임상 진료에 정보를 제공하기 위한 근거 탐색 방법[2]과 치료에 논문 활용 방법[3]을 설명하였다. 이 장에서는 위해 문제에 대한 임상적 의사결정을 위해 논문을 활용하는 방법에 대해 설명한다. 관찰 연구를 이해하는 데 필요한 기본 개념을 소개하고 기술하며, 이러한 개념을 어떻게 사용하여 그러한 연구를 비판적으로 평가하는지 설명한다. 이 책의 후속 장에서는 다른 유형의 연구 설계를 사용하는 방법에 대해 설명한다.

상자 4.1. 임상 시나리오

주치의로부터 의뢰된 신환이 당신에게 진료를 받기 위해 내원하였다. 환자는 그동안 어깨, 등, 팔, 다리에 근육통이 생기는 등 신체적인 문제가 많았고, 주치의는 환자에게 이런 문제의 원인 중 하나가 구강 건강의 문제일 수 있다고 했다. 구강검사 결과, 환자는 잔존 치아가 얼마 없었다. 환자는 치아를 많이 뽑았던 것이 그의 신체적 건강 문제와 관련있는지 물어본다. 확신할 수 없었기에, 이 질문에 답하기 위해 임상 연구에서 근거를 찾기로 결심한다.

유해 노출의 임상 질문

치과 진료 도중에 환자들은 치과 치료가 되었든, 외부 요인이 되었든, 잠재적인 유해 노출에 대해 질문을 하곤 한다. 이러한 질문의 몇 가지 예는 다음과 같다. 수돗물불소농도조정지역에 사는 사람들은 법랑질 결함 위험이 더 높은가? 흡연이 구강암에 걸릴 위험을 증가시키는가? 치과 진료를 할 때 사용하는 러버댐이 라텍스 알레르기가 있는 환자에게 알레르기 반응의 위험을 증가시키는가?

고전적인 피코 프레임워크는 위해와 관련된 질문을 다루기 위해 사소한 변환만 하면 된다. 인구 집단은 관심있는 환자들이다. 즉, 위해와 관련된 질문을 다루는 경우, 모집단은 잠재적으로 유해 물질에 노출될 수 있는 환자들이다. 중재는 노출이 되고, 이는 유해 물질에 해당한다. 비교는 참고 기준(reference standard)으로, 유해물질에 대한 노출이 없는 상태를 말한다. 결과는 위해 노출에 의한 잠재적인 부정적 결과다. 표 4.1에는 위해와 관련된 질문과 해당 피코 구성 요소의 예가 수록되어 있다.

어떤 연구 설계가 위해 문제를 가장 잘 해결하는가?

위해에 관한 질문에 답하는 데 사용되는 근거의 피라미드 구조 때문에 연구자들은 무작위배정 임상시험이 이런 질문에 답하는 최선의 연구 설계라고 대답할 수 있지만, 일반적으로 윤리적 이유 때문에 무작위배정 임상시험 같은 연구 설계를 사용할 수 없는 경우가 많다. 따라서 일차 연구의 수준에서 관찰 연구는 일반적으로 위해성에 관한 질문에 답하는 가장 적합한 연구 설계이기는 하지만 항상 가장 적합하지는 않다. 예를 들어, 연구자는 무작위배정 임상시험 설계를 사용하여 러버댐에 대한 표 4.1에 열거된 질문을 다룰 수 있다.

관찰 연구는 연구자가 노출이나 중재를 설정하지 않는다. 관찰 연구의 노출이나 중재는 연구 환경에서 자연스럽게 발생한다. 관찰 연구에 따라서는 연구자들이 한 그룹의 환자만 모집하고 다

표 4.1 유해 노출과 관련된 질문의 예 및 해당하는 피코 프레임워크

임상 질문	인구 집단	노출	비교	결과
수돗물불소농도조정지역에 사는 사람들은 법랑질 결함 위험이 더 높은가?	어린이와 성인	불소가 첨가된 수돗물	불소가 없는 수돗물	반점치
치과 진료를 할 때 사용하는 러버댐이 라텍스 알레르기가 있는 환자에게 알레르기 반응의 위험을 증가시키는가?	라텍스 알레르기 있는 환자	러버댐 사용	러버댐 미사용	알레르기 반응

* 피코=집단, 중재, 비교, 결과

른 그룹의 환자들과 비교하지 않는 기술 관찰 연구를 수행할 수도 있지만, 이 장에서는 연구자들이 비교 그룹을 사용하는 관찰 연구의 유형을 설명한다(노출 여부에 따라 두 그룹의 환자를 모집하거나 하나의 큰 환자군을 두 개 이상의 군으로 나누어 관찰).

관찰 연구는 노출이나 결과가 측정되는 방향에 따라 분류할 수 있다. 직관적인 설계는 연구자가 노출되거나 노출되지 않은 참가자(예를 들어, 수돗물불소농도조정지역에 사는 환자 또는 비수돗물불소농도조정지역에 사는 환자)를 등록하고 일정 기간 동안 이를 따라가며 관심의 결과(즉 반점치)가 발생하거나 발생하지 않는지를 기록하는 것이다. 우리는 이러한 것을 코호트 연구(그림 4.1, 표 4.2)라고 부른다.

덜 직관적인 설계는 관심 결과가 발생한 연구 참가자의 표본을 모집하고(예를 들어, 반점치환자[이 참가자들을 "환자군"이라고 부른다]), 관심 결과가 없는 유사한 참가자들과 비교하는 것이다(즉, 반점치가 없는 자[이 참가자들을 "대조군"이라고 부른다]). 그런 다음, 연구자는 참가자들에게 질문을 하거나 의료 기록이나 기타 정보 출처를 살펴봄으로써 어느 그룹의 참가자들이 관심의 노출(즉, 수돗물의 불소 첨가)을 경험했는지의 여부를 결정한다. 우리는 이러한 것을 환자-대조군 연구(그림 4.1, 표 4.2)라고 부른다.

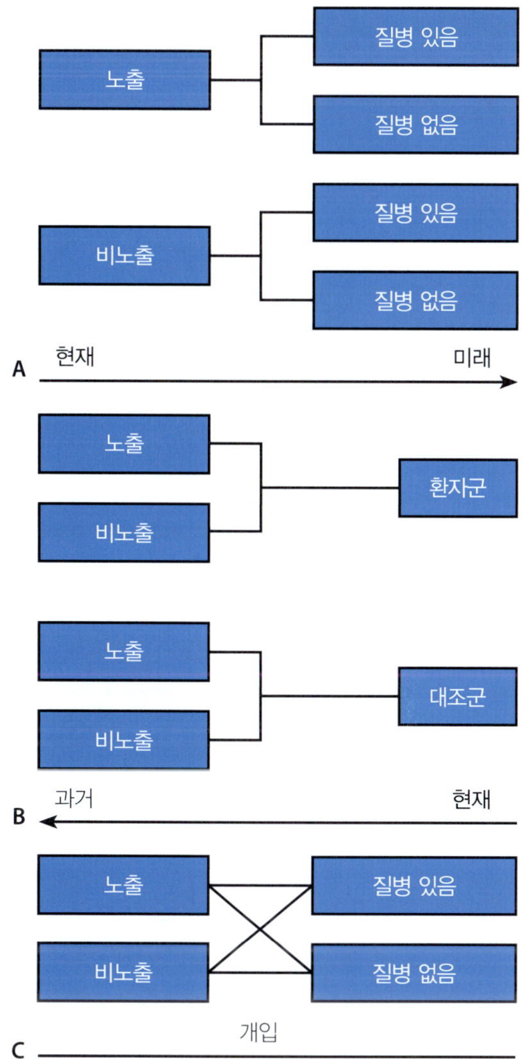

A. 코호트 연구: 연구자는 환자의 노출에 근거하여 참가자를 모집하고, 시간이 지남에 따라 환자를 추적하여 향후 예후의 존재를 결정한다. B. 환자–대조군 연구: 연구자는 결과의 유무에 근거하여 참가자를 모집하고, 참가자의 이력을 평가하여 과거 노출의 유무를 결정한다. C. 단면 연구: 연구자는 노출의 유무와 결과를 동시에 측정한다.

그림 4.1 해석적 관찰 연구의 설계

표 4.2 해석적 관찰 연구의 예

설계	예
코호트 연구	레빈(Levin) 등[5]은 임플란트 실패(결과)에 대한 치주 상태(노출)의 영향을 평가하는 것을 목표로 하였다. 이들은 임플란트 식립 수술을 받은 환자군(인구 집단)을 모집하여 치주 상태(예후 요인)를 평가하였다. 이어 평균 12년 동안 이 환자들을 추적하여 이 중 얼마나 많은 환자가 임플란트 실패를 겪었는지를 알아냈고, 연구진은 치주 상태 범주별 실패율을 비교하였다.
환자-대조군 연구	클라우스(Claus) 등[6]에 의해 수행된 연구의 목적은 치과 방사선 촬영(노출)과 두개내뇌수막종(결과) 사이에 연관성이 있는지를 평가하는 것이었다. 이 연관성을 평가하기 위해, 연구진은 두개내막종을 진단받은 환자(환자군)와 건강한 환자(대조군)를 모집하였다. 그러고 나서 그들은 과거 치과 방사선 촬영에 대한 노출 수준을 결정하기 위해 환자들을 인터뷰하였고, 집단들 간에 이러한 수준을 비교하였다.
단면 연구	오카다(Okada) 등[7]은 노인(인구 집단)에서 치주질환(노출)과 음식 수용성(결과) 문제 사이의 관계를 평가하는 것을 목표로 하였다. 연구진은 노인을 모집하는 동시에 그들의 치주 상태와 음식을 씹을 때 어려움을 측정하였다. 그러고 나서 그들은 치주 상태가 다른 집단의 환자들 사이의 이러한 난이도 수준을 비교하였다.

다른 유형의 연구 설계로는 노출과 결과를 동시에 평가할 수 있는 경우를 들 수 있다. 여기서 연구자는 노출(예: 현재 불소 첨가 수돗물 노출)과 결과(예: 반점치)를 동시에 관찰한다. 우리는 이러한 연구 설계를 단면 연구라고 부른다.

일반적으로 코호트 연구는 환자-대조군 연구보다 비뚤림에 덜 취약하며, 환자-대조군 연구는 단면 연구보다 비뚤림에 덜 취약하다. 따라서 가능하다면, 우리는 근거의 기반으로 코호트 연구를 선택할 것이다.

그렇다면 왜 연구자들이 굳이 환자-대조군 연구를 하는 것일까? 그 이유는 결과가 드물거나 결과가 장기간에 걸쳐 발생하는 경우 코호트 연구를 수행하는 것이 어려울 수도 있고 전혀 실현 가능하지 않을 수도 있으며, 환자-대조군 설계를 선택하는 것이 더 나은 선택일 수 있기 때문이다.

흡연이 구강암의 위험을 증가시키는가에 대한 질문을 생각해 보라. 구강암은 (다행히) 드물고 장기간에 걸쳐 발병하기 때문에 흡연 문제를 해결하려면 수천 명의 환자를 등록하고 수년 동안 추적 관찰해야 한다. 실제로 흡연과 구강암 사이의 연관성을 입증하는 초기 연구에서는 환자-대조군 설계를 사용하였다. 이러한 연관성이 확실히 보고된 후에야 연구자들은 대규모 코호트 연구를 착수하였다.

때때로 코호트 연구를 수행하는 것은 완전히 실행 불가능할 수 있다. 유아기 공갈 젖꼭지 사용이 성인기에 턱관절장애를 가지는 것과 관련이 있는지에 대한 질문을 생각해 보라. 유아기에서 성인까지 추적하는 것은 불가능할 것이다. 따라서 이 문제를 해결하는 유일한 방법은 환자-대조군 설계를 사용하는 것이다. 따라서 이러한 연구 설계는 최선의 이용 가능한 근거를 제공할 수 있다.

상자 4.2. 검색해서 찾은 문헌

검색해 보니, 요약이나 체계적 문헌고찰은 찾을 수 없었지만, 당신의 질문에 답하는 것처럼 보이는 결과를 보고하는 관찰 연구를 발견하였다. 연구진은 기능 치아 수와 신체 증상 사이에 연관성이 있는지(단면 설계)와 기능 치아 수와 사망률 사이에 연관성이 있는지(전향적 코호트 연구 설계)를 다루었다. 연구진은 5,584명을 모집하고 연구 시작 시점에 참가자의 기능 치아 수및 신체 증상 건수를 측정(단면 설계)한 후 15년간(코호트 설계) 이들의 사례를 추적하였다. 연구자들은 "신체 증상이 기능 치아 수와 상당히 관련이 있다"고 보고하였다. 당신은 결과의 신뢰성과 그 결과가 당신의 환자에게 적용될 수 있는지 궁금했기 때문에 더 자세한 평가를 계속하게 된다.

임상적 의사결정에 정보를 제공하기 위한 관찰 연구의 비판적 평가

치의학 논문을 활용하는 과정은 비뚤림 위험 평가(즉, 결과가 사실과 구조적으로 다른지 판단), 결과 평가(즉, 노출과 결과 사이의 연관성 추정치의 크기와 정밀도 결정), 결과의 적용 가능성 평가(즉, 임상 질문을 야기한 환자에게 연구 결과를 적용할 수 있는 정도를 결정)의 세 단계로 구성된다. 다음 절에서 이러한 각 단계를 설명한다.

비뚤림의 위험은 얼마나 심각한가?

등록 환자 표본에 대한 연구 결과가 정확할 가능성은 연구가 얼마나 잘 설계되고 수행되었는가에 따라 달라진다.

▶ *노출된 연구 참가자와 노출되지 않은 연구 참가자가 충분히 유사한가?*

비뚤림(진실과의 구조적 차이)은 노출 및 노출되지 않은 연구 참여자가 결과의 중요한 결정 요인(예후 요인)에서 서로 다를 경우 발생할 수 있다. 예를 들어, 총생치아 환자(노출군)가 총생치아가 없는 환자(비노출군)보다 치아우식증 유병 확률이 높은지에 대한 연구 질문에서 총생치아 환자가 이를 덜 닦으면 비뚤림에 의한 오도된 결과(외부 예후 인자)가 발생할 수 있다.

또는 밤에 수유하는 행동(노출)이 어린이들에게 치아우식증(결과)을 유발하는지에 대한 질문을 생각해 보라. 아기에 대한 적절한 구강 건강 관리에 대해 잘 알지 못하는 부모들은 밤에 아기에게 수유할 가능성이 더 높고, 아이들의 이를 닦아 줄 가능성이 더 낮을 수 있다(외부적 예후 요인). 결과적으로 관련 없는 예후 인자의 불균형(이닦이)은 밤에 아이에게 수유하는 것과 치아우식증 사이에 가짜 연관성을 만들어낼 수 있다. 우리는 이러한 예후 불균형(즉, 노출과 비노출에서 서로 다르게 분포되는 외부 예후 요인)을 선택 비뚤림 또는 교란 요인이라고 한다.

코호트와 환자-대조군 연구 모두에서 예후 불균형이 발생할 가능성은 높다. 이런 상황에 직면했을 때 연구자는 무엇을 할 수 있을까? 다행히도 이러한 문제를 다루기 위한 통계적 전략이 있다. 예를 들어, 앞에서 설명한 예에서, 연구자들은 먼저, 부모가 이를 닦아주는 아이들에게 초점을 맞추고, 이 아이들 중에서 밤에 수유를 받은 아이와 받지 않은 아이를 비교할 수 있다. 그러고 나서 연구자들은 부모가 이를 닦아주지 않은 아이들에게 초점을 맞추어 그 아이들 중에서 밤에 수유를 받은 아이와 받지 않은 아이를 비교할 수 있다. 마지막으로, 연구자들은 이 두 가지 비교의 결과를 결합할 수 있다. 이런 식으로, 예후 불균형에서 발생할 수 있는 비뚤림을 피할 수 있다. 우리는 이 분석 전략을 보정 또는 계층화 분석이라고 부른다.

▶ 노출된 연구 참가자와 노출되지 않은 연구 참가자로부터 동일한 방식으로 수집되는 정보인가?

노출, 예후 요인 또는 환자군과 대조군의 결과 혹은 환자군과 대조군 여부에 따라 연구자가 다른 방식으로 데이터를 수집할 때 비뚤림 결과가 발생한다. 예를 들어, 환자-대조군 연구에서 연구자들이 누가 환자군이고 누가 대조군인지 정보를 미리 알 경우 환자군의 과거 노출 여부를 대조군에 비해 더 철저히 조사할 가능성이 높다. 데이터 수집 방법이 비슷하더라도 환자군의 경우 대조군보다 과거 노출 여부를 더 기억하기 쉬운 경우 비뚤림이 끼어들게 된다.

다음과 같은 세 가지 질문을 통해 임상의사가 위해에 관한 논문에서 비뚤림의 위험 정도를 평가할 수 있다. 결과와 관련된 것으로 알려진 환자들의 예후 요인이 유사했는가 아니면 그러한 요인을 모두 고려해 보정한 분석을 수행하였는가? 노출, 예후 요인 또는 결과를 측정하기 위한 환경과 방법이 두 그룹 모두에서 유사하였는가? 코호트 연구에서 추적 조사가 충분히 이루어졌는가?

표 4.3은 이러한 질문을 나열하고, 대답할 때 고려해야 할 비뚤림을 줄이기 위한 전략을 제공하며, 치의학 논문의 예를 제시한다.

상자 4.3. 관찰 연구의 비뚤림 위험 평가

당신은 읽고 있는 논문에서 예후 요인이 적절히 고려되었는지를 알려주는 정보가 많지 않다는 것을 알게 되었다. 그동안의 경험과 지식에 따라 환자의 나이, 만성질병 여부, 틀니 사용 등이 예후 불균형을 유발할 수 있는 주요 요인임을 생각해 볼 수 있었다. 좀 더 자세히 살펴보니, 기능 치아 수와 신체 증상 및 사망률 사이의 관계를 평가할 때 저자들이 이러한 요소들을 고려했다는 것을 깨닫게 된다. 노출 및 결과 측정에 관해서는 모든 환자에게 동일한 방법을 사용한 것으로 보인다. 추적과 관련해서는 논문에 발표된 숫자들이 앞뒤가 맞지 않아 저자들이 신중하게 연구를 진행했는지 의심하게 만든다. 당신의 판단으로 예후 균형에 문제가 있을 수 있고 추적와 관련된 문제들이 결과를 비뚤림시킬 가능성이 있다고 믿게 되더라도, 당신은 이 연구를 계속 주의 깊게 읽기로 결심한다(자세한 내용은 이 장의 끝에 있는 보충 표[10] 참조).

데이터 수집 방법이 비슷하더라도 환자군인 경우 대조군보다 과거 노출을 기억하기 쉬운 경우 비뚤림이 끼어들게 된다.

표 4.3 위해에 관한 논문의 비뚤림 위험을 비판적으로 평가하기

질문	비뚤림에 대처하는 전략	예
결과와 관련된 것으로 알려진 환자들의 예후 요인이 각 집단 간에 서로 유사한가? (선택 비뚤림과 교란 요인)	• 이러한 예후 요인을 고려하여 연구 항목에 대한 명시적이고 적절한 선택 기준 정의 • 예후 요인에 따라 매칭 수행 • 예후 요인 및 잠재적 교란 요인을 측정하여 분석 시 고려	"무작위로 선정된 대조군 41,346명은 시험군과 성별, 연령대, 도시화 수준을 매칭하였다."[17] "대조군은 외부 컨설팅 회사(Kryer Research)에서 무작위 전화걸기 방법으로 선정했으며, 5년 연령 간격, 성별, 거주 상태별로 시험군에 맞추었다…. 위험 요인과 관련된 뇌수막종 발병 확률을 평가하기 위해 조건부 로지스틱 회귀 분석을 사용하여 나이, 성별, 인종, 교육, CT 촬영력을 보정한 오즈비(Odds Ratio, OR)를 구했다."
노출이나 결과를 측정하기 위한 상황과 방법은 두 집단에서 유사하였는가? (정보 비뚤림)	• 객관적이거나 명확한 정의가 있는 결과 사용 • 외부 데이터를 사용하여 자체 보고된 정보 확인 • 인터뷰 표준화 • 결과 평가자는 노출 상태 모르도록 또는 노출 평가자는 결과를 모르도록 가림	"모든 방사선 촬영은 긴 조사관, 평행촬영법과 70kVp와 15mA의 표준 설정으로 동일한 X선 장비로 촬영하였다. 수술 전, 중, 후 방사선 촬영은 시준기로 촬영하여 치근단 부위의 표준화된 평가를 보장했다. 모든 영상은 2명의 치과의사가 표준화된 조건하에서 판독하였다."[18] "임상 구강검사는 참가자의 설문 완료 여부를 맹검한 상태로 기초 검사와 후속 검사 모두 동일하게 실시되었다. 치관이나 치근 표면에서 눈에 띄는 상아질 병변이 있으면 치아우식증으로 기록되었다. 치아우식증은 와동을 형성하거나, 열구 틈새를 뚫고 들어가 법랑질을 파괴하거나, 상아질 벽이 확실하게 연화되어야 했다."
코호트 연구에서 추적 조사가 충분히 이루어졌는가? (선택 비뚤림)	• 노출군과 비노출군에서 완전한 추적 조사 확인 • 탈락 이유 기록과 민감도 분석 실시	"각 모형마다 결측 변수와 모유 수유력의 불완전 혹은 결측치는 다중대체법으로 처리했다. 추적탈락율은 상대적으로 높았지만 참가자가 주소와 연락처 정보를 자주 변경하는 좋지 않은 환경에서 비정상적인 것은 아니었다."

결과는 무엇인가?

비뚤림 위험의 크기를 평가한 후, 임상의사는 특히 노출과 결과 사이의 연관성 추정의 크기와 정밀도 그리고 환자 치료에 대한 영향을 고려해야 한다. 표 4.4는 위해에 대한 논문 결과에 대한 비판적 평가의 예를 제공한다.

▶ *노출과 결과 사이의 연관성은 얼마나 강한가?*

무작위배정 임상시험에서와 같이, 관찰 연구의 연구자는 결과가 연속 변수일 때(예: 치수낭 깊이) 평균 차이, 결과가 이분형 변수일 때(예: 치근단 병소 존재 여부와 같은 일부 특성의 부재 또는 존재) 효과의 절대적이고 상대적인 측정치로 제시할 수 있다. 평균 차이(즉, 노출된 그룹과 노출되지 않은 그룹 사이의 결과의 평균 차이)와 위험 차이(즉, 그룹 사이에 환자 비율 차이)를 사용할 때, 더 큰 숫자는 효과의 더 큰 크기를 나타낸다. 이 규모의 임상적 중요성은 구체적인 맥락과 결과에 따라 달라진다.

표 4.4 위해에 대한 논문 결과에 대한 비판적 평가

예	노출과 결과 사이의 연관성이 얼마나 강한가?	위험의 추정치는 얼마나 정확한가?
"매일 1~2개 설탕첨가음료를 마시는 성인은 마시지 않는 성인에 비해 4년 순 우식경험영구치지수 증가가 1.31배(95% 신뢰구간 1.02~1.67) 더 높았다."	상대위험도는 1.31로, 즉 설탕첨가음료를 마신 성인은 설탕첨가음료를 마시지 않은 성인에 비해 우식경험영구치지수 증가 위험이 1.31배 높다는 뜻이다. 4년 동안 우식경험영구치지수 숫자를 증가시킬 위험은 다소 증가된 것으로 보인다. 따라서 효과의 크기는 보통이다.	상대위험의 95% 신뢰구간은 1.02~1.67이다. 하한은 우식경험영구치지수의 수를 증가시킬 위험의 증가를 거의 반영하지 않는 반면, 상한은 중간에서 높은 위험의 증가를 시사하며 설탕첨가음료의 유해성에 대해 완전히 확신할 수 없다. 따라서 피해 추정치는 정확하지 않다.
"수막종 위험의 유의미한 증가는 검진을 더 자주 받을 뿐만 아니라 검진 당시 연령이 어린 것과 관련이 있었으며, 검진 당시 10세였던 개인들은 위험성이 거의 5배 증가하였다(오즈비, 4.9; 95% 신뢰구간, 1.8~13.2)."	어린 나이에 치과 방사선 촬영(노출)과 뇌수막종(출발) 사이의 오즈비는 4.9이다. 즉, 환자가 어린 나이에 방사선 사진을 촬영하면 그렇지 않을 때보다 뇌수막종이 발병할 확률이 4.9배 더 높다. 이것은 효과의 규모가 크게 증가한 것을 나타낸다.¶	오즈비의 신뢰구간은 1.8 ~ 13.2이다. 1.8 부터 13.2 사이 범위는 넓은 것으로 보이며, 하한인 오즈비 1.8은 (뇌수막종의 낮은 유병률을 고려했을 때) 작은 효과를 나타낸다. 따라서 노출과 결과 사이에 연관성이 있다고 확신할 수 있다. 이 위해의 추정치는 정확하지 않다.¶

¶ 이 예제의 목적은 그 규모와 정밀도를 평가하여 결과를 평가하는 방법을 설명하는 것이다. 저자는 먼저 연구의 비뚤림 위험을 평가하여 이러한 수치가 정확할 가능성이 있는지 또는 비뚤림의 결과인지를 판단해야 한다.

한 그룹이 다른 그룹에 대해 결과를 가질 확률이 몇 배 더 높은지를 나타내는 상대위험도는 코호트 연구에서 선호되는 상대적 측정값이다. 예를 들어, 불소농도가 조정된 수돗물에 노출된 집단과 노출되지 않은 집단을 비교하여 이 노출이 반점치 발생 위험을 증가시키는지의 여부를 판단할 때, 상대위험도 1.5는 불소농도가 조정된 수돗물에 노출되지 않은 사람에 비해 반점치 발생 확률이 1.5배 높다는 것을 의미한다.

$$\text{상대위험도} = \frac{a/(a+b)}{c/(c+d)} = \frac{\text{위험 인자에 노출되었을 때 질병이 발생할 확률}}{\text{위험 인자에 노출되지 않았을 때 질병이 발생할 확률}}$$

관찰 연구와 특히 관련이 있는 두 가지 상대적 효과 척도는 오즈비와 위험비(Hazard Ratio, HR)이다. 오즈비는 1) 위험 인자에 노출된 사람 중 질병에 걸린 사람 수를 질병에 걸리지 않은 사람 수로 나누고, 이를 다시 2) 위험 인자에 노출되지 않은 사람 중 질병에 걸린 사람 수를 질병에 걸리지 않은 사람 수로 나눈 값이다.

$$\text{오즈비}=\frac{a/b}{c/d}=\frac{\text{위험 인자에 노출되었을 때 }\dfrac{\text{질병에 걸린 사람 수}}{\text{질병에 걸리지 않은 사람 수}}}{\text{위험 인자에 노출되지 않았을 때 }\dfrac{\text{질병에 걸린 사람 수}}{\text{질병에 걸리지 않은 사람 수}}}$$

이 효과 측정치는 결과의 빈도가 낮을 때(약 10% 미만) 상대위험(예를 들어, 대조군에 비해 결과가 일어날 확률이 얼마나 더 높은지)과 유사하게 해석될 수 있다. 반면에 그렇지 않을 때(예를 들어, 노출군이 대조군에서 결과가 나타날 오즈의 몇 배 오즈를 갖는지)의 승산의 변화로 해석해야 한다. 모든 연구 설계에서 오즈비는 연관성 척도로 사용할 수 있지만, 환자-대조군 연구에 사용할 수 있는 유일한 효과 척도이다.

위험비는 연구자가 사건 발생 여부뿐만 아니라 언제 발생하는지에도 관심을 가질 때 활용하는 효과 척도이다. 일정 시간 간격에서 종료점의 사건이 발생할 확률을 시간 단위 기간으로 나눈 값이 위험률(Hazard rate)인데, 위험비는 실험군의 위험률을 대조군의 위험률로 나눈 값이다. 이갈이 환자(노출군)와 정상 환자(대조군)에서 식립한 임플란트의 실패까지 걸리는 시간(결과)을 추적 조사하는 경우를 예로 들 수 있다. 위험비는 추적 조사 기간 중 특정 시간에 다른 그룹의 결과 위험과 비교한 그룹의 결과가 발생할 위험으로, 생존이 가능한 환자이 수에 의해 가중된다. 다시 말하면, 위험비는 상대적 위험의 가중 평균을 사용함으로써 특정 시간까지 어떤 환자(예를 들어, 이미 결과가 발생한 사람)가 연구에 잔존할 수 있는지에 대한 사실을 설명한다. 이를 감안하면 위험비의 해석도 상대위험도와 비슷하지만 상대위험도의 연구가 종료된 시점에서 각 그룹의 결과가 나타난 대상군의 비율을 비교하는데 반해, 위험비는 전체 추적 관찰 기간 내내 실험군과 대조군을 비교하는 것이다.

연구자들이 상대적인 효과 측정을 사용하여 결과를 제시할 때 1에 가까운 값(피폭된 그룹과 대조군 그룹에서 사건의 위험이나 확률이 동일한 지점)은 작은 효과를 나타내는 반면, 1에서 더 먼 값은 큰 효과를 나타낸다. 다시 말하면, 이 효과의 규모가 얼마나 큰지는 관심의 결과에 달려 있다.

▶ *위험의 추정치는 얼마나 정확했는가?*

모집단이 아닌 표본만 관측하기 때문에 연관성 측정치가 불확실성을 가질 수 밖에 없다. 따라서 연관성 측정치는 신뢰구간과 함께 설명된다. 신뢰구간은 연구에서 관찰된 데이터를 고려할 때 실제 참값이 존재할 수 있는 값의 그럴듯한 범위이다. 신뢰구간이 좁을수록 연구자들이 효과의 추정치를 더 확신하게 된다. 치료 효과의 크기를 해석하기 위해 설명한 것과 마찬가지로 신뢰구간 폭의 해석은 임상적 맥락에 따라 달라진다.

상자 4.4. 관찰 연구의 결과 평가

치아가 적은 남성은 치아가 많은 남성보다 신체적인 증상(상지의 통증, 이명, 현기증 등)이 있을 확률이 1.26배, 치아가 적은 여성은 치아가 많은 여성에 비해 신체적인 증상이 있을 확률이 1.18배 높다는 것을 알게 되었다. 신뢰구간은 남성이 1.11~1.43, 여성은 1.06~1.32이다. 당신이 이 수치들로 판단한 결과는 연관성의 크기가 작으며, 남자에 대한 추정치가 여자에 대한 추정치보다 더 정확하다는 것이다(자세한 내용과 설명은 이 장 끝에 있는 보충 표[10] 참조). 최종 결과인 사망률과 관련해서는 수치로 표현되는 결과가 제공되지 않았으므로 결과에 대한 비판적 평가를 수행할 수 없다고 판단하였다.

결과를 환자 치료에 적용하려면 어떻게 해야 하는가?

궁극적으로 연구 결과가 특정 맥락에 어느 정도 적용 가능한지를 평가할 필요가 있다. 위해에 관한 논문의 적용 가능성을 평가할 때는 다음 요소를 고려해야 한다.

▶ *연구 대상 환자는 내가 진료하는 환자와 비슷했는가?*

결과를 환자에게 자신 있게 적용하려면 내가 진료할 환자가 연구를 위해 모집된 환자와 유사함을 확인해야 한다. 임상의사는 관찰 연구에 참여하는 환자에 관해 논문에 쓰인 설명을 검토하여 연구 참여자가 자신의 환자와 얼마나 유사한지 판단해야 한다. 연구에 포함된 환자의 특성이 실제 진료할 환자와 유사할 경우 임상의사가 결과를 자신 있게 적용할 수 있다. 연령, 과거병력 또는 생물학적 특성이 다른 경우, 임상의사는 연구에서 중재의 효과가 실제 진료와는 다를 것으로 생각할 충분한 이유가 있는지 그리고 어느 정도까지 결과가 적용 가능할지 평가하여야 한다.

예를 들어, 딱딱한 칫솔 사용(노출)과 치경부마모(결과) 사이의 연관성을 보고자 할 때, 이갈이 유병률이 낮은 집단과 이갈이 유병률이 높은 집단이 같지 않을 수 있다. 따라서 임상의사는 이갈이 유병률이 낮은 집단에서 연구한 결과를 이갈이 유병률이 높은 집단에 적용할 때 주의해야 한다.

▶ *추적 관찰이 충분히 길었는가?*

연구는 노출이 결과에 영향을 미칠 수 있을 만큼 충분히 오랫동안 환자를 추적해야 한다. 예를 들어, 만성 부비동염(축농증)이 만성 치주염의 위험을 증가시키는지의 여부를 판단할 때 켈러 등은 만성 부비동염 진단을 받은 환자를 그 후 5년 동안 추적하였다. 즉, 임상에서 이 관찰 연구의 결과를 적용해야 할지 결정해야 하는 임상의사는 5년이라는 기간이 만성 치주염의 발병에 기여할 수 있는 충분한 기간인지의 여부를 평가해야 한다.

▶ *노출이 내 환자에게 일어날 수 있는 것과 비슷한가?*

환자의 특성과 마찬가지로 모든 환자의 노출이 정확하게 동일하지 않을 수 있다. 예를 들어, 치주질환이 임플란트 실패의 위험 인자인지의 여부를 결정하기 위한 연구에서 치주질환에 노출된 환자의 약 3분의 2가 심각한 만성 치주염을 가지고 있었다고 하자. 임상의사가 연구 결과를 중등도 만성 치주염 환자에게 적용할 것을 고려할 때, 제시된 결과가 어떤 중증도와 상관없이 만성 치주염 환자에게만 해당되는 것인지에 유의해야 한다. 노출이 수돗물의 불소와 같은 외부 요인일 경우 노출의 용량과 지속 시간을 고려하는 것이 중요하다.

▶ *노출과 관련된 위험을 상쇄하는 이익이 있는가?*

위험 요인은 일반적으로 바람직하지 않은 결과와 관련이 있지만, 일부 유익할 수도 있다. 예를 들어, 수돗물에 불소가 첨가되어 있으면 반점치의 위험이 증가하지만, 치아우식증을 경험할 환자의 위험은 감소할 수 있다. 따라서 잠재적으로 유해한 노출을 제거할 가치가 있는지의 여부를 판단할 필요가 있다. 결과 중 하나를 수용할 수 없고 노출로 인한 추가 편익이 없는 경우, 이러한 결정은 간단하지만, 많은 경우 임상의사는 노출의 결과와 잠재적 편익 사이의 균형을 결정해야 할 수 있다.

상자 4.5. 관찰 연구의 적용 가능성 평가

결과의 적용 가능성을 평가할 때, 본 연구에 등록된 환자들은 시골 지역 환자이기 때문에 구강 건강 관리 및 직업과 같은 측면에서 중요한 차이를 가질 가능성이 있고, 따라서 당신은 노출과 결과 모두에서 해당 연구의 대상 집단과 당신의 진료실 환자 사이에 차이가 있을 수 있다는 점에 주목하였다. 연구 집단의 경우 발치는 몇 가지 가능한 치료 방법 중 하나일 수 있으며, 발치 후 이를 해 넣는 방법은 도시 지역에 거주하는 환자의 선택지와 비교할 때 다른 경로를 취할 수 있다(자세한 내용은 이 장의 끝에 있는 보충 표[10] 참조). 당신이 대도시에서 진료하기 때문에 당신은 이 근거가 당신의 환자에게 전적으로 적용될 수 있는 것은 아니라고 판단한다.

결론

관찰 연구는 위해에 관한 임상에서의 의사결정을 돕기 위한 최선의 연구 유형이다. 비판적 평가 기술을 통해 임상의사는 자신의 임상 진료에 연구 결과를 최적으로 활용할 수 있다. 관찰 연구의 비판적 평가는 비뚤림의 위험, 결과 및 적용 가능성의 측면에 초점을 맞춘다.

상자 4.6. 환자에게 어떻게 말할까?

연구의 초록에 치아 수가 신체 증상과 관련있다는 내용이 쓰여 있음에도 불구하고, 당신은 비뚤림의 위험, 중간 정도의 연관성 크기, 적용 한계 등을 토대로 치아 수와 신체 증상과의 연관성이 실제로 존재하고, 이 문제를 걱정할만큼 중요하다고 주장하기에 충분하지 않다고 결론을 내렸다. 당신은 이 문제에 대해 환자와 상의하고 다른 이점 때문에 보철치료(rehabilitation)를 하자고 제안하지만, 이것이 그의 신체적 증상의 원인이 아닐 수도 있다는 것을 분명히 한다. 비록 당신이 환자가 물어보지 않았지만, 당신은 또한 기능 치아 수와 사망률 사이에 연관성이 있을 수 있다고 주장할 충분한 근거가 없다는 것을 그에게 알렸다.

참고문헌

1. Brignardello-Petersen R, Carrasco-Labra A, Glick M, Guyatt GH, Azarpazhooh A. "A practical approach to evidence-based dentistry: understanding and applying the principles of EBD."JADA 2014 145(11):1105-1107.
2. Chapter 2 of this book was based on Brignardello-Petersen R, Carrasco-Labra A, Booth HA, et al. "A practical approach to evidence-based dentistry: II: how to search for evidence to inform clinical decisions."JADA 2014 145(12):1262-1267.
3. Brignardello-Petersen R, Carrasco-Labra A, Glick M, Guyatt GH, Azarpazhooh A. "A practical approach to evidence-based dentistry: III: how to appraise and use an article about therapy."JADA 2015 146(1):42-49.
4. Grimes DA, Schulz KF. "An overview of clinical research: the lay of the land."Lancet 2002 359(9300):57-61.
5. Levin L, Ofec R, Grossmann Y, Anner R. "Periodontal disease as a risk for dental implant failure over time: a long-term historical cohort study."J Clin Periodontol 2011 38(8):732-737.
6. Claus EB, Calvocoressi L, Bondy ML, Schildkraut JM, Wiemels JL, Wrensch M. "Dental x-rays and risk of meningioma."Cancer 2012 118(18):4530-4537.
7. Okada T, Ikebe K, Inomata C, et al. "Association of periodontal status with occlusal force and food acceptability in 70-year-old adults: from SONIC Study."J Oral Rehabil 2014 41(12):912-919.
8. Grimes DA, Schulz KF. "Cohort studies: marching towards outcomes."Lancet 2002 359(9303):341-345.
9. Schulz KF, Grimes DA. "Case-control studies: research in reverse."Lancet 2002 359(9304):431-434.
10. Fukai K, Takiguchi T, Ando Y, et al. "Associations between functional tooth number and physical complaints of community-residing adults in a 15-year cohort study."Geriatr Gerontol Int 2009 9(4):366-371.
11. Guyatt GH, Straus S, Meade MO, et al. "Therapy."In: Guyatt GH, Rennie D, Meade MO, Cook DJ, editors. Users'Guide to the Medical Literature: A Manual for Evidence-Based Clinical Practice. 2nd ed. New York, NY: McGraw-Hill 2008. p. 67-86.
12. Fletcher R, Fletcher S. "Introduction."In: Fletcher R, Fletcher S, editors. Clinical Epidemiology: The Essentials. 4th ed. Baltimore, MD: Lippincott Williams & Wilkins 2005. p. 1-16.
13. Grimes DA, Schulz KF. "Bias and causal associations in observational research."Lancet 2002 359(9302):248-252.
14. Hernan MA, Hernandez-Diaz S, Robins JM. "A structural approach to selection bias."Epidemiology 2004 15(5):615-625.
15. Kennedy CC, Jaeschke R, Keitz S, et al. "Tips for teachers of evidence-based medicine: adjusting for prognostic imbalances (confounding variables) in studies on therapy or harm."J Gen Intern Med 2008 23(3):337-343.
16. Tripepi G, Jager KJ, Dekker FW, Wanner C, Zoccali C. "Bias in clinical research."Kidney Int 2008 73(2):148-153.
17. Keller JJ, Wu CS, Lin HC. "Chronic rhinosinusitis increased the risk of chronic periodontitis: a population-based matched-cohort study."Laryngoscope 2013 123(6):1323-1327.
18. Chugal NM, Clive JM, Spangberg LS. "A prognostic model for assessment of the outcome of endodontic treatment: effect of biologic and diagnostic variables."Oral Surg Oral Med Oral Pathol Oral Radiol Endod 2001 91(3):342-352.
19. Bernabe E, Vehkalahti MM, Sheiham A, Aromaa A, Suominen AL. "Sugar-sweetened beverages and dental caries in adults: a 4-year prospective study."J Dent 2014 42(8):952-958.

20. Chaffee BW, Feldens CA, Vitolo MR. "Association of long–duration breastfeeding and dental caries estimated with marginal structural models."Ann Epidemiol 2014 24(6):448 – 454.

21. Levine M, Ioannidis J, Haines T, Guyatt GH. "Harm (observational studies)."In: Guyatt GH, Rennie D, Meade MO, Cook DJ, editors. Users'Guide to the Medical Literature: A Manual for Evidence–Based Clinical Practice. 2nd ed. New York, NY: McGraw–Hill 2008. p. 363 – 381.

22. Brignardello–Petersen R, Carrasco–Labra A, Shah P, Azarpazhooh A. "A practitioner's guide to developing critical appraisal skills: what is the difference between clinical and statistical significance?"JADA 2013 144(7):780 – 786.

23. "Glossary."In: Guyatt GH, Rennie D, Meade MO, Cook DJ, editors. Users'Guide to the Medical Literature: A Manual for Evidence–Based Clinical Practice. 2nd ed New York, NY: McGraw–Hill 2008. p. 769 – 808.

24. Norman G, Streiner D. "Logistic Regression."In: Norman G, Streiner D, editors. Biostatistics: The Bare Essentials. 3rd ed. Hamilton, ON, Canada: BC Decker 2008. p. 159 – 166.

25. Guyatt GH, Walter S, Cook D, Wyer P, Jaeschke R. "Confidence intervals."In: Guyatt GH, Rennie D, Meade MO, Cook D, editors. Users'Guides to the Medical Literature: A Manual for Evidence–Based Clinical Practice. 2nd ed. New York, NY: McGraw Hill 2008. p. 99 – 107.

A version of this chapter originally appeared in the February 2015 edition of JADA (Volume 146, Issue 2, Pages 94 – 101. e1). It has been reviewed and updated for accuracy and clarity by the editors of How to Use Evidence–Based Dental Practices to Improve Your Clinical Decision–Making.

보충 표. 위해에 관한 논문의 비판적 평가 예*

1. 비뚤림의 위험은 얼마나 심각한가?	
환자들은 결과와 관련이 있다고 알려진 예후 요인을 고려하였는가(또는 통계적 보정이 적절히 사용되었는가)?	아마 그럴 것이다. 예후 요인의 균형에 관해서 표와 본문이 명확하게 서술하지는 않았지만, 연구자들은 기능 치아 수와 사망률 및 신체 증상 사이의 관계를 평가할 때 주요 교란 요인(연령, 전신질환, 틀니 사용)을 조정하였다. 그러나 사회경제적 수준과 신체적 장애 등 다른 예후 요인들이 있었지만 연구자들은 이에 대해 설명하지 않았다.
결과를 측정하는 상황과 방법이 비슷했는가?	아마 그럴 것이다. 논문에서 주어진 환자의 노출과 무관하게 연구자가 동일한 방법으로 결과(신체 증상 및 사망률)를 측정했다고 서술했기 때문에 그렇게 유추할 수 있으나, 저자는 이를 설명하지는 않았다.
추적 조사가 충분히 완료되었는가?	결과변수인 사망률의 경우 저자는 추적 조사 환자(5,684명)가 기준선(5,584명)보다 많다고 보고했는데, 이는 추적 조사에서 탈락한 환자 수 보고에 대한 신뢰도를 떨어뜨린다. 추적 조사(follow up)에서 탈락된 환자의 수 또는 그 이유에 대한 정보는 제공되지 않았다.
2. 결과는?	
노출과 결과 사이의 연관성은 얼마나 강했는가?	예측 요인 "기능 치아 수"와 결과 "신체 증상" 사이의 연관성은 남성의 오즈비=1.26, 여성의 오즈비=1.18이었다. 이것은 치아가 적은 남성이 치아가 많은 남성에 비해 신체 증상을 가질 확률은 1.26배, 치아가 적은 여성은 치아가 많은 여성에 비해 신체 증상을 가질 확률은 1.18배라는 것을 의미하였다. 비록 이 숫자들이 작거나 중간 정도의 크기의 연관성을 나타냈지만, 논문에서는 그 숫자들이 치아 수 하나 차이에 의한 연관성인지 그 이상의 치아 수 차이에 의한 연관성인지 명확하지 않다. 따라서 연관성의 크기가 작다고 단정하는 것이 더 안전하다. 결과변수인 사망률과 관련하여 저자들은 "신체 증상이 남성이나 여성의 생존율에서 유의미한 요소는 아니었다"고만 보고하였다. 그러나 수치 데이터가 제공되지 않아 이러한 결과를 평가할 수 없었다.
위험의 추정치는 얼마나 정확했는가?	성별에 따른 95% 신뢰구간은 대개 정확했으며, 극단적 값을 포함하지 않았다. 남성의 경우 신체 증상의 신뢰구간이 1.11~1.43이었고, 여성의 경우 1.06~1.32였다. 두 그룹 모두에서 신뢰구간의 상한은 임상 진료에서 중요한 영향을 반영했을 수 있지만, 여성의 경우 신뢰구간의 하한 극한은 작은 규모의 연관성을 나타냈기 때문에 정확도가 낮았다(즉, 남성의 신뢰구간은 양 극단의 중간 정도 연관성을 나타냈지만, 여성의 신뢰구간은 작거나 중간 정도의 연관성을 나타낸다. 따라서 남성에서 연관성의 신뢰구간이 더 정확하였다).
3. 결과를 내 환자 치료에 적용하려면 어떻게 해야 하는가?	
연구 대상자는 내가 진료하는 환자와 비슷한가?	아마 아닐 것이다. 연구 대상자의 주요 경제 활동이 농업이라는 점을 감안할 때 이 연구는 시골 인구 집단을 대상으로 한 것으로 보인다. 이러한 상황은 만약 그 결과가 도시 인구에게 적용된다면 의료 서비스 및 교육에 대한 접근과 관련하여 중요한 차이로 이어질 수 있다. 반면에, 시골의 인구는 도시 인구(예: 좌식 또는 활동)와 비교했을 때 건강 지표와 질병률 및 사망률 위험이 완전히 다른 생활 방식을 가졌을 수도 있다.
추적 조사 기간이 충분히 길었는가?	아마 그럴 것이다. 사망률에 대해, 15년이라는 추적 조사 기간은 적어도 노년층에서 기능 치아 수가 사망률에 어떤 영향을 미칠 수 있는지 확인할 수 있는 적절한 기간인 것처럼 보였다. 그러나 임상의사가 그럴듯하다고 간주하는 이 연관성의 주요 메커니즘에 따라 추적 조사 기간에 관한 이 판단은 달라질 수 있다.
노출이 내 환자에게 일어날 수 있는 것과 비슷한가?	아마 그럴 것이다. 치아 상실은 시골과 도시 인구 모두에서 현실이다. 그러나 도시 인구와 비교하여 농촌 인구는 보존이나 보철치료법에 대한 접근성이 부족하여 치아 발거의 위험이 더 높을 가능성이 매우 높다. 이는 관심 인구가 도시인 경우 적용 가능성에 제한을 초래할 것이다.

3. 결과를 내 환자 치료에 적용하려면 어떻게 해야 하는가?	
노출과 관련된 것으로 알려진 이점이 있는가?	시골 주민과 같은 특정 유형의 인구 집단에서 치아 발거는 심한 치아우식증, 심각한 치주염 및 기타 질병 상태를 관리하는 유일한 방법일 수 있다. 반면에, 연구 결과에 의하면 치아 발거(기능 치아 수의 감소)는 신체 증상 위험의 가능성을 증가시킬 수 있지만, 사망률의 위험을 증가시키지는 않을 수 있다. 따라서 노출의 이점은 치아 발거만이 가능한 치료법이었던 환자의 잠재적 위해 보다 클 것이다.

* 출처: 후카이(Fukai) 등.[10]

Chapter 5. 진단 관련 문헌 평가와 활용법

Romina Brignardello–Petersen, D.D.S., M.Sc., Ph.D. Alonso Carrasco–Labra, D.D.S., M.Sc., Ph.D. Michael Glick, D.M.D. Gordon H. Guyatt, M.D., M.Sc. and Amir Azarpazhooh, D.D.S., M.Sc., Ph.D.

이 장에서 다루는 내용:

서론

이 책의 이전 장들에서는 근거기반치의학[1]의 과정을 소개하고 임상 진료에 활용할 수 있는 근거 탐색 방법[2]과 논문 치료나 예방에 활용하는 방법[3]에 대하여 설명하였다. 이 장에서는 진단 관련 질문에 대한 임상에서 의사결정을 돕는 논문을 활용하는 방법을 설명한다. 진단 검사 연구를 이해하는 데 필요한 기본 개념을 소개하고 설명하며, 이러한 연구를 비판적으로 평가하기 위해 개념을 활용하는 방법을 설명한다. 후속 장에서는 다른 유형의 연구 설계를 사용하는 방법을 다룰 것이다.

상자 5.1. 임상 시나리오

당신 치과에서 진료하는 임상의사들의 회의에서 동료 의사가 치아우식증 진단을 돕기 위해 새로운 레이저 장비를 도입하자는 아이디어를 냈다. 이 임상의사는 장비 판매 담당자가 이 장비가 와동이 형성되지 않은 교합면 우식 병소를 감지하는 데 얼마나 탁월한지 설명했는데, 당신의 의견은 어떤지 알고 싶다고 했다. 당신은 진료와 관련된 이런 중요한 결정을 내리려면 근거가 필요하다고 믿기 때문에 의견을 말하기 전에 문헌 검색과 비판적 평가를 할 필요가 있다고 질문을 한 동료 의사에게 말했다.

진단에 관한 임상 질문

치과의사들은 매일 진단에 관한 질문에 직면한다. 치과의사들은 일련의 치료 행위에 들어가기 전, 대부분의 환자들에게 진단 검사를 해야 할 필요가 있다. 일상 생활에서 진단 검사에 참고하는 것들로는 실험실에서 수행한 모든 검사뿐만 아니라 특정 진단을 확인하거나 배제하는 데 사용되는 의료 기록 또는 임상 검사 정보 등이 있다.[5] 치과 방사선 촬영은 많은 치과의사들이 사용하는 일반적인 진단 검사이지만 치수생활력 검사나 치주낭 측정과 같은 것도 진단 검사로 간주할 수 있다.

진단에 관한 임상 질문에 직면할 때, 임상의사는 질문을 하기 위해 고전적인 인구 집단, 중재, 비교, 결과(PICO) 프레임을 수정해야 한다. 인구 집단은 관심 환자(즉, 질환이 의심될 때 진단 검사를 적용할 대상자)이다. 중재는 진단 검사(즉, 우리가 알고자 관심있어 하는 검사)이다. 비교는 진단 검사를 비교하기 위해 기준선으로 사용하는 검사이다. 이를 참고 기준(혹은 황금 기준)이라고 한다.[6] 마지막으로, 결과는 진단 검사 후 건강 결과 혹은 진단 검사의 성능을 설명하는 조치이다. 이 두 경우 모두 이 장의 뒷부분에 설명되어 있다. 표 5.1은 진단 검사 문제와 그 피코구성 요소의 예를 보여준다.

표 5.1 진단 질문 및 인구 집단, 중재, 비교, 결과(PICO) 프레임워크의 예

임상 질문	인구 집단	진단 검사	참고 기준	결과
콘빔 CT는 하치조신경과 제3대구치 치근의 근접성을 탐지하는 데 얼마나 유용한가?	제3대구치 발치 수술을 받는 환자	콘빔 CT	수술 시 하치조신경 직접 관찰	진양성(true positives), 진음성(true negatives), 위양성(false positives), 위음성(false negatives)
구강점막의 편평태선(lichen planus)를 진단하는데 구강병리과 전문의의 임상 관찰이 얼마나 유용한가?	구강점막 편평태선이 의심되는 구강점막병소 환자	구강병리과 전문의의 관찰	생검(Biopsy)과 조직학적 확인	진양성, 진음성, 위양성, 위음성
레이저 형광 기기는 와동은 형성하지 않은 상아질 침범 치아우식증을 탐지하는 데 얼마나 유용한가?	와동은 형성하지 않은 상아질 침범 치아우식증 의심 환자	레이저 형광 기기	법랑질성형술(enameloplasty) 후 치아우식증 병소 직접 관찰	진양성, 진음성, 위양성, 위음성

진단에 관한 질문에 가장 적합한 연구 설계는?

임상의사는 진단 질문에 대답하기 위해 무작위배정 임상시험과 단면 연구의 두 가지 설계 유형 중 하나를 사용하여 연구를 수행한다. 이상적으로는 진단 검사도 중재로 볼 수 있다. 연구자들은 두 가지 진단 전략(이 장에서는 이를 전략 A와 전략 B라고 부른다) 중 하나를 선택하고 환자를 무작위로 추출한다. 임상의사는 검사 결과에 기초하여 적절하다고 생각되는 모든 중재를 제공하고, 환자를 관리한다. 궁극적으로, 연구자들은 진단 검사 전략 A에 배정된 연구 참가자 집단과 진단 검사 전략 B에 배정된 연구 참가자 집단에서 환자에 중요한 결과를 측정한다.

예를 들어, 레이저 형광이 초기 인접면 치아우식증을 탐지하는 데 얼마나 유용한지를 평가할 때 연구자는 무작위로 환자를 배정하여 레이저 형광 또는 교익 방사선 영상으로 진단을 한다. 그런 다음 임상의사는 레이저 형광 또는 교익 방사선 영상 등 환자가 받은 검사 결과에 따라 환자를 치료한다. 예를 들어, 연구자들은 각 집단의 얼마나 많은 참가자들이 상아질 침범 치아우식증을 가지고 있는지 그리고 각 참가자들의 수복치료 필요성은 얼마나 되는지 알기 위해 모든 환자들을 추적할 것이다. 아직까지 우리가 아는 한 이러한 연구 설계로 수행한 연구 결과를 보고한 치의학 논문은 없었으며, 따라서 이 장에서 관련 내용은 더 이상 다루지 않을 것이다.

> 임상의사는 무작위배정 임상시험과 단면 연구의 두 가지 설계 유형 중 하나를 사용하여 연구를 수행함으로써 진단 질문에 대답할 수 있다.

진단 검사의 정확성을 다루는 연구에서 환자 집단은 두 가지 검사(즉, 진단 검사와 참고 기준)을 모두 받는다. 참고 기준은 질병이나 질환이 '정말로' 존재하는지 또는 없는지를 알 수 있는 방법으로 간주된다. 조사자들은 진단 검사의 진단 특성을 판단하기 위한 방법으로서 진단 검사의 결과를 참고 기준과 비교한다.

예를 들어, 치수 생활력 진단을 위한 열 및 전기 치수 검사의 정확도를 평가하기 위해 빌라–차베스(Villa-Chavez) 등[7]은 110명의 환자를 대상으로 냉, 고온 또는 전기 치수 검사의 세 가지를 실시하였다. 참고 기준은 치수강 개방 후 치수를 직접 관찰하는 것으로 하였고, 참고 기준과 비교하여 세 가지 진단 검사법의 민감도(sensitivity), 특이도(specificity), 예측값(predictive values), 정확도(accuracy)를 추정하였다. 이상적으로는, 임상의사는 진단 검사법의 특성을 다룬 일차 연구들의 체계적 문헌고찰 결과를 이용할 수 있어야 하지만, 치의학 논문으로 이러한 체계적 문헌고찰 논문이 거의 출판되지 않았다. 체계적 문헌고찰 논문이 없는 경우, 임상의사는 진단법 연구 중에서 최고의 일차 연구의 결과를 검토하여 진료에 참고한다. 이 장에서는 이러한 연구를 후속 장에서 다루며, 체계적 문헌고찰 논문을 활용하는 방법에 대해 설명한다.

상자 5.2. 검색해서 찾은 문헌

검색 결과, 당신은 당면한 질문에 답하는 것처럼 보이는 일차 연구[8]를 발견하였다. 해당 연구[8]의 조사자들은 레이저 형광 진단 장비를 사용하는 것이 와동을 형성하지 않은 상아질 침범 교합면 우식증을 진단하는 데 정확한지의 여부를 다루었다. 당신은 논문의 초록을 읽고, 이 연구가 레이저 형광 장비를 사용하여 얻은 진단과 법랑질성형술을 통해 우식 병소를 직접 관찰하여 얻은 진단을 비교한 것이라는 사실을 알았다. 저자들은 "레이저 장비는 그런대로 괜찮은 성능을 보였지만, 이 장비를 사용할 때는 위양성 결과가 나오지 않도록 육안 검사를 위한 부가적 방법으로 사용해야 한다"고 주장하였다.[8] 당신은 연구 방법과 결과가 저자의 결론을 뒷받침하는지의 여부를 알아보기 위해 논문을 읽고 비판적 평가를 하기로 한다.

임상의사결정에 정보를 제공하는 진단 검사의 특성을 살핀 연구를 비판적으로 평가하기

치의학 논문을 활용하는 과정으로는 비뚤림 위험 평가, 결과 자체에 대한 평가, 결과의 적용 가능성 평가의 세 단계가 있다.[9]

비뚤림의 위험은 얼마나 심각한가?

등록 환자 표본으로 수행한 연구 결과가 어느 정도로 정확할 지는 연구가 얼마나 잘 설계되고 수행되었는지에 따라 달라진다.[10] 진단 검사 연구의 비뚤림 위험을 판단할 때 고려해야 할 요인에는 환자의 상태가 진단 딜레마를 나타내는지, 참고 기준이 적절한지와 진단 검사와 독립적인지, 조사자가 두 검사(진단 검사와 참고 기준)의 결과를 독립적으로 해석하고 다른 조사자의 결과를 몰랐는지의 여부 그리고 모든 환자가 진단 검사의 결과와 관계없이 진단 검사와 참고 기준 모두를 검사받았는지 등이 있다.[11] 표 5.2는 연구에 사용된 진단 검사와 관련된 비뚤림의 위험을 다루고 치의학 논문의 예를 제시하는 질문들을 나열하고 있다.[8,12–14]

치의학 논문을 활용하는 과정으로는 비뚤림 위험 평가, 결과 자체에 대한 평가, 결과의 적용 가능성 평가의 세 단계가 있다.[9]

표 5.2 진단에 관한 연구 결과의 타당도에 관한 비판적 평가의 예

질문	예	설명
연구에 참여한 환자들이 진단 딜레마를 제시했는가?	"치근과 하악관이 근접해서 추가로 콘빔 CT* 검사를 받은 135명의 환자(161개의 매복치)들이 포함되었다."[12] "연구 대상으로 선정되기 위해서는 치아 표면이 다음에 서술할 세 가지 기준 중 하나를 충족해야 했다. 치아우식 소견이 전혀 보이지 않는 육안으로 온전한 교합면 열구, 임상 검사에서 변색되거나 갈색, 검은색의 교합면 열구는 관찰되지만 와동은 없는 상태, 법랑질 파괴 없는 상아질의 회색 변색."[8]	두 가지 예에서 저자는 연구에 포함된 환자에 대해 제3대구치 치근이 하치조관에 근접한다든지, 건강한 교합면부터 질병 소견을 보이는 교합면까지 다양한 환자 상태를 보여주는 외양 등 진단상의 딜레마를 보여주는 특징을 가진다고 지적했다. 따라서 이 두 가지 사례 모두 이 기준에 근거한다면 비뚤림이 될 위험이 낮다.
조사자들은 진단 검사의 결과를 적절한 독립적인 기준과 비교하였는가?	"파노라마 및 콘빔 CT 영상의 특성은 수술 중 소견, 즉 발치 당시 하치조신경다발 노출의 유무와 상관관계가 있었다."[12] "연구에 포함된 모든 치아는 근관 치료를 받았으며, 치수강 개방 시 치수강에 출혈이 있는지의 여부가 진양성 혹은 진음성의 기준으로 사용되었다."[13]	첫 번째 예에서 참고 기준으로 대부분의 임상의사들이 동의하는 제3대구치 치근과 하악관의 근접성을 진단하는 최선의 방법은 수술 중 하치조신경다발의 직접 관찰이었다. 두 번째 예에서 임상의사는 출혈만 치수 생활력의 표시로 간주된 것이 얼마나 적절한지 그리고 이것이 연구 결과에 영향을 미쳤는지의 여부를 판단해야 한다. 두 경우 모두 참고 기준은 콘빔 CT와 열 검사 각각의 진단 검사와 독립적이었다.
진단 검사와 기준 표준을 해석한 조사자들은 다른 결과에 맹검하였는가?	"LFE† 점수는 조직학적 검사 부재와 연구의 생체 내 특성을 고려하여 제조업체의 컷오프 포인트를 사용해서 분석하였다. VE‡와 RE§ 데이터는 ICDAS II¶ 방법(표 5.3)을 사용하여 분석되었으며, 수정된 기준은 ...의 방법에 의해 생체 내 검증되었다."[14]	저자들은 진단 검사가 해석되는 방식을 설명할 때, 이것이 다른 임상의사가 한 것인지 아니면 같은 임상의사가 맹검으로 한 것인지에 대해서는 언급하지 않았다. 따라서 임상의사는 이 요인으로 인한 비뚤림 가능성을 고려해야 한다.
조사자는 수행 중인 진단 검사 결과와 상관없이 모든 환자에게 동일한 진단 기준을 적용하였는가?	"진단(황금 기준)을 위한 타당도 검사 방법은 침습적 열구 홈메우기 키트를 이용한 열구 개방 혹은 법랑질성형술로 하였다. 다만 이것이 침습적 방법이기 때문에 모든 열구를 검증할 수 있는 것은 아니다. 따라서 윤리적 이유로 와동 개방은 두 조사자가 모두 상아질우식증의 존재에 동의한 경우에만 수행하였다."[8]	저자들은 일부 환자에게 참고 기준을 적용하지 않는 것을 언급했는데, 이는 적절하지 않다(즉, 저자들은 그러한 환자들이 건강하다고 가정했을 가능성이 높다). 조사자들이 기준 미달의 기준을 사용한 환자들을 잘못 분류해 결과를 비뚤림시킬 우려가 있다. 이러한 오분류는 윤리적 이유로 이루어졌기 때문에 임상의사는 비뚤림이 발생할 가능성이 어느 정도인지 그리고 이 비뚤림이 얼마나 클 수 있었는지를 판단해야 한다.

* CT = computed tomography.
† LFE = laser fluorescence examination.
‡ VE = visual examination.
§ RE = radiographic examination.
¶ ICDAS = International Caries Detection and Assessment System.

표 5.3 우도비(Likelihood Ratios, LR) 계산 및 해석*

	계산	해석
양성 검사를 위한 우도비(LR+)	$\frac{\text{민감도}}{1-\text{특이도}} = \frac{0.86}{1-0.89} = 7.81$	진단 검사의 결과가 양성이면 질병에 걸릴 확률이 높다. 정확한 발병 확률은 사전 검사 확률과 구체적인 LR+ 결과에 따라 달라진다.†
음성 검사를 위한 우도비(LR−)	$\frac{1-\text{민감도}}{\text{특이도}} = \frac{1-0.86}{0.89} = 0.16$	진단 검사 결과가 음성이면 질병에 걸릴 확률이 낮다. 질병에 걸릴 정확한 확률은 사전 검사 확률과 특정 LR− 결과에 따라 달라진다.†

* 그림 5.2의 수치에 근거해서 서술함.
† 사전 검사 확률은 개별 환자에게만 한정되며, 의사가 환자의 병력 및 임상 검사 결과를 토대로 추정한다. 사전 검사에서 사후 검사 확률은 우도비 노모그램(LR nomogram)을 사용하여 쉽게 추정할 수 있다.[11,17]

▶ 연구에 참여한 환자들이 진단 딜레마를 제시했는가?

진단 검사 연구를 수행하는 연구자는 임상 진료 과정에서 검사를 적용할 집단을 대표하는 환자를 선택해야 한다. 진단 검사 결과가 유용하기 위해서는 진단 딜레마가 있을 때 진단 검사의 결과가 대상 조건이 있는 환자와 없는 환자(예를 들어, 우리 시나리오에서는 대상 조건은 와동을 형성하지 않은 상아질 침범 교합면 우식증)를 구별해야 한다. 환자가 대상 조건을 분명히 가지고 있거나 혹은 분명히 가지고 있지 않을 경우에는 진단 검사를 할 필요가 없고, 연구 설정에서 검사의 정확도가 과대평가될 수 있다. 예를 들어, 환자가 와동이 형성된 근심측 교합면 우식증을 가지고 있다면, 임상의사는 치아우식증의 존재를 확인하기 위해 레이저 형광 장비를 사용할 필요가 없을 것이다. 치아우식증 존재가 너무나 명백한 경우에는 어떤 진단 장비를 사용하더라도 대부분 정확한 진단을 내릴 것이다. 따라서 연구자들은 신뢰할 수 있는 평가를 제공하는 진단 검사 연구를 위해 임상의사가 일상 진료에서 보게 될 환자와 유사한, 진단이 의심스러운 초기 증상 발현 환자를 포함해야 한다.[11]

▶ 조사자들은 진단 검사의 결과를 적절한 독립적인 기준과 비교하였는가?

적절한 참고 기준은 진단 검사 연구의 비뚤림 위험을 평가하는 데 있어 중요하다. 앞에서 설명한 바와 같이 임상의사는 결과를 참고 기준과 비교하여 진단 검사의 특성을 평가하며, 이는 진실로 간주된다.[5,11] 참고 기준이 적절한지를 평가할 때는 두 가지 측면을 고려해야 한다. 첫째, 참고 기준은 진단을 확립하기 위한 최종 검사로 가장 폭넓게 수용되는 것이어야 한다.[5] 예를 들어, 구강 편평상피세포암을 진단하기 위한 참고 기준은 생검 및 조직학적 확진이다. 그러나 때때로 참고 기준은 이상적인 방법이 아니라 목표 조건을 진단하는 최선의 방법일 뿐이다. 예를 들어, 상아질 침범 치아우식증을 식별하기 위한 참고 기준은 치아를 발거하고 조직학적 확인 과정을 거치는 것이 아니라 임상 증상과 방사선 영상의 조합이다. 이 예를 고려한다면, 임상의사는 연구에 사용된 참고 기준이 최종 진단에 도달하기 위한 허용 가능한 방법인지 판단해야 한다.

둘째, 참고 기준은 진단 검사와 독립적이어야 한다. 이는 진단 검사가 참고 기준의 일부가 되어서는 안 된다는 것을 의미한다. 예를 들어, 치수 생활력 상태를 진단하는 데 사용하는 진단 검사가 냉온 검사이고 참고 기준이 열 자극과 전기 검사에 대한 반응의 조합이라면 진단 검사는 기준 표준과 독립적이지 않을 것이다. 참고 기준의 일부로 진단 검사를 포함하면 검사의 정확도를 과대평가하게 된다.[11]

▶ 진단 검사와 참고 기준의 조사자들은 서로 다른 결과에 맹검했는가?

진단 검사 연구의 비뚤림 위험을 평가할 때 고려해야 할 또 다른 요인은 진단 검사의 결과와 기준 표준을 해석한 조사자가 다른 검사 결과에 맹검했는지의 여부이다.[11] 방사선 영상이나 조직학적 확진과 같은 많은 검사는 전문가의 해석이 필요하다. 진단 검사나 참고 기준을 해석한 조사자가 다른 검사의 결과를 알고 있었다면 진단 검사나 참고 기준의 결과를 해석할 때 무의식적으로 영향을 받을 수 있다. 다시 말하지만, 그런 결과는 진단 검사의 정확성을 과대평가하는 결과가 될 것이다.

방사선 영상이나 조직학적 확진과 같은 많은 검사는 전문가의 해석이 필요하다.

▶ 조사자는 수행 중인 진단 검사 결과와 상관없이 모든 환자에게 동일한 진단 기준을 적용하였는가?

마지막으로, 연구자들은 진단 검사로 얻은 결과와 관계없이 모든 환자에게 동일한 참고 기준을 적용해야 한다.[11] 진단 검사 결과에 의해 "목표 양성"으로 진단된 환자만 참고 기준과 함께 확인한다면 진단 검사의 정확도를 과대평가할 수 있다. 진단 검사 결과에 의해 "목표 음성"으로 잘못 분류된 환자를 탐지하지 못하기 때문이다. 예를 들어, 표 5.2[8]의 예에서 진단 검사 결과가 음성으로 나온 환자는 참고 기준으로 확인하지 않았고, 따라서 이러한 환자들 중 일부는 병소가 실제로 있었지만 없는 것으로 분류되었을 수 있다. 다시 말하지만, 이런 오분류는 진단 검사를 실제보다 더 정확한 것처럼 보이게 할 것이다.

상자 5.3. 진단 연구의 비뚤림 위험 평가

검토했던 연구의 진단 딜레마가 있던 환자들은,[8] 치아우식증 증상이 의심되는 환자들만 연구에 포함되었을 가능성이 있어 보인다. 참고 기준의 적용에 관해서는 조사자가 최선의 방법(즉, 법랑질성형술과 우식 병소 직접 관찰)을 사용했음에도 불구하고, 이 방법을 모든 환자에게 적용한 것이 아니라 오히려 치아우식증이 매우 의심되는 환자들에게만 적용하였다. 검사를 수행한 조사자들이 참고 기준의 결과에 맹검했는지도 석연치 않다. 윤리적 이유로 인해 모든 환자에게 참고 기준을 적용하지 않는 것이 적절할 수 있다고 판단하였음에도 불구하고 이러한 누락으로 인해 진단 검사의 성과가 과대포장되었을 수 있다(자세한 내용은 이 장의 끝에 있는 보충 표[8] 참조).

결과는 무엇인가?

비뚤림이 진단 검사 연구 결과에 어느 정도 영향을 미칠 수 있는지 평가한 후 임상의사는 임상 진료 과정에서 진단 검사를 적용할지 여부를 결정하기 위해 결과를 검토해야 한다. 진단 검사 연구의 결과는 대상이 되는 양성 환자와 음성 환자를 구별할 수 있는 진단 검사의 능력을 반영한다. 검사 결과를 생각할 때 임상의사는 검사를 실시하기 전 양성으로 판정될 확률(사전 확률)과 검사

후 양성으로 판정될 확률(사후 확률)을 고려할 수 있다.

진단 검사 연구에서 가장 일반적으로 사용되는 정확도 측정은 민감도, 특이도, 검사 결과가 양성일 경우 목표 조건을 가질 확률(즉, 검사 결과가 양성일 때 사후 확률 혹은 더 나쁜 용어로는 양성예측도), 검사 결과가 음성일 경우 목표 조건을 가질 확률(즉, 검사 결과가 음성일 때 사후 확률 혹은 더 나쁜 용어와 의미로는 검사 결과가 음성일 경우 목표 조건을 가지지 않을 확률[즉, 음성예측도]) 그리고 우도비가 있다. 이 모든 값들은 아래에 정의되고 설명되었다.

진단 검사가 예-아니오 혹은 이분형 검사(결과의 범위를 제시하지 않고 양성 혹은 음성으로 제시)인 경우, 진단 검사 결과가 참고 기준과 비교해서 목표 음성(진음성)으로 올바르게 분류되거나 목표 양성(위양성) 혹은 목표 음성(위음성)으로 틀리게 분류된다.

진단 검사의 정확도에 대한 평가는 이 분류에 기초하여 이루어진다(그림 5.1). 민감도는 목표-양성 환자를 올바르게 분류할 수 있는 검사의 능력인 반면, 특이도는 목표-음성 환자를 정확하게 분류하는 능력이다.[15,16] 사후 확률(예측도라고도 함)은 조사자가 특정 표본에 양성 및 음성 검사를 한 연구에서 목표 양성으로 환자가 분류될 가능성을 반영한다.[16]

검사 결과가 양성 또는 음성일 때 사후 확률은 임상의사가 알고 싶은 것이다. 불행하게도 특정 연구에서 보고된 사후 확률은 환자가 연구 대상 모집단과 동일한 사전 확률을 갖는 경우에만 정확할 것이며, 이는 소수의 환자만 해당될 가능성이 높다.

검사 결과가 양성일 때 목표 조건을 가질 사후 확률을 양성예측도라고 하기도 한다. 불행하게도, 검사 결과가 음성일 때 목표 조건을 가질 확률을 제시(즉, 상황을 직관적으로 생각할 수 있는 방법)하는 대신, 조사자는 종종 검사 결과가 음성일 때 목표 조건을 갖지 못할 확률을 제시한다. 이를 음성예측도라고 한다.[5,15] 그림 5.2는 이러한 결과를 계산하는 방법에 대한 예를 보여준다. 이러한 결과는 모두 비율이나 확률이기 때문에 0부터 1까지(또는 0%에서 100%) 범위가 될 수 있으며, 따라서 1에 가까운 값은 환자가 목표 조건을 가질 정확도나 사후 확률이 더 높다.

우도비는 임상의사가 사전 확률에서 목표 조건을 가질 수 있는 사후 확률로 이동하는 데 도움이 되는 결과물들이다. 이 숫자는 0에서 무한대까지 범위를 가진다. 우도비가 1이면 목표 조건을 가질 수 있는 사후 확률이 사전 확률과 동일하다는 것을 나타낸다. 즉, 우도비가 1일 때 검사 결과는 유용한 결과를 제공하지 않았다. 큰 우도비는 사전 확률에 비해 사후 확률이 크게 증가했음을 나타내지만, 0에 가까운 우도비는 사전 확률에 비해 사후 확률이 크게 감소했음을 의미한다.[11,17] 경험에 따르면 5.0보다 높거나 0.2보다 낮은 우도비는 진단 검사가 진단을 내리는 데 도움을 준다는 것을 의미한다.[11] 불행하게도 조사자는 치과 진단 검사 연구에서 일반적으로 우도비를 보고하지는 않지만, 이러한 연구에서 자주 보고되는 민감도와 특이도를 사용하여 쉽게 계산할 수 있다(표 5.3[11,17]). 우도비를 계산한 후, 수학 공식 또는 보다 쉽게 페이건 노모그램(Fagan nomogram)[11]과 같은 그래픽 도구를 사용하여 특정 사전 확률에서 사후 확률로 이동하는 데 사용

할 수 있다.[17]

요약하면, 진단 검사 연구의 결과를 평가할 때 임상의사는 민감도, 특이도 및 예측도를 검토해야 하며, 이러한 값들은 이상적으로는 1에 가까워야 한다. 임상 진료에서 개별 환자 간에 사전 확률이 연구에 참여한 환자들의 사전 확률과 다르다는 사실을 유념해야 하지만, 양성 및 음성 결과에 대한 우도비 계산도 가치가 있을 수 있다.

		참고 기준	
		환자	건강자
진단 검사	환자	진양성	위양성
	건강자	위음성	진음성

$$민감도 = \frac{진양성}{진양성+위음성}$$

$$특이도 = \frac{진음성}{진음성+위양성}$$

$$사후\ 확률(검사가\ 양성일\ 때) = \frac{진양성}{진양성+위양성}$$

$$사후\ 확률(검사가\ 음성일\ 때) = 1 - \frac{진음성}{진음성+위음성}$$

그림 5.1 진단 검사 결과와 참고 기준 간의 관계에 기초한 진단 검사 연구의 결과

		참고 기준	
		환자	건강자
진단 검사	환자	180	30
	건강자	20	170

$$민감도 = \frac{180}{180 + 20} = 0.9$$

$$특이도 = \frac{170}{170 + 30} = 0.85$$

$$사후\ 확률(검사가\ 양성일\ 때) = \frac{180}{180 + 30} = 0.86$$

$$사후\ 확률(검사가\ 음성일\ 때) = 1 - \frac{170}{170 + 20} = 0.11$$

그림 5.2 진단 검사 연구 결과의 계산

1) 우도비를 기반으로 한 검사 후 질병 확률을 결정하는 데 도움이 되는 도구

상자 5.4. 진단 연구의 결과 평가

양성 검사의 우도비는 3.68인데, 이는 다소 큰 값이며, 검사가 사전에서 사후 확률로 이동 시 중간 정도의 이동이라는 뜻이다. 예를 들어, 사전 확률이 40%의 환자인 경우 검사가 양성이면 사후 확률은 71%이다. 또한 음성 우도비 0.09는 레이저 형광 검사에서 음성 결과가 우식 병소의 존재를 배제하는 데 도움이 된다는 것을 나타내는 작은 우도비이다(자세한 내용은 이 장의 끝에 있는 보충 표[8] 참조). 예를 들어, 40%의 사전 확률을 가진 동일한 환자의 경우, 검사의 음성 결과는 5.7%의 사후 확률을 초래할 수 있다. 따라서 레이저 형광 장비가 우식 병소의 존재를 확인하거나 배제하는 데 정확하다는 결론을 내리게 된다.

결과를 환자 진료에 적용하려면 어떻게 해야 하는가?

마지막으로, 연구 결과가 특정 맥락에 어느 정도 적용 가능한지를 평가할 필요가 있다. 진단 관련 논문에서 보고된 결과의 적용 가능성을 평가할 때는 다음 요소를 고려해야 한다.

▶ *내 임상 환경에서 진단 검사 결과의 재현성과 그 해석이 만족스러울까?*

첫째, 진단 검사가 적절한 재현성(즉, 연구에서 동일한 환자에게 다시 적용했을 때 동일한 결과를 도출하는지의 여부)을 판단할 필요가 있다. 진단 검사 연구의 조사자는 종종 조사자간 재현성, 조사자내 재현성 또는 두 가지 모두를 보고한다. 이 값들은 0에서 1까지 다양하며, 1에 가까운 값은 더 나은 재현성을 나타낸다. 예를 들어, 자블론스키-모메니(Jablonski-Momeni) 등[18]은 교합면 우식증 탐지에 형광 기반 카메라를 사용할 때 "급내상관계수(Intra-class correlation coefficient, ICC)가 0.89"라고 보고하였다. 이는 연구 환경에서 진단 검사 결과가 매우 재현 가능하다고 확신할 수 있는 높은 값이다.

그러나 임상의사는 진단 검사가 자신의 임상 환경에서도 동일하게 재현가능할지 고려할 필요가 있다. 재현성의 한계로는 검사를 적용하거나 결과를 해석하는 데 있어 최적의 훈련이나 경험 부족 혹은 필요한 장비의 유지보수나 교정에 한계가 있을 수 있다.

▶ *연구 결과가 내가 진료할 환자에게 적용 가능한가?*

만약 논문의 연구 대상 환자가 내가 그 결과를 적용할 실제 환자와 다른 특성을 가지고 있다면 진단 검사의 성능이 달라질 수 있다. 진단에 혼동을 줄 수 있는 질환의 심각도나 합병증이 서로 다른 환자들을 대상으로 평가했을 때 다른 특성을 가질 수 있다.[11] 예를 들어, 조사자가 법랑질 결함을 가진 모집단의 인접면 우식증을 탐지하기 위한 진단 검사를 평가한 경우, 임상의사는 같은 검사를 법랑질 결함이 없는 환자에게 적용할 때 다르게 수행될 것이라고 예상할 수 있다. 따라서 임상의사는 연구에 포함된 환자의 선택 기준과 특성을 살펴보고 실제의 환자와 유사한지 판단해야 한다.

▶ 진단 검사 결과가 나의 진료 전략을 바꿀까?

실제 진료에서 검사의 결과가 어느 정도까지 유용할지 판단할 때 임상의사가 고려해야 할 세 번째 측면은 1.0과 거리가 먼 우도비 결과가 나오는 빈도이다. 예를 들어, 우도비 1.5(매우 비정보적)의 양성 검사와 0.1의 음성 검사(사전 확률에 비해 매우 큰 사후 확률 감소로 이끄는)를 고려해 보라. 음성 결과가 자주 나오면 유용한 검사이고 거의 나오지 않는다면 유용한 검사가 아니다.

▶ 그 진단 검사 결과로 환자들은 더 좋아질까?

마지막으로, 임상의사는 진단 검사를 적용한 결과를 고려해야 한다.[11] 질병을 진단하지 않는 결과가 심각할 경우 임상의사가 진단 검사를 적용하기 원할 가능성이 높다. 위양성 및 위음성의 결과도 고려해야 한다. 다른 고려 사항에는 진단 검사의 진단 검사가 침습적일 경우 발생할 수 있는 부작용, 검사의 경제적 비용 부담 및 편의와 부담 문제가 있다. 이러한 판단은 임상적 전문 지식을 필요로 한다.

상자 5.5. 진단 연구의 적용 가능성 평가

결과의 적용 가능성을 평가할 때, 그 진단 검사가 사용하기 쉽고 그 결과가 당신의 임상 진료에서 재현될 수 있다고 하더라도, 적용할 때 한가지 문제는 연구자들이 어린 환자들(즉, 10세에서 13세)의 치아만을 연구에 포함시켰다는 것이다. 이 환자들은 당신이 진료할 때 흔히 볼 수 있는 연령대가 아니기 때문이다. 진단 검사를 할지의 여부를 계속 고민하다 보면 그 진단 검사가 당신의 임상 진료를 만족스럽게 변화시킬 수 있는 좋은 성능을 가졌다는 사실을 기억하게 된다. 그러나 이 연구에서 와동을 형성하지 않은 상아질 우식증 병소를 탐지할 수 있는 기존 방법(예를 들어, 교익 방사선 영상)이 더 좋은 성능을 보였다는 사실도 기억한다. 결국 당신은 우식 병소를 식별하기 위해 레이저 형광 장비를 추가로 사용하는 것이 환자에게 도움이 되지 않을 것이라는 결론을 내리게 되었다(자세한 내용은 이 장의 끝에 있는 보충 표[8] 참조).

결론

진단 검사 정확도에 관한 최선의 연구에서 조사자는 진단에 대한 진짜로 불확실성이 있는 모집단을 등록하고, 환자에 대한 진단 검사와 참고 기준 간의 맹검 비교를 수행할 것이다. 진단 검사 연구의 비판적 평가는 비뚤림의 위험, 결과 및 적용 가능성 측면에 초점을 맞춘다. 임상의사는 최선의 판단을 내려 이 지침을 적용해야 한다.

상자 5.6. 동료에게 어떻게 말할까?

당신은 동료 치과의사들에게 레이저 형광 장비의 비와동형성 우식 병소 탐지 능력은 좋아 보이지만, 당신이 본 논문[8]의 저자들이 보고한 결과값을 그대로 받아들이기에는 성능을 과대평가할 가능성이 있다고 설명한다. 또한 동료 치과의사들에게 직면할 수 있는 적용성의 문제를 설명한다. 즉, 기존에 진료하면서 종종 사용하는 진단 방법의 성능이 더 좋은 것 같다는 점을 고려할 때, 새로운 진단 장비를 구입하기 전에 신중해야 하며 계속 조사할 필요가 있다고 말한다.

참고문헌

1. Brignardello-Petersen R, Carrasco-Labra A, Sash P, Azarpazhooh A. "A practitioner's guide to developing critical appraisal skills: what is the difference between clinical and statistical significance?"JADA 2013 144(7):780 - 786.
2. Chapter 2 of this book was based on Brignardello-Petersen R, Carrasco-Labra A, Booth HA, et al. "A practical approach to evidence-based dentistry: II: how to search for evidence to inform clinical decisions."JADA 2014 145(12):1262 - 1267.
3. Brignardello-Petersen R, Carrasco-Labra A, Glick M, Guyatt GH, Azarpazhooh A. "A practical approach to evidence-based dentistry: III: how to appraise and use an article about therapy."JADA 2015 146(1):42 - 49.e1.
4. Brignardello-Petersen R, Carrasco-Labra A, Glick M, Guyatt GH, Azarpazhooh A. "A practical approach to evidence-based dentistry: IV: how to use an article about harm."JADA 2015 146(2):94 - 101.e1.
5. Fletcher R, Fletcher S. "Diagnosis."In: Fletcher R, Fletcher S, editors. Clinical Epidemiology: The Essentials. 4th ed. Baltimore, MD: Lippincott Williams & Wilkins 2005. p. 35 - 58.
6. Guyatt GH, Meade MO, Richardson S, Jaeschke R. "What is the question?"In: Guyatt GH, Rennie D, Meade MO, Cook DJ, editors. Users'Guide to the Medical Literature: A Manual for Evidence-Based Clinical Practice. 2nd ed. New York, NY: McGraw-Hill 2008. p. 17 - 28.
7. Villa-Chavez CE, Patino-Marin N, Loyola-Rodriguez JP, et al. "Predictive values of thermal and electrical dental pulp tests: a clinical study."J Endod 2013 39(8):965 - 969.
8. Costa AM, Paula LM, Bezerra AC. "Use of Diagnodent for diagnosis of non-cavitated occlusal dentin caries."J Appl Oral Sci 2008 16(1):18 - 23.
9. Guyatt GH, Straus S, Meade MO, et al. "Therapy."In: Guyatt GH, Rennie D, Meade MO, Cook DJ, editors. Users'Guide to the Medical Literature: A Manual for Evidence-Based Clinical Practice. 2nd ed. New York, NY: McGraw-Hill 2008. p. 67 - 86.
10. Fletcher R, Fletcher S. "Introduction."In: Fletcher R, Fletcher S, editors. Clinical Epidemiology: The Essentials. 4th ed. Baltimore, MD: Lippincott Williams & Wilkins 2005. p. 1 - 16.
11. Furukawa TA, Strauss S, Bucher HC, Guyatt GH. "Diagnostic tests."In: Guyatt GH, Rennie D, Meade MO, Cook D, editors. Users'Guides to the Medical Literature: A Manual for Evidence-Based Clinical Practice. 2nd ed. New York, NY: McGraw Hill 2008. p. 419 - 438.
12. Tantanapornkul W, Okouchi K, Fujiwara Y, et al. "A comparative study of cone-beam computed tomography and conventional panoramic radiography in assessing the topographic relationship between the mandibular canal and impacted third molars."Oral Surg Oral Med Oral Pathol Oral Radiol Endod 2007 103(2):253 - 259.

13. Jespersen JJ, Hellstein J, Williamson A, Johnson WT, Qian F. "Evaluation of dental pulp sensibility tests in a clinical setting."J Endod 2014 40(3):351 – 354.
14. Sinanoglu A, Ozturk E, Ozel E. "Diagnosis of occlusal caries using laser fluorescence versus conventional methods in permanent posterior teeth: a clinical study."Photomed Laser Surg 2014 32(3):130 – 137.
15. Grimes DA, Schulz KF. "Uses and abuses of screening tests."Lancet 2002 359(9309):881 – 884.
16. Fields MM, Chevlen E. "Screening for disease: making evidence–based choices."Clin J Oncol Nurs 2006 10(1):73 – 76.
17. Fagan TJ. "Letter: nomogram for Bayes theorem."N Engl J Med 1975 293(5):257.
18. Jablonski–Momeni A, Heinzel–Gutenbrunner M, Klein SM. "In vivo performance of the VistaProof fluorescence– based camera for detection of occlusal lesions."Clin Oral Investig 2014 18(7):1757 – 1762.

A version of this chapter originally appeared in the March 2015 edition of JADA (Volume 146, Issue 3, Pages 184 – 191. e1). It has been reviewed and updated for accuracy and clarity by the editors of How to Use Evidence–Based Dental Practices to Improve Your Clinical Decision–Making.

보충 표. 진단에 관한 논문의 비판적 평가*

지침	설명
결과가 타당한가?	
연구에 참여한 환자들이 진단 딜레마를 제시했는가?	그들 중 몇몇은 진단 딜레마를 제시하였다. 연구에 포함된 치아는 건강한 치아부터 우식 치아까지 질병의 어느 단계에 있었다. 치아가 연구에 등록된 후 표본에서 제외된 건강한 치아의 세부 그룹이 있었다. 또한 연구에 포함된 각 범주의 치아의 비율을 자세히 살펴보면 진단 검사 특성 평가를 위해 치아우식증 징후가 있는 치아만 포함된 것으로 나타났다. 이는 진단 검사의 정확도가 과대평가된 것으로 보인다.
조사자들은 진단 검사의 결과를 적절한 독립적인 기준과 비교하였는가?	그렇다. 참고 기준은 열구 완전 제거 혹은 법랑질성형술이었는데, 대부분의 임상의사들이 동의하는 방법은 비와동형성 우식 병소를 진단하는 데 가장 적합하다.
진단 검사와 참고 기준을 해석한 조사자들은 다른 결과에 맹검하였는가?	아마 아닐 것이다. 진단 검사를 적용한 임상의사가 다른 진단 검사를 적용한 임상의사와 같은 사람인지 알 수 없다. 만약 임상의사가 같다면 임상의사가 검사 중인 환자를 인식했을 것이므로 다른 검사 결과에 맹검하지 못했을 것이다.
조사자는 수행 중인 진단 검사 결과와 상관없이 모든 환자에게 동일한 진단 기준을 적용하였는가?	아니다. 윤리적 이유로 병이 있다고 분류된 환자만 참고 기준과 함께 확인하였다. 이는 진단 검사의 정확도를 과대평가하는 결과를 초래할 수 있다.
결과는?	
가능한 검사 결과의 범위와 관련된 우도비[†]는 무엇인가?	양의 우도비(즉, LR+) 값은 3.680이었다. 즉, 양성 검사 결과는 비와동형성 교합면 우식 병소의 사전확률에서 사후 확률로 중간에서 낮은 이동으로 이어질 수 있다는 것을 의미한다. 음의 우도비(즉, LR–)값은 이 논문의 조사자가 보고하지 않았지만, 민감도 및 특이도를 사용하여 계산할 수 있다. 민감도는 0.93이고 특이도는 0.75이므로 LR–값은 0.09이다. 이는 검사가 음성이면 건강할 사전확률에서 사후확률로 변화가 중요하며, 더욱 자신있게 질병을 배제할 수 있다는 것을 의미한다.
결과를 환자 진료에 적용하려면 어떻게 해야 하는가?	
내 임상 환경에서 진단 검사 결과의 재현성과 그 해석이 만족스러울까?	조사자간 그리고 조사자내 재현도는 0.730~0.747까지 다양하며, 이는 저자가 채택한 기준에 따른 실질적인 합의를 나타낸다. 본 연구에서 평가한 레이저 기기는 사용이 쉬운 것으로 보이며, 그 결과를 해석하기 쉬우므로 연구 결과를 여러 설정에 적용할 수 있을 가능성이 높다. 그러나 임상의사는 자신의 진료에 제한이 있는지의 여부를 평가해야 한다.
연구 결과가 내가 진료할 환자에게 적용 가능한가?	연구 참여 대상자들은 10세에서 13세 사이의 26명의 환자들로, 대구치와 소구치에 치아우식증이 확실하게 보이거나 치아우식증이 없는 대구치와 소구치를 포함하였다. 임상의사는 환자가 검사의 성능을 변화시킬 수 있는 다른 특징을 가지고 있는지의 여부를 고려해야 한다.
검사 결과가 나의 경영 전략을 바꿀까?	아마 아닐 것이다. 우도비에 따르면 진단 텍스트만으로는 비와동형성 우식 병소 진단을 확인하거나 배제할 수 없다.
그 검사 결과로 환자들은 더 좋아질까?	아마 아닐 것이다. 비와동형성 우식 병소을 진단하지 못한 결과가 심각할 수 있고, 잠재적으로 치수 괴사를 초래할 수도 있지만, 진단 검사의 결과는 충분히 정확하지 않았다. 기존 방법은 이 연구에서 수행한 진단 검사보다 더 성능이 좋았다. 따라서 환자들은 이 진단 검사를 추가로 받더라도 혜택을 받을 가능성이 낮다.

* 출처: 코스타(Costa) 등.[8]

† LR = likelihood ratio.

Chapter 6. 체계적 문헌고찰과 메타 분석 활용법

Alonso Carrasco-Labra, D.D.S., M.Sc., Ph.D. Romina Brignardello-Petersen, D.D.S., M.Sc., Ph.D. Michael Glick, D.M.D. Gordon H. Guyatt, M.D., M.Sc. and Amir Azarpazhooh, D.D.S., M.Sc., Ph.D.

이 장에서 다루는 내용:

지식의 종합과 번역

비체계적 문헌고찰(Narrative Reviews)과 체계적 문헌고찰의 차이는?

체계적 문헌고찰이 연구 설계로 간주되는 이유는?

임상에서 의사결정을 돕기 위한 체계적 문헌고찰의 비판적 평가
- 비뚤림의 위험은 얼마나 심각한가?
- 결과는 무엇인가?

메타 분석의 구조
- 결과를 환자 치료에 적용하려면 어떻게 해야 하는가?

결론

서론

이 책의 이전 장들에서는 근거기반치의학[1]의 과정을 소개하고 임상 진료에서 정보를 얻기 위한 근거 검색 방법[2]과 치료법[3], 위해성[4] 및 진단[5]을 다룬 논문을 활용하는 방법에 대하여 설명하였다. 이 장에서는 임상 질문에 답하기 위해 체계적 문헌고찰을 활용하는 방법을 설명하고, 체계적 문헌고찰의 설계를 이해하기 위한 기본 개념을 소개하고 기술하며, 이러한 개념을 사용해서 연구를 비판적으로 평가하는 방법을 설명한다. 또한 독자들은 체계적 문헌고찰에 제시된 결과를 해석하고 활용하여 임상에서 의사결정에 도움을 받는 방법을 배우게 된다. 후속 장에서는 근거기반 임상진료지침을 활용하는 방법을 설명한다.

상자 6.1. 임상 시나리오

시골 외딴 곳에 있는 치과에서 일하고 있는 당신은 #35 제2소구치의 치아우식증 치료로 의뢰받은 55세 여성을 만난다. 의뢰 임상의사는 비가역성 치수염으로 진단하였다. 임상 검사를 한 후에 당신은 발치를 권했다. 환자는 집에서 치과까지 오고가는 시간이 부담되기 때문에 치료를 시작한다면 얼마나 많이 내원해야 하는지 묻는다. 당신은 수술 후 합병증으로 치조골염(건성발치와)이 생길 위험을 최소화하기로 결정하였다. 이런 경우 클로르헥시딘을 처방해 왔지만, 클로르헥시딘이 실제로 환자의 건성발치와 위험을 줄이는 데 도움이 되는지 궁금하다. 결국 당신은 코크레인 라이브러리를 참조하고 이 문제를 해결하는 최근에 발표된 체계적 문헌고찰을 찾아보기로 한다.[6]

지식 종합과 번역

임상 분야와 관련된 지식을 최신 상태로 유지하는 것은 어려운 일이다. 메드라인 트렌드 데이터베이스(Medline (PubMed) Trend Database)[7]에 따르면 2012년 3만 건 이상의 무작위배정 임상시험이 발표되었다. 이 중 약 1,500건이 치과 임상시험이었다. 치과의사를 포함한 어떤 의료 서비스 공급자도 이 엄청난 양의 정보를 관리할 수 없다. 체계적 문헌고찰은 중재나 노출에 대한 가용한 근거를 배우는 효율적인 방법을 보여준다.

코크란 협업[8]에 따르면, 체계적 문헌고찰은 "의학적인 진단, 치료, 예방 등에 대한 구체적 질문이 생겼을 때 기존의 관련 연구자료들을 검색하고 수집 및 비판적으로 분석해서 질문에 대한 결론을 내리는 연구 방법"으로 정의된다. 일차 관찰 연구와 무작위배정 임상시험처럼, 체계적 문헌고찰은 비뚤림의 위험을 최소화할 것을 요구하는 연구의 유형이다. 이러한 비뚤림 감소 전략(즉, 체계적 문헌고찰 과정)이 마련되어 있다면, 독자들은 적절한 분석을 통해 얻은 결과가 중재나 노출의 효과에 대한 최선의 추정치일 것이라고 신뢰할 수 있다.[8]

비체계적 문헌고찰과 체계적 문헌고찰의 차이는 무엇인가?

치과 학술지에 게재된 많은 논문의 저자들은 자신의 논문을 "고찰(리뷰)"이라고 언급하지만, 이러한 논문의 소수만이 체계적 문헌고찰이라고 할 수 있다. 이 때문에 고찰 논문을 읽는 임상의사는 비체계적 문헌고찰과 체계적 문헌고찰을 구분할 수 있어야 한다. 비체계적 문헌고찰에서 저자들은 특정 상태나 질병과 관련된 하나 이상의 측면(즉, 질병의 원인, 진단, 예후 또는 치료와 관리)을 다루면서 기존 지식의 전체적인 개요를 제공한다. 비체계적 문헌고찰은 이미 알려진 것이 무엇인지를 요약하고 새로운 관점을 강조하거나 아직 해결하지 못한 문제가 무엇인지 정리하는 것이 목적이기 때문에 치과대학생(그리고 때때로 치과의사)에게 유용할 수 있지만, 저자가 데이터를 체계적으로 수집하고 처리하지 못하면 비체계적 문헌고찰에서 도출되는 결론은 사실을 오도할 수 있다.[9,10] 이와 대조적으로 신뢰할 수 있는 고찰의 저자는 체계적이고, 투명하며, 포괄적인 방법을 사용하여 중재, 예후 및 진단 질문에 대한 모든 가능한 근거를 검색하고, 수집해서, 비판적으로 평가하고 요약한다. 예후와 진단(및 위해) 문제에 초점을 맞춘 체계적 문헌고찰도 가능하지만, 이 장에서는 치료(및 위해) 문제에 초점을 맞추겠다. 표 6.1[11]은 비체계적 문헌고찰과 체계적 문헌고찰의 차이에 관한 추가적인 세부사항을 보여준다.

체계적 문헌고찰과 메타 분석의 주요 한계 중 하나는 도출된 요약 추정치가 분석에 사용된 일차 연구의 결과만큼만 신뢰할 수 있다는 것이다.[12] 따라서 엄격하게 수행된 체계적 문헌고찰의 저자는 여전히 약한 추론만을 보증하는 낮은 질의 근거를 보고할 수 있다.

표 6.1 비체계적 문헌고찰과 체계적 문헌고찰의 차이점*

특성	비체계적 문헌고찰	체계적 문헌고찰
고찰의 임상 질문	거의 보고되지 않거나 몇 가지 광범위한 질문만 다룸	인구 집단, 중재 혹은 노출 그리고 결과에 초점을 맞춘 질문
일차 연구의 검색	있더라도 거의 보고되지 않으며, 포괄적이지 않음	근거 자료원의 데이터베이스를 포괄적으로 검색
일차 연구 선택	있더라도 거의 보고되지 않으며, 종종 비뚤림이된 연구 선택	일차 연구에 대한 명시적 선택 기준
일차 연구의 비뚤림 위험성 평가	있더라도 거의 보고되지 않으며, 일반적으로 체계적이지 않음	평가된 일차 연구의 비뚤림 위험
포함된 연구 결과를 요약하는 방법	대개 질적이고 비체계적 요약	통합이 체계적(정성적 또는 정량적)

* Reprinted with permission of JAMA and The JAMA Network from Guyatt and colleagues.[11]

체계적 문헌고찰이 연구 설계로 간주되는 이유는?

체계적 문헌고찰과 근거기반 임상진료지침은 임상에서 의사결정에 도움을 줄 수 있는 가장 값진 문서이다.[12] 우리는 이 책의 이전 장에서 피코 접근법(2장 참조)을 사용한 질문의 프레임을 다룬 바 있다. 고찰의 저자는 이와 유사한 방식으로 명확하고 집중적인 연구 임상 질문을 정의함으로써 시작한다. 피코 질문의 구성 요소는 고찰에 포함된 연구의 저자가 요약한 적격성 기준과 일치한다. 예를 들어, 저자가 관심 모집단을 치아 발거한 환자로 명시하는 경우 적격 연구는 그러한 환자만 등록해야 한다. 체계적 문헌고찰의 저자는 모집단 또는 환자의 유형, 임상적 중재 또는 관심 노출, 중재에 대한 비교 측정 그리고 환자에 중요한 결과의 선택 등을 명확히 제시해야 한다.

이 모든 기준을 명시한 후, 고찰의 저자는 이상적으로는 공개되거나 사용자가 이용할 수 있는 프로토콜로 그 방법을 설명해야 한다. 체계적 문헌고찰에서 저자의 선정 기준과 방법에 대한 명시적이고 투명한 선언을 뒷받침하는 많은 이유가 있다. 조사자들은 최종 원고가 출판된 후부터 고찰을 시작하기 전에 결과와 방법들을 비교하면서 결과의 선택과 방법 사이의 중요한 불일치를 기술해왔다.[13] 이상적으로 고찰의 저자들은 그들이 분석에 사용한 모든 가용한(발표된 혹은 발표되지 않은) 근거들에 대한 포괄적인 검색을 기술할 것이다. 이 과정의 결과로, 연구자들은 우선 제목과 추상적인 수준에서 일련의 참고문헌을 선별하고, 나중에 연구 보고서를 완성하여 검색된 논문이 선정 기준에 부합하는지의 여부를 밝혀야 한다(그림 6.1[11]). 모든 관련 연구를 식별한 후, 고찰의 저자들은 연구의 특성, 비뚤림 평가의 위험 및 결과와 관련된 데이터를 추상화한다. 마지막으로, 근거를 요약하고 근거 전체의 질을 평가한다(그림 6.1[11]).[14]

상자 6.2. 검색해서 찾은 문헌

코크란 라이브러리를 참고하여 최근에 출판된 체계적 문헌고찰을 찾았다. 논문의 저자는 치아 발거 후 치조골염(건성발치와)의 예방과 치료에 대한 국소 중재(local interventions)의 영향을 평가하는 것을 목표로 하였다.[6] 고찰의 저자들은 관련된 21건의 임상시험 중 18개가 치아 발거 후 치조골염(건성발치와)의 예방 및 치료에 관한 것이었으며, 임상시험 참여자는 2,370명이었다는 사실을 확인하였다. 체계적 문헌고찰의 저자들은 10개 이상의 발치와 내 중재를 보고했지만, 각각의 중재에 대해서는 제한된 근거를 발견하였다.

임상에서 의사결정을 내리기 위해 해야 할 체계적 문헌고찰의 비판적 평가

이전 장에서 기술한 바와 같이, 치의학 논문을 활용하는 과정에는 비뚤림의 위험성 평가, 결과 평가, 결과의 적용성 평가가 포함된다.[14]

비뚤림의 위험은 얼마나 심각한가?

체계적 문헌고찰의 결과가 정확한지는 고찰의 저자들이 모든 관련 연구를 식별, 검색, 선택, 비판적 평가 및 요약했는지의 여부에 따라 달라진다.[15] 표 6.2[16-21]는 체계적 문헌고찰의 비뚤림 위험을 평가할 때 고려해야 할 측면과 그 예를 제시한다.

▶ *고찰에서 명시적이고 적절한 적격성 기준을 제시하였는가?*

저자가 모든 종류의 악안면 감염을 치료하기 위한 모든 항생제의 효과를 종합하려는 목적으로 작성한 체계적 문헌고찰을 고려해 보자. 그 다음으로, 저자가 어린이와 청소년의 치아우식증 발생률을 줄이기 위한 불소 바니쉬의 효과를 취합하고자한 고찰을 생각해 보자. 당연하게도, 첫 번

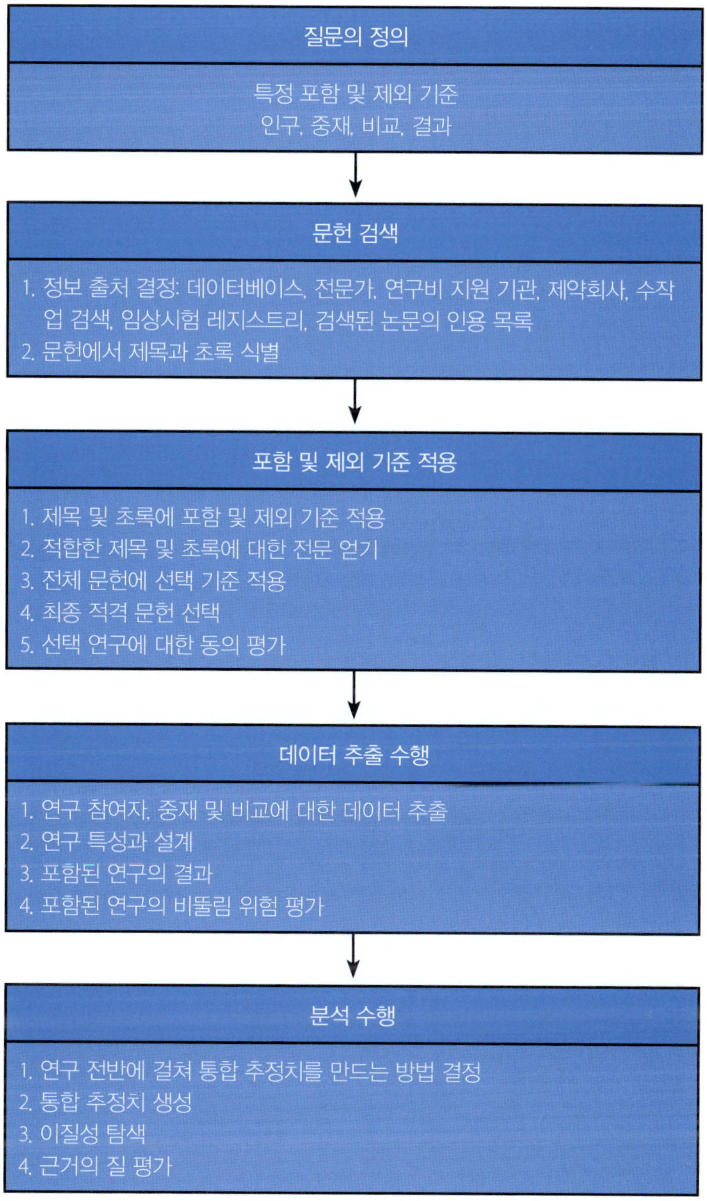

그림 6.1 **체계적 문헌고찰 과정**

Adapted with permission of JAMA and The JAMA Network from Guyatt and colleagues.[11]

째 고찰은 그 범위가 너무 넓을 것이고, 두 번째 고찰은 만족스러울 정도로 좁을 것이다.

무엇이 체계적 문헌고찰의 질문 범위를 넓게 만드는가? 아마도 간염과 항생제 작용 메커니즘의 병태생리학적, 미생물학적 측면에 따르면 서로 다른 환자 유형(서로 다른 감염 유형)과 중재(서로 다른 항생제 종류)에 따라 치료 효과가 다르다고 알려져 있다.[11] 따라서 이러한 모든 데이터를 요

표 6.2 **체계적 문헌고찰의 비뚤림 위험에 대한 비판적 평가를 보여주는 예**

측면	예	설명
비뚤림의 위험은 얼마나 심각한가?		
고찰에 명시적이고 적절한 자격 기준이 포함되었는가?	"대상집단: 모든 성별과 연령, 모든 유형의 부정교합(클래스 I, II 또는 III) 및 최소 12개월 동안 제1대구치가 포함된 양쪽 치열궁에 고정성 교정장치로 교정치료를 치료받고 있는 교정 환자. 중재: 사람을 대상으로 다양한 구강 건강 동기부여 전략, 구강 청결술을 포함하는 생체 내 연구만. 대조군: 비치료군, 통상적인 구강 관리(황금 기준) 혹은 비활동성 대조군. 결과: 일차 결과로서 치면세균막 지수(PI)와 치은 지수(GI)를 평가하였다. 이차 결과로는 치아우식 병소와 초기 백색 병소의 존재 여부였다."[16]	저자들은 "교정치료 환자의 치면세균막 증가와 영구치 병소를 예방하는 것이 임상적으로 가능한가, 특히 치과위생사가 수행하는 예방적 시술이 고정식 교정장치를 부착한 치아교정 환자의 치질 탈회 위험을 줄이는 데 효과적인가?"라는 질문에 답변하는 것을 목표로 하였다.[16] 저자들은 연구 질문의 다른 구성 요소들을 상세히 기술하였다. 이러한 구성 요소는 선택 기준(포함 및 제외 기준)을 나타낸다. 여기에 설명된 기준은 민감하고 집중적인 질문을 반영한다. 고찰에서 정의된 결과변수는 환자에게 중요한 것으로 분류되었다.
관련 연구에 대한 검색이 상세하고 철저한가?	"메드라인(1950년~2011년 9월), 코크란 라이브러리 전체(1990년~2011년 9월), 시날 데이터베이스(1980년~2011년 9월), 미시간대학교 치과대학 '치의학 및 구강 과학(Dentistry and Oral Sciences)' 데이터베이스(EBSCO host, 1990년~2011년 9월)를 검색하여 모든 언어의 관련 논문을 파악하였다. 최종 검색 업데이트는 2011년 9월 19일에 수행하였다. 메드라인에서 잠재적으로 관련될 수 있는 연구를 찾기 위해 1) 치주염, 2) 조산, 3) 치석제거술 치료를 주제로 메쉬 용어와 키워드를 검색하였고, 'AND'라는 논리형(Boolean) 용어를 사용하여 검색어들의 교차점을 찾았다. 기본적인 접근법은 각 전자 데이터베이스를 검색하기 위해 필요에 따라 수정되었다[온라인 미국치주과학회지(Journal of Periodontology)의 부록 3 참조]. 검색에 어떤 제약은 없었다."[17] "미발표 임상시험을 찾기 위해 클리니컬 트라이얼(CinicalTrials.gov)과 학술회의의 초록을 검색하였다(National Academy for State Health Policy's 20th Annual State Health Policy Conference, 콜로라도 덴버, 2007년 10월 15일, 제34차 인도 치주학회, 인도 다르와드, 2009년 12월 3~5일)."[17]	연구 저자들은 검토 검색 과정에서 참조한 모든 전자 데이터베이스를 검색 기간과 함께 기술하였다. 또한 온라인판의 부록에 전체 검색 전략을 밝혔다. 또한 임상시험 등록과 학회 초록집에서 "회색문헌(전통적인 상업적 또는 학술적 출판 및 유통 경로 밖의 기관에서 생산한 자료와 연구. 보고서, 워킹 페이퍼, 정부 문서, 백서 및 평가가 포함)"을 검색하였다. 이 검토에서 한 가지 잠재적인 제한사항은 저자들이 검색을 위해 포함된 데이터베이스 중 엠베이스를 포함하지 않았다는 것이다. 일부 보고서는 가장 중요한 모든 데이터베이스를 포함한 고찰에 비해 하나 또는 몇 개의 데이터베이스만 포함한 체계적 문헌고찰이 관련 연구를 누락할 위험이 더 높다는 것을 보여준다.[18] 코크란 핸드북은 체계적 문헌고찰을 검색할 때 최소한 메드라인, 엠베이스 및 센트럴(Central)은 이용해야 한다고 제안한다.[19] 체계적 문헌고찰 검색에서 일부 관련 일차 연구를 누락했을 가능성이 있음을 잊지 말아야 한다.
일차 연구들의 방법론은 질적으로 높은 수준인가?	"무작위 시퀀스 생성, 할당 은폐, 마스킹, 결과 데이터의 완전성, 선택적 결과 보고의 위험성 및 기타 비뚤림의 위험성 등 6개 영역을 통합한 코크란 협업의 평향 위험성 평가 도구를 사용하여 포함된 임상시험에 대한 평향 위험성 평가를 수행하였다."[20] "비뚤림 위험성 평가의 사전 정의된 6개 영역을 사용하여, 우리는 5개의 무작위배정 임상시험 중 3개는 비뚤림 위험이 높은 것으로 판단하였고, 2개는 비뚤림 위험이 불분명하고, 1개는 비뚤림 위험이 낮은 것으로 판단하였다."[20]	저자들은 포함된 각 연구의 비뚤림 위험에 대한 상세한 설명이 포함된 표를 제시하였다. 이 분석은 대부분의 연구가 비뚤림 위험이 높다고 판단되었음을 보여주었다. 나머지 연구들은 불분명한 비뚤림 위험으로 분류되어 고찰 결과에 대한 우려가 커지고 있다.

표 6.2 체계적 문헌고찰의 비뚤림 위험에 대한 비판적 평가를 보여주는 예 – 계속

측면	예	설명
연구에 대한 평가는 재현 가능한가?	"두 명의 검토 저자(Anneli Ahovuo-Saloranta [AAS]와 Helenab Forss [HF])는 제목과 키워드, 초록, 적격성 결정 등에 기초하여 독자적으로 논문을 선정하였다. 선정된 모든 연구의 전문을 얻었다. 포함 기준과 관련된 정보가 초록에 제공되지 않거나 제목은 적절하지만 초록이 제공되지 않는 경우 보고서의 전문을 입수하였다."[21]. "데이터는 앞서 작성한 데이터 추출 양식을 이용하여 두 명의 검토 저자(AAS, HF)가 독자적으로 중복 추출하였다. 추출 양식은 이전 검토 버전(AAS, Anne Hiiri [AH])에서 두 검토 저자에 의해 독립적으로 검증되었으며, 연구 표본이 포함되었다."[21]	저자들은 검토 과정에서 실수나 자의적 판단의 위험을 최소화하기 위해 관련된 모든 방법론적 단계에 대해 철저한 설명을 제공했다. 중요한 단계는 독립적으로 중복 수행되었다.

약한 하나의 합산 추정치는 특정 환자 그룹이나 특정 항생제에는 적용되지 않을 것이며, 따라서 임상의사에게는 아무런 소용이 없을 것이다. 반면에, 초점을 좁힌 질문의 결과는 어린이와 청소년, 사용 가능한 불소 바니쉬 그리고 치아우식 병소를 확인할 수 있는 접근법 등이 될 것이다. 환자, 중재 및 결과에 따른 효과의 유사성이 (체계적 문헌고찰에서) 효과의 단일 집합 추정을 정당화할 수 있다.[22]

▶ 관련 연구를 철저히 조사했는가?

치료 효과의 안전한 추정치를 위해서는 조건에 맞는 연구에 대한 포괄적인 검색이 필요하다. 불행하게도 모든 관련 전자 데이터베이스를 포함하는 검색일지라도 충분하지 않을 수 있다. 중재 연구의 경우 결과가 부정적으로 나오면 발표되지 않는 경향이 있다. 그런데, 이러한 일차 연구의 저자들이 효과에 따라 선택적으로 연구 결과를 보고하고 발표한다면 그 결과는 체계적인 과대평가(즉, 출판 비뚤림)가 될 것이다.[23,24] 이 문제를 막는 한 가지 방법은 "회색문헌"을 검색하여 포함시키는 것이다. 여기에는 학위논문, 학회 초록집, 개인 서신, 조사자의 파일 서랍 또는 하드 드라이브에서 발견된 연구 방법과 결과의 기록, 정책 문서 등이 포함된다.[25,26]

검색 전략이 포괄적이었는지 평가할 때 독자는 저자가 어떤 데이터베이스를 참고했는지, 체계적 문헌고찰에서 특정 언어로 된 자료 혹은 출판된 자료로만 검색을 제한했는지 초점을 맞추어야 한다.[19] 특정 데이터베이스와 그 특성에 대해 자세히 알아보려면 2장을 참조하라.

▶ 일차 연구(2장 역자주 참조)의 비뚤림 위험이 낮았는가?

체계적 문헌고찰 결과의 신뢰도는 체계적 문헌고찰에 포함된 일차 연구의 신뢰도만큼이나 크다. 신뢰도를 평가하려면 체계적 문헌고찰에 포함된 주요 연구들의 비뚤림 위험을 해결해야 한다. 비뚤림 위험이 높은 것으로 평가된 연구는 치료 효과를 최대 150%까지 과대평가할 수 있다.[27]

따라서 포함된 연구 전체의 비뚤림 위험이 낮을 때 신뢰도가 증가한다.[11] 연구 설계가 서로 다른 일차 연구들은 특정 잠재적 비뚤림 조합이 될 수 있으므로 저자가 비뚤림 위험을 평가하려면 특정 체크리스트(확인사항대조표)를 따라야 한다. 무작위배정 임상시험에서 다루는 치료의 쟁점에 대해, 주요 고려 사항으로는 무작위화, 맹검, 추적 기간의 탈락 최소화 등이 포함된다.[5,28]

▶ 일차 연구(2장 역자주 참조)의 선택과 평가가 재현 가능한가?

체계적 문헌고찰을 수행할 때 조사자가 수행하는 모든 단계(그림 6.1[11])는 오류에 취약하다.[29] 예를 들어, 특정 연구를 포함시키고 제외하는 것은 판단을 필요로 한다. 마찬가지로, 데이터 추상화 중에 오류가 발생할 수 있다. 예를 들어, 조사자들은 코크란 낭성 섬유증 및 유전적 장애 그룹에 의해 수행된 34개의 고찰 중 20개가 일차 연구의 데이터에 대한 계산 착오와 잘못된 해석과 같은 오류를 포함한다는 것을 발견하였다.[30] 적격성 검토를 독립적으로 중복 수행하고, 데이터 추출을 통해 불일치를 해소한다면 앞서 언급한 오류와 의도하지 않은 또는 잠재의식적인 비뚤림을 최소화할 수 있다.[31] 따라서 체계적 문헌고찰의 독자는 저자들이 선별과 데이터 추출을 중복 수행하였는지의 여부를 확인해야 한다.

상자 6.3. 체계적 문헌고찰의 비뚤림 위험 평가

체계적 문헌고찰[6]의 저자들은 중재, 비교, 결과의 범위가 충분히 좁다고 정의하였고, 여러 데이터베이스를 검토했을 뿐만 아니라 미발표 데이터도 검색하기 위해 노력하는 등 포괄적인 검색을 수행하였다. 체계적 문헌고찰에 포함된 일차 연구의 저자들이 보고한 내용은 저조했고, 그 결과 비뚤림 등급의 위험은 불분명한 비뚤림 위험으로 평가되었다. 마지막으로, 체계적 문헌고찰의 저자들은 연구 선택은 독립적으로 중복 선택했다고 하였다. 따라서 읽기 시작한 체계적 문헌고찰은 비뚤림의 위험이 낮거나 중간 정도인 것으로 판단하고 그 결과를 계속 읽고 해석한다.

결과는?

비뚤림 위험의 크기를 평가한 후 임상의사는 결과, 특히 치료 효과의 크기와 정밀도 그리고 환자 치료에 대한 영향을 고려해야 한다. 동일한 임상 질문에 대한 코크란 체계적 문헌고찰과 비교할 때 제약회사가 지원하는 의약품 고찰은 고찰에서 소개하는 연구를 비뚤림의 위험이 낮은 것으로 평가하며, 유사한 치료 효과를 보이는 경우에도 보다 긍정적이고 호의적인 결론을 내리는 경향이 있다. 이상적이라면 임상의사는 제약회사에서 자금을 지원하지 않는 고찰을 찾아야 하며, 이러한 고찰이 없는 경우, 임상의사는 저자의 추론에 대해 회의적인 태도를 취해야 한다.[32] 체계적 문헌고찰의 결과를 평가하기 위해서 임상의사는 포함된 연구 전체에서 효과가 유사한지의 여부뿐만 아니라 효과의 크기와 정확도도 고려해야 한다. 표 6.3[20,21]은 치의학에서 체계적 문헌고찰 결과에 대한 평가의 예를 제시한다.

표 6.3 체계적 문헌고찰 결과의 비판적 평가를 보여주는 예

예	치료 효과는 얼마나 컸는가?	치료 효과의 추정치가 얼마나 정확했는가?
"또한 우리는 그림 6.2에서 보여주듯이 관찰 기간 동안 MTA*로 치료한 유구치와 FC†으로 치료한 유구치(상대위험도†= 1.01; 95% 신뢰구간, 0.98–1.05) 사이의 임상적 성공 가능성에 큰 차이가 없다는 점에 주목하였다."[20]	MTA로 유구치를 치료할 때 임상적으로 성공할 상대위험도는 FC와 비교하여 1.01이다. 이는 MTA를 이용한 치료법의 임상 성공 확률이 FC에 비해 1% 증가했음을 나타낸다. 이 경우 점 추정치는 유구치를 FC로 치료하든 MTA로 치료하든 임상적 성공에는 아무런 차이가 없을 수 있음을 시사하고 있다.	95% 신뢰구간(0.98~1.05)은 하한에서 MTA를 사용할 때 FC와 비교하여 임상 성공률이 2% 감소할 것을 보여준다. 반면 상한선을 보면 MTA를 사용할 경우 FC에 비해 임상 성공률이 5% 증가할 수 있다는 것을 알 수 있다. CI의 양 극단 모두 유사한 임상 작용으로 이어질 가능성이 높으므로(상대위험도 2% 감소와 5% 증가 모두 임상적으로는 FC보다 MTA를 선호하는 것과는 무관하다고 간주될 수 있기 때문에), 이 신뢰구간은 충분히 정확하거나 좁은 것으로 간주할 수 있다.
"치아홈메우기 없음과 비교한 레진 기반 치아홈메우기: 치아홈메우기 없는 대조군에 비해 2세대 또는 3세대 또는 4세대 레진 기반 치아홈메우기는 5~10세 어린이의 제1대구치에서 치우우식증을 예방한다(2년 추적조사에서 오즈비 0.12, 95% 신뢰구간 0.07~0.19."[21]	저자들은 상대적, 절대적 추정치를 제시하였다. 상대적 용어로, 레진 기반 치아홈메우기는 치아홈메우기 없음과 비교했을 때 우식치면의 비율을 88%까지 감소시킨다. 이는 치료 효과가 큰 것으로 보이지만, 치아홈메우기의 온전한 장점을 평가하기 위해서는 절대적 용어로 표현해야 한다.	저자들은 상대적 추정치와 절대적 추정치 모두에 대해 신뢰구간을 제시하였다. 상대적인 측면에서, 치아홈메우기 없음에 비해 레진 기반 치아홈메우기를 사용하면 하한에서 우식치면의 비율이 93% 감소하는 것을 볼 수 있다. 상한선 역시 81% 감소라는 큰 치료 효과를 시사하고 있다. 양 극단 모두 임상적으로 의미 있고 치료 효과가 크기 때문에 신뢰구간은 정밀하거나 충분히 좁다.
"후속 2년 동안 대조군 치면의 40%(1000개 치면당 400개)에 치아우식증이 발생했다고 가정한다면, 레진 기반 치아홈메우기를 바를 경우 우식치면의 비율이 6.25%(95% 신뢰구간 3.84%~9.63%)로 감소한다. 마찬가지로 대조군 치면의 70%(1000개 치면당 700개)에 치아우식증이 발생했다고 가정한다면, 레진 기반 치아홈메우기를 바를 경우 우식치면의 비율이 18.92%(95% 신뢰구간 12.28% ~ 27.18%)로 감소한다."[21]	결과를 두 가상 모집단을 기준으로 하여 절대적 용어로 표현하면, 한 가상 집단은 우식치면 유병률이 40%(중간 기준 위험)인 집단이고 다른 가상 집단은 우식치면 유병률이 70%(높은 기준 위험)이다. 레진 기반 치아홈메우기를 사용하면 우식치면 유병률은 각각 6.25%와 18.92%로 떨어진다. 이는 두 모집단에서 모두 효과가 크고 임상적으로 의미가 있는 것으로 보인다.	절대적으로 볼 때, 중간 위험 집단의 경우 신뢰구간은 하한에서는 기준 위험 40%에서 3.8%로, 상한에서는 9.6%로 감소하는 것으로 나타난다. 신뢰구간의 양 극한에서 절대적인 조건이 이렇게 크게 줄어든 것은 이러한 결과가 정확하다는 것을 시사한다. 고위험군의 경우 신뢰구간 하한치는 기준위험 70%에서 하한 12.3%, 상한 27.2%로 감소하는 것으로 나타났다. 양 극단 모두 치료 효과가 크다는 것을 시사한다. 또한 이 신뢰구간은 충분히 정밀한 것으로 간주될 수 있다.

* MTA = mineral trioxide aggregate. † FC = 포르모크레졸.

▶ 연구 결과가 연구마나 비슷했는가?

체계적 (고찰의) 저자들은 특히 환자, 중재, 노출, 비교 및 결과 측정과 관련된 직적 연구의 특성에 대한 데이터를 수집한다. 일차 연구의 결과는 연구마다 다를 수 있는데, 이는 앞서 언급한 연구의 특성들의 다양함이 연구 결과의 차이를 야기할 수 있기 때문이다. 결과가 서로 다른데 다른 이유를 설명할 수 없는 경우, 통합 추정치에 대한 독자의 신뢰도는 감소할 수 밖에 없다. 다음 목록은 통합 요약 추정치에 대한 신뢰도를 유지하기 위해 일차 연구의 결과가 충분히 유사한지의 여부를 평가하는 네 가지 방법이다[11]:

- 점 추정치(즉, 치료 효과의 추정치): 이러한 추정치는 임상시험 간에 비슷해야 하는데, 차이가 클수록 불일치에 대한 우려가 커지기 때문이다.
- 신뢰구간들의 중복: 신뢰구간들이 서로 많이 겹쳐 있을 경우 불일치에 대한 우려는 적다.
- 이질성에 대한 통계적 검정(X^2): 이 검정은 개별 연구 결과의 점 추정치가 동일한지의 여부를 평가한다(상대위험도 연구 1 = RR 연구 2 = RR 연구 3). 유의확률이 낮을수록 불일치에 대한 우려가 커진다(유의확률이 0.1, 0.05, 0.01 또는 0.001 미만으로 감소함에 따라 우려가 증가함).
- I^2 통계량: 이 추정치는 효과 추정치 사이에 실제 변동성 때문에 나타나는 임상시험에서 효과 추정치의 이질성 백분율이다.[33] 경험적으로, 50%보다 높은 I^2값은 큰 이질성을 나타낼 수 있다.

이질성이 크게 존재할수록 저자들은 연구 간 변동성에 대한 가능한 설명을 더 탐구할 필요가 더욱 있다. 이상적으로 저자들은 데이터를 검토하기 전에 미지의 연구 결과의 이질성에 대한 사전 가능한 설명을 할 수 있어야 한다. 설명할 수 없는 이질성이 존재하면 효과 추정치(근거의 질)에 대한 신뢰도는 감소한다[34](그림 6.2[35-38]).

▶ 고찰의 전반적인 결과는?

체계적 (문헌고찰) 저자가 수행하는 메타 분석이 (체계적 문헌고찰에) 포함된 모든 연구에서 효과의 단일 추정치를 얻기 위해 하는 것은 아니다. 단일 효과 추정치를 얻지 못하는 이유는 불완전한 결과 보고뿐만 아니라 환자에 따른 상당한 차이, 중재 및 결과 등이 포함되기 때문이다. 메타 분석을 실시할 수 없거나 실시하기에 적절하지 않은 상황에서 저자는 개별 연구 결과를 표로 제시한다.

그러나 종종 저자들은 메타 분석을 수행할 수 있고 연구에서 수행한 중재의 가중 평균 효과를 나타내는 합동 추정치를 제시할 수 있다. 합동 추정치(즉, 메타 분석 결과)는 보통 일차 연구의 결과와 같은 방식으로 표현된다. 이분형 결과변수(예: 치아우식 병소의 존재 또는 감염 사건의 발생)의 경우, 임상의사는 상대위험도, 상대위험 감소, 위험 차이 또는 오즈비로 결과를 표현한다. 치주낭 깊이, 삶의 질 및 개구량과 같은 연속형 결과변수의 경우 저자는 평균 차이 또는 표준화된 평균 차이를 사용할 수 있다.[5]

각 임상시험의 결과는 최종 합동 추정치에 특정한 "가중" 데이터로 기여한다. (표본) 수가 적은 임상시험 결과는 많은 (표본) 수의 임상시험 결과에 비해 (최종 합산 추정치에) 덜 가중되어 반영된다. 연구 저자들이 보고하는 결과가 동일한 주제지만 다른 단위를 사용하는 경우라도, 각각의 결과는 여전히 수집되어 표준편차(SD) 단위로 표시될 수 있다(예를 들어, 표준화된 평균 차이 0.5는 대조군과 비교하여 치료 개입 효과가 0.5 SD임을 의미한다).

메타 분석에서 일차 연구의 점 추정치와 합산된(요약) 추정치를 찾을 수 있는 위치를 알아보려면, 그림 6.2[35-38]을 참조하라.

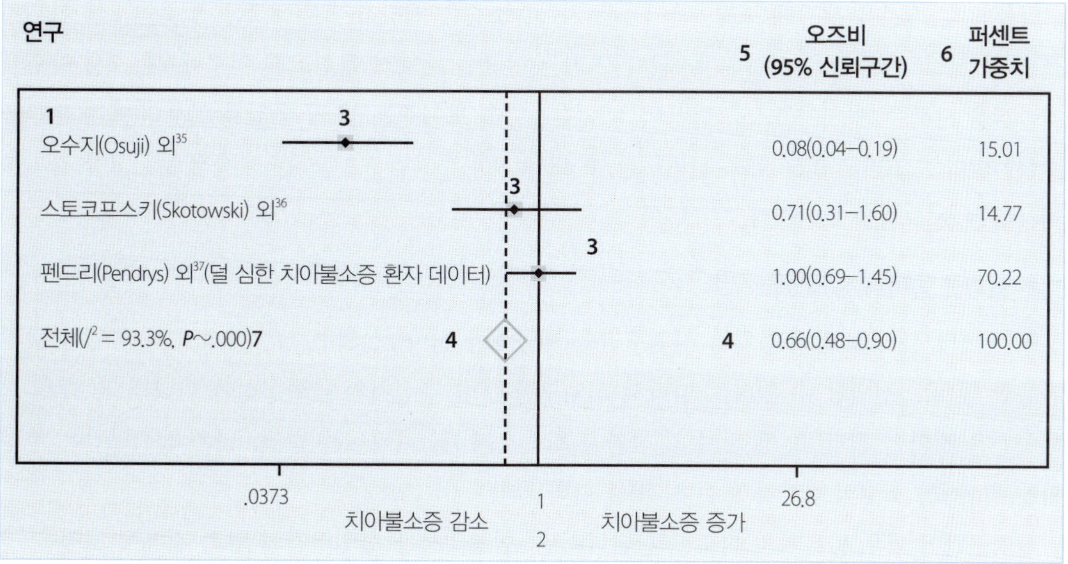

1. 일차 연구 저자[35]
2. 효과 없음 선(Line of no effect)
3. 연구의 점 추정치와 95% 신뢰구간[35-37]
4. 합산(요약) 추정치
5. 정확한 점 추정치와 신뢰구간
6. 포함된 연구의 가중치
7. 이질성을 평가하기 위한 통계 검정과 추정

그림 6.2 2살 이전 불소 치약 칫솔질 시작 대비 2살 이후 시작이 치아불소증 발현에 미치는 효과에 대한 메타 분석
Adapted with permission of The Journal of the American Dental Association from Wright and colleagues.[38]

메타 분석의 구조

일반적으로 숲 그림(즉, 표준 메타 분석을 보고하는 그림)에는 다음과 같은 구성 요소가 있다.

- 연구 식별자(즉 저자명, 발행 연도 또는 연구 명칭)
- 효과 없음을 나타내는 수직선(즉, 비교 대상인 두 그룹 간에 차이가 없을 때 점 추정치는 이 선 위에 있나)
- 각각의 일차 연구에 대한 점 추정치 및 95% 신뢰구간
- 합산(요약) 추정치(= 다이아몬드의 수직선)와 95% 신뢰구간(= 다이아몬드의 수평선)
- 사용된 연관성 표시 및 각 주요 연구의 정확한 점 추정치와 신뢰구간
- 포함된 각 연구의 가중치(백분율로 표시)
- 이질성의 통계 검정 및 I^2 통계량.

그림 6.2[35-38]는 메타 분석의 구성 요소를 나타낸다.

다음 임상 질문을 생각해 보자. 아이들은 치아불소증을 예방하기 위해 2살 전 혹은 2살 이후에 불소 치약으로 칫솔질을 시작해야 하는가? 최근 발표된 체계적 문헌고찰 연구에서는 2세 이후에 칫솔질을 시작할 때 치아불소증 발생이 34% 감소함을 보여주는 세 가지 일차 연구의 메타 분석을 수행하였다(오즈비 = 0.66 95% 신뢰구간, 0.48~0.90).[38] 그림 6.2[35-38]는 체계적 문헌고찰 결과를 제시하는 숲 그림을 보여준다.

▶ 결과는 얼마나 정확했는가?

모든 메타 분석은 점 추정치와 신뢰구간을 제공해야 한다. 신뢰구간은 실제 효과가 있는 값의 가능한 범위로 정의할 수 있다.[39] 따라서 신뢰구간은 점 추정치의 불확실성을 나타낸다. 좁은 신뢰구간은 정확한 결과(즉, 많은 수의 참가자 또는 사건)를 나타내는 반면, 넓은 신뢰구간은 부정확한 결과(즉, 소수의 참가자 또는 사건)를 나타낸다.

신뢰구간이 너무 넓은지의 여부를 판단하려면, 임상의사는 신뢰구간의 양쪽 경계에 초점을 맞추고 이러한 경계가 무엇을 시사하는지 판단해야 하며, 중요한 편익이나 위해를 포함하거나 제외해야 한다.[39] 예를 들어, 치아 발거 후 염증성 합병증을 예방하기 위한 예방적 항생제의 역할을 요약한 체계적 문헌고찰은 수술 전이나 수술 후 모두 예방적 항생제 사용이 합병증의 위험을 9% 증가시킨다는 것을 보여주었다(상대위험도 = 1.09 95% 신뢰구간, 0.40~2.94).[40] 그러나 신뢰구간의 하한은 합병증의 60% 감소를 시사하는 반면, 상한은 194%의 합병증 위험 증가를 나타낸다. 신뢰구간 경계에는 주목할 만한 편익과 중요한 위해가 포함되기 때문에 그 근거는 임상의사에게 개입(예방적 항생제 사용)의 효과에 관한 불확실성을 남긴다. 즉, (예방적 항생제 사용에 관한) 근거는 주요 편익을 보여주기도 하지만, 전혀 효과가 없을 수도 있고, 상당한 위해가 있을 수도 있다. 따라서 이 신뢰구간은 부정확하다(즉, 너무 넓다).

수술 전 예방적 항생제 사용이 "감염의 국소적 징후" 결과에 미치는 영향을 평가하는 동일한 체계적 문헌고찰의 다른 예를 생각해 보자. 7개의 연구를 포함한 메타 분석에서는 "감염의 국소적 징후"가 71% 감소하였다(상대위험도 = 0.29 95% 신뢰구간, 0.15~0.54). 신뢰구간은 상한과 하한 모두에서 확실한 편익으로 판단할 수 있다. 가장 큰 치료 효과는 85%(1.00~0.15)의 감소를 시사하며, 상한은 국소 감염 징후(1.00~0.54)의 46% 감소를 나타낸다. 신뢰구간의 어느 극단에서든 개입(예방적 항생제 사용)은 매우 효과적인 것으로 보인다. 따라서 이 신뢰구간은 충분히 정확하다.[40] 일차 연구 및 합산(요약) 추정치의 95% 신뢰구간에서 찾을 수 있는 위치를 알아보려면 그림 6.2[35-38]를 참조하라.

▶ 근거의 전반적인 품질(효과 추정치에 대한 신뢰도라고도 함)은 어떠한가?

그레이드(GRADE) 작업 그룹은 2000년에 만들어진 국제 협력 단체로, 근거의 품질과 권고안(www.gradeworkinggroup.org)의 등급 강도에 대한 공통되고 합리적이며 투명한 접근법을 개발하기 위한 목적으로 만들어졌다. 그레이드(GRADE)는 체계적 문헌고찰의 맥락에서 근거의 품질을 "효과 추정치가 정확하다는 신뢰의 정도"로 정의한다.[41] 임상의사는 개입의 편익과 위해에 관한 최선의 추정치뿐만 아니라 이러한 추정치의 품질 또는 확실성에 대해서도 배울 필요가 있다. 그레이드(GRADE) 접근 방식에서, 무작위배정 임상시험의 근거는 고품질 근거로 간주된다. 그러나 다음의 5가지 요인은 추정치의 확실성을 높은 값에서 중간 값, 낮은 값 또는 매우 낮은 값으로 감소시킬 수 있다[42]:

- 포함된 연구의 비뚤림 위험[43]
- 연구 전체의 결과 불일치[34]
- 저자들의 연구 질문에 비해서 확인된 근거가 간접적일 경우[44]
- 일차 연구 결과의 부정확성[45]
- 출판 비뚤림 의혹[46]

(체계적 문헌고찰의) 저자는 이러한 각 요인을 탐구하고 그 결과를 논문의 결과, 고찰 및 결론 부분에 제시해야 한다(표 6.4). 예를 들어, '치조골염'이라는 결과에 대해 근거의 질이 보통 수준일 수 있는데, 이는 연구자들이 계산된 효과의 추정치가 진실에 가깝다고 매우 확신하지는 못하고 보통 수준으로 확신하고 있다는 것을 의미한다. 반면 같은 개입에 대해서 한 연구자 또는 연구자 그룹 중 하나가 "부작용"이라는 결과에 대해 낮은 수준의 근거를 보고할 수 있다. 이는 연구자들이 내린 이 결과에 대한 추정이 극히 불확실하다는 것을 의미한다. 임상의사는 논문이 환자에게 중요한 결과에 대해 다룰 때, 낮은 수준의 근거와 높은 수준, 최소한 중간 이상 수준의 근거를 제시하는 논문 사이에서 선택해서 다르게 진료할 수 있다. 그레이드(GRADE) 접근 방식을 사용해 온 치과 진료의 체계적 문헌고찰은 코크란 아웃룩 헬스 그룹(Cochrane Outlook Health Group) 및 및 기타 기관에서 발표한다.[47-49]

상자 6.4. 체계적 문헌고찰의 결과 평가

치조골염(건성발치와) 예방을 위한 중재에 대한 체계적 문헌고찰의 저자들은 보통 수준의 근거를 통해 클로로헥시딘 양치용액을 사용하면 치조골염의 위험성이 42% 감소(상대위험도 = 0.58 95% 신뢰구간, 0.43~0.78)한다고 보고하였다.[7] 신뢰구간은 하한과 상한 둘 다에서 클로로헥시딘을 사용하는 상당한 편이을 제시하였다(즉, 57% 감소와 22% 감소). 포함된 연구의 이질성에 관하여 개별 연구 전 추정치는 유사하며, 신뢰구간은 넓게 겹쳤다. 이실성에 대한 χ^2 검정의 유의확률은 0.36이었고, I^2 추정치는 0%로 이질성이 낮음을 나타냈다. 요약하면, 체계적 문헌고찰 결과는 환자가 클로로헥시딘 양치용액을 사용할 때 치조골염의 위험이 잠재적으로 크게 감소했음을 시사하며, 정확한 신뢰구간과 연구 전반에 걸쳐 이질성은 무시할 수 있는 수준이었다(그림 6.3[50-53]).

표 6.4 무작위배정 임상시험의 체계적 문헌고찰에서 근거의 품질을 평가하기 위한 권고 평가, 개발 및 평가 접근법의 채점

문제 – 무작위배정 임상시험이 높게 시작되지만 관련 심각한 문제로 인해 아래로 이동함:	기준
비뚤림 위험[43]	• 무작위화 • 할당 은폐 • 맹검 • 추적 탈락 • 선택적 결과 보고
부정확[45]	• 신뢰구간이 너무 넓음 • 적은 수의 참가자와 사건
간접성[44]	• 모집단, 중재, 비교 및 결과에 대한 임상 검토 질문과의 차이를 보여주는 연구 포함
불일치[34]	• 포함된 연구들 중에서 이질성의 존재는 점 추정치, 신뢰구간의 중복성, 이질성을 탐지하기 위한 통계적 방법 사이의 유사성을 분석하는 것으로 확인되었다(χ^2 검정 및 I^2 추정).
출판 비뚤림[46]	• 깔때기 그림(funnel plot)의 비대칭성 • 포괄적인 검색 방법 없음 • 적은 표본수의 임상시험 • 기업체 자금 지원으로 수행한 모든 임상시험 • (체계적 문헌고찰에 포함된) 긍정적인 치료 효과와 "믿기 어려운" 치료 효과를 보여주는 모든 연구

결과를 환자 치료에 적용하려면 어떻게 해야 하는가?

이제 최종 단계에서 체계적 문헌고찰의 결과가 임상의사의 특정 맥락에 어느 정도 적용 가능한지 결정해야 한다. 결과를 적용할 때 고려해야 할 요인은 연구자가 환자에게 중요한 모든 결과를 고려했는지의 여부, 근거의 전반적인 품질(효과 추정치의 확실성이라고도 함) 및 편익이 비용 및 잠재적 위험보다 가치가 있는지의 여부이다.

▶ *환자에게 중요한 모든 결과를 고려하였는가?*

중재를 실행한 후에만 결과가 변한다는 사실을 환자에게 통보한다면, 부작용, 추가 부담 또는 비용이 발생하더라도 환자가 중재를 받을 것을 고려하게 되는데, 이것을 환자에게 중요한 결과라고 한다.[54,55] 꽤 많은 경우, 체계적 문헌고찰의 저자는 중재 연구의 부정적인 결과(즉, 부작용)를 보고하지 않는다.[56,57] (체계적 문헌고찰을 진료 시 의사결정에 활용하려는) 사용자는 환자에 중요한 모든 결과를 고려하지 않고 임상 결정을 하는 것은 피해야 한다. 중재에 따른 비용과 부담도 환자가 중요한 결과로 간주할 수 있다. 치과에서 환자에게 중요한 결과의 다른 예로는 치아 상실, 통증, 붓기(부종), 치아 변색 등이 있다.

Study or Subgroup	Chlorhexidine Rinse n/N	Placebo n/N	Weight	Risk Ratio M-H, Random, 95% CI
Delilbasi and Colleagues,[50] 2002	13/62	14/59	18.5%	0.88 (0.45-1.72)
Hermesch and Colleagues,[51] 1998	25/136	40/135	40.0%	0.62 (0.40-0.96)
Larsen,[52] 1991	12/144	28/134	20.3%	0.40 (0.21-0.75)
Ragno and Szkutnik,[53] 1991	10/40	20/40	21.2%	0.50 (0.27-0.93)
Total (95% CI)	**382**	**368**	**100.0%**	**0.58 (0.43-0.78)**

Total events: 60 (chlorhexidine rinse), 102 (placebo)

Heterogeneity: $\tau^2 = 0.01$; $\chi^2 = 3.20$, $df = 3$, $P = .36$; $I^2 = 6\%$

Test for overall effect: $z = 3.66$ ($P = .00026$)

Test for subgroup differences: Not applicable

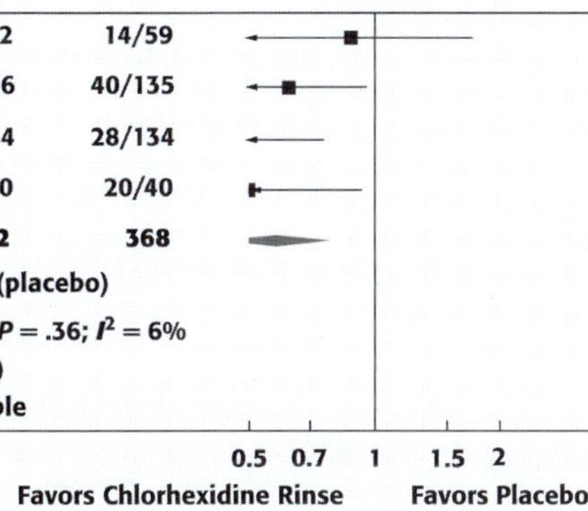

그림 6.3 건성발치와 예방을 위한 클로로헥시딘 양치용액 대 위약(플라시보)의 효과에 대한 메타 분석[50~53]

CI = 신뢰구간, M–H = Mantel Haenszel.

Reproduced with permission of John Wiley and Sons from Daly and colleagues.6

이제 최종 단계에서 체계적 문헌고찰의 결과가 임상의사의 특정 맥락에 어느 정도 적용 가능한지 결정해야 한다.

▶ *잠재적 피해(위해)와 비용을 감수할 가치가 있는 치료인가?*

마지막으로, 환자에게 치료를 할지 여부를 고려할 때 임상의사는 편익과 위해, 비용[11] 및 치료 부담 사이의 균형을 고려해야 한다.[58] 이 균형을 유지하기 위해서 환자의 가치와 선호(즉, "특정 의사결정과 그 의사결정에 따른 결과에 대해 사람들이 가지고 있는 목표, 기대, 성향 및 신념의 총합"[59]) 및 보건의료제도의 맥락을 고려하는 것이 필요하다.

상자 6.5. 체계적 문헌고찰의 적용 가능성 평가

치조골염에 대한 체계적 문헌고찰[6]은 모든 중요한 결과를 제시한다. 체계적 문헌고찰의 저자들은 메타 분석을 이용하여 부작용을 요약하지는 않았지만, 가장 일반적인 부작용은 미각의 되돌릴 수 있는 변형과 치아 착색이라는 것을 보여주는 표 형식의 연구별 보고서를 포함하였다. (따라서) 보통 수준 품질의 근거에 의해 뒷받침된 치조골염의 위험성이 42% 감소했다는 사실이 경미한 부작용보다 더 큰 것으로 보인다.

결론

임상적 의사결정에 이용 가능한 과학 정보의 양은 엄청나게 많다. 자신의 의사결정에 도움을 줄 최선의 이용 가능한 근거에 관심이 있는 임상의사는 고품질의 종합 요약을 필요로 한다. 적절하게 수행되고 보고되었을 때 체계적 문헌고찰은 임상에서 의사결정에 도움을 줄 중요한 정보를 제공한다. 그러나 체계적 문헌고찰 결과는 비뚤림되기 쉽다. 체계적 문헌고찰을 비판적으로 평가한다면 임상의사는 (임상에서) 의사결정에 적절하게 도움을 받을 수 있을 것이다. 체계적 문헌고찰의 비판적 평가는 비뚤림의 위험, 결과 및 적용 가능성 측면에 초점을 맞춘다. 임상의사는 자신의 진료에 대해 가능한 최선의 결과를 얻기 위해 이 지침을 따라야 한다.

상자 6.6. 환자에게 어떻게 말할까?

환자와 상의한 후 클로로헥시딘 양치용액을 처방하고 후속 예약 시 환자의 예후를 확인할 계획이다. 치아를 뽑은 지 일주일 후에 내원한 환자에게 치조골염 징후가 없고, 수술 상처가 잘 아물고 있다는 것을 알게 된다. 이 장의 끝에 있는 보충 표[6]는 이 체계적 문헌고찰에서 수행한 비판적 평가에 대한 자세한 설명을 제공한다.

참고문헌

1. Brignardello-Petersen R, Carrasco-Labra A, Glick M, Guyatt GH, Azarpazhooh A. "A practical approach to evidence-based dentistry: understanding and applying the principles of EBD."JADA 2014 145(11):1105 - 1107.
2. Chapter 2 of this book was based on Brignardello-Petersen R, Carrasco-Labra A, Booth HA, et al. "A practical approach to evidence-based dentistry: II: how to search for evidence to inform clinical decisions."JADA 2014 145(12):1262 - 1267.
3. Brignardello-Petersen R, Carrasco-Labra A, Glick M, Guyatt GH, Azarpazhooh A. "A practical approach to evidence-based dentistry: III: how to appraise and use an article about therapy."JADA 2015 146(1):42 - 49.e1.
4. Brignardello-Petersen R, Carrasco-Labra A, Glick M, Guyatt GH, Azarpazhooh A. "A practical approach to evidence-based dentistry: IV: how to use an article about harm."JADA 2015 146(2):94 - 101.e1.
5. Brignardello-Petersen R, Carrasco-Labra A, Glick M, Guyatt GH, Azarpazhooh A. "A practical approach to evidence-based dentistry: V: how to appraise and use an article about diagnosis."JADA 2015 146(3):184 - 191.e1.
6. Daly B, Sharif MO, Newton T, Jones K, Worthington HV. "Local interventions for the management of alveolar osteitis (dry socket)."Cochrane Database Syst Rev 2012 12:CD006968.
7. Corlan AD. "Medline trend: automated yearly statistics of PubMed results for any query 2004."Available at: http://dan.corlan.net/medline-trend.html. Accessed February 15, 2015.
8. Green S, Higgins J. "Glossary."Cochrane Handbook for Systematic Reviews of Interventions 4.2.5. The Cochrane Collaboration 2005. Available at: http://community.cochrane.org/glossary. Accessed March 3, 2015.
9. Oxman AD, Guyatt GH. "The science of reviewing research."Ann N Y Acad Sci 1993 703:125 - 133.

10. Antman EM, Lau J, Kupelnick B, Mosteller F, Chalmers TC. "A comparison of results of meta-analyses of randomized control trials and recommendations of clinical experts: treatments for myocardial infarction."JAMA 1992 268(2):240 - 248.
11. Guyatt GH, Jaeschke R, Prasad K, Cook DJ. "Summarizing the evidence."In: Guyatt GH, Rennie D, Meade MO, Cook DJ, editors. Users'Guide to the Medical Literature: A Manual for Evidence-Based Clinical Practice. 2nd ed. New York, NY: McGraw-Hill 2008. p. 523 - 542.
12. Murad MH, Montori VM, Ioannidis JP, et al. "How to read a systematic review and meta-analysis and apply the results to patient care: users'guides to the medical literature."JAMA 2014 312(2):171 - 179.
13. Page MJ, McKenzie JE, Kirkham J, et al. "Bias due to selective inclusion and reporting of outcomes and analyses in systematic reviews of randomised trials of healthcare interventions."Cochrane Database Syst Rev 2014 10:MR000035.
14. Guyatt GH, Rennie D, Meade MO, Cook DJ, editors. Users'Guide to the Medical Literature: A Manual for Evidence-Based Clinical Practice. 2nd ed. New York, NY: McGraw-Hill 2008.
15. Fletcher R, Fletcher S. "Introduction."In: Fletcher R, Fletcher S, editors. Clinical Epidemiology: The Essentials. 4th ed. Baltimore, MD: Lippincott Williams & Wilkins 2005.
16. Migliorati M, Isaia L, Cassaro A, et al. "Efficacy of professional hygiene and prophylaxis on preventing plaque increase in orthodontic patients with multibracket appliances: a systematic review."Eur J Orthod. 2015 37(3):297-307.
17. Kim AJ, Lo AJ, Pullin DA, Thornton-Johnson DS, Karimbux NY. "Scaling and root planing treatment for periodontitis to reduce preterm birth and low birth weight: a systematic review and meta-analysis of randomized controlled trials."J Periodontol 2012 83(12):1508 - 1519.
18. Song F, Eastwood AJ, Gilbody S, Duley L, Sutton AJ. "Publication and related biases."Health Technol Assess 2000 4(10):1 - 115.
19. Lefebvre C, Manheimer E, Glanville J. "Chapter 6: Searching for studies."In: Higgins JPT, Green S, editors. Cochrane Handbook for Systematic Reviews of Interventions, Version 5.1.0 (updated March 2011). The Cochrane Collaboration 2011. Available at: www.cochrane-handbook.org. Accessed February 17, 2015.
20. Marghalani AA, Omar S, Chen JW. "Clinical and radiographic success of mineral trioxide aggregate compared with formocresol as a pulpotomy treatment in primary molars: a systematic review and meta-analysis."JADA 2014 145(7):714 - 721.
21. Ahovuo-Saloranta A, Forss H, Walsh T, et al. "Sealants for preventing dental decay in the permanent teeth."Cochrane Database Syst Rev 2013 3:CD001830.
22. Marinho VC, Worthington HV, Walsh T, Clarkson JE. "Fluoride varnishes for preventing dental caries in children and adolescents."Cochrane Database Syst Rev 2013 7:CD002279.
23. Montori V, Ioannidis J, Guyatt GH. "Advanced topics in systematic reviews: reporting bias."In: Guyatt GH, Rennie D, Meade MO, Cook DJ, editors. Users'Guide to the Medical Literature: A Manual for Evidence-Based Clinical Practice. New York, NY: McGraw-Hill 2008.
24. Hopewell S, McDonald S, Clarke MJ, Egger M. "Grey literature in meta-analyses of randomized trials of health care interventions."Cochrane Database Syst Rev 2007 2:MR000010.
25. Auger CP. Information Sources in Grey Literature (Guides to Information Sources). 4th ed. London: Bowker Saur 1998.
26. McAuley L, Pham B, Tugwell P, Moher D. "Does the inclusion of grey literature influence estimates of intervention effectiveness reported in meta-analyses?"Lancet 2000 356(9237):1228 - 1231.

27. Kunz R, Oxman AD. "The unpredictability paradox: review of empirical comparisons of randomised and non- randomised clinical trials."BMJ 1998 317(7167):1185 - 1190.
28. Higgins JPT, Altman DG, Sterne JAC. "Chapter 8: Assessing risk of bias in included studies."In: Higgins JPT, Green S, editors. Cochrane Handbook for Systematic Reviews of Interventions, Version 5.1.0 (updated March 2011). The Cochrane Collaboration 2011. Available at: www.cochrane-handbook.org. Accessed February 17, 2015.
29. Ford AC, Guyatt GH, Talley NJ, Moayyedi P. "Errors in the conduct of systematic reviews of pharmacological interventions for irritable bowel syndrome."Am J Gastroenterol 2010 105(2):280 - 288.
30. Jones AP, Remmington T, Williamson PR, Ashby D, Smyth RL. "High prevalence but low impact of data extraction and reporting errors were found in Cochrane systematic reviews."J Clin Epidemiol 2005 58(7):741 - 742.
31. Buscemi N, Hartling L, Vandermeer B, Tjosvold L, Klassen TP. "Single data extraction generated more errors than double data extraction in systematic reviews."J Clin Epidemiol 2006 59(7):697 - 703.
32. Jorgensen AW, Hilden J, Gotzsche PC. "Cochrane reviews compared with industry supported meta-analyses and other meta-analyses of the same drugs: systematic review."BMJ 2006 333(7572):782.
33. Higgins JP, Thompson SG, Deeks JJ, Altman DG. "Measuring inconsistency in meta-analyses."BMJ 2003 327(7414):557 - 560.
34. Guyatt GH, Oxman AD, Kunz R,et al GRADE Working Group. "GRADE guidelines: 7: Rating the quality of evidence - inconsistency."J Clin Epidemiol 2011 64(12):1294 - 1302.
35. Osuji OO, Leake JL, Chipman ML, Nikiforuk G, Locker D, Levine N. "Risk factors for dental fluorosis in a fluoridated community."J Dent Res 1988 67(12):1488 - 1492.
36. Skotowski MC, Hunt RJ, Levy SM. "Risk factors for dental fluorosis in pediatric dental patients."J Publ Health Dent 1995 55(3):154 - 159.
37. Pendrys DG, Haugejorden O, Bårdsen A, Wang NJ, Gustaven F. "The risk of enamel fluorosis and caries among Norwegian children: implications for Norway and the United States."JADA 2010 141(4):401 - 414.
38. Wright JT, Hanson N, Ristic H, et al. "Fluoride toothpaste efficacy and safety in children younger than 6 years: a systematic review."JADA 2014 145(2):182 - 189.
39. Guyatt GH, Walter S, Cook DJ, Wyer P, Jaeschke R. "Confidence intervals."In: Guyatt GH, Rennie D, Meade MO, Cook DJ, editors. Users'Guide to the Medical Literature: A Manual for Evidence-Based Clinical Practice. New York, NY: McGraw-Hill 2008.
40. Lodi G, Figini L, Sardella A, et al. "Antibiotics to prevent complications following tooth extractions."Cochrane Database Syst Rev 2012 11:CD003811.
41. Guyatt GH, Oxman AD, Kunz R, Vist GE, Falck-Ytter Y, Schunemann HJ GRADE Working Group. "What is 'quality of evidence'and why is it important to clinicians?"BMJ 2008 336(7651):995 - 998.
42. Balshem H, Helfand M, Schunemann HJ, et al. "GRADE guidelines: 3. Rating the quality of evidence."J Clin Epidemiol 2011 64(4):401 - 406.
43. Guyatt GH, Oxman AD, Vist G, et al. "GRADE guidelines: 4. Rating the quality of evidence - study limitations (risk of bias)."J Clin Epidemiol 2011 64(4):407 - 415.
44. Guyatt GH, Oxman AD, Kunz R, et al GRADE Working Group. "GRADE guidelines: 8. Rating the quality of evidence - indirectness."J Clin Epidemiol 2011 64(12):1303 - 1310.
45. Guyatt GH, Oxman AD, Kunz R, et al. "GRADE guidelines 6: rating the quality of evidence - imprecision."J Clin Epidemiol 2011 64(12):1283 - 1293.

46. Guyatt GH, Oxman AD, Montori V, et al. "GRADE guidelines: 5. Rating the quality of evidence – publication bias."J Clin Epidemiol 2011 64(12):1277 – 1282.
47. Brignardello–Petersen R, Carrasco–Labra A, Araya I, et al. "Is adjuvant laser therapy effective for preventing pain, swelling, and trismus after surgical removal of impacted mandibular third molars? A systematic review and meta– analysis."J Oral Maxillofac Surg 2012 70(8):1789 – 1801.
48. Carrasco–Labra A, Brignardello–Petersen R, Yanine N, Araya I, Guyatt G. "Secondary versus primary closure techniques for the prevention of postoperative complications following removal of impacted mandibular third molars: a systematic review and meta–analysis of randomized controlled trials."J Oral Maxillofac Surg 2012 70(8):e441 – e457.
49. Ebrahim S, Montoya L, Busse JW, Carrasco–Labra A, Guyatt GH. "Medically Unexplained Syndromes Research Group. The effectiveness of splint therapy in patients with temporomandibular disorders: a systematic review and meta– analysis."JADA 2012 143(8):847 – 857.
50. Delilbasi C, Saracoglu U, Keskin A. "Effects of 0.2% chlorhexidine gluconate and amoxicillin plus clavulanic acid on the prevention of alveolar osteitis following mandibular third molar extractions."Oral Surg Oral Med Oral Pathol Oral Radiol Endod 2002 94(3):301 – 304.
51. Hermesch CB, Hilton TJ, Biesbrock AR, et al. "Perioperative use of 0.12% chlorhexidine gluconate for the prevention of alveolar osteitis: efficacy and risk factor analysis."Oral Surg Oral Med Oral Pathol Oral Radiol Endod 1998 85(4):381 – 387.
52. Larsen PE. "The effect of a chlorhexidine rinse on the incidence of alveolar osteitis following the surgical removal of impacted mandibular third molars."J Oral Maxillofac Surg 1991 49(9):932 – 937.
53. Ragno JR, Szkutnik AJ. "Evaluation of 0.12% chlorhexidine rinse on the prevention of alveolar osteitis."Oral Surg Oral Med Oral Pathol 1991 72(5):524 – 526.
54. Akl EA, Briel M, You JJ, et al. "LOST to follow–up Information in Trials (LOST–IT): a protocol on the potential impact."Trials 2009 10:40.
55. Brignardello–Petersen R, Carrasco–Labra A, Shah P, Azarpazhooh A. "A practitioner's guide to developing critical appraisal skills: what is the difference between clinical and statistical significance?"JADA 2013 144(7):780 – 786.
56. Norris SL, Moher D, Reeves BC, et al. "Issues relating to selective reporting when including non–randomized studies in systematic reviews on the effects of healthcare interventions."Research Synthesis Methods 2013 4(1):36 – 47.
57. Page MJ, McKenzie JE, Forbes A. "Many scenarios exist for selective inclusion and reporting of results in randomized trials and systematic reviews."J Clin Epidemiol 2013 66(5):524 – 537.
58. Andrews JC, Schunemann HJ, Oxman AD, et al. "GRADE guidelines 15: Going from evidence to recommendation– determinants of a recommendation's direction and strength."J Clin Epidemiol 2013 66(7):726 – 735.
59. Guyatt GH, Prasad K, Schünemann HJ, Jaeschke R, Cook DJ. "How to use a patient management recommendation."In: Guyatt GH, Rennie D, Meade MO, Cook DJ, editors. Users'Guide to the Medical Literature: A Manual for Evidence–Based Clinical Practice. New York, NY: McGraw–Hill 2008.

A version of this chapter originally appeared in the April 2015 edition of JADA (Volume 146, Issue 4, Pages 255 – 265. e1). It has been reviewed and updated for accuracy and clarity by the editors of How to Use Evidence–Based Dental Practices to Improve Your Clinical Decision–Making.

보충 표. 체계적 문헌고찰을 비판적으로 평가하는 예제.*

1. 비뚤림의 위험성은 얼마나 심각한가?	
1a. 체계적 문헌고찰에 명시적이고 적절한 자격 기준을 포함하였는가?	그렇다. 저자들은 참가자의 유형, 중재, 비교, 결과 측정, 체계적 문헌고찰에 포함할 연구 유형의 특성 등을 상세히 기술하였다(이 검토 절의 연구를 고려하는 기준 참조).
1b. 관련 연구에 대한 검색이 상세하고 철저한가?	그렇다. 체계적 문헌고찰 저자들은 메드라인, 엠베이스, 센트럴, 코크란 아웃룩 헬스 그룹 레지스트리를 검색하였다. 출판 언어에 의한 제약도 없었고, 연구자, 전문가 및 기관과 접촉해서 미발표 자료를 검색하기도 하였다. 확인된 연구의 참고문헌 목록을 선별함으로써 앞서 언급한 검색을 보완하였다. 마지막으로, 검색 전략과 검색어에 대한 완전한 설명이 논문에 제공되었다.
1c. 일차 연구(2장 역자주 참조)들은 방법론적으로 높은 품질을 보이는가?	아마 아닐 것이다. 저자들은 코크란 비뚤림 위험 도구를 이용하여 연구에 포함된 무작위배정 임상시험 중 30%만이 할당 순서를 적절히 숨겼고, 단지 25%의 연구만이 참가자, 연구 진행 인력 및 결과 평가자를 맹검하는 적절한 전략을 실행했다고 보고하였다.
1d. 연구의 선택과 평가가 재현 가능한가?	그렇다. 제목, 초록 및 전문의 선별 심사는 모두 독립적으로 중복하여 진행하였다. 데이터 추출 과정도 같은 방식으로 진행하였다. 연구의 모든 단계에서 참고문헌의 수를 설명하는 흐름도도 제공되었다.
2. 결과는 무엇인가?	
2a. (체계적 문헌고찰에 포함된) 연구들 사이의 결과가 비슷했는가?	포함된 연구의 이질성에 대해서는 점 추정치가 비교적 서로 가깝게 정렬되어 있는 것 같았고 신뢰구간이 크게 겹치는 것으로 나타났다. 이질성에 대한 χ^2 검정의 유의확률(예–아니오 검정)은 0.36으로 일차 연구의 추정치가 같다는 가설을 기각할 수 없었다. I^2 추정치는 6%에 불과했는데, 이는 이질성 분석에 대한 앞의 결과와 일치하였다. 요약하면, 포함된 연구 전반에 걸쳐 이질성은 무시해도 될 것으로 보였다.
2b. 전반적인 체계적 문헌고찰의 결과는 무엇인가?	4개의 무작위배정 임상시험을 포함한 메타 분석을 통해 클로로헥시딘 양치용액을 사용하면 환자의 42%(상대위험 = 58%)에서 치조골염(건성발치와) 위험이 감소하는 것으로 나타났다. 이것은 관심 결과인 건성발치와 발생률을 줄이는 매우 큰 치료 효과를 나타낸다.
2c. 결과는 얼마나 정확했는가?	95% 신뢰구간은 하한과 상한에서 모두 유의미한 편익을 나타내며(95% 신뢰구간, 0.43~0.78), 하한은 57% 감소하고 상한은 22% 감소한다. 양 극단 모두 중재가 중요한 편익을 제공한다는 것을 보여주기 때문에 결과는 정확하다.
2d. 근거의 전반적인 품질은? (효과 추정치에 대한 확실성이라고도 함)	치조골염(건성발치와)이라는 결과 여부에 대한 근거의 품질은 중간이었다. 이는 비판적 평가의 비뚤림 위험에 대한 절에서 설명한 심각한 비뚤림 문제 때문이다. 부작용이라는 결과의 경우, 비뚤림과 불일치의 심각한 문제 때문에 근거의 질이 낮았다.
3. 결과를 환자 치료에 적용하려면 어떻게 해야 하는가?	
3a. 환자에게 중요한 모든 결과(=건성발치와)를 고려하였는가?	아마 그럴 것이다. 치조골염(건성발치와) 예방을 위해 연구자들은 치료 후 1주일 이내에 건성발치와 발생 참가자의 비율을 중재 효과의 주요 결과로 고려하였다. 또한 저자들은 포함된 연구에서 보고된 부작용에 대한 데이터를 수집하였다.
3b. 비용 및 잠재적 위험을 감수할 가치가 있는 편익인가?	그렇다. 편익은 임상적으로 환자에게 중요한 결과(건성발치와)로 측정된다. 비록 몇몇 부작용들(미각 교란과 치아 착색)이 보고되었지만, 이는 되돌릴 수 있고 많은 환자들이 치조골염의 발생을 막기 위해 참을 수 있는 것으로 간주하였다. 클로로헥시딘 양치용액은 비싸지 않은 약이다.

결론: 포함된 연구의 비뚤림 위험에 대한 우려는 있지만 체계적 문헌고찰 결과는 정확할 가능성이 높다. 보고한 효과 크기는 예방적 방법으로 클로로헥시딘 양치용액을 사용할 때 치조골염(건성발치와) 발생률이 크게 감소했음을 보여준다. 적용성 평가는 이러한 중재가 합리적인 비용으로 환자에게 최소한의 부담으로 적용될 수 있으며, 심각한 부작용은 없다는 것을 보여준다.

* 출처: 달리(Daly) 등.[6]

Chapter 7. 임상진료지침에서 환자 관리 권고 활용법

Alonso Carrasco-Labra, D.D.S., M.Sc., Ph.D. Romina Brignardello-Petersen, D.D.S., M.Sc., Ph.D. Michael Glick, D.M.D. Gordon H. Guyatt, M.D., M.Sc. Ignacio Neumann, M.D., M.Sc., Ph.D. and Amir Azarpazhooh, D.D.S., M.Sc., Ph.D.

이 장에서 다루는 내용:

- 근거기반 임상진료지침
- (환자)관리 권고를 개발하는 구조화된 과정
- 임상진료지침을 어디에서 찾을까?
- 환자 관리 권고를 비판적으로 평가하기
- 결론

서론

이 책의 이전 장들에서는 근거기반 임상 진료의 개요[1]를 제공하고, 검색하는 방법[2] 및 치료[3], 위해[4], 진단[5]에 관한 다양한 논문을 비판적으로 평가하고, 체계적인 문헌 고찰을 이해하는 방법[6]을 설명하였다. 이 장에서는 임상 진료지침을 정의하고, 권고인의 개발 과정과 기본 구성 요소를 기술하며, 임상진료지침에 포함된 환자 관리에 대한 권고안의 신뢰도를 결정하는 구조를 살펴본다.

상자 7.1. 임상 시나리오

치과 임플란트로 전악 보철치료를 받기위해 의뢰된 63세의 무치악 환자가 당신의 치과에 내원하였다. 문진에서 환자는 5년 전 고관절 인공관절치환술을 받았다고 말한다. 여러 해 동안 침습적인 치과 시술을 하기 전에 인공관절치환술을 받은 환자에게 예방적 항생제 투여를 하는 것이 표준 진료였다고 알려져 있었지만 당신은 최근 몇 년 동안 예방적 항생제 투여가 의심받고 있다는 사실을 알고 있다. 환자는 인공관절치환술 이후 치과 진료를 위해 일상적으로 예방적 항생제를 처방받아 복용하고 있었기 때문에 예방적 항생제 처방 없이 임플란트 수술을 진행하는 것에 회의적이다. 당신은 환자의 치과 임플란트 수술을 계획할 때 인공관절 환자의 예방적 항생제 복용에 대한 가능한 권고안을 상담하고 이 문제에 대한 가능한 근거를 환자와 공유하기로 결정한다.

근거기반 임상진료지침

미국 국립의학원[7]에 따르면 임상진료지침은 '특정 임상 상황에서 의료인과 환자 사이의 의사결정을 돕기 위해 대체 치료 방안의 편익과 위해 평가를 체계적 문헌고찰을 포함한 과학적 근거 검토에 의하여 만들어진 최선의 환자 진료 권고를 기술한 것'이다. 근거기반 지침의 작성자는 근거를 식별, 선택, 평가 및 요약하기 위한 체계적인 절차를 따르지만 지침 패널로도 알려진 의사결정자 그룹의 합의에 의존한다. 근거를 검토한 후, 패널은 지침에 영향받을 수 있는 사람에 대한 합의에 기초하여 구체적인 행동 방침을 권고한다. 패널의 임무는 이용 가능한 근거를 해석하고 지침이 적용될 임상적 맥락을 고려하는 것이다.

임상에서 전후사정의 차이와 편익 및 위해에 대한 임상의사의 태도 차이로 인해 다양한 지침 패널의 구성원은 동일한 근거를 평가할 수 있지만 반드시 동일한 지침을 만들 필요는 없다. 예를 들어, 감염성 심내막염 발생 위험이 있고 침습적 치과 진료를 받을 환자의 예방적 항생제 사용에 대해 미국심장협회(American Heart Association, AHA)[8]와 영국국립보건임상연구소(National Institute for Health and Clinical Excellence, NICE)[9]의 지침 패널이 만든 공식 권고안은 큰 차이가 있다. 2008년에는 양 기관의 지침 패널[8,9] 모두 엄격한 체계적 문헌고찰을 실시하였고 비슷한 결과를 냈다. 미국심장협회는 특정 심장질환이 있는 환자에게 예방적 항생제 사용을 권고했지만, 영국국립보건임상연구원은 감염성 심내막염에 걸릴 가능성에 관계없이 모든 환자에게 예방적 항생제 사용을 하지 말 것을 권고했다. 이 경우, 미국심장협회 지침 패널은 부작용과 비용보다 중재의 잠재적 편익에 더 높은 가치를 두었고, 영국국립보건임상연구원 패널은 예방적 항생제의 위험과 비용이 중재의 최소 편익보다 크다고 판단하였다.

> 임상에서 전후사정의 차이와 편익 및 위해에 대한 임상의사의 태도 차이로 인해 다양한 지침 패널의 구성원은 동일한 근거를 평가할 수 있지만 반드시 동일한 지침을 만들 필요는 없다.

관리 권고안 개발의 구조화된 과정

의사결정은 환자 진료 과정 어디서나 볼 수 있다. 의식적이든 무의식적이든 임상의사는 환자의 최선의 이익에 부합하는 결정을 내리기 위해 대체 행동 과정과 관련된 잠재적 장단기적 편익과 위해, 치료 부담 및 비용을 평가한다.[10] 저자가 특정 권고안의 이유와 근거 모두를 체계적으로 문서화한 지침을 상담함으로써 임상의사는 일반적인 환자의 임상 선택지 중에서 올바른 결정을 내릴 수 있다.

권고안을 개발하는 과정은 기관이나 단체가 건강 관리 문제를 우선순위로 정의하고 건강 관리 문제를 해결하기 위한 지침 개발 요청에 반응하면서 시작된다. 기관이나 단체는 지침의 범위(예: 일차, 이차, 삼차 진료에 집중)와 대상 청중(예: 구강병 관리에 기여하는 치과의사 또는 기타 보건 의료 전문가)을 정의한 후 전문가 패널을 선정하여 지침이 답해야 할 임상 질문을 정의하는 임무를 패널에게 부과한다. 이러한 질문에는 환자, 임상에서 선택지(즉, 하나 이상의 행동 과정) 및 목표 결과에 대한 세부 정보가 포함된다. 패널(정보 전문가 및 임상 역학자와 같은 기타 협력자 포함)은 질문을 사용하여 문헌을 체계적으로 조사하여 이용 가능한 최고 품질의 근거를 식별하고, 편익과 위해의 최선의 추정치에 도달하고, 그러한 근거에 대한 확실성 또는 신뢰도를 평가한다.

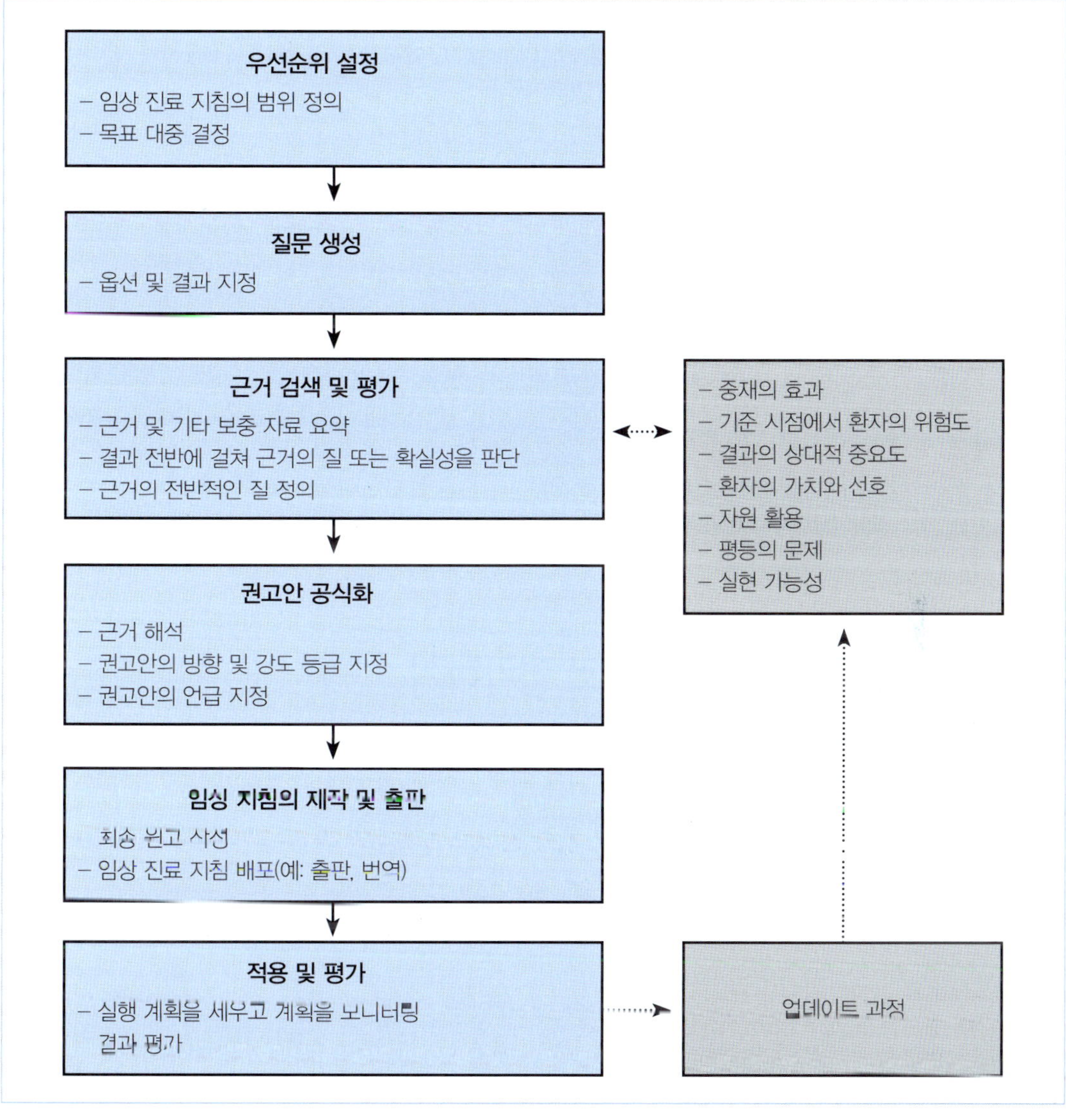

그림 7.1 임상 진료 지침 개발 및 수정(업데이트) 과정

이 과정에서 만들어진 근거 요약을 기초로, 패널은 권고안의 강도와 등급을 매긴다. 지침을 제작, 공표한 후, 패널은 지침의 실행을 감시하고 새로운 근거가 나오면 임상진료지침을 수정할 수 있다(그림 7.1).[10,11]

임상진료지침은 어디에서 찾을 수 있을까?

근거기반 임상진료지침의 전체 버전 또는 간략한 요약을 제공하는 특정 데이터베이스들이 있다(2장 참조). 예를 들어, 트립 데이터베이스(www.tripdatabase.com)를 사용하면 임상의사는 지침에 대한 참조를 찾을 수 있다. 지침은 개발된 지역에 따라서 구성되어 있고, 지침 전문에 대한 링크도 찾을 수 있다. 치과 관련 지침의 요약을 제공하는 데이터베이스에는 국립지침정보센터(www.guideline.gov)[1)]와 미국치과의사협회 근거기반치의학센터(http://ebd.ADA.org/en/evidence)가 있다.[2)]

상자 7.2. 검색해서 찾은 임상진료지침

당신은 2012년 미국정형외과학회(AAOS)와 미국치과의사협회 지침 패널[12]이 침습적인 치과 시술을 필요로 하는 인공관절 환자의 예방적 항생제 사용을 의사들에게 알리기 위해 체계적 문헌고찰을 실시했고, 이에 따라 권고안을 작성했다는 사실을 알게 된다. 2014년, 미국치과의사협회 학술위원회는 2012년 권고안을 더 명확하게 개정할 임무를 띠고 새로운 지침 패널을 구성했다.[12,13] 지침 패널[13]은 2012년의 체계적 문헌고찰 결과를 최신 정보로 수정했는데,[12] 그 내용은 환자에게 중요한 결과에 초점을 맞추고 대리 결과(예: 균혈증菌血症, bacteremia)에 대한 근거는 무시하는 작업이었다. 패널은 권고안의 확실성과 강도를 평가하기 위해 미국치과의사협회 시스템을 사용하여 새로운 권고안을 만들었다. 당신은 환자에게 취할 진료 술식과 과정을 선택하기 위해 가장 최신의 내용으로 수정된(업데이트된) 문서를 사용하고 싶었다. 그래서 이 주제에 관해 2015년 1월에 발표된 미국치과의사협회의 권고안[13]을 검토하기로 했다.

환자 관리 권고안을 비판적으로 평가하기

권고안이 예방적, 진단적 또는 치료적 중재를 다루는지의 여부에 관계없이 임상의사는 임상진료지침이 제공하는 권고안을 어느 정도까지 신뢰할지 결정해야 한다.

---

1) 미국의 근거기반 임상진료지침 및 관련 문서의 데이터베이스. 미국 보건의료연구품질관리청(Agency for Healthcare Research and Quality)이 1998년 미국의사협회 및 미국의료보험협회(American Association of Health Plans, 현 미국의료보험제도, America's Health Insurance Plans)와 제휴하여 만들었다. 이 제휴는 종료되었고 2018년 7월 16일 NGC는 폐쇄되어 더이상 온라인 사용은 불가하다. 2018년 8월부터 보건의료연구품질관리청(AHRQ)은 근거기반 임상진료지침을 보급하고 접근하기 위한 새로운 모델을 개발하는 연구를 시작했다.

2) 한국은 대한치의학회에서 2014년 '치과임플란트 임상 가이드라인'과 '치과진정법 가이드라인'을 발간했고, 2017년 '개원의를 위한 치과진정법 임상진료지침(근거기반 권고 요약본)'을 발간하였다.

권고안이 명확하고 포괄적인가?

최적의 권고안에는 처치 과정을 제안하고, 어떤 대안이 고려되었는지 그리고 권고안이 어떤 환자군에게, 어떤 임상 상황에서 적용되는지를 명확하게 설명하는 표준화된 형식이 사용된다.[14]

임상의사는 "일반적인" 환자를 다룰 때에만 지침을 따라야 하는데, 예외는 언제든 발생할 수 있기 때문이다. 예를 들어, 환자가 특정 약물에 알레르기가 있는 경우, 임상의사는 항생제나 마취제와 관련된 모든 권고안을 수정해야 한다. 또한 예를 들어 치과 시술을 받기 전에 예방적 항생제가 필요할 수 있는 환자의 처치 과정을 결정해야 할 경우에, 임상의사는 환자가 이전에 관절감염이나 면역결핍증을 앓았는지의 여부를 고려해야 한다. 이례적이거나 드문 임상 상황 중 어느 정도까지 지침이 다루어야 하는지는 지침 패널이 고려해야 할 사항이다. 예를 들어, 임상진료지침의 저자는 임상 진료에서 환자에게 흔히 발생하는 다중이환(multimorbidity)의 가능성을 다루지 못했다는 비판을 받을 수 있다.

패널이 이례적이거나 특이한 임상 상황을 다루기로 결정하는 어떤 방식으로든 그들은 환자 진료에서 발생할 수 있는 모든 특이적 상황을 예측하는 것이 불가능하다는 것을 알게 될 것이다. 임상진료지침을 따르는 대신 임상의사의 판단으로 대체되어서는 안 되는 한 가지 이유는, 임상진료지침은 일반적으로 임상의사가 대면하는 대부분의 상황 또는 심지어 거의 모든 상황에 적용될 수 있는 일종의 지침이기 때문이다. 따라서 임상의사는 지침이 임상의사가 볼 수 있는 대부분 유형의 환자를 포함하여 광범위한 환자를 다룰 것으로 예상해야 한다. 이를 수행하지 않는 지침은 임상 진료에 제한된 도움이 될 뿐이다.

▶ *권장되는 중재가 명확하고 실행 가능한가?*

때때로 권고안이 너무 모호하여 임상의사에게 명확한 행동 방침을 제공할 수 없을 때가 있다. 예를 들어, 다음 권고안을 보자. 암 치료를 받고 있는 소아청소년들은 "침습적인 치과 시술이 필요한 경우 컨설턴트(consultant) 혹은 소아치과전문의가 적절하게 수행해야 한다."[15] 이 권고안은 침습적인 치과 시술을 필요로 하는 암환자를 누구에게 의뢰해야 하는지에 대해 임상의사에게 알려주기 위한 것이지만, 의뢰해야 할 전문의를 "컨설턴트"라고 언급하면서 구체화하지 않는다(모든 치과전문의는 컨설턴트가 될 수 있다). 또한 권고안은 두 가지 선택지(컨설턴트 또는 소아치과전문의)를 제공하면서 두 가지 선택지 중 하나를 언제 어떻게 선택해야 하는지에 대한 명확한 지침을 제공하지 않는다. 임상의사가 무엇이 적절하고 적절하지 않은지에 대한 추가 정보를 제공하지 않고, 대신 "적절하게"라는 표현을 사용하는 것도 추가적인 제약이다. 권고안에 따라 행동하는 임상의사의 능력에 영향을 미칠 수 있는 또 다른 문제는 패널 구성원이 정의한 의도된 모집단 또는 환자와 당장 임상의사 앞의 치과용 의자에 앉아있는 환자가 동일하지 않다는 사실이다. 지침 패널의 환자 정의가 모호하거나 임상의사가 권고안을 적용하고자 하는 환자 정의와 다를 때 권고안의 신뢰도는 낮아지게 된다.

또 다른 예는 2012년 미국정형회과학회와 미국치과의사협회가 개발한 치과 진료를 받는 환자의 정형외과 임플란트 감염 예방을 다룬 지침이다.[12] 저자들은 "치과 치료를 받고 있는 인공관절 혹은 기타 정형외과 임플란트 환자에게 국소 구강 항균제의 사용을 찬성하거나 반대할 수 없다"라고 선언하고 이 권고안을 '불합치'로 등급을 매겼다.[12,16] 이런 유형의 환자에게 국소 구강 항균제를 사용하는 데 관심이 있는 임상의사가 미국정형외과학회와 미국치과의사협회 지침에서 도움을 받을 수 없으며, (관련된 근거를 자체적으로 평가할 시간과 능력이 부족한 경우) 스스로 알아서 판단하도록 강요받으면 당연히 좌절할 수 밖에 없다. 이와는 대조적으로, 미국치과의사협회 학술위원회[13]의 지침에는 "일반적으로 인공관절 환자의 경우, 인공관절 감염을 막기 위해 치과 시술에 앞서 예방적 항생제 사용을 권장하지 않는다"는 내용이 명시되어 있다.[13] 이 경우, 명확한 행동 방침이 규정되어 있다('예방약제 사용을 하지 말 것을 권고한다'는 등 예방약제에 대한 권고안임을 명확히 할 수 있도록 권고문을 작성했다면 가장 좋겠지만, 권고안에 명시되지 않은 예외사항이 있음을 시사하는 '일반적'이라는 단어는 생략한다).

▶ 대안이 확실한가?

많은 경우, 특정 임상 문제에 대해 임상의사는 잠재적으로 효과적인 치료 범위를 사용할 수 있다. 권고안을 작성할 때 임상진료지침 패널은 어떤 선택지를 고려했는지 분명하게 명시해야 한다. 대체 행동 방침이 명확히 명시되지 않은 경우 권고안은 모호해진다. 예를 들어, 다음과 같은 권고안을 생각해 보자. "식사 후 10분에서 20분 동안 무설탕 폴리올(자일리톨 또는 폴리올 조합) 껌을 사용하는 성인에게 치아우식증 발생을 줄일 수 있다고 조언하라."[17] 임상의사는 환자에게 껌을 전혀 씹지 않는 것이 아니라 식후 10분에서 20분 동안 껌을 씹으라고 권고하거나 칫솔질이 불가능할 경우나 칫솔질 외에도 껌을 씹으라고 권고해야 하는가? 이 권고안은 껌을 씹는 것이 칫솔질을 대체할 수 있는지 아니면 치아우식증 발생 위험을 줄이기 위한 보조적 조치인지에 대해서는 명확하지 않다. 더욱이 임상의사가 환자에게 단순히 정보를 제공해야 하는지 아니면 껌 사용을 권장해야 하는지도 불분명하다. 권고안은 지침의 전문을 읽을 필요 없이도 사용 및 해석될 수 있을 정도로 명확하고 완전해야 한다.

▶ 환자에게 중요한 모든 관련 결과를 분명히 고려하였는가?

어떤 권고안이든 임상진료지침 패널은 편익과 위해 사이의 균형을 정해야 한다. 이 균형은 의사결정에 관련된 것으로 식별된 결과에 따라 달라진다. 권고안의 신뢰도를 평가하는 임상의사는 패널이 모든 환자에게 중요한 결과를 고려했는지의 여부를 판단해야 한다. 환자에게 중요한 결과는 (치료에 의해 개선된 유일한 결과라고 하더라도) 부작용, 비용 및 부담에도 불구하고 환자가 여전히 중재를 받을 때 고려하게 되는 상태이다.[18,19]

치과에서 환자에게 중요한 결과의 예로는 침습적인 치과 시술 후 인공관절 감염, 구강 건강 관련 삶의 질, 치아 상실, 통증, 개구제한, 심미 문제 또는 치과 임플란트 실패 등이 있다. 대리 결과는 중요한 개별 결과로 간주되지 않을 수 있지만 환자에게 중요한 결과와 관련이 있다. 불행하게도 대리 결과에 대한 중재가 반드시 관련 환자에게 중요한 결과에 유익한 것은 아니다.[20] 치과에서 사용되는 대리 결과에는 침습적 치과 시술 후 균혈증, 치주낭 깊이, 임상 부착 수준 및 탐침 시 출혈이 포함된다.[21] 임상진료지침 패널이 편익과 위해 사이의 균형을 결정하기 위해 대리 결과를 사용하는 경우, 환자에게 중요한 결과에 대한 권고안을 기초로 할 때보다 권고안의 신뢰성이 떨어진다.

상자 7.3. 임상 권고안이 명확하고 포괄적인지의 여부 평가

2015년 발간된 미국치과의사협회 임상진료지침의 패널[13]이 "인공관절 환자의 경우… 인공관절 이식 환자가 치과 시술을 받기 전에 전신 항생제를 처방해야 하는가?"라는 질문을 다룬 것을 알 수 있다. 패널이 권고한 대답은 다음과 같다. "일반적으로 인공관절 이식 환자의 경우, 인공관절 감염을 예방하기 위해 치과 시술 전에 예방적 항생제를 권장하지 않는다."[13] 비록 "일반적"이라는 단어가 처음에는 임상의사들에게 혼란을 줄 수 있지만, 패널은 이런 상황의 환자를 치료할 때 임상의사가 어떻게 행동해야 하는지에 대한 실행 가능한 설명뿐만 아니라 여전히 예방약제를 사용해야 할 예외적인 상황도 패널의 발언에서 묘사하였다. 권고안에서, 패널은 의약품 부작용과 항생제 관련 비용을 피하고 환자에 중요한 결과를 다루는 데 높은 가치를 두었다.
또한 2015년 미국치과의사협회 임상진료지침[13]은 권고안에 대한 임상적 추론과 이 결정을 내릴 때 환자와 공유할 핵심 요점을 간략히 요약한 것을 알 수 있다. 이는 2012년 미국정형외과학회와 미국치과의사협회가 발표한 임상진료지침[12]과 대비된다. 이 임상진료지침에서 패널은 균혈증의 감소가 인공관절 감염의 감소로 이어질 것으로 추정하면서 그 결과를 강조하였다.

권고안은 현재까지 최선의 근거에 기초하여 작성되었는가?

권고안을 작성하는 가이드라인 패널은 이용 가능한 최선의 현재 근거를 사용해야 한다. 권고안을 사용하는 임상의사는 관련 근거를 식별, 선택, 평가 및 요약하기 위해 수행된 체계적 문헌고찰의 방법론에 초점을 맞추어야 한다. 이 과정의 신뢰성을 알기 위해 임상진료지침 사용자는 문헌 검색이 포괄적이고 재현 가능하며 최신인지의 여부를 확인해야 한다.[6] 차선책 또는 불분명한 방법을 사용하여 작성한 체계적 문헌고찰 결과에 기초하여 만들어진 권고안은 신뢰성이 떨어진다.[14] 예를 들어, 침습적인 치과 시술을 받아야 하는 모든 인공관절 환자에게 예방적 항생제를 처방하는 것은 오래된 관행이었다.[22] 이것은 특정 주제에 관한 문헌을 검토하고 요약하기 위한 체계적인 접근법을 사용하는 임상진료지침이 없던 1997년 이전에는 아마도 "(잘 모르면) 안전한 방법을 택하자"라는 인식이 팽배했기 때문이었다. 1997년, 미국치과의사협회와 미국정형외과학회는 예방적 항생제가 이들 환자에게 효과적인지의 여부를 결정하기 위해 문헌을 철저히 검토하였다.[23]

1997년 임상진료지침 패널은 모든 근거에 기초해 침습적 치과 시술을 받는 인공관절 환자에게 예방적 항생제 사용을 (역사상 처음으로) 반대하도록 권고했는데, 이는 임상 진료에서 극적인 변화를 야기한 결정이었다.[23] 1997년 권고안[23] 이전과 이후의 차이는 임상 진료에서 의사결정을 돕기 위해 문헌에 대한 종합적인 체계적 문헌고찰의 가치를 강조한다.

상자 7.4. 임상진료지침에서 사용한 체계적 문헌고찰의 방법론 평가

2015년에 발표된 미국치과의사협회 임상진료지침[13]을 작성한 패널은 미국정형외과학회 및 미국치과의사협회 임상진료지침 패널[12]이 실시한 2012년 체계적 문헌고찰 결과와 2012년부터 2014년까지 근거 업데이트에 대한 권고안을 주요 근거로 삼았다는 점에 주목해야 한다. 체계적 문헌고찰에서, 패널들은 구현된 검색 전략과 그들이 참고한 데이터베이스와 검색 날짜를 상세히 기술하였다. 당신은 고려해야 할 연구를 추가로 검색하기 위해 관련 연구에서 발견한 참고문헌 목록도 확인했다는 점에도 주목하였다. 영어로 쓰여진 출판 논문만 포함되었는지, 연구 선정 과정에서 적어도 두 명의 연구자가 독립적으로 선정했는지도 확인하고자 했지만 이에 대한 정보는 부족하다는 것과 같은 몇 가지 한계를 확인하였다. 근거의 품질을 평가하는 방법을 읽었을 때, 패널[13]이 확실성의 수준과 의미를 제시했지만, 이 품질을 결정하기 위해 수행한 과정을 설명하지 않았다는 것을 알게 된다. 마지막으로, 당신은 패널이 권고안을 작성하는 데 어떤 과정을 거쳐 했는지에 대한 설명을 볼 수 있었다. 근거 선정 및 평가 과정에 대한 보다 자세한 설명이 제시될 것으로 예상했지만, 당신은 임상진료지침 작성자들이 체계적 문헌고찰을 하기 위해 시행한 방법이 권고안에 대한 신뢰도를 중간 수준으로 제공한다고 판단한다.[12,13]

가치와 선호가 결과와 적절히 연관되어 있는가?

또 다른 중요한 문제는 환자가 어떤 결과에 대해 다른 결과보다 더 중요하게 여기는 선호도 또는 상대적 중요성이다.[14] 환자의 가치와 선호도는 "환자의 관점, 신념, 기대, 건강과 삶에 대한 목표"를 포함하는 표현이다. 더 정확히 말하면, 가치와 선호도는 서로 연계를 맺으면서 (건강)관리 선택지의 잠재적인 편익, 위해, 비용, 한계 및 불편함을 고려해 사람들이 그것을 사용하는 과정을 가리킨다. 어떤 사람들에게는 '가치'라는 용어가 이러한 과정과 가장 가까운 의미를 갖는다. 다른 사람들에게 있어서 '선호'의 함축적 의미는 선택이라는 개념이 가장 잘 설명한다. 따라서 우리는 두 단어를 함께 사용하여 개념을 전달한다.[24]

예를 들어, 미맹출 매복 하악 제3대구치의 관리에 대한 권고안을 찾았더니 스코틀랜드대학 간 임상진료지침 네트워크(Scottish Intercollegiate Guidelines Network, SIGN)[25]와 영국국립보건임상연구소[26]가 맹출 과정이 감염, 치아우식증, 낭종 형성 등과 같은 병리적 사건이라고 명확히 보이지 않는 한 하악 제3대구치의 예방적 외과적 제거를 피하도록 권고한다는 점에 주목하였다. 미국구강악안면외과학회(American Association of Oral and Maxillofacial Surgeons, AAOMS)도 제3대구치가 병리적으로 영향을 받을 때 앞의 권고안과 비슷한 권고안을 제시하지만, 이 권고안은 관련 병적 상황이 명백해지기 전에도 제3대구치의 조기 제거를 지지한다. "가능한 경우, 질병이 발생하기 전이라도 환자의 구강 또는 전신 건강에 악영향을 미치기 전에 치료를 해야 한다."[27] 패널들은 그 근거를 다음과 같이 설명한다. "어린 나이에 치아를 치료하면 질병발생률 감소와 관련이 있으며, 의료 자원을 효율적으로 사용할 수 있다. 노년기의 치료는 수술 및 수술 후 후유증의 발생과 심각성의 증가, 수술 후 회복 기간이 길고, 더 심각하며, 마취 위험이 더 크고, 일상적인 활동의 어려움이 더 크며, 그 어려움으로 인한 비용도 더 많이 든다."[27]

세 개의 임상진료지침 패널이 체계적이고 엄격한 방식으로 수집한 동일한 근거를 사용하여 임상의사에게 다양한 권고안을 제공하는 이유는 무엇인가? 스코틀랜드대학 간 임상 진료 지침 네트워크[25] 및 영국국립보건임상연구소[26] 임상진료지침 패널은 제3대구치의 수술적 제거와 관련된 부작용을 피하는 것과 건강한 어금니를 치료(즉, 발거)하는 데 들어갈 잠재적이고 불필요한을 비용을 방지하는 데 더 높은 가치를 둔다. 한편, 미국구강악안면외과학회 패널[27]은 노인 환자들에게 이러한 유형의 수술이 필요할 때 수술 후 부작용 위험이 더 높은 것을 포함하여, 제3대구치를 보유할 경우 발생할 미래의 병적 또는 좋지 않은 사건을 피하는 데 더 높은 가치를 두었다. 임상의사는 권고안을 수용할 때 가치와 선호가 수행하는 역할에 대한 명확한 설명을 찾고, (임상의사의 의사결정이) 환자의 가치와 선호를 충족하도록 의사결정을 조정해야 한다.

이상적으로 임상진료지침 패널은 환자의 가치와 선호를 설명하는 근거를 찾아 체계적 문헌고찰을 하고 이 결과를 통해 권고안 작성을 추진해야 한다. 미국치과의사학회(American College of Dentists)[3)] 윤리학 핸드북[28]은 "윤리적 원리에 기초한 결정 과정은 환자의 가치와 선호뿐만 아니라 항상 환자의 최선의 이익도 고려한다. 환자의 관점을 포함하지 않는 위험 관리 과정과 결정은 비윤리적일 수 있다."[28]고 명시하고 있다. 불행하게도 치의학에서 환자의 가치와 선호를 다루는 연구 논문은 드물다.[29–33]

환자의 가치와 선호를 탐구하는 근거가 없을 때 임상진료지침 패널들은 정기적으로 환자를 만나서 의사결정을 하는 임상의사의 경험에 의존하기 마련이다. 또 다른 선택지는 권고안을 작성하는 과정에 적어도 한 명의 환자 대표를 포함하는 것이다.[34] 이러한 체계적이지 못한 접근법의 한계는 임상진료지침 패널 회의에 초대된 환자가 특정 권고안을 대상으로 하는 일반적인 환자를 실제로 얼마나 대표하는 지에 달려 있다.

패널이 환자의 가치와 선호에 대해 학습한 자료의 출처와 관계없이 권고안을 사용하는 임상의사는 이 문제에 대한 투명하고 명시적인 설명을 적극적으로 찾고 편익과 위해에 관한 환자 자신의 가치와 선호가 무엇인지를 고려해야 한다.

---

3) 미국치과의사학회는 1920년 8월 20일 설립되어 치과 전문직의 미래를 정의하고 구체화하기 위한 활동을 하는 가장 오래된 치의학 비영리 명예 기관이다.

저자는 (자신이 작성한) 권고안의 강도를 이야기하는가?

신뢰할 수 있는 권고안의 작성자는 권고안의 강도에 대한 평가를 임상의사에게 제공한다.[14] 그렇게 함으로써 패널은 권고안의 등급을 매기기 위해 사용 가능한 많은 시스템 중 하나에 의존할 수 있다. 권고안을 평가하기 위해 이용 가능한 시스템으로는 그레이드(GRADE) 접근법,[35] 미국치과의사협회 시스템,[36] 미국 예방서비스 태스크포스(U.S. Preventive Services Task Force, USPSTF),[37] 미국심장협회[38]가 있다. 이러한 방법들은 효과의 추정과 그 강도에 대한 신뢰도를 나타내기 위해 다양한 방법을 사용한다.[39,40]

이 네 가지 시스템은 두 가지 중요한 특징을 공유한다. 첫째, 시스템들은 효과 추정치의 신뢰도에 대한 평가를 제공한다. 임상진료지침의 맥락에서 이러한 신뢰도 평가는 추정치가 의사결정이나 권고안을 얼마나 지지하는지를 나타낸다(그림 7.2[14]).[41] 단연코 가장 널리 사용되는 시스템인 그레이드(GRADE) 접근 방식은 효과 추정치로 다음의 네 가지 수준의 신뢰도를 고려한다(근거의 확실성이라고도 설명됨). 매우 높음, 높은 편, 낮음 및 매우 낮음. 비뚤림, 부정확, 간접성, 불일치 및 출판 비뚤림의 위험은 주어진 권고안에서 이러한 신뢰도를 감소시킬 수 있다. 미국치과의사협회 시스템은 매우 높음, 보통, 매우 낮음 등 세 가지 단계로 이루어져 있다. 이 시스템은 효과

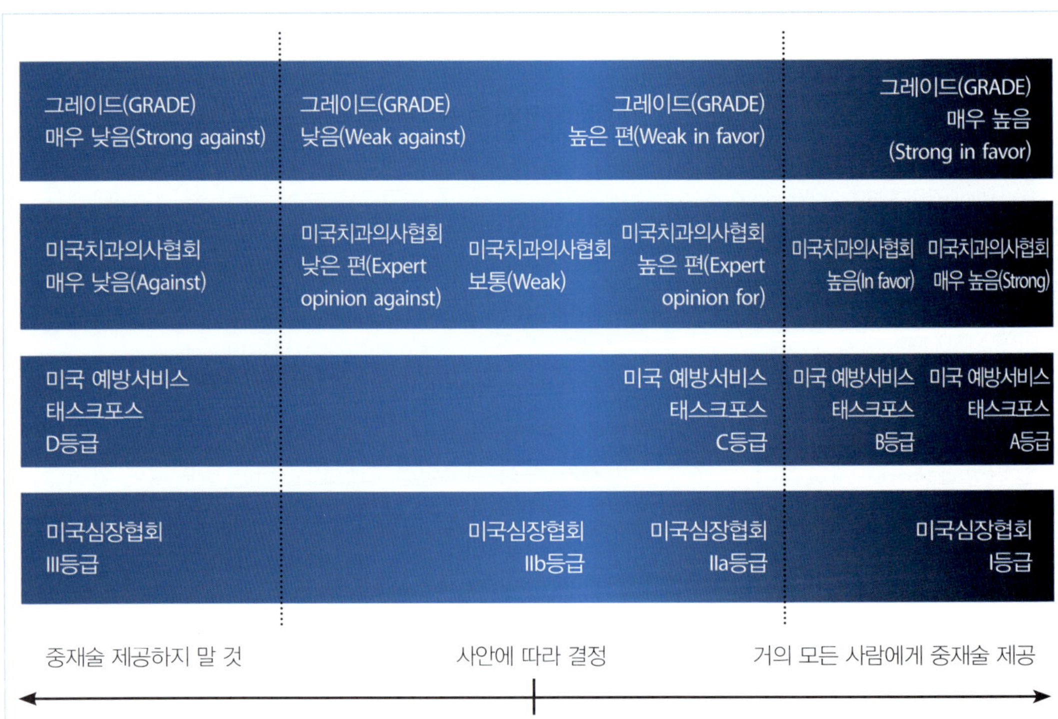

그림 7.2 등급제를 이용한 권고안의 방향 및 강도 평가

GRADE = Grading of Recommendations Assessment, Development, and Evaluation.
Adapted with permission of McGraw–Hill Education from Neumann and colleagues.[14]

추정치에 대한 신뢰도를 결정하기 위해 그레이드(GRADE) 접근법에 대해 설명한 것과 동일한 영역을 사용한다. 임상진료지침을 사용하는 임상의사는 임상진료지침 패널의 신뢰도 등급과 평가에 영향을 미친 이유를 찾아야 한다.

둘째, 이 시스템은 강력한 권고안과 약한 권고안을 구별한다. 그레이드(GRADE) 시스템은 권고안의 2가지 유형(강 및 약)만 사용하는 반면, 미국치과의사협회 시스템은 권고안에 대해 다음과 같은 6가지 등급을 사용한다. 강함(이 중재 제공을 강력하게 지지), 양호(이 중재 제공을 지지), 약함(대안이 검토된 후 이 중재 제공을 제안함), 전문가 의견 지지(확실성 수준 부족; 전문가 의견은 이 권고안 따름), 전문가 의견 반대(확실성 수준 부족; 전문가 의견은 이 중재를 이행하지 말 것을 제안), 반대(이 중재를 이행하지 말거나 비효율적인 절차 중단 제안).[36]

예를 들어, 미국치과의사협회 학술위원회는 비불소화합물 치아우식증 예방제의 사용을 다루는 임상 권고안을 공식화하였다. 그중 하나는 "치아우식증 예방을 위해 0.12%의 클로로헥시딘 양치용액을 단독으로 사용하거나 불소와 함께 사용하는 것은 권장하지 않는다"고 명시하고 있다. 임상진료지침 패널은 고품질 근거를 바탕으로 권고안의 강도를 "반대"로 결정하였다.[17]

권고안을 뒷받침하는 근거가 쉽게 이해되고 있는가?

▶ *강력한 권고안의 경우 강도는 적절한가?*

강력한 권고안이 제시될 때 임상의사에게 보내는 메시지는 다음과 같다. "거의 모든 경우에 그냥 하라."[14] 올바른 행동 방침이 상황에 따라 달라지거나 환자의 가치와 선호에 민감할 때 강력한 권고안은 바람직하지 않은 결과를 초래할 가능성이 있다.

네 개의 영역이 권고안의 강도에 영향을 미친다.

- 편익과 위해의 크기, 근거의 확실성, 환자의 가치와 선호도, 자원 활용.[24]

바람직한 결과가 많고 중요하며 바람직하지 않은 결과는 적고 중요하지 않으면 강력한 권고안이 더 유력하다.

- 근거가 확실할 때, 대부분의 환자가 바람직한 결과를 높게 평가할 때, 순 비용이 낮을 때.

반면, 바람직한 결과가 적고 덜 중요하며 바람직하지 않은 결과가 많고 더 중요하면 약하거나 조건부 권고안이 더 가능성이 높다.

- 근거에 대한 낮은 확실성, 바람직한 결과에 대한 낮은 가치 또는 가치와 선호에 대한 큰 불확실성, 높은 순 비용.

일반적으로 낮은 품질 또는 매우 낮은 품질의 근거에 기초하여 강력한 권고안을 세시될 때 임상의사는 주의해야 한다. 이 경우 패널의 메시지는 다음과 같이 모순될 수 있다. 대부분의 상황에서 임상의사는 중재를 실행해야 하지만(강력한 권고), 이 권고안을 뒷받침하는 근거는 불확실하거나 매우 불확실하다(신뢰도가 낮거나 매우 낮음). 그러나 낮은 신뢰도 또는 매우 낮은 신뢰도에 기초하여 강력한 권고안 작성을 정당화하는 몇몇 특정한 상황들이 있다. 이러한 예외적인 시나리오 중 일부는 생명을 위협하는 상황인데, 두 가지 선택지(확실히 비용이 덜 들거나 덜 위험한 선택지와 근거에 대한 낮은 신뢰도가 치명적인 위해를 시사하는 선택지) 사이에서 동등성을 가진다.[24]

▶ 약한 권고안의 경우, 제공된 정보가 (의사와 환자 사이) 공동의 의사결정[4)]을 용이하게 하는가?

약한 권고안 또는 조건부 권고안이 임상의사에게 제시되는 경우, 대부분 제시된 행동 방침을 따르는 것이 최선이라는 것을 의미하지만, 최적의 행동 방침은 다를 수 있다. 임상진료지침 패널은 가치와 선호에 민감한 의사결정의 경우 (의사와 환자 사이) 공동의 의사결정에 참여하기 위해 필요한 정보를 임상의사에게 제공해야 한다. 임상진료지침은 각 권고안에 첨부된 설명, 권고의 이유란 또는 첨부 표에 이 정보를 제공할 수 있다.

약한 권고안은 임상의사가 환자와 양방향 정보 교환, 즉 (의사와 환자 사이) 공동의 의사결정에 의무적으로 참여하도록 한다.[42] 이 과정에서 임상의사는 환자에게 임상 연구에서 얻은 근거를 제공하는 반면, 환자는 자신의 경험, 사회적 상호작용 및 기타 개인 정보에서 얻은 관점과 가치를 임상의사와 공유한다. 이렇게 신중한 심의 과정이 끝나면 두 행위자는 결론을 도출하고 최선의 행동 방침을 결정한다.[42,43]

표 7.1에는 임상의사, 환자 및 정책 입안자에 각각에 따라 강한 권고안과 약한 권고안이 가지는 함의를 요약하였다.

표 7.1 강한 권고안과 약한 권고안의 함의

권고안	함의
특정 중재에 대한 강한 권고안	임상의사의 경우: 대부분의 환자들은 권고하는 행동 방침을 따라야 한다. 환자의 경우: 이 상황에 처한 대부분의 사람들은 권고하는 행동 방침을 따르기를 원할 것이고, 소수의 사람들만이 원하지 않을 것이다. 정책 입안자의 경우: 권고안은 대부분의 상황에서 정책으로 채택될 수 있다.
특정 중재에 대한 약한 권고안	임상의사의 경우: 환자가 자신의 가치에 부합하는 결정을 내릴 수 있도록 준비해야 한다(의사와 환자 사이 공유된 의사결정). 환자의 경우: 이 상황에 처한 대부분의 사람들은 권고한 행동 방침을 원할 것이지만 많은 사람들은 그렇지 않을 것이다. 정책 입안자의 경우: 이해당사자들의 실질적인 토론과 참여가 필요하다.

4) 환자와 임상의사가 의사결정이라는 과제에 직면했을 때 환자가 근거에 대한 지식을 갖추고 환자의 고유한 문화적, 개인적 신념뿐만 아니라 선호 및 가치에 부합하는 치료 선택지를 선택할 수 있도록 지원하여 환자와 임상의사가 공동으로 의사결정에 기여하는 과정.

상자 7.5. 권고안의 근거 품질 및 강도 평가

당신은 2015년에 발표된 미국치과의사협회 임상진료지침[13]을 작성한 패널이 미국치과의사협회 등급 시스템[36] 및 중간 정도의 신뢰도를 보장하는 근거에 기초하여 침습적 치과 시술을 받는 인공관절 환자에게 예방적 항생제를 사용하도록 권고했다는 점에 주목한다. 미국치과의사협회의 등급 시스템은 다음과 같이 중간 정도의 확실성을 설명한다. "더 많은 정보를 이용할 수 있게 되면 관찰된 효과의 크기나 방향이 바뀔 수 있으며, 이러한 변화는 결론을 바꿀 수 있을 만큼 충분히 클 수 있다. 이 서술은 현재 이용 가능한 최선의 근거로 만든 예비 결정에 기초하지만, 추정치에 대한 신뢰도는 연구의 수나 크기, 결과의 타당성에 불확실성을 초래하는 개별 연구의 비뚤림 위험, 개별 연구 전체의 연구 결과 불일치, 관심 모집단에 대한 일반화 부족 등 하나 이상의 요인에 의해 제한된다."[36] 당신은 또한 패널이 중재의 효과를 평가할 필요가 있다는 사실을 주목한다. 효과 없음을 뜻하는 미국치과의사협회의 언어는 "연관성 없음"이다. 연관성 없음의 신뢰도가 "중간 수준"이라고 발표함으로써 권고안의 방향은 "반대"이고, 강도는 "강함"이 된다. "반대"라는 권고안은 미국치과의사협회 임상진료지침 패널이 "이러한 중재를 실시하지 말거나 효과없는 시술을 중단해야 한다고 주장한다"[13]는 것을 의미한다.
패널의 강력한 권고를 고려할 때, 당신과 다른 임상의사들은 예외적인 경우를 제외한 모든 상황에서 예방적 항생제 사용이 편익보다 위해가 큰 결과를 초래한다고 결론내릴 수 있다. 패널은 예외적인 상황에서 항생제의 사용이 바람직할 수 있다고 지적했다.

이해 충돌의 영향이 최소화되었는가?

근거의 해석과 근거 해석에서 권고안 작성으로 이동하는 과정은 이해 상충에 취약하다. 조사자들이 의료 임상진료지침에서 이해 상충(특히 재무상 이해 상충)의 정도를 문서로 기록해 보니 이해 상충이 상당한 것으로 밝혀졌지만,[44-48] 임상진료지침 패널은 치과 임상진료지침에서 이 문제를 조사하지 않았다. 지적 분야에서 이해 상충(예: 자신의 이전 연구 결과로 개발된 태도)이나 전문직 이해 상충(예: 전문 조직에 대한 충성)도 권고안에 영향을 미칠 수 있다.[49] 임상진료지침은 저자의 이해 상충에 대한 진술을 보고하고 이러한 이해 상충의 영향을 최소화하기 위한 전략을 실행해야 한다. 이해 상충을 보고하지 않는 저자의 임상진료지침은 신뢰성이 떨어진다. 예를 들어, 출생부터 5세까지 아동에서 치아우식증 예방을 다루는 미국 예방 서비스 태스크포스 임상진료지침은 패널 구성원과 그 소속, 잠재적 이해 상충, 재정 공개 및 자금 지원의 출처에 대한 상세한 설명을 제공하였다.[50] 이러한 공시는 이해 상충 가능성을 시사하지 않았기 때문에 독자들은 권고안을 신뢰할 수 있다고 간주할 수 있다. 한편, 어떤 상황에서는 최적의 전문 지식을 가진 패널이 포함되도록 보장하기 위해 잠재적인 지적 또는 재정적 이해 상충을 가질 수 있는 패널 구성원의 통찰력이 필요하다. 이러한 상황에서 임상진료지침을 사용하려는 임상의사는 충돌을 최소화하는 전략의 문서를 찾아야 한다(예를 들어, 패널의 의장이 이해 상충을 일으키지 않도록 하거나 특정 분야에서 이해 상충을 겪었던 패널 구성원이 토론이나 특정 이슈에 대한 투표를 하는 동안 자신을 재사용하도록 하는 것).[36,51] 이해 상충 상황에서 그러한 조치를 이행하지 않으면 임상진료지침의 신뢰성을 약화시킨다.

상자 7.6. 임상진료지침에서 이해 상충에 대한 평가

"미국정형외과학회 임상진료지침의 비뚤림 방지" 절에서 미국치과의사협회 임상진료지침 패널[12]은 이해 상충이 있는 패널의 구성원을 식별하는 과정을 설명했으며, 미국정형외과학회 실무그룹 전체 구성원의 잠재적인 이해 상충 가능성에 대한 자세한 설명을 포함하였다. 또한 이해 상충이 없는 방법론자를 임상진료지침 개발 과정에서 핵심 행위자로 영입하는 등의 이해 상충에 대처하기 위한 전략을 설명하였다.[52] 이 설명을 읽어보면, 본 임상진료지침을 사용하는 임상의사들은 임상진료지침 개발그룹이 이해 상충의 영향을 최소화하기 위해 노력하였고, 임상진료지침에 대한 신뢰도를 높였다는 점에 안심할 수 있다.

결론

진단 또는 치료 전략의 사용과 관련하여 임상진료지침이 필요한 임상의사는 국제기관 또는 국내기관이 제공하는 근거기반 권고안을 참조하는 것이 유익할 수 있다. 일부 권고안은 다른 권고안보다 더 근거에 기반하고 신뢰성이 높기 때문에 임상의사는 각 권고안의 신뢰성을 평가해야 한다. 신뢰할 수 있는 임상진료지침에 대한 기준은 이용 가능한 최선의 근거에 기초하여 개발된 명확하고 실행 가능한 권고안, 적절하게 명시된 환자의 가치와 선호도, 권고안의 강도를 명확히 제시, 공동의 문제 해결을 위한 효과적인 방법의 사용 등이 포함된다. 매우 신뢰할 수 있는 임상진료지침은 임상의사에게 편익과 위해 사이의 균형, 근거의 확실성, 환자의 가치와 선호 및 중재 비용에 대한 간결하면서도 포괄적인 요약을 제공하는 데 도움이 될 수 있다. 그러나 임상진료지침이 모든 유형의 환자와 임상 시나리오를 다룰 수는 없으므로 구강 보건의료 전문직은 가장 적절한 진료를 결정할 때 자신의 임상적 판단을 통합해야 한다.

상자 7.7. 환자에게 어떻게 말할까?

2015년에 발표된 미국치과의사협회 학술위원회 권고안[13]은 포괄적이고 엄격한 체계적 문헌고찰에 기초하여 명확하고 실행 가능한 서술을 하고 있다. 체계적 문헌고찰의 근거들은 명확하게 명시된 결과와 관련된 환자의 가치와 선호가 포함되며, 이는 패널 구성원의 이해 상충의 영향으로부터 매우 자유로운 것으로 보인다. 따라서 당신은 권고안 및 보충 데이터에 대해 환자와 논의하기로 결정한다. 당신과 환자 모두 환자가 이 시술에 예방적 항생제를 사용하지 않기로 결정하였다. 이 장의 끝에 있는 보충 표는 권고안과 수행된 비판적 평가에 대한 요약을 제공한다.[12,13]

참고문헌

1. Brignardello-Petersen R, Carrasco-Labra A, Glick M, Guyatt GH, Azarpazhooh A. "A practical approach to evidence-based dentistry: understanding and applying the principles of EBD."JADA 2014 145(11):1105-1107.
2. Chapter 2 of this book was based on Brignardello-Petersen R, Carrasco-Labra A, Booth HA, et al. "A practical approach to evidence-based dentistry: II: how to search for evidence to inform clinical decisions."JADA 2014 145(12):1262-1267.
3. Brignardello-Petersen R, Carrasco-Labra A, Glick M, Guyatt GH, Azarpazhooh A. "A practical approach to evidence-based dentistry: III: how to appraise and use an article about therapy."JADA 2015 146(1):42-49.e1.
4. Brignardello-Petersen R, Carrasco-Labra A, Glick M, Guyatt GH, Azarpazhooh A. "A practical approach to evidence-based dentistry: IV: how to use an article about harm."JADA 2015 146(2):94-101.e1.
5. Brignardello-Petersen R, Carrasco-Labra A, Glick M, Guyatt GH, Azarpazhooh A. "A practical approach to evidence-based dentistry: V: how to appraise and use an article about diagnosis."JADA 2015 146(3):184-191.e1.
6. Carrasco-Labra A, Brignardello-Petersen R, Glick M, Guyatt GH, Azarpazhooh A. "A practical approach to evidence-based dentistry: VI: how to use a systematic review."JADA 2015 146(4):255-265.e1.
7. Institute of Medicine of the National Academies. Clinical Practice Guidelines We Can Trust. Washington, DC: National Academies Press 2011.
8. Wilson W, Taubert KA, Gewitz M, et al American Heart Association. "Prevention of infective endocarditis: guidelines from the American Heart Association: a guideline from the American Heart Association Rheumatic Fever, Endocarditis and Kawasaki Disease Committee, Council on Cardiovascular Disease in the Young, and the Council on Clinical Cardiology, Council on Cardiovascular Surgery and Anesthesia, and the Quality of Care and Outcomes Research Interdisciplinary Working Group"(published correction appears in JADA. 2008 139[3]:254). JADA 2008 139(suppl):3S-24S.
9. Centre for Clinical Practice, National Institute for Health and Clinical Excellence. "Prophylaxis Against Infective Endocarditis: Antimicrobial Prophylaxis Against Infective Endocarditis in Adults and Children Undergoing Interventional Procedures."NICE clinical guideline 64. London, UK: National Institute for Health and Clinical Excellence 2008.
10. Guyatt GH, Prasad K, Schünemann H, Jaeschke R, Cook DJ. "How to use a patient management recommendation."In: Guyatt GH, Rennie D, Meade MO, Cook DJ, eds. Users'Guides to the Medical Literature. A Manual for Evidence-Based Clinical Practice. 2nd ed. United States: The McGraw-Hill Companies, Inc 2008. p. 597.
11. World Health Organization (WHO) Handbook for Guideline Development. Geneva, Switzerland: World Health Organization 2012.
12. American Academy of Orthopaedic Surgeons American Dental Association. "Prevention of Orthopaedic Implant Infection in Patients Undergoing Dental Procedures: Evidence-Based Guideline and Evidence Report."1st ed. Rosemont, IL: American Academy of Orthopaedic Surgeons 2012.
13. Sollecito TP, Abt E, Lockhart PB, et al. "The use of prophylactic antibiotics prior to dental procedures in patients with prosthetic joints: evidence-based clinical practice guideline for dental practitioners - a report of the American Dental Association Council on Scientific Affairs."JADA 2015 146(1):11-16.e8.
14. Neumann I, Akl EA, Vandvik PO, et al. "How to use a patient management recommendation: clinical practice guidelines and decision analyses."In: Guyatt GH, Rennie D, Meade MO, Cook DJ, eds. Users'Guides to

the Medical Literature: A Manual for Evidence–Based Clinical Practice. 3rd ed. New York, NY: McGraw–Hill 2015. p. 531.

15. Glenny AM, Gibson F, Auld E, et al Children's Cancer and Leukaemia Group (CCLG)/Paediatric Oncology Nurses Forum's (CCLG–PONF) Mouth Care Group. "The development of evidence–based guidelines on mouth care for children, teenagers and young adults treated for cancer."Eur J Cancer 2010 46(8):1399 – 1412.
16. Watters W, Rethman MP, Hanson NB, et al American Academy of Orthopedic Surgeons American Dental Association. "Prevention of Orthopaedic Implant Infection in Patients Undergoing Dental Procedures."AAOS–ADA Clinical Practice Guideline Summary. Published December 13, 2012. Available at: http://www.aaos.org/research/ guidelines/PUDP/dentalexecsumm.pdf. Accessed March 18, 2015.
17. Rethman MP, Beltran–Aguilar ED, Billings RJ, et al American Dental Association Council on Scientific Affairs Expert Panel on Nonfluoride Caries–Preventive Agents. "Nonfluoride caries–preventive agents: executive summary of evidence–based clinical recommendations."JADA 2011 142(9):1065 – 1071.
18. Akl EA, Briel M, You JJ, et al. "LOST to follow–up Information in Trials (LOST–IT): a protocol on the potential impact."Trials 2009 10:40.
19. Brignardello–Petersen R, Carrasco–Labra A, Shah P, Azarpazhooh A. "A practitioner's guide to developing critical appraisal skills: what is the difference between clinical and statistical significance?"JADA 2013 144(7):780 – 786.
20. Aronson JK. "Biomarkers and surrogate endpoints."Br J Clin Pharmacol 2005 59(4):491 – 494.
21. Lee DW. "Validated surrogate endpoints needed for peri–implantitis."Evid Based Dent 2011 12(1):7.
22. Lockhart PB. "Antibiotic prophylaxis guidelines for prosthetic joints: much ado about nothing?"Oral Surg Oral Med Oral Pathol Oral Radiol 2013 116(1):1 – 3.
23. "Advisory statement. Antibiotic prophylaxis for dental patients with total joint replacements. American Dental Association American Academy of Orthopaedic Surgeons."JADA 1997 128(7):1004 – 1008.
24. Andrews JC, Schunemann HJ, Oxman AD, et al. "GRADE guidelines: 15: going from evidence to recommendation – determinants of a recommendation's direction and strength."J Clin Epidemiol 2013 66(7):726 – 735.
25. Scottish Intercollegiate Guidelines Network (SIGN). "Management of Unerupted and Impacted Third Molar Teeth: A National Clinical Guideline."SIGN Publication No. 43. Edinburgh, Scotland: Scottish Intercollegiate Guidelines Network 1999.
26. Guidance on the Extraction of Wisdom Teeth. NICE Technology Appraisal Guidance 1. London, UK: National Institute for Health and Care Excellence 2000.
27. "The management of impacted third molar teeth."Statement by the American Association of Oral and Maxillofacial Surgeons concerning the management of selected clinical conditions and associated clinical procedures. Clinical paper. Rosemont, IL: American Association of Oral and Maxillofacial Surgeons 2013.
28. American College of Dentists. Ethics Handbook for Dentists: An Introduction to Ethics, Professionalism, and Ethical Decision Making. Gaithersburg, MD: American College of Dentists 2012.
29. Atchison KA, Gironda MW, Black EE, et al. "Baseline characteristics and treatment preferences of oral surgery patients."J Oral Maxillofac Surg 2007 65(12):2430 – 2437.
30. Liedholm R. "Mandibular third molar removal: patient preferences, assessments of oral surgeons and patient flows."Swed Dent J Suppl 2005 175:1 – 61.
31. Liedholm R, Knutsson K, Lysell L, Rohlin M, Brickley M, Shepherd JP. "The outcomes of mandibular third molar removal and non–removal: a study of patients'preferences using a multi–attribute method."Acta Odontol Scand 2000 58(6):293 – 298.

32. Matthews D, Rocchi A, Gafni A. "Putting your money where your mouth is: willingness to pay for dental gel."Pharmacoeconomics 2002 20(4):245-255.
33. Azarpazhooh A, Dao T, Figueiredo R, Krahn M, Friedman S. "A survey of patients'preferences for the treatment of teeth with apical periodontitis."J Endod 2013 39(12):1534-1541.
34. Nilsen ES, Myrhaug HT, Johansen M, Oliver S, Oxman AD. "Methods of consumer involvement in developing healthcare policy and research, clinical practice guidelines and patient information material."Cochrane Database Syst Rev 2006 3:CD004563.
35. Guyatt GH, Oxman AD, Schunemann HJ, Tugwell P, Knottnerus A. "GRADE guidelines: a new series of articles in the Journal of Clinical Epidemiology."J Clin Epidemiol 2011 64(4):380-382.
36. Center for Evidence-Based Dentistry, American Dental Association. ADA Clinical Practice Guidelines Handbook: 2013 Update. Chicago, IL: American Dental Association 2013.
37. U.S. Preventive Services Task Force. "Grade Definitions."2012. Available at: http://www. uspreventiveservicestaskforce.org/Page/Name/grade-definitions. Accessed March 18, 2015.
38. American College of Cardiology Foundation American Heart Association. "Methodology Manual and Policies from the ACCF/AHA Task Force on Practice Guidelines."June 2010. Available at: http://www.acc.org/guidelines/about- guidelines-and-clinical-documents/methodology. Accessed March 18, 2015.
39. Atkins D, Eccles M, Flottorp S, et al GRADE Working Group. "Systems for grading the quality of evidence and the strength of recommendations I: critical appraisal of existing approaches."BMC Health Serv Res 2004 4(1):38.
40. Faggion CM Jr. "Grading the quality of evidence and the strength of recommendations in clinical dentistry: a critical review of 2 prominent approaches."J Evid Based Dent Pract 2010 10(2):78-85.
41. Balshem H, Helfand M, Schunemann HJ, et al. "GRADE guidelines: 3: rating the quality of evidence."J Clin Epidemiol 2011 64(4):401-406.
42. Charles C, Gafni A, Whelan T. "Shared decision-making in the medical encounter: what does it mean? (or it takes at least two to tango)."Soc Sci Med 1997 44(5):681-692.
43. Montori V, Elwyn G, Devereaux PJ, Straus SE, Haynes RB, Guyatt G. "Decision making and the patient."In: Guyatt GH, Rennie D, Meade MO, Cook DJ, eds. Users'Guides to the Medical Literature: A Manual for Evidence Based Clinical Practice. 3rd ed. New York, NY: McGraw-Hill 2015.
44. Bhattacharyya N, Lin HW. "Prevalence and reliability of self-reported authorship disclosures in Otolaryngology-Head and Neck Surgery."Otolaryngol Head Neck Surg 2009 141(3):311-315.
45. Bindslev JB, Schroll J, Gotzsche PC, Lundh A. "Underreporting of conflicts of interest in clinical practice guidelines: cross sectional study."BMC Med Ethics 2013 14:19.
46. Choudhry NK, Stelfox HT, Detsky AS. "Relationships between authors of clinical practice guidelines and the pharmaceutical industry."JAMA 2002 287(5):612-617.
47. Neuman J, Korenstein D, Ross JS, Keyhani S. "Prevalence of financial conflicts of interest among panel members producing clinical practice guidelines in Canada and United States: cross sectional study."BMJ 2011 343:d5621.
48. Norris SL, Holmer HK, Ogden LA, Selph SS, Fu R. "Conflict of interest disclosures for clinical practice guidelines in the national guideline clearinghouse."PLoS One 2012 7(11):e47343.
49. Guyatt G, Akl EA, Hirsh J, et al. "The vexing problem of guidelines and conflict of interest: a potential solution."Ann Intern Med 2010 152(11):738-741.
50. Moyer VA US Preventive Services Task Force. "Prevention of dental caries in children from birth through age

5 years: US Preventive Services Task Force recommendation statement."Pediatrics 2014 133(6):1102 - 1111.
51. Schunemann HJ, Wiercioch W, Etxeandia I, et al. "Guidelines 2.0: systematic development of a comprehensive checklist for a successful guideline enterprise."CMAJ 2014 186(3):E123 - E142.
52. Hirsh J, Guyatt G. "Clinical experts or methodologists to write clinical guidelines?"Lancet 2009 374(9686):273 - 275.

A version of this chapter originally appeared in the May 2015 edition of JADA (Volume 146, Issue 5, Pages 327 - 336. e1). It has been reviewed and updated for accuracy and clarity by the editors of How to Use Evidence-Based Dental Practices to Improve Your Clinical Decision-Making.

보충 표. 임상진료지침의 환자 관리 권고안 비판적 평가 예제*

1. 임상적 권고안이 명확하고 포괄적인가?	
1a. 권장하는 중재가 명확하고 실행 가능한가?	그렇다. 권고안은 다음과 같다. "일반적으로 인공관절 임플란트 환자의 경우 인공관절 감염을 예방하기 위해 치과 시술 전에 예방적 항생제를 사용하지 않는 것이 좋다." 임상의사라면 대부분의 경우 환자에게 예방적 항생제를 처방해서는 안 된다는 것을 쉽게 이해할 수 있을 것이다.
1b. 대안이 확실한가?	그렇다. 반대 선택지는 예방적 항생제를 처방하는 것이다. 미국치과의사협회 임상진료지침 패널[13]은 어떤 예외적 상황에서 예방적 항생제를 제공하는 대체 접근법이 가능한지를 명시적으로 설명한다. "과거 관절치환 수술과 관련된 합병증 이력이 있는 환자가 치은 조작이나 점막 절개 등의 치과 시술을 받는다면 환자 및 정형외과의사와 상의한 후에만 예방적 항생제를 고려해야 한다"고 말했다. 이 정보는 권고안의 설명에 제공되며 임상의사가 쉽게 접근할 수 있다.
1c. 환자에게 중요할 수 있는 모든 관련 결과를 명시적으로 고려하였는가?	그렇다. 임상진료지침 패널은 효과의 결과(예: 인공관절 감염)뿐만 아니라 항생제 내성 및 부작용 같은 결과(예: 이차 감염, 아나필락시스(과민증), 기타 알레르기 반응, 메스꺼움, 구토, 설사) 등의 결과도 포함하였다.

2. 권고안이 현재까지 최선의 근거에 기초하였는가?

그렇다. 2012년 미국정형외과학회–미국치과의사협회 근거기반 임상진료지침 및 근거 보고서는 (임상에서) 의사결정 과정을 알리기 위해 수행한 체계적 문헌고찰에 대한 상세한 설명을 제공한다. 이용 가능한 근거를 식별하는 방법은 엄격하고 광범위하게 설명되었다. 그러나 영어 이외의 언어로 발표된 연구는 배제했을 뿐만 아니라 근거를 선정하고 평가하는 데 사용된 방법을 설명하는데 부족했다는 한계가 있다. 2014년 미국치과의사협회 임상진료지침 패널[13]은 2012년 검색을 업데이트하였다.[12] 따라서 지금의 임상진료지침 패널에 제시된 근거가 현재까지 이용 가능한 최선의 근거일 가능성이 높다.

3. 결과와 연관된 환자의 가치와 선호가 적절히 명시되었는가?

아니다. 수행하였던 체계적 문헌고찰을 실시한 결과, 본 권고안에 대한 환자의 가치와 선호를 탐구하는 연구를 명시적으로 찾지 않았다. 이 시나리오에 대해 그러한 연구가 실제로 존재하는지의 여부는 불확실하다. (오히려) 임상진료지침 패널은 예방적 항생제 관련 잠재적 편익(이에 대한 근거는 매우 적었다)고 모든 부작용 사이의 균형에 대한 환자의 가치와 선호를 오직 패널들의 머릿속 생각에 의존했을 뿐이다. 패널들은 권고안을 작성할 때 제한된 편익 근거보다 잠재적 위해에 더 높은 가치를 두었다고 분명히 명시하였다.

4. 저자는 권고안의 강도를 표시했는가?

미국치과의사협회 임상진료지침 패널[13]은 "일반적으로 인공관절 이식 환자의 경우 인공관절 감염 예방을 위해 치과 시술에 앞서 예방적 항생제를 사용하지 않는 것이 좋다"는 권고안을 제시하였다. 임상진료지침 패널은 중간 수준의 확실성을 바탕으로 이 권고안의 강도를 "반대"로 평가하였다.

5. 권고안을 뒷받침하는 근거가 쉽게 이해되는가?	
5a. 강력한 권고안이라고 보기에, 강도는 적절한가?	그렇다. 미국치과의사협회 임상진료지침 패널[13]은 근거의 확실성을 보통이라고 평가하고 중재에 반대하는 권고안을 제시하였다. 패널은 또한 잠재적인 위해가 편익보다 크다고 말했다. 권고안의 강도는 적당해 보인다.
5b. 약한 권고안의 경우 제공된 정보가 (의사와 환자간) 공동의 의사결정을 용이하게 하는가?	권고안의 강도는 중재에 대해 강한 등급(5a 참조)으로 분류되었기 때문에 이 질문은 이 권고안에 적용되지 않는다.

6. 이해 상충의 영향이 최소화되었는가?

"미국정형외과학회 임상진료지침의 비뚤림 방지"절에서 미국정형회과학회 패널[12]은 이해 상충이 있는 패널 구성원을 식별하고 처리하는 과정을 상세히 설명한다. 또한 그들은 패널에 이해 상충이 없는 방법론자도 포함하였다. 임상진료지침 문서에는 미국정형외과학회 작업 그룹 모든 구성원의 잠재적인 이해 상충에 대한 자세한 설명이 포함되어 있다. 보고된 이해 상충은 패널의 모든 구성원이 찾아볼 수 있도록 명시적으로 제시되었다. 이해 상충의 영향을 최소화하기 위해 임상진료지침 개발그룹이 시행하는 이 모든 조치는 권고안의 신뢰성을 높인다.

결론: 2015년 1월, 미국치과의사협회 임상진료지침 패널이 발표한 침습적인 치과 시술을 받는 환자의 인공관절 감염 방지를 위한 예방적 항생제 사용에 관한 권고안은 적절하게 개발되었고 신뢰할 수 있는 것으로 보인다.

* 출처: 와터스(Watters) 등 16과 솔레시토(Sollecito) 등.[13]

Chapter 8. 질적 연구를 바탕으로 한 문헌 평가

Joanna E.M. Sale, Ph.D. Maryam Amin, D.M.D., M.Sc., Ph.D. Alonso Carrasco–Labra, D.D.S., M.Sc., Ph.D. Romina Brignardello–Petersen, D.D.S., M.Sc., Ph.D. Michael Glick, D.M.D. Gordon H. Guyatt, M.D., M.Sc. and Amir Azarpazhooh, D.D.S., M.Sc., Ph.D.

이 장에서 다루는 내용:

질적 연구는 언제 의의가 있는가?

질적 연구를 어디에서 찾을 수 있는가?

임상에서 의사결정을 하기 위해 질적 연구를 비판적으로 평가하기

결과를 신뢰할 수 있는가?
- 참가자 또는 관찰 선택이 명확하고 포괄적이었는가?
- 연구 윤리 승인을 받았는가?
- 데이터 수집이 충분히 포괄적이고 상세했는가?
- 데이터를 적절히 분석하였고, 조사 결과는 적절히 입증하였는가?

결과는?

결과를 환자 치료에 적용하려면 어떻게 해야 하는가?
- 본 연구가 도움이 되는 이론을 제공하는가?
- 본 연구가 내 진료의 맥락을 이해하는 데 도움이 되는가?
- 본 연구가 임상 치료(환자 치료)의 사회적 상호작용을 이해하는 데 도움이 되는가?

결론

서론

이 책의 이전 장들에서는 근거기반 임상 진료[1]를 추구하기 위한 일반적인 단계를 소개하고 검색하는 방법[2]을 설명하였으며, 치료[3], 위해[4], 진단[5], 체계적 문헌고찰[6] 및 임상진료지침[7]에 대한 연구를 비판적으로 평가하는 방법을 설명하였다. 이 장에서는 질적 연구에서 나온 근거를 평가하는 것으로 주제를 변경해 본다.

질적 연구는 의미와 해석에 초점을 맞춘 조사 과정이다.[8,9] 이러한 유형의 연구를 수행하는 조사자는 사회 문제 또는 인간의 문제를 탐구하는 것을 목표로 한다.[8,9] 질적 연구의 연구자들은 종종 부분의 합보다 더 큰 복잡한 시스템이라는 실제 상황을 다룬다.[10] 질적 연구자들은 사람들이 세상에 대해 어떻게 생각하고, 어떻게 반응하고 행동하는지 이해하는 것을 목표로 할 뿐만 아니라 연구 결과를 통해 환자의 개인적 경험을 넘어 조직이나 다른 환경 내에서 벌어지는 상호작용과 과정을 탐구할 수 있다.[11] 근거기반의학의 맥락에서, 질적 연구의 결과는 임상의사들이 환자의 가치와 선호를 이해하는 데 특히 중요할 수 있다.[12,13]

상자 8.1. 임상 시나리오

담배를 많이 피우는 48세의 남자가 주기적인 치통 때문에 당신의 치과에 내원하였다. 환자는 치과 건강보험 진료가 가능한데도 최근까지 통증이 없어 지난 5년간 치과에 가지 않았다. 구강검사 결과, 다수의 치아에 퍼진 치아우식증과 중등도 치주질환이 있었다. 당신은 환자에게 치석제거술과 치근활택술 진료를 하고 치료불가능한 치아 4개를 발거하였다. 치아 발거 후, 환자는 아내가 최근 치과 임플란트 치료를 받았는데 매우 좋았다며 자신도 치과 임플란트를 심어 달라고 한다. 임플란트 비용은 보험이 적용되지 않는다고 설명하지만 그는 "임플란트는 한 번 심으면 평생 쓸 수 있기 때문에 기꺼이 투자하겠다"고 말한다. 당신은 이 사례에 대해 임상적 판단을 내리기를 주저하고 있다. 환자의 흡연 습관과 구강 위생 상태뿐만 아니라 환자가 갖고 있는 임플란트에 대한 비현실적인 기대를 고려할 때, 환자가 임플란트 치료에 적합할지 당신은 확신할 수 없다. 문헌에 따른 근거는 이 환자의 기대와 선호를 더 잘 이해할 수 있는 통찰력을 제공할 수 있다. 그러므로 당신은 환자 상담을 위해 관련 연구를 찾는다.

질적 연구는 언제 의의가 있는가?

질적 연구를 수행하는 데는 여러 가지 이유가 있다. 질적 연구는 주제에 대해 거의 알려져 있지 않거나 정량적 방법으로 대답할 수 없는 질문을 다루는 경우에 많이 수행한다. 또한 임상의사가 잠재적인 진료 장벽이 어떻게 인식되는지 연구하고, 의사결정 과정을 설명하고, 중재가 효과가 있거나 없는 이유를 검토하고자 할 때 질적 연구 결과가 적절할 수 있다. 질적 연구 결과는 서로 다른 중재 전략을 사용함으로써 인식될 수 있는 영향의 종류(예상했거나 예상치 못한 영향 모두)를 조사할 때 의미 있을 수 있다.[14] 질적 연구자들은 "세상에서 일어나고 있는 일"에 대한 심층적인 이해를 추구하며 또한 세계와 그 세계 안에 살면서 세계와 상호작용하고 있는 사람들에 대한 가정에 도전할 수 있다.[15] 임상의사와 관련된 질적 연구의 조사자들은 사회적 현상을 다루고 특정 문제에 대한 이론적 또는 개념적 이해를 추구한다.[16] 구강 보건 분야의 질적 연구자들은 노인이 되면서 자연 치아 보유의 효과, 사회부조[1)] 수혜자를 치료하는 치과의사의 인식과 경험, 치아 상실과 보철 경험, 당뇨병 환자의 구강 건강 선호 등의 문제를 다룬 연구를 수행하였다.[17-20]

질적 연구는 주제에 대해 거의 알려져 있지 않거나 정량적 방법으로 대답할 수 없는 질문을 다루는 경우에 많이 수행한다.

1) 국가나 지방 공공 단체가 생활 능력이 없는 사람에게 최저 한도의 생활 수준을 보장하기 위하여 보호 또는 원조를 행하는 일. 수혜자는 사회부담금 납부를 조건으로 하지 않는다.

질적 연구를 어디에서 찾을 수 있는가?

질적 연구를 식별하는 것은 어려울 수 있다. 질적 연구의 키워드가 메드라인의 논문 색인화에 사용되는 메쉬 용어에 쉽게 매핑되지 않는 경우가 많고, 이러한 유형의 연구들이 일반적으로 사용되는 데이터베이스에서 색인화된 학술지에 항상 게재되는 것은 아니기 때문이다(2장 참조). 그러나 2003년에 미국국립의학도서관은 "질적 연구(qualitative research)"를 메쉬 용어에 편입하였다. 펍메드를 사용하는 임상의사는 검색을 더욱 민감하게 하기 위해 제목이나 초록 필드에 "질적(qualitative)" 또는 "인터뷰(interview)" 또는 텍스트 단어 필드에 "경험(experience)"과 같은 필터를 적용할 수 있다.

상자 8.2. 질적 연구 검색

당신은 치과용 임플란트와 관련된 환자의 가치와 선호를 탐구하는 질적 연구를 찾는 데 관심이 있다. 우선 펍메드부터 시작하여 검색어 "치과 임플란트"와 "질적 연구"를 입력해서 100개 이상의 논문을 검색하였다. 제목과 초록들을 훑어보면서, 당신은 특히 관련이 있는 것으로 보이는 논문을 확인하고 검색하였다.

상자 8.3. 검색해서 찾은 문헌

당신이 찾은 연구는 그레이(Grey) 등[21]이 쓴 "치과 임플란트에 대한 환자의 동기와 기대에 대한 질적 연구"이다. 당신은 환자들이 치과 임플란트가 자연 치아와 같다고 믿는다는 것을 보여주는 이 연구의 초록을 읽었다. 당신이 주목하는 바와 같이, 그러한 믿음은 문제가 될 수 있다. 당신은 논문을 읽으면 환자의 관점과 환자가 침플란트를 원하는 초기 결정에 대해 추가적인 통찰력을 얻을 수 있을 것이라고 결정한다.

임상에서 의사결정을 하기 위해 질적 연구를 비판적으로 평가하기

근거 이론(grounded theory)[2)], 현상학(phenomenology)[3)], 문화기술지(ethnography)[4)] 등 질적 연구를 실시하기 위한 접근법(방법론이나 전통이라고도 함)이 많다. 이러한 접근 방식은 수많은 이론

---

2) 근거 이론: 연구자들이 '참여자들의 관점에 근거하여'(grounded in the views of participants) 어떤 과정 혹은 행위에 대한 일반적이고 추상적 이론을 도출해 내는 분석 기법을 가리킨다.

3) 현상학적 연구: 인간 경험의 기술(description)에 대한 분석을 통해 경험의 의미를 밝히고자 하는 귀납적, 기술적 연구 방법이다. 따라서 현상학적 연구는 인간의 경험을 있는 그대로 살펴보고, 그 경험의 의미를 포함하여 구조, 즉 현상의 본질을 밝혀 기술하는 것을 목적으로 한다.

4) 20세기 초 문화인류학적 접근법에서 시작된 질적 연구 방법론으로 연구자는 자신이 연구하고자 하는 대상의 자연적 상황(natural settings)에 직접 들어가 연구 대상과 마찬가지로 삶을 살면서 경험하고 교류하면서 해당 사회와 문화의 다양한 현상을 기술하고 연구한다. 문화기술지는 어떤 시스템의 각 부분을 정확히 이해하는 것을 통해 전체 시스템의 총체적 연구 성과를 거둘 수 있다는 생각에 기반을 두고 있다.

적 관점에 더하여 연구 질문, 데이터 수집, 데이터 분석 및 연구의 엄격성 증진을 위한 선택으로 구성되어 있다. 양적 연구와 달리 질적 연구의 접근법들 사이에는 계층 구조가 존재하지 않으며, 어떤 접근법도 다른 접근법보다 "진리"에 도달할 가능성이 더 높지 않다.

질적 연구를 비판적으로 평가하기 위해 100개 이상의 체크리스트를 이용할 수 있다.[22] 이러한 체크리스트 중 다수는 방법에만 초점을 맞추고 작품의 분석 내용과 실질적인 결과로부터 주의를 딴 데로 돌리는 등 본질적으로 절차적이다.[23] 또한 많은 체크리스트는 접근법 간 차이와 접근법 내에서 변이를 인정하지 않기 때문에 모든 질적 연구를 동일하다고 간주한다.[24] 이 장의 목적상, 우리는 쟈꼬미니(Giacomini)와 쿡(Cook)의 기준[16]에 의존하였다. 왜냐하면 이 저자들이 근거기반 치의학에서 사용하는 기준을 구체적으로 개발하였기 때문이다. 이러한 기준에 따르면, 임상 결정을 알리기 위해 질적 연구 결과를 사용하는 과정에는 그 결과의 신뢰도, 결과, 적용성 등을 평가하는 것이 포함된다. 지금부터는 이 세 단계를 각각 설명한다.

결과를 신뢰할 수 있는가?

조사자들은 신뢰도를 "진리"를 나타내는 연구 결과가 있을 수 있는 신뢰의 정도라고 정의하였다.[25,26] 신뢰도를 확립하기 위한 논의와 기법은 개념화된 이후 지난 30년 동안 발전해 왔다. 우리의 기준에 따르면,[16] 다음과 같은 질문에 대답하는 것은 질적 연구 결과의 신뢰성에 대한 주요 통찰력을 제공할 수 있다.

참가자 또는 관찰 선택이 명확하고 포괄적이었는가?

질적 연구의 특징 중 하나는 목적적(또는 목적이 분명한) 샘플링이다.[10,27-29] 목적적 샘플링이란 현상에 대한 완전하고 정교한 이해를 돕기 위해 정보가 풍부한 사례(예: 사람 또는 문서)를 모집하는 과정을 말한다.[10,30,31] 질적 연구자들은 정보가 풍부한 사례를 선택함으로써 중요하고 중심적인 연구 문제를 효율적으로 배우게 된다.[10]

목적적 샘플링 전략에는 여러 종류가 있다. 여기에는 연구자에게 중요하다고 간주되는 연령 같은 차원과 관련된 다양하거나 이질적인 사례 선택(최대 변동 표본 추출), 특정 부분을 심층적으로 설명하는 균질한 표본 선택(동질 표본 추출), 주요 출처 및 초기 참가자를 이용하여 후속 참가자를 선택(스노우볼 표본 추출), 데이터 분석 중에 개발된 범주와 이론을 사용하여 향후 표본 추출(이론 표본 추출) 등이 있지만 이에 국한되지는 않는다.[10,29] 연구자가 이러한 샘플링 전략 하나 또는 샘플링 전략들의 조합을 사용하기로 한 결정은 다양한 요소들에 의존한다. 이러한 요소들에는 데이터를 수집하고 분석하면서 발생하는 것, 연구자가 운용하고 있는 접근 방식(예를 들어, 수집된 데이터를 사용하여 전통적으로 근거 이론[32]이라고 하는 이론적 아이디어, 개념, 모델 및 형식

이론을 개발하는 것)과 사용된 데이터 수집 기법(예:개별 인터뷰, 포커스 그룹 또는 문서)이 있다. 형식 이론은 전통적으로 근거 이론[32]로 언급되는 접근 방식이며, 사용된 데이터 수집 기법(예: 개별 인터뷰, 포커스 그룹 또는 문서)이다. 예를 들어, 특정 경험을 한 사람들의 인식을 탐구하는 질적 연구(현상학적 연구)에서, 연구자는 관심 경험을 경험한 참가자를 반드시 선택(기준 표본 추출)할 것이다. 질적 연구자들이 포커스 그룹을 실시하려 할 때, 집단 구성원들 간의 권력 차이와 같은 표본의 변이를 최소화하고 싶기 때문에 균질 표본 추출을 선호할 수 있다.[33] 예를 들어, 치과의사들이 의료급여 대상자가 치과 치료받는 것을 어떻게 인식하고 경험했는지를 이해하는 것이 목적이었던 연구[19]에서, 저자들은 가난한 사람들과 잠재적으로 다양한 경험을 가진 치과의사를 모집하기 위해 최대 변동 표본 추출법을 사용했다.

요약하면, 연구자의 참여자 또는 관찰에 대한 선택이 명시적이고 포괄적이었는지를 평가할 때, 임상의사는 연구자가 특별히 "목적적"이라는 용어를 사용하지 않았더라도 목적적 샘플링에 대한 설명을 찾아야 한다.

연구 윤리 승인을 받았는가?

다른 유형의 연구와 마찬가지로, 질적 연구도 일반적으로 연구 윤리 승인이 필요하다. 질적 연구에만 독특한 것으로 간주되는 몇몇 윤리적 문제가 있다. 예를 들어, (연구) 참여자들이 데이터를 형성하고, 윤리적 딜레마를 일으킬 수 있다는 사실을 깨닫는 것이 중요하다. 연구되고 있는 지역사회는 연구의 수동적 구성 요소가 아니다.[34] 분석 중에 발생하는 한 가지 윤리적 문제는 참여자들이 연구자가 그들의 진술을 어떻게 해석해야 하는지에 대한 발언권을 가져야 하는지의 여부이다.[35] 연구자가 연구 결과("구성원 확인", "구성원 검증" 또는 "응답자 검증"으로 알려진)에 대해 참가자들로부터 피드백을 요청하는 경우 이 문제는 특히 중요할 수 있다.[32] 구성원 확인을 위한 전략에는 참가자의 인터뷰 기록이나 결과 요약본을 보내는 것이 포함된다. 일부 연구자들은 구성원 확인을 비판적 평가의 기준으로 보고 있지만, 대신에 다른 시각으로는 (구성원 확인이) 윤리적 문제가 있는 데이터를 수집하는 또 다른 방법으로 간주될 수 있다.[32,36]

질적 연구자가 고려해야 할 또 다른 윤리적 문제는 개방적이고 친밀한 분위기의 연구로 인해 참여자들이 나중에 후회할 수 있는 정보를 공유하고 그 정보를 공개할 때 발생한다.[35,37] 이러한 위험을 최소화하기 위해 질적 연구자들은 참여자들과 전문적인 거리를 유지하도록 주의하고, 참여자들이 치료적 관계를 맺었다고 믿도록 유도하지 않도록 한다.[35] 질적 연구에 사용되는 표본 크기가 작고, 독자들이 참여자를 식별할 수 있을 가능성이 항상 있기 때문에 연구자들은 연구 표본에 대해 너무 많은 정보(예를 들어, 환자를 모집한 병원)를 노출하지 않는 것이 중요하다.[38] 앞에서 설명한 것과 같은 윤리적 문제는 연구윤리위원회 승인을 위한 표준 신청서에 항상 포착되지는 않지만, 질적 연구자들은 연구를 수행할 때 이러한 문제에 대해 논의할 필요가 있을 수 있다.

데이터 수집이 충분히 포괄적이고 상세했는가?

질적 연구를 위한 수많은 데이터 수집 기법 가운데 가장 흔한 것은 일대일 인터뷰, 포커스 그룹, 관찰, 문서 등이다. 인터뷰는 인터뷰어(인터뷰를 하는 사람)과 인터뷰이(인터뷰에 응하는 사람)가 그들의 관계를 통해 지식이나 데이터를 생산하는 능동적인 과정이다.[31,35] 포커스 그룹은 포커스 그룹 인터뷰를 진행하는 시간 동안 연구 참여자들 사이의 상호작용을 탐구하는데, 여기서 발휘되는 연구자의 능력 때문에 일대일 인터뷰와 구별된다.[39] 연구자들은 관찰을 이용하여 공개적으로 접근 가능한 공간[11]과 같은 자연 환경에서의 행동을 연구할 수 있으며, 문서와 기록도 분석할 수 있다. 문서에는 공공 기록물(예: 정부 문서, 텔레비전 대본, 회의록), 개인 문서(예: 편지, 의료 기록, 학교 기록), 사진이 포함될 수 있다.[32]

질적 연구에서 데이터 수집을 위해서 단일 기법이나 여러 기법의 조합을 이용하는 것이 적당하다. 예를 들어, 근거 이론 연구에서 연구자들은 포커스 그룹과 인터뷰를 결합할 수 있다.[40,41] 연구자들은 문화기술지 연구에서 관찰을 인터뷰와 결합할 수 있다.[42] 여러 조사 기법을 반드시 조합할 필요는 없지만, 그렇게 하면 연구자가 현상의 구조에 대해 보다 강력한 설명을 할 수 있다.[40]

질적 연구자들이 면접에서 다룬 주제영역을 개괄하면 도움이 된다.[35] 일부 학술지 저자들은 표에 실제 인터뷰 질문을 제시하는 것을 좋아한다. 그러나 개별 인터뷰 질문이나 프롬프트는 현장에서 진행 중인 데이터 분석이나 상황에 적응하도록 수정될 수 있다.[11] 어떤 경우에는 연구자가 각 참가자와 단일 면접을 실시하고, 다른 연구에서는 연구자가 복수 면접을 실시한다.

질적 연구에서 표본 크기를 결정하는 엄격한 규칙은 없다. (질적 연구에서) 데이터 수집의 목적은 관심 있는 모집단에 대한 일반화보다는 연구 현상에 대한 풍부한 설명을 얻는 것이다.[43] 크레스웰(Creswell)[8]은 서로 다른 질적 연구 접근법에 대한 표본 크기를 제안했지만, 많은 연구자들은 추가 데이터 수집이 분석과 관련된 중요한 정보가 새롭게 추가되지 않는다고 생각될 때(포화 상태라고 하는 상황), 데이터 수집을 중단하는 표준 전략을 사용한다.

질적 연구자는 양적 연구자와 유사한 방식으로 일부 인구통계학적 데이터(예: 연령, 성별, 인종, 교육 수준)를 수집하여 표본을 추출한 배경이나 설정뿐만 아니라 표본을 설명한다. 예를 들어, 설정은 치과 진료, 검진 프로그램, 학교 또는 지역사회가 될 수 있다.

요약하면, 데이터 수집이 포괄적이고 상세했는지를 평가할 때, 임상의사는 질적 연구자가 데이터를 수집하는 방법(예: 인터뷰 또는 포커스 그룹), 수집된 데이터의 유형(예: 다루는 주제 영역, 인터뷰 가이드 질문, 연구 참여자를 선택한 설정과 같은 맥락적 정보) 그리고 연구팀이 데이터 수집을 중단하기로 결정한 방법(예를 들어, 그들은 포화 상태에 도달했다고 결론지었다)에 대한 설명을 찾아야 한다.

> (질적 연구에서) 데이터 수집의 목적은 관심 있는 모집단에 대한 일반화보다는 연구 현상에 대한 풍부한 설명을 얻는 것이다.[43]

데이터를 적절히 분석하였고, 조사 결과는 적절히 입증하였는가?

양적 연구에서는 일반적으로 연구자들이 비뚤림의 위험을 최소화하기 위해 데이터 수집과 분석을 분리하여 실시한다. 이것은 질적 연구에서 하는 것과는 반대이다. 질적 데이터 분석의 한 가지 중요한 특징은 데이터 수집과 동시에 분석이 발생하며, 반복적이라는 것이다. 데이터 수집과 분석의 설계와 과정은 본질적으로 순환적이다. 분석은 연구자가 데이터를 생성하고 새로운 분석(emergent analysis)이라고 불리는 과정인 이론적 가정(theoretical assumptions)을 고려하면서 전개된다.[32] 그 결과, 데이터가 수집되면서 연구자들은 연구 현상의 관점을 상세히 기술하고 수정할 수 있다.[32]

일반적으로 모든 질적 분석은 데이터를 더 작은 조각으로 분해하고(즉, 코딩) 조각들을 재조립하여 해석을 개발하는 것을 포함하는데, 이 과정을 주제 분석이라고 부르기도 한다. 주제는 발견되기를 기다렸다는 것처럼 불쑥 나타나지 않는다. 오히려 연구자들은 참가자들과의 상호작용과 참가자들로부터 수집된 데이터에 기초하여 주제를 개발한다.[44,45] 다시 말해서, 질적 연구자들은 데이터를 검토한 후에 그들이 추구할 수 있는 다른 경로를 결정하는데, 각각은 별도의 분석일 수도 있다.[44] 질적 접근법이나 전통과 관련된 세부사항과 마찬가지로 이 연구 단계에서 연구팀 구성원의 투입이 특히 중요할 수 있으며, 이는 분석을 어떻게 진행해야 하는지에 대한 추가 지침을 제공할 수 있다. 예를 들어, 고전적 근거 이론에 대한 설명은 분석을 위한 규범적 단계를 개략적으로 설명한다.[46,47]

많은 질적 연구의 조사자들은 주제들을 통합함으로써 보다 나아간 해석을 하는 대신에 단지 주제나 범주의 목록을 제공함으로써 심층적인 분석 바로 앞에서 멈춘다.[44] 질적 연구자들로서는 그들의 분석이 데이터의 초기 코딩을 넘어 확장됨을 증명하는 것이 중요하다. 질적 연구자들이 그들의 결과를 보고할 때, 종종 주장을 뒷받침하기 위해 인터뷰로부터 직접 인용문을 기술한다.[22] 그들은 또한 개발된 주제나 개념 또는 이론과 맞지 않는 데이터를 설명할 수도 있다.[48] 데이터 수집과 분석 과정 동안 질적 연구자들은 그들의 선호와 이론적 성향에 대한 비판적 자기 평가를 통해(예를 들어, 현상 노트와 메모를 언급함으로써) 그들의 연구에 대한 신뢰도를 높일 수 있다. 이러한 과정을 반사 작용이라고 한다.[32]

요약하면, 연구자가 데이터 분석과 결과 입증의 적절성을 평가할 때, 임상의사는 연구자가 반복적인 분석 과정을 적용했는지의 여부를 알아내야 한다. 또한 임상의사는 개념과 주제를 어떻게 개발하고 해석했는지에 대한 연구자의 설명을 찾아야 한다.

상자 8.4. 질적 연구 평가

그레이(Grey) 등[21]의 질적 연구를 읽는 동안, 당신의 판단은 이 연구의 저자들이 연구 참가자를 어떻게 선정했는지 그리고 저자들이 참가자들로부터 충분한 데이터를 수집했는지에 대해 걱정하게 만든다. 당신은 저자들이 목적적인 샘플링에 대해 논의하지 않았고, 왜 그들이 모집과 데이터 수집을 중단했는지에 대해서도 논의하지 않았다는 것을 알게 되었다. 연구 결과 윤리적 문제는 없는 것으로 보이지만, 데이터 분석 과정이 완전히 명확하지는 않다는 점에 주목하였다. 당신은 이 연구를 계속 주의 깊게 읽기로 결정하였다(논문에 대한 보다 자세한 비판적 평가는 표 8.1 참조).

표 8.1 질적 연구에 관한 논문의 비판적 평가 예제*

지침	평가
1. 질적 연구와 관련이 있는가?	
1a. 생의학적인 현상이라기보다는 사회적 현상에 대한 질문인가?	그렇다. 저자들은 임플란트 치료를 받으려는 환자들의 동기와 치료에 대한 그들의 기대를 이해하려고 노력하였다. 저자들은 결과(예: 임플란트에 대한 환자 만족도)를 측정하거나 임플란트 시술의 효능을 판단하지 않았다.
1b. 문제에 대한 이론적 또는 개념적 이해를 구하는가?	그렇다. 저자들은 인과적 또는 상관적 추론을 하기보다는 현상을 이해하는 데 관심이 있었다.
2. 결과를 신뢰할 수 있는가?	
2a. 참가자 또는 관찰의 선택이 명확하고 포괄적이었는가?	그레이(Grey) 등[21]의 연구는 연구 참가자들과의 인터뷰를 포함하였다. 저자들은 참가자를 선정하기 위한 목적적 표본 추출을 실시했다고 보고하지 않았다. 그들은 "편의추출"이 한계라는 것을 인정다. 하지만 저자들은 이 표본으로부터 관측치를 수집하는 방법에 대해 더 자세한 정보를 제공할 수 있었는 데 그렇지 못했다. 참여 대상자는 영어에 능통하고 영국 윌트셔(Wiltshire)의 개인 치과 진료실에서 임플란트학에 관심이 있는 수복치과전문의와 상담한 경험이 있는 성인이었다. 저자들이 '개인 치과 진료실'을 언급했지만, 윌트셔라는 지역에서 한 명 이상의 수복치과전문의 진료실에서 환자가 모집되었는지의 여부는 분명하지 않았다. 50명의 환자가 연구 참여 자격에 해당되었고, 저자들은 연구에 대한 정보를 이 환자들에게 우편으로 보냈다. 조사자들은 50명의 환자 중 9명의 환자만 면담하였다. 저자들은 이 9명의 환자가 어떻게 이 연구에 참여하도록 선택되었는지에 대해 아무런 설명도 하지 않았다. 예를 들어, 저자는 다른 환자가 참여하기로 동의했다가 탈락했는지, 9명의 환자만이 응답지를 우편으로 회송했는지, 9명 이상의 환자가 응답지를 우편으로 회송했는 데 저자들이 그 중에서 선별했는지의 여부에 대해서는 언급하지 않았다.
2b. 연구 윤리 승인을 받았는가?	그렇다. 2페이지에 "배스대학교(University of Bath)와 웨스트잉글랜드대학교(University of the West of England) 연구윤리위원회에서 승인을 얻었다."라고 명시된 바와 같이, 저자들은 연구를 수행하기 위해 연구 윤리 승인을 받았다고 말했다. 저자들은 다른 윤리적 문제는 어느 것도 설명하지 않았다.
2c. 데이터 수집이 충분히 포괄적이고 상세했는가?	저자들은 인구통계학적 데이터를 수집했지만 참가자의 최고 학력, 사회경제적 지위 및 인종과 같이 임상 시나리오를 설명하는 데 관련될 수 있는 참가자에 대한 몇 가지 중요한 특성은 포함하지 않았다. 또한 조사자들은 전화 인터뷰를 통해 자료를 수집하였다. 저자들은 전화면접이 대면면접과 비슷하다는 참고 자료를 인용하여 전화 면접을 수행한 전략을 정당화했지만, 대면 면접은 참가자와 연구자 간의 더 좋은 관계를 만들어낼 수 있다. 대면 면접도 연구원이 인터뷰 도중 얼굴 표정 등 참가자의 비언어적 행동을 가늠할 수 있도록 한다.

표 8.1 질적 연구에 관한 논문의 비판적 평가 예제* – 계속

지침	평가
2c. 데이터 수집이 충분히 포괄적이고 상세했는가?	제1저자가 모든 인터뷰를 진행했다. 인터뷰는 반구조화되었고, 제1저자와 제2저자는 선행 연구와 다른 저자들의 의견을 바탕으로 인터뷰 일정(또는 지침)을 개발하였다. 저자들은 그들이 인터뷰 질문을 시험 적용했다고 언급했지만, 그들이 누구와 함께 인터뷰 질문을 시험 적용했는지에 대해서는 기술하지 않았다. 분석을 토대로 인터뷰 질문을 수정하는 것이 적절하지만, 저자들은 인터뷰 지침의 주제 영역을 설명하지 않았다. 또한 저자들이 시험 적용했던 인터뷰 질문을 기준으로 (최종) 인터뷰 질문을 수정했는지, 아니면 데이터 수집(즉, 9명의 참가자와 함께 진행한 인터뷰)에 근거해 질문을 수정했는지도 명확하지 않다. 인터뷰어(인터뷰 진행자)는 인터뷰 말미에 나온 참가자들의 발언도 요약하였다. 인터뷰는 26분에서 53분까지 계속되었다. 참가자가 9명인 작은 표본으로(질적 연구에서도 이 정도 표본 크기는 작은 것으로 간주될 수 있다) 포화 상태에 도달하기 위해서는 충분한 데이터를 수집하는 것이 중요하다. 저자들은 자료 수집 중단 결정을 내린 경위와 포화 상태에 이르렀다고 판단하여 내린 결정인지에 대해서는 언급하지 않았다. 대부분의 인터뷰가 약 30분만 지속된다면 독자는 저자의 데이터 수집 전략이 충분히 포괄적이지 않다고 결론내릴 수 있다.
2d. 데이터가 적절하게 분석되었고, 연구 결과가 적절하게 입증되었는가?	그레이(Grey) 등[21]은 근거 이론과 같은 특정 접근 방식이 데이터 분석을 인도했다고 보고하지는 않았지만 브라운과 클라크[45]가 기술한 주제 분석을 사용했다고 보고하였다. 이들은 6단계를 이용해 데이터를 분석했다고 보고했지만, 실제로 분석 과정을 기술하지는 않았다. 브라운과 클라크의 분석 과정을 검토한 결과 6단계는 다음과 같았음이 분명하다. 데이터 숙지, 초기 코드 생성, 주제 검색, 주제 검토, 주제 정의 및 이름 지정, 보고서 작성. "주제 검색"이 주제가 발견되기를 기다리는 데이터 속에 있었다고 가정하는 예외를 제외하고는 (6단계의) 이 과정은 타당해 보인다. 저자들은 자료 수집과 분석의 반복성에 대해 논의하지 않아 인터뷰를 진행하면서 동시에 자료를 분석했는지 조사자들이 모든 인터뷰를 진행한 뒤 분석을 진행했는지는 명확하지 않았다. 연구의 이익을 위해 저자들은 모든 저자들이 데이터의 해석을 논의했다고 보고했는데, 이는 개별 전문 지식을 가진 여러 팀원이 데이터 분석에 기여했음을 시사한다. 저자들의 소속을 바탕으로 심리학, 외모 연구, 구강 및 치과 과학, 작업장 건강 등을 저자의 구성 전문 지식으로 구성하였다. 연구팀의 누군가가 질적 연구에 대한 전문 지식을 가지고 있는지의 여부를 지적해 주었으면 저자들에게 도움이 되었을 것이다. 참가자들의 직접 인용문은 이 연구의 연구 결과를 뒷받침했다. 그러나 저자들은 결과 섹션의 참가자 9명 중 3명의 계정을 제공하지 않았다. 이 누락은 이 특정 저널의 공간 제한과 관련이 있을 수 있지만, 이 세 참가자의 데이터가 전체 조사 결과에 "적합"하지 않았기 때문일 수도 있다. 즉, 참가자가 9명밖에 되지 않는 상황에서, 저자는 모든 참가자의 반응을 결과에 나타내도록 하는 것이 중요할 것이다. 또는 세 참가자들로부터 수집된 데이터가 제시된 전체 조사 결과와 어떻게 "적합"하지 않는지를 기술하는 것이 저자들에게 도움이 되었을 것이다.
3. 결과는?	
	그레이(Grey) 등[21]은 참가자들이 치과 임플란트 치료를 원하는 동기와 치과 임플란트 치료에 대한 기대에서 "정상성"이라는 중요한 주제를 설명했다고 보고하였다. "정상성"의 개념은 외모와 기능 모두를 포괄하였다. 외모에 대해 참가자들은 자신에 대해 어떻게 느끼고 사회적 상황에서 어떻게 행동하는지 측면에서 정상성을 묘사하였다. 참가자들은 임플란트가 '정상적' 외모를 회복하여 내부 자아상을 되찾을 뿐 아니라 사회적 상황에서 자연스럽게 행동할 수 있도록(예를 들어, 말을 하면서 미소를 짓거나 입을 가릴 필요가 없도록) 기대하였다. 기능과 관련해 참가자들은 자연 치아를 잃기 전처럼 먹고 말할 수 있다는 점에서 '정상성'에 대한 기대감을 설명하였다. 저자들은 참가자들의 '정상성'으로 돌아가려는 욕구가 참가자들이 완벽한 치아를 갖거나 '할리우드 미소'를 원하는 것을 의미하지 않는지도 논의하였다.

표 8.1 질적 연구에 관한 논문의 비판적 평가 예제* – 계속

지침	평가
4. 결과를 환자 치료에 적용하려면 어떻게 해야 하는가?	
4a. 이 연구가 도움이 되는 이론을 제공하는가?	쟈꼬미니(Giacomini)와 쿡(Cook)[16]의 이론 정의에 기초하여, 독자들은 그레이(Grey) 등[21]의 연구 결과가 도움이 되는 이론을 제공한다고 결론을 내릴 수 있었다. 그레이(Grey) 등[21]은 그들의 분석으로부터 이론적 개념을 개발하고, 이러한 개념들과 개념들이 어떻게 연관되어 있는지를 시각적으로 묘사할 것을 제안하였다(논문의 그림 1). 저자들은 외모와 기능의 두 하위 테마에 연결된 "정상성"의 중심 개념을 식별하였다. 저자들은 정상성이라는 주제가 '완벽한 치아'에 대한 기대와는 구별되며, 기능을 향상시키거나 외모를 향상시키기보다는 외모와 기능을 회복하는 것과 관련이 있다고 강조하였다.
4b. 이 연구가 내 진료의 맥락을 이해하는 데 도움이 되는가?	연구 표본의 특성이 임상의사 자신의 진료 모집단과 비슷하지 않을 수 있지만, 그레이 등[21]이 설명한 결과는 치과 임플란트를 원하는 환자의 동기 및 기대를 설명한다는 점에서 (임상의사 자신의 진료 모집단에게) 이전이 가능할 수 있다. 만약 당신이 임플란트에 대해 결정을 내리는 환자를 주기적으로 본다면, 연구 결과를 읽는 것은 당신 자신의 진료의 맥락을 이해하는 데 도움이 될 수 있다.
4c. 이 연구가 임상 치료(환자 치료)의 사회적 상호작용을 이해하는 데 도움이 되는가?	임상의사의 환자가 본 연구의 표본에 포함된 환자와 유사하다고 가정할 때, 우리는 이 연구가 임상의사가 진료에서 사회적 상호작용을 이해하는 데 도움이 될 수 있다고 믿는다. 저자들은 치과 임플란트에 대한 환자의 기대를 반영해야 한다고 제안하였다. 환자가 치과 임플란트 치료를 받아 '정상성'을 되찾고자 한다면 임상의사는 이것이 현실적인 기대인지 평가할 필요가 있을 것이다. 연구 결과는 또한 정상성에 대한 기대를 가지고 있는 환자들은 임플란트를 이전에 자연 치아를 대했던 것처럼 여길 수 있다는 것을 시사한다. 이는 많은 사람들이 임플란트를 오래 사용하는 데 필요한 철저한 구강 청결 행위를 하지 않는 결과를 초래할 수 있다. 구강 위생 불량과 치주질환으로 자연 치아를 상실한 경우 임플란트를 결정하기 전에 환자가 구강 위생 습관을 개선하고 기존 (치주) 질환을 해결할 필요가 있음을 전달해야 한다.

출처: 그레이(Grey) 등[21]

결과는 무엇인가?

조사자는 임상 연구에서 질적 연구의 주요 결과를 대개 어떤 식으로든 통합되거나 연계된 단일 또는 복수의 개념(흔히 주제라고 한다)으로 제시한다. 결과로부터의 메시지는 본문에 분명히 나타나야 한다. 연구 보고서는 발견의 접근성을 높이기 위해 결과 섹션에 주제문을 헤더로 포함할 수 있다.[49] 연구 보고서의 결과 섹션에는 표와 그림이 포함될 수 있지만, 이 섹션은 일반적으로 제시된 개념이나 주제를 설명하기 위한 인용문이나 관찰의 예를 포함한다. 조사자는 인용문 또는 관찰의 예를 인용문 또는 사례가 뒷받침하는 주장과 함께 본문에 통합해야 한다.

상자 8.5. 결과는 무엇인가?

그레이(Grey) 등[21]은 참가자들이 치과 임플란트 치료를 원하는 동기와 치과 임플란트 치료에 대한 기대에서 "정상성"이라는 중요한 주제를 설명했다고 보고하였다. "정상성"의 개념은 외모와 기능 모두를 포괄하였다. 외모에 대해 참가자들은 자신에 대해 어떻게 느끼고 사회적 상황에서 어떻게 행동하는지 측면에서 정상성을 묘사하였다. 참가자들은 임플란트가 '정상적' 외모를 회복하여 내부 자아상을 되찾을 뿐 아니라 사회적 상황에서 자연스럽게 행동할 수 있을거라고(예를 들어, 말을 하면서 미소를 짓거나 입을 가릴 필요가 없을 거라고) 기대하였다. 기능과 관련한 '정상성'에 대해 참가자들은 자연 치아가 있을 때처럼 먹고 말할 수 있을 것이라고 기대했다. 저자들은 참가자들의 '정상성'으로 돌아가려는 욕구가 참가자들이 완벽한 치아를 갖거나 '할리우드 미소'를 원하는 것을 의미하는지도 논의하였다.

결과를 환자 치료에 적용하려면 어떻게 해야 하는가?

이 연구가 도움이 되는 이론을 제공하는가?

이론은 임상의사가 복잡한 문제를 살펴볼 수 있는 "렌즈"를 제공한다.[50] 이론은 특정 조사에 중심적 역할 또는 주변적 역할을 할 수 있다.[51] 이론은 연구 설계에 영향을 미치고, 방법론을 뒷받침하며, 연구자와 임상의사가 데이터를 분석하고 해석하는 방법에 영향을 미치며, 질적 연구의 결과로부터 개발될 수 있다.[51,52] 그럼에도 불구하고, 결과적인 형식 이론을 갖는 것은 질적 연구에 필요하지 않다. 때때로 연구자들은 질적 연구로부터 발전된 이론을 묘사하기 위해 도표를 사용하지만, 이론의 시각적 표현은 요구 사항이 아니다. 임상의사는 질적 연구의 결과를 개념과 관계라고 생각할 수 있다.[16] 개념은 이론의 구성 요소로서 그들은 여러 가지 방법으로 서로 관련된다. 연구 결과가 임상 시나리오를 이해하는 데 도움이 되는 개념이나 이론을 제공하는 것을 발견하면 새롭게 획득한 관점은 임상의사가 환자 치료를 제공하는 데 도움이 될 것이다.

이 연구가 내 진료의 맥락을 이해하는 데 도움이 되는가?

연구 결과의 일반화 가능성을 설명하기보다는 질적 연구자들은 종종 그들의 연구 결과가 어떻게 그들의 특정 연구 외부의 맥락으로 전달되거나 들어맞을 수 있는지에 대해 토론한다.[25] 만약 연구자들이 그들이 연구한 상황이나 사례에 대해 충분한 세부사항을 제공한다면, 임상의사는 그러한 연구의 결과가 유사한 상황을 가진 다른 사례에 적용 가능한지 추측할 수 있다.[25] 또한 임상의사는 현상에 대한 이론적 설명을 자신의 임상 시나리오에 적용할 수 있는지(즉, 이론적 일반화) 여부를 결정할 수 있다.[32]

이 연구가 임상 치료(환자 치료)의 사회적 상호작용을 이해하는 데 도움이 되는가?

질적 연구 결과는 임상의사들에게 사회적 역할, 상호작용, 관계 및 경험의 이해에 대한 통찰력을 제공한다. 비록 그 결과가 질문에 대한 확정적인 답을 제공하지 못하더라도 그들은 무슨 일이 일어나고 있는지에 대한 이해를 제공한다.[16] 일반적으로 질적 연구 결과에서 얻은 통찰력은 환자 치료에 기여하고, 환자와 임상의사 간의 의사소통을 강화하며, 환자와 간병인의 대조적인 경험의 예를 제공하거나, 사람들이 종종 당연하게 여기는 의료 언어와 관련된 가정을 다루는 문맥적 변수를 강조할 수 있다. 당신이 발견한 연구의 결과는 환자들과 의사소통하는 방법과 환자와 임상의사의 사회적 맥락이 (의사와 환자 간) 의사결정이나 치료 수신에 어떤 영향을 미칠 수 있는지를 이해하는 데 도움이 된다면 환자 치료에 더욱 적용 가능해질 수 있다.

상자 8.6. 질적 연구의 적용 가능성 평가

결과의 적용 가능성을 평가한 후, 당신은 이 연구가 유용한 이론을 제공하고 임플란트 치료를 원하는 당신의 환자들이 가질 수 있는 가능한 동기부여와 기대의 관점에서 당신의 진료의 맥락을 더 잘 이해하는 데 도움을 준다고 결론지었다. 또한 이 연구 결과는 임상 결정을 내릴 때 환자와 의료인 간에 일상적으로 발생하는 상호작용을 이해하는 데 도움이 된다(보다 자세한 비판적 평가는 표 8.1 참조[16,21,45]). 따라서 당신은 이 근거가 당신과 당신의 환자가 내려야 하는 결정에 적용 가능하다고 결정한다.

질적 연구 결과는 임상의사들에게 사회적 역할, 상호작용, 관계 및 경험의 이해에 대한 통찰력을 제공한다.

결론

사회적 문제를 탐구하고 환자의 관점을 이해하는 질적 연구자의 능력 때문에 질적 연구 결과는 치과 진료와 관련된 환자의 두려움, 고민, 목표, 기대 등에 대한 독특한 정보를 제공할 수 있다. 그러나 임상의사는 스스로 임상에서 결정을 하기 위해 이러한 연구의 결과를 평가하거나 평가하는 방법을 알아야 한다. 우리가 개략적으로 설명한 비판적 평가 기준은 신뢰도, 결과 그리고 그 결과의 적용 가능성의 측면에 초점을 맞춘다. 자신의 진료에 대해 가능한 최선의 결과를 얻기 위해 노력한다면 이러한 지침을 적용함으로써 임상의사는 질적 연구를 고려할 수 있다.

상자 8.7. 환자에게 어떻게 말할까?

질적 연구를 검토함으로써 당신은 환자의 치료 전 기대치가 치료 결과와 치료 후 환자 만족도에 큰 영향을 미칠 수 있음을 알게 되었다. 따라서 환자의 치료 선택에 대한 동기를 파악하고, 금연 의지를 결정하고, 구강 위생을 개선하며, 필요에 따라 유지 관리를 위한 정기적 내원 약속을 지키는 것이 중요하다. 또한 "정상성"을 회복하기 위한 임플란트의 고유한 한계와 임플란트와 관련된 위험에 대해 환자와 논의할 필요가 있다. 그렇게 함으로써 당신은 당신의 환자가 발전했을지도 모르는 오해나 비현실적인 기대를 바로잡기 위해 필요한 조치를 취할 것이다.

참고문헌

1. Brignardello-Petersen R, Carrasco-Labra A, Glick M, Guyatt GH, Azarpazhooh A. "A practical approach to evidence- based dentistry: understanding and applying the principles of EBD."JADA 2014 145(11):1105-1107.
2. Chapter 2 of this book was based on Brignardello-Petersen R, Carrasco-Labra A, Booth HA, et al. "A practical approach to evidence-based dentistry: II: how to search for evidence to inform clinical decisions."JADA 2014 145(12):1262-1267.
3. Brignardello-Petersen R, Carrasco-Labra A, Glick M, Guyatt GH, Azarpazhooh A. "A practical approach to evidence-based dentistry: III: how to appraise and use an article about therapy."JADA 2015 146(1):42-49.e1.
4. Brignardello-Petersen R, Carrasco-Labra A, Glick M, Guyatt GH, Azarpazhooh A. "A practical approach to evidence-based dentistry: IV: how to use an article about harm."JADA 2015 146(2):94-101.e1.
5. Brignardello-Petersen R, Carrasco-Labra A, Glick M, Guyatt GH, Azarpazhooh A. "A practical approach to evidence-based dentistry: V: how to appraise and use an article about diagnosis."JADA 2015 146(3):184-191.e1.
6. Carrasco-Labra A, Brignardello-Petersen R, Glick M, Guyatt GH, Azarpazhooh A. "A practical approach to evidence-based dentistry: VI: how to use a systematic review."JADA 2015 146(4):255-265.e1.
7. Carrasco-Labra A, Brignardello-Petersen R, Glick M, Guyatt GH, Neumann I, Azarpazhooh A. "A practical approach to evidence-based dentistry: VII: how to use patient management recommendations from clinical practice guidelines."JADA 2015 146(5):327-336.e1.
8. Creswell JW. Qualitative Inquiry and Research Design: Choosing Among Five Approaches. 2nd ed, Thousand Oaks, CA: Sage Publications 2007.
9. Rice PL, Ezzy D. Qualitative Research Methods: A Health Focus. South Melbourne, Victoria, Australia: Oxford University Press 1999.
10. Patton MQ. Qualitative Research and Evaluation Methods. Thousand Oaks, CA: Sage Publications 2002.
11. Canadian Institutes of Health Research, Natural Sciences and Engineering Research Council of Canada, Social Sciences and Humanitites Research Council of Canada. "Qualitative research."In: Tri-Council Policy Statement: Ethical Conduct for Research Involving Humans. 2010:135-145. Available at: http://www.pre.ethics.gc.ca/eng/ archives/tcps2-eptc2-2010/chapter10-chapitre10/#toc10-1. Accessed June 15, 2015.
12. McCormack JP, Loewen P. "Adding 'value'to clinical practice guidelines."Can Fam Physician 2007

53(8):1326–1327.
13. Sackett DL, Rosenberg WM, Gray JA, Haynes RB, Richardson WS. "Evidence based medicine: what is is and what it isn't."BMJ 1996 312(7023):71–72.
14. Rist RC. "Influencing the policy process with qualitative research."In: Denzin NK, Lincoln YS, editors. Handbook of Qualitative Research. Thousand Oaks, CA: Sage Publications 1994. p. 545–557.
15. Cheek J, Onslow M, Cream A. "Beyond the divide: comparing and contrasting aspects of qualitative and quantitative research approaches."Advances in Speech–Language Pathology 2004 6(3):147–152.
16. Giacomini M, Cook DJ. "Advanced topics in applying the results of therapy trials: qualitative research."In: Guyatt GH, Rennie D, Meade MO, Cook DJ, editors. Users'Guides to the Medical Literature: A Manual for Evidence–Based Clinical Practice. McGraw–Hill 2008. p. 341–360.
17. Lindenmeyer A, Bowyer V, Roscoe J, Dale J, Sutcliffe P. "Oral health awareness and care preferences in patients with diabetes: a qualitative study."Fam Pract 2013 30(1):113–118.
18. Niesten D, van Mourik K, van der Sanden W. "The impact of having natural teeth on the QoL of frail dentulous older people: a qualitative study."BMC Public Health 2012 12:839.
19. Bedos C, Loignon C, Landry A, Allison PJ, Richard L. "How health professionals perceive and experience treating people on social assistance: a qualitative study among dentists in Montreal, Canada."BMC Health Serv Res 2013 13:464.
20. Rousseau N, Steele J, May C, Exley C. "'Your whole life is lived through your teeth': biographical disruption and experiences of tooth loss and replacement."Sociol Health Illn 2014 36(3):462–476.
21. Grey EB, Harcourt D, O'Sullivan D, Buchanan H, Kilpatrick NM. "A qualitative study of patients'motivations and expectations for dental implants."Br Dent J 2013 214(1):E1–E5.
22. Dixon–Woods M, Shaw RL, Agarwal S, Smith JA. "The problem of appraising qualitative research."Qual Saf Health Care 2004 13(3):223–225.
23. Eakin JM, Mykhalovskiy E. "Reframing the evaluation of qualitative health research: reflections on a review of appraisal guidelines in the health sciences."J Eval Clin Pract 2003 9(2):187–194.
24. Sale JE. "How to assess rigour… or not in qualitative papers."J Eval Clin Pract 2008 14(5):912–913.
25. Lincoln YS, Guba EG. Naturalistic Inquiry. Newbury Park, CA: Sage Publications 1985.
26. Lincoln YS, Guba EG. "But is it rigorous? Trustworthiness and authenticity in naturalistic evaluation."In: Williams DD, editor. Naturalistic Evaluation. New Directions for Program Evaluation. No. 90. San Francisco, CA: Jossey–Boss 1986. p. 78–84.
27. Patton MQ. Qualitative Evaluation and Research Methods. Newbury Park, CA: Sage Publications 1990.
28. Sandelowski M. "Sample size in qualitative research."Res Nurs Health 1995 18(2):179–183.
29. Coyne IT. "Sampling in qualitative research: purposeful and theoretical sampling merging or clear boundaries?"J Adv Nurs 1997 26(3):623–630.
30. Polkinghorne DE. "Phenomenological research methods."In: Valle RS, Halling S, editors. Existential–Phenomenological Perspectives in Psychology: Exploring the Breadth of Human Experience, With a Special Section on Transpersonal Psychology. New York, NY: Plenum Press 1989. p. 41–60.
31. Polkinghorne DE. "Language and meaning: data collection in qualitative research."J Counseling Psychol 2005 52(2):137–145.
32. Schwandt TA. Dictionary of Qualitative Inquiry. Thousand Oaks, CA: Sage Publications 2001.
33. Krueger RA. "The future of focus groups."Qual Health Res 1995 5(4):524–530.
34. Goodwin D, Pope C, Mort M, Smith A. "Ethics and ethnography: an experiential account."Qual Health Res

2003 13(4):567 – 577.

35. Kvale S, Brinkmann S. Interviews: Learning the Craft of Qualitative Research Interviewing. Thousand Oaks, CA: Sage Publications 2009.
36. Sandelowski M. "Rigor or rigor mortis: the problem of rigor in qualitative research revisited."ANS Adv Nurs Sci 1993 16(2):1 – 8.
37. Smith MW. "Ethics in focus groups: a few concerns."Qual Health Res 1995 5(4):478 – 486.
38. Kaiser K. "Protecting respondent confidentiality in qualitative research."Qual Health Res 2009 19(11):1632 – 1641.
39. Kitzinger J. "The methodology of focus groups: the importance of interaction between research participants."Sociology of Health & Illness 1994 16(1):103 – 121.
40. Lambert SD, Loiselle CG. "Combining individual interviews and focus groups to enhance data richness."J Adv Nurs 2008 62(2):228 – 237.
41. MacKay C, Jaglal S, Sale J, Badley EM, Davis AM. "A qualitative study of the consequences of knee symptoms: 'it's like you're an athlete and you go to a couch potato.'"BMJ Open 2014 4(10):e006006.
42. Webster F, Rice K, Dainty K, Zwarenstein M, Durant S, Kuper A. "Failure to cope: the hidden curriculum of emergency department wait times and the implications for clinical training."Acad Med 2015 90(1):56 – 62.
43. Popay J, Rogers A, Williams G. "Rationale and standards for the systematic review of qualitative literature in health services research."Qual Health Res 1998 8(3):341 – 351.
44. Sandelowski M. "Qualitative analysis: what it is and how to begin."Res Nurs Health 1995 18(4):371 – 375.
45. Braun V, Clarke V. "Using thematic analysis in psychology."Qualitative Research in Psychology 2006 3(2):77 – 101.
46. Strauss A, Corbin J. Basics of Qualitative Research: Grounded Theory Procedures and Techniques. Newbury Park, CA: Sage Publications 1990.
47. Strauss A, Corbin J. Basics of Qualitative Research: Techniques and Procedures for Developing Grounded Theory. Thousand Oaks, CA: Sage Publications 1998.
48. Giorgi A. "Concerning a serious misunderstanding of the essence of the phenomenological method in psychology."J Phenomenological Psychol 2008 39(1):33 – 58.
49. Sandelowski M, Leeman J. "Writing usable qualitative health research findings."Qual Health Res 2012 22(10):1404 – 1413.
50. Reeves S, Albert M, Kuper A, Hodges BD. "Why use theories in qualitative research?"BMJ 2008 337:a949.
51. Sandelowski M. "Theory unmasked: the uses and guises of theory in qualitative research."Res Nurs Health 1993 16(3):213 – 218.
52. Kelly M. "The role of theory in qualitative health research."Fam Pract 2010 27(3):285 – 290.

A version of this chapter originally appeared in the November 2014 edition of JADA (Volume 145, Issue 11, Pages 1105 – 1107). It has been reviewed and updated for accuracy and clarity by the editors of How to Use Evidence-Based Dental Practices to Improve Your Clinical Decision-Making.

Chapter 9. 경제성 관련 문헌의 평가와 활용법

Lusine Abrahamyan, M.D., M.P.H., Ph.D. Petros Pechlivanoglou, Ph.D. Murray Krahn, M.D., M.Sc. Alonso Carrasco–Labra, D.D.S., M.Sc., Ph.D. Romina Brignardello–Petersen, D.D.S., M.Sc., Ph.D. Michael Glick, D.M.D. Gordon H. Guyatt, M.D., M.Sc. and Amir Azarpazhooh, D.D.S., M.Sc., Ph.D.

이 장에서 다루는 내용:

서론

이 책의 이전 장들에서는 근거기반 치과진료[1]의 과정을 소개하고, 임상 진료를 위한 근거를 찾는 방법[2]과 치료[3], 위해[4], 진단[5], 체계적 문헌고찰[6], 임상진료지침[7] 및 질적 연구에서의 질문에 대해 임상에서 의사결정을 하기 위해 연구 보고서를 활용하는 방법[8]을 설명하였다. 이 장에서는 치의학 분야의 임상적, 정책적 의사결정을 내리기 위해 경제성 분석을 활용하는 방법에 대해 설명한다. 또한 경제성 분석을 이해하는 데 필요한 기본 개념을 소개하고 기술하며, 그러한 연구를 비판적으로 평가하는 방법을 설명한다.

상자 9.1. 임상 시나리오

대학교 1학년 학생인 환자가 아직 맹출하지 않은 제3대구치에 대해 당신의 의견을 묻기 위해 내원하였다. 그는 최근 자신의 친구가 하악 제3대구치 두 개를 뽑았고, 남은 제3대구치도 조기에 예방 목적으로 발거하는 것이 "감염된 후에야 어쩔 수 없이 늦게 발거하는 것"보다 외상이 덜하며, 향후 치아 총생으로 인한 부정교합을 막아준다는 말을 듣고 나머지 두 개도 뽑고 싶다고 말했다. 치과 보험이 없어서, 환자는 제3대구치 발치에 드는 본인 부담 비용과 비용 대비 발치의 잠재적인 편익과 위험의 가치가 있는지 걱정하고 있다. 당신은 환자의 질문에 답하기 위해서는 제3대구치 발치의 단기 및 장기 위험, 편익 및 비용을 모두 고려한 경제성 분석 연구를 찾아야 한다고 생각하였다. 당신은 결정을 내리기 위해 문헌 조사와 비판적 평가를 실시하기로 한다.

왜 치의학에서 경제성 분석인가?

2012년에 미국에서는 치과 치료에 1,110억 달러(약 140조 원), 같은 해 캐나다에서는 117억 달러(약 11.5조 원), 2019년에 한국에서는 9.5조 원이 지출되었다고 보고되는 등, 치과 의료 서비스에 대한 경제적 부담은 상당하다.[9,10] 미국공중보건국에서는 구강 건강 관리 프로그램에 2012년 현재 90억 달러(11.4조 원)에 달하는 상당한 자원을 투자[9]하고, 제공되는 대부분의 프로그램에 대한 효과 평가를 하지만, 프로그램이 "돈 값"을 했는지는 거의 조사되지 않는다.

임상의사들은 매일 편익이나 위해에 관한 정보뿐만 아니라 비용에 근거하여 치료 결정을 내린다. 임상의사는 환자가 가장 원하는 관심을 염두에 두고 예상되는 치료 혜택이 사용되는 자원을 정당화하는지 평가할 필요가 있다. 예를 들어, 여러분의 진료를 위해 좀 더 발전된 3차원(3-D) 치과용 영상 장비를 구입하고 싶다고 상상해 보자. 여기에 돈을 쓸만한 가치가 있을까? 아니면 당신이 공중 구강 보건 프로그램을 위해 책정된 2백만 달러(25.4억 원)가 아이들을 위한 예방 프로그램으로 향해야 하는지 아니면 소득이 낮은 무치악 성인을 위한 프로그램으로 향해야 하는지를 결정해야 하는 정책 입안자라고 상상해 보자. 환자들 역시 돈을 들인 만큼 최고의 가치를 제공할 수 있는 치료에 그들의 자원(예: 개인 소득, 결근 및 조퇴)을 투자할 필요가 있다. 시간이 지남에 따라 그러한 결정을 내리는 것은 더 어려워질 것이다. 고소득 국가와 저소득 국가에서 예상되는 인구 변화, 더 나은 의료에 대해 끊임없이 증가하는 수요 그리고 점점 더 비용이 많이 드는 의료 혁신은 이미 부족한 우리의 의료 자원을 계속해서 압박할 것이다. 이러한 모든 측면은 효율성, 비용 균형 및 (긍정적, 부정적인) 건강 결과와 관련하여 중재의 효과와 안전성 조사의 중요성을 보여준다.

치의학 분야에서 중재의 효율성을 평가할 수 있는 경제성 분석에는 다양한 유형이 있다. 치과의사가 특정 질환을 치료하는 전체 비용에만 관심이 있다면 치료 중과 치료 후 모든 자원 활용을 고려한 비용 분석을 할 수 있다. 그러나 이는 대체 치료법을 비교하지 않기 때문에 완전한 경제성 분석은 아니다. 치과의사가 두 개 이상의 치료의 편익과 비용 모두에 관심이 있는 경우, 비용-효과, 비용-효용 또는 비용-편익 분석의 형태로 완전한 경제성 분석을 하는 것이 더 적절한 근거 출처가 될 것이다(표 9.1[11-14]). 이러한 모든 유형의 경제 분석에서 치료비는 화폐 단위로 측정된다.

비용-효과 분석(CEA)

비용-효과 분석에서는 치료 결과(즉, 편익과 위해)를 발거 치아 수, 치은출혈률 또는 치아 생존율과 같은 자연 단위로 측정한다. 비용-효과 분석의 주요 결과는 점증적 비용-효과비(ICER)이다(즉, 대체 치료법 대비 후보 치료법의 효과 한 단위 증가 당 추가 비용). 비용-효과 분석의 결과는 동일한 임상 효과를 공유하는 치료 사이의 의사결정에만 임상의사를 지원할 수 있다.

표 9.1 경제성 분석의 유형

경제성 분석 유형	비용 측정	효과 측정	연구 질문 예
비용 분석	화폐 단위	없음	사회적 관점에서, 치주 치료 첫 해에 말레이시아 공공 부문 치주과 진료실의 치주질환 관리 비용은 얼마나 드는가?*
비용-효과 분석	화폐 단위	자연 단위(예: 치아 발거, 치은출혈률 또는 치아 생존)	환자 관점에서 사후관리 3년차 무치악 환자의 임플란트-지지 오버덴처, 임플란트-유지 오버덴처, 총의치의 비용 효과는 어떠한가?†
비용-효용 분석	화폐 단위	질보정수명	환자의 관점에서 인공관절 수술 사후관리 1년차 치과 치료를 받으려는 환자가 인공관절 감염을 예방하기 위한 세 가지 예방 전략(즉, 예방술식 없음, 경구 페니실린, 경구 세팔렉신)의 비용-효용은 어떠한가?‡
비용-편익 분석	화폐 단위	금전적 측면에서 평가된 단일 또는 여러 건강 결과(예: 지불 의지)	사회 및 치과 의료의 관점에서 19세 인구 집단 대상 4년 치아우식증 예방 프로그램의 가치는 무엇인가?§

* 출처: 모-돔(Mohd-Dom) 등.[11]
‡ 출처: 제이콥슨(Jacobson) 등.[13]
† 출처: 지츠만(Zitzmann) 등.[12]
§ 출처: 오스칼슨(Oscarson) 등.[14]

비용-효용 분석(CUA)

비용-효용 분석에서 치료 결과는 수명과 삶의 질을 결합한 질보정수명(QALY)으로 측정된다.[15] 이러한 분석의 장점은 전달가능성이며, 이는 공통 단위를 사용하여 서로 다른 중재와 질병에 대해 비교하는 수단을 제공하기 때문이다. 예를 들어, 구강병 예방 사업의 질보정수명당 비용과 고혈압 예방 사업의 질보정수명당 비용을 비교하는 경우를 들 수 있다. 이러한 장점 때문에 비용-효용 분석은 경제성 분석에서 흔히 사용된다.

비용-효과 분석 또한 한계가 있다. 생명을 구하거나 수명을 연장하는 치과 중재는 거의 없기 때문에 질보정수명은 치과 중재를 통해 달성되는 건강 관련 삶의 질 향상에 둔감할 수 있다. 또한 대부분의 경우 치과 진료비가 개인 호주머니에서 나오거나(본인 부담금) 민간 보험을 통해 지급된다는 점을 감안할 때 치과 전략 전반에 걸쳐 자원 배분을 우선시할 필요성은 제한적이다(예를 들어, 어린이를 위한 치아우식증 예방 프로그램에 투자하거나 구강암 인식 캠페인에 투자). 이러한 이유로 치과에서는 비용-효용분석이 거의 사용되지 않는다.

비용-편익 분석(CBA)

비용-편익 분석에서는 치료 결과를 화폐 단위로 평가하여 치료 결과가 (투입) 비용을 초과하는지의 여부를 직접 추정한다.[15] 비용-편익분석은 치의학 논문에서 가장 적게 사용되는 형태의 경제성 분석이다.

임상시험 기반 대 의사결정 모델 기반 경제성 분석

경제성 분석은 임상 연구(임상시험 기반)와 함께 수행될 수 있으며, 조사자는 효과 결과와 함께 의료 서비스 자원 사용 및 비용에 대한 환자 수준 데이터를 수집한다.[16] 이러한 임상 연구는 무작위배정 임상시험, 관찰 연구, 환자 등록 및 행정 데이터베이스를 포함한다.[17] 임상시험 기반 경제성 분석의 제약 조건은 비용과 결과를 평가하는 기간이 실제 연구 기간으로 제한되고, 관심 치료에 대한 다른 유사한 연구에서 나온 정보는 무시되며, 임상시험과 함께 경제성 분석을 위한 데이터를 수집하는 것은 자원 집약적이라는 사실이다.[15,17]

대안으로는, 의사결정 모델을 사용하여 의료 서비스 중재의 장기적(또는 평생) 비용과 결과를 추정할 수 있다(결정 트리의 단순화된 예는 그림 9.1[15,18] 참조). 의사결정 모델은 임상의사가 선택된 기간 동안 발생하는 사건의 확률(즉, 시간적 범위)을 고려하면서 둘 이상의 대안적 임상에서 의사결정의 비용과 편익을 비교할 수 있는 통계적 도구다.

의사결정 모델은 여러 출처의 정보(예: 무작위배정 임상시험, 문헌 검색, 행정 데이터베이스 및 전문가 의견)를 결합하여 장기적인 불확실성 조건에서 각 대안 중재법에 대한 임상 경로를 재구성한다.[15] 이러한 모델은 장기적 비용과 치료의 결과를 평가하는 데 더 적합하다. 이 의사결정 트리에서는 하나의 역효과(즉, 전치부 총생)만 고려한다. 치료의 허상과 결과 이 의사결정 나무에서는 한 가지 역효과(즉, 전방의 혼잡)만 고려한다. 부정적인 결과가 더 광범위하게 고려되는 의사결정 트리는 에드워즈(Edwards) 등의 연구[18]에서 찾을 수 있다.

상자 9.2. 검색해서 찾은 경제성 분석

검색 결과 질병이 없는 매복 제3대구치의 예방적 발치는 여전히 논쟁의 여지가 있는 것으로 나타났다. 예를 들어, 미국구강악안면외과의사협회는 "무증상일지라도, 맹출한 매복 제3대구치 때문에 혹은 제3대구치 관련 병적 증상이 발생할 가능성이 있는 경우" 발치를 찬성한다. 대조적으로, 몇몇 체계적 문헌고찰의 조사자들은 유지보다 발치를 지지하는 충분한 근거를 찾지 못했다.[20–22] 당신은 미국에서 매년 약 500만 명의 사람들이 1,000만 개의 제3대구치를 발치하며, 총 비용은 30억 달러(3.8조 원)를 초과한다고 읽었다.[23] 당신은 추가로 의사결정 모델을 사용하여 무증상 하악 제3대구치의 발치 및 유지를 비교한 경제성 평가를 발견하였다.[18] 연구 초록에서 연구자들은 종합적인 문헌 검토를 통해 서로 다른 다양한 임상 결과에 대한 확률 추정치를 얻었으며, 치료비는 영국 웨일스의 국가보건서비스(National Health Service)에서 얻었다고 보고하였다. 각 임상 결과의 효과는 단일 치과병원에 내원한 100명의 환자를 대상으로 평가하였다. 저자들은 하악 제3대구치 유지가 발치보다 비용–효과적이라고 결론지었다.[18] 당신은 논문을 입수하고 방법과 결과에 대한 비판적인 검토를 실시한다.

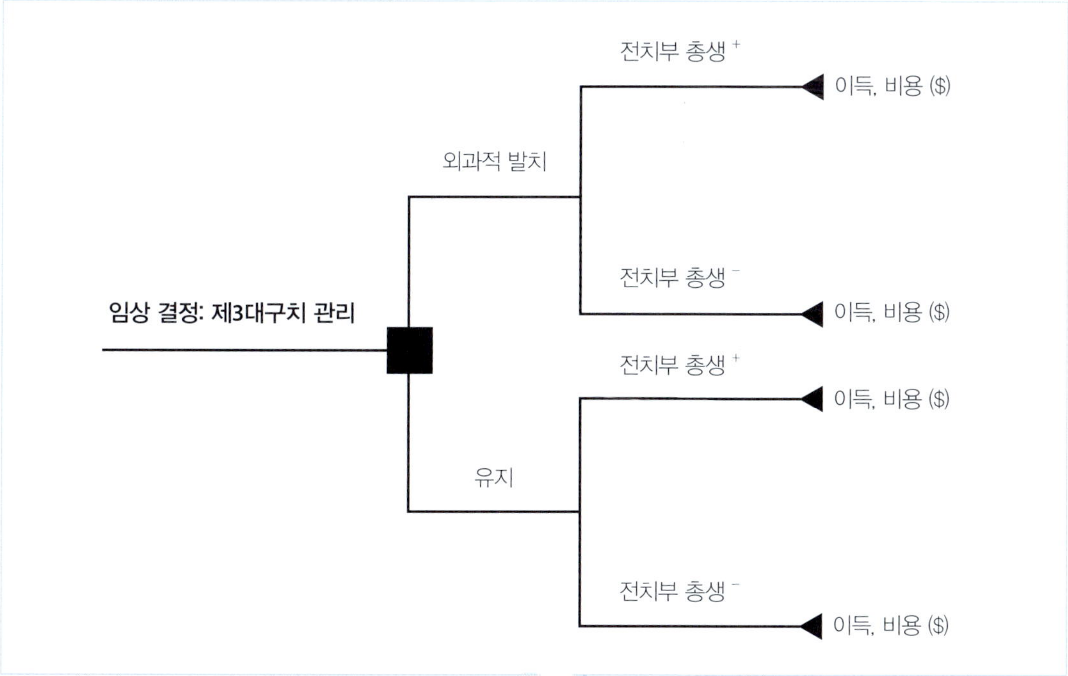

그림 9.1 **제3대구치 발치 또는 보존을 비교하는 단순화된 의사결정 모델의 예**

임상적 의사결정을 위한 경제성 분석의 비판적 평가

경제성 분석은 비뚤림 위험 평가, 결과 평가 및 환자 치료에 대한 적용성 평가의 세 단계로 비판적으로 평가할 수 있다.[24] 다음에서 이러한 각 단계를 설명한다.

비뚤림의 위험은 얼마나 심각한가?

경제성 분석의 주요 연구 질문은 환자 모집단, 치료 대안, 평가의 관점, 분석 유형 및 비용과 결과를 평가해야 하는 시간 범위를 정의해야 한다. 이상적으로 경제성 분석은 새로운 중재를 모든 표준 치료 대안들과 비교해야 한다.[15] 그러나 논리적 이유로, 이것이 항상 가능한 것은 아니다. 저자가 비교하기 위해 선택한 치료법이 무엇이든, 우리는 세 가지 비뚤림 위험 기준을 평가할 것을 제안한다. 즉, 세부군 고려, 결과 및 비용의 정확한 측정, 시기 고려가 그것이다. 표 9.2[12,25–28]는 경제성 분석의 비뚤림 위험에 대한 평가의 예를 제시한다. 비판적인 평가 과정에서는 새로운 중재를 관련 대안과 비교했는지 그리고 연구의 시간적 지평이 예상된 비용과 치료의 결과를 볼 수 있을 정도로 충분히 길었는지 평가하는 것이 중요하다. 비뚤림 위험을 발생시킬 수 있는 경제성 분석의 비뚤림 위험에 대한 평가 구성 요소는 아래에 더 세부적으로 설명한다.

표 9.2 경제성 분석 연구에서의 비뚤림 위험성 비판적 평가

질문	예	설명
관련 환자 하위군에 대한 결과를 별도로 보고하였는가?	"이 연구의 목적은 치아홈메우기 사용 및 치아홈메우기 사용의 결정 요인을 조사하고, 잠재적 선택 문제를 수정한 후 치아홈메우기 도포와 관련된 증분 효과와 지출을 평가하고, 하위 집단 간의 치아홈메우기 비용-효과의 차이를 조사하는 것이다...1년에 한 번 이상 예방 진료를 위해 치과의사를 방문한 아이들뿐만 아니라 높은 치아우식증 위험이 상대적으로 높은 아이들도 치아홈메우기 진료를 받을 가능성이 더 높았다."*	이 연구에서 저자들은 연구 계획 단계에서 하위군 분석을 명시하고 이를 연구 목표의 일부로 포함시켰다. 저자들은 문헌 검토를 실시하고 예방 진료를 위해 치과의사를 방문한 어린이와 치아홈메우기 진료를 받았거나 받지 않은 어린이의 특성을 비교하는 등 하위그룹 분석을 더욱 뒷받침하였다. 비용-효과성은 전체 표본과 선택된 하위군에서 평가되었다. 이 기준에 따르면 비뚤림의 위험은 낮았다.
결과 및 비용이 정확하게 측정되었는가?†	"환자마다 치료 비용은 연구 간호사에 의해 기록되었다.... 기공 비용은 정상적인 병원 정책의 일환으로 기록되었다.... 사용된 모든 치과 재료는 기록해서 단가를 부여하였다.... 그리고 각 진료 약속마다 치과 수술에 소요된 시간을 스톱워치를 이용하여 측정하였다.... 수술 후 예정에 없던 진료까지 포함하여 총 임상 진료 횟수와 환자별로 계산된 총 진료 시간을 기록하였다. 환자 1인당 전문 시간 비용은 아일랜드의 지역사회 치과 서비스에 대한 급여 척도 중 최고점(85유로 185)을 사용하여 추정하였다. 이 급여를 기준으로 연간 하루 8시간 240근무일 동안 진료하는 임상의사의 시간당 비용은 44.37유로였다."‡	저자들은 이번 비용-효과 분석에서 12개월간의 사후관리 기간을 가진 무작위배정 임상시험에서 부분무치악 노인 환자의 가철성 치과 보철물과 짧아진 치열궁을 비교하였다. 이 분석은 "공공 기금을 지원받는 기관의 관점"에서 수행되었다.‡ 저자들은 비용의 구성 요소(기공비용, 치과 재료, 진료실 방문, 전문 진료의 시간 및 비용)에 대해 설명하였으며, 단가의 일부 출처만 설명하였다. 예를 들어, 치과 재료비를 어떻게 산출했는지는 불분명하다. 더욱이 저자들이 사용 빈도와 단위 비용에 대한 정보 없이 환자 1인당 총 비용만 제시했기 때문에 결과 보고가 투명하지 않았다.‡ 연구의 이런 한계는 이 기준에 대한 비뚤림이 높으리라는 위험을 수반한다.
조사자들은 비용과 결과의 시기를 고려했는가?	"비용은 유로화로 계산되었고, 미래 비용은 연간 3%로 할인하였다.... 미래 효과의 할인은 하지 않았다. 왜냐하면 수년간의 치아 유지를 어떻게 할인해야 하는지가 여전히 불명확하기 때문이다."§	이 연구에서 저자들은 의사결정 모델 접근 방식을 사용하여 1단계와 2단계 불완전한 그리고 완전한 우식치질삭제의 비용-효과를 평가하였다. 그들은 환자의 일생 동안 편익(즉, 치아 유지와 활력)과 비용을 평가하였다. 저자들은 시기별 비용 차이를 감안하여 3%의 할인율을 적용하였다. 효과 측정은 주요 분석이나 민감도 분석에서 모두 할인되지 않았다. 이 제한은 이 기준에 대한 비뚤림 위험이 높다는 것을 나타낼 수 있다.

* 출처: 우양(Ouyang).[25]
† 저작자 메모: 측정 결과의 정확성은 이 책의 이전 장에서 다루어졌으며, 비용만 논의한다.
‡ 출처: 맥켄나(McKenna) 등.[26]
§ 출처: 슈벤디케(Schwendicke) 등.[27]

▶ *관련 환자 하위군에 대한 결과를 별도로 보고하였는가?*

임상 효과 연구와 유사하게, 경제성 분석의 결과는 환자 하위군 간에 크게 다를 수 있다. 이러한 변이는 하위군의 치료 결과 또는 비용의 차이로 설명될 수 있다.[29] 예를 들어, 60세 미만 무치악 환자에서는 임플란트 지지 틀니가 기존 틀니보다 비용-효과적일 수 있지만, 85세 이상 환자에게는 비용 효과적이지 않을 수 있으며, 이 차이를 무시하면 결과를 잘못 해석할 수 있다. 경제성 분석을 위한 하위군은 연구 계획 단계에서 정의되어야 하며, 선택 근거와 함께 보고되어야 한다(예: 결과의 이질성을 탐구하거나 정책 관련성을 판단하거나 문헌 검토에 기초함). 일단 정의되면 모든 결과는 선택된 하위군에 대해 별도로 분석해야 한다.

▶ 결과 및 비용이 정확하게 측정되었는가?

경제성 분석에서 결과에 대한 근거(즉, 임상적 효과, 안전성)는 단일 무작위배정 임상시험, 관찰 연구 또는 더 적절하게는 근거 종합(즉, 체계적 문헌고찰)에서 나올 수 있다. 경제성 분석 결과의 품질은 그 분석 결과가 의존하는 효과성 근거의 품질에 따라 달라진다. 그런 이유로 결과에 대한 가장 우수하고 비뚤림 없는 근거의 체계적인 수집이 중요하다. 이 책의 이전 장에서는 치료 효과[3], 위해[4], 및 진단 정확도[5]를 확립하기 위한 비뚤림의 위험과 관련된 모든 주요 이슈를 다루었다. 여기서는 비용 관련 이슈에 대해 토론한다.

경제성 분석에 포함된 비용 구성 요소(즉, 이용한 자원)는 가정했던 관점을 반영해야 한다. 따라서 검토한 논문에서 경제성 분석의 관점을 파악한 후에는 모든 관련 비용 구성 요소가 고려되었는지의 여부를 비판적으로 평가할 필요가 있다. 예를 들어, 구강 보건 경력이 없는 보건 교육자가 지역사회 기반 구강 건강 증진 프로그램을 구축하는 비용을 평가하는 연구의 조사자는 교육자 훈련 비용(예: 시간당 급여, 공간 임대료, 교육 자료 비용)뿐만 아니라 세션에 참석한 참가자의 생산성 손실도 함께 고려해야 한다.[30] 비용 구성 요소와 사용 빈도를 파악한 후 각 환자와 관련된 총 비용의 견적을 얻기 위해 단위 비용을 적용한다.

▶ 조사자들은 비용과 결과의 시기를 고려하였는가?

의료 서비스 중재의 결과와 비용은 다른 시기에 발생할 수 있다. 예를 들어, 학교에서 구강 보건 교육 프로그램을 수립하는 데 드는 비용의 대부분은 프로그램 시작 시점에 발생하지만, 치아우식증 예방의 혜택은 몇 년 후에 발생할 수 있다. 그러한 프로그램에 대한 두 가지 대안적 접근법을 비교하는 비용-효과 분석의 조사자는 비용과 편익이 다르게 발생하는 시기를 고려해야 한다.

사회 전체적으로 그리고 개인으로서, 우리는 나중이 아니라 지금 우리에게 가용한 자원을 갖는 것을 선호한다. 왜냐하면 우리가 이러한 자원을 투자할 수 있고 시간이 지남에 따라 편익을 받을 수 있기 때문이거나 혹은 단순히 우리가 나중에 좋은 것보다 지금 좋은 것을 선호하기 때문이다. 그러므로 시간 선호도는 개별적인 결정을 내릴 때와 공공 정책에 영향을 미칠 때 모두에서 중요한 역할을 한다.[31]

특히 연구의 시간적 범위가 긴 경우, 이러한 차등 시간 선호에 맞게 조정하기 위해, 우리는 이전에 발생한 것과 비교하여 나중에 발생하는 편익과 비용을 평가절하한다. 이러한 평가절하 과정을 "할인"이라고 하며, 경제성 분석가들은 비용과 결과에 할인율을 적용한다. 그러나 대부분의 경제성 평가 지침은 미래 비용 및 결과를 연간 3% 또는 5% 할인하여 가치를 제시할 것을 권고한다.[15] 그러나 비용과 결과를 동일한 방식으로 할인해야 하는지는 논란의 여지가 있다.[31]

상자 9.3. 경제성 분석의 비뚤림 위험 평가

당신이 본 연구[18]의 저자들은 문헌에 근거하여 나이와 흡연 상태를 고려할 수 있었지만, 실제로는 어떤 하위군도 명시하지 않았다. 건강 선호도를 평가하기 위해 가장 선호하지 않는 방법인 시각적 아날로그 척도를 사용하여 환자에게 발치 또는 치아 유지 후 여러 시나리오를 평가하도록 하여 효과를 추정하였다. 또한 평균 효과성 점수를 둘러싼 변동성은 제시되지 않았다. 시나리오별 및 의료 자원 사용별 총 비용만 제시되어 의약품 비용을 확인하기는 어려웠다(자세한 내용은 이 장의 끝에 있는 보충 표[18] 참조). 비용 및 편익에 대한 전반적인 시간 지평이 명시되지 않았으며, 할인도 고려되지 않았다. 당신은 확인한 연구의 한계를 염두에 두고 결과를 계속 읽어나갔다.

결과는 무엇인가?

경제성 분석의 결과를 평가하려면 치료법들 사이 효과와 비용의 평균 차이와 이 차이의 변동을 조사해야 한다. 중재의 비용-효과에 대한 결론은 편익 단위당 증분 비용을 기꺼이 지불할 의향을 고려한 후에 내릴 수 있다. 표 9.3[12,25,32] 그리고 간접적으로 그림 9.2[12](표 9.4에서 인용한 바와 같이)는 경제성 분석의 결과를 비판적으로 평가하는 방법을 설명하는 예제와 도표를 제시하였다.

비용-효과 평면에서는 수평선이 효과의 차이를 나타내고, 수직선은 비용 차이를 나타내는 4개의 사분면이 있다. 대조 치료보다 효과적이고 비용이 더 많이 드는 중재는 1사분면에 위치한 점증적 비용-효과비를 가지며, 비용-효과적인지의 여부를 결정하기 위해 임계 추정치(즉, 지불 의향)가 필요하다. 비교군보다 효과적이고 비용이 더 적게 드는 중재술(2사분면)이라면 항상 비교군이 더 지배적인 선택이 될 것이다. 비교군보다 비용이 적게 들고 효과적이지 않은 중재술(3사분면)이 비용-효과적인지 여부를 결정하려면 비용 절감의 편익을 누리는 것과 비교하여 효과의 손실이 어느 정도 허용되는지를 결정해야 한다. 이 예에서 E1과 E2는 완전 틀니에 대한 효과 추정치이다. C1과 C2는 임플란트-유지 오버덴처에 대한 비용 추정치이다. 비용-효과 평면의 원점과 지점 A를 연결하는 선의 기울기는 "임플란트-유지 피개의치 대 기존 의치" 비교를 위한 점증적 비용-효과비 또는 효과의 증분 단위당 증분 단위 비용(즉, 품질 보정보철물-년[QAPY] 당 8,665 스위스프랑[CHF])을 나타낸다. 예를 들어, 무치악 치료에 대한 최대 지불 의지가 1 품질 보정보철물-년(QAPY) 당 10,000 스위스프랑(CHF)인 경우, 임플란트-유지 피개의치를 사용하는 것이 비용 효과적일 것이다.

표 9.3 경제성 분석 결과의 비판적 평가

질문	예	설명
각 전략의 비용 및 효과는 무엇이었는가?	"총 후속 조치 기간 동안 실험군 아동 1인당 평균 비용은 €496.45였고 대조군의 경우 €426.95이었다. 평균 증분 비용[1)]은 69.50유로(95% 신뢰구간: 28.25, 110.75)였다. 평균 증가 우식경험영구치면수는 실험군에서 2.56개, 대조군에서 4.60개였다. 평균 증가 효과는 2.04개의 예방된 우식경험영구치면수(95% 신뢰구간: 1.26, 2.82)였다. 점증적 비용-효과비[†]는 평균 우식경험영구치면당 34.07유로였다."[§]	저자들은 핀란드 포리(Pori)의 치과진료소에서 개별 설계한 환자 중심 치아우식증 예방 프로그램을 표준 진료로 기본 예방 프로그램과 비교하는 무작위배정 임상시험[¶] 및 비용-효과 분석을 실시하였다.[§] 저자들은 각 치료군에 따른 증분 비용과 편익 그리고 점증적 비용-효과비를 신뢰구간과 함께 제시하였다. 증분 비용과 효과를 온전히 공개했기 때문에 독자가 비용 효과적 차원에서 결과를 그릴 수 있었다.
증분 비용과 효과는 하위군마다 다른가?	"하위군 분석 결과 치아우식증 위험이 높은 아동에게 치아홈메우기 치료를 할 경우 비용 효과성이 높은 것으로 나타났다. 이와는 대조적으로 치아우식증 위험이 낮은 아동에게 치아홈메우기 치료는 비용 효과성이 훨씬 덜할 것이다. 더 어린 아동에게 치아홈메우기 치료를 하는 것과 나이가 많은 아동에게 치아홈메우기 치료를 하는 것 사이에는 점증적 비용-효과비는 큰 차이가 없었다."[#]	이 연구에서 저자들은 치아홈메우기 치료의 비용 효과성이 치아우식증 위험과 예방 치료 빈도에 따라 다르지만 연령에 따라 다르지는 않다는 것을 발견하였다. 그들은 치아홈메우기 적용이 항상 비용 효과적이지는 않기 때문에 일률적으로 적용해서는 안 된다고 결론지었다.
불확실성에 대한 허용량은 결과를 얼마나 변화시키는가?	"거의 모든 부트스트랩 재샘플(99.9%)에 대해 확률론적 민감도 분석에 근거한 비용 효과 차원에서는 실험 치아우식증 관리 요법이 더 효과적이지만 비용이 더 많이 드는 것으로 나타났다. 부트스트랩 복제가 비용-효과면에서 다른 사분면에 걸치지 않았기 때문에 불확실성이 거의 없었다... 비용-효과 수용 곡선은, 예를 들어 우식경험영구치면 감소를 위해 사회가 기꺼이 지불할 의지가 40유로라면 실험 치아우식증-통제 요법이 비용-효과적이라고 생각될 확률은 약 65%라는 것을 보여준다."[§]	본 연구의 저자들은 5,000개의 부트스트래핑** 재샘플을 사용하여 점증적 비용-효과비의 강건성을 평가하였으며, 거의 모든 재샘플에서 점증적 비용-효과비가 동일한 사분면에 있음을 발견하였다(그림 9.2와 같은 사분면 1). 다음으로, 저자들은 비용-효과 수용 곡선(CEAC)[††]을 그렸는데, 비용-효과 수용 곡선은 예방된 우식경험영구치면에 대해 지불할 의지의 다른 값에 대해 비용-효과적일 확률을 계산하였다. 임상의사들은 비용-효과 수용 곡선을 사용하여 기술된 중재가 자신의 진료에 합리적이라고 생각하는 임계값에 대해 비용-효과적일 확률을 확인할 수 있다.

† ICER = incremental cost-effectiveness ratio.
§ 출처: 히에타살로(Hietasalo) 등.[32]
# 출처: 우양(Ouyang).[25]
** 부트스트랩(Bootstrap)이란, 일반적으로 한번 시작되면 알아서 진행되는 일련의 과정을 뜻한다. 컴퓨터 시뮬레이션을 기반으로 랜덤 변수 주변의 불확실성을 계량화하는 데 사용되는 기법을 말하며, 통계학에서의 부트스트랩은 브래들리 에프론(Bradley Efron)이 1979년에 제안한 방법으로, 표본에 대해 더 자세히 알기 위해 사용한다. 아이디어는 모집단의 성질에 대해 표본을 통해 추정할 수 있는 것처럼, 표본의 성질에 대해서도 샘플링을 반복해서 추정할 수 있다는 것이다. 즉, 주어진 표본(샘플)에 대해서 그 샘플에서 또 다시 샘플(재표본)을 여러 번(1,000~10,000번 혹은 그 이상) 추출하여 표본의 평균이나 분산 등이 어떤 분포를 가지는가를 알아낼 수 있다.
†† CEAC = cost-effectiveness acceptability curve.

1) 의사결정상 어떤 대안을 선택함으로써 증가하는 비용을 말한다. 증분 비용은 상황에 따라 여러 가지 직접 및 간접 비용을 포함할 수 있지만 결정의 결과로 변경되는 비용만 포함되어야 한다.

▶ 각 전략의 비용 및 효과는 무엇인가?

이 절에서는 하악 임플란트 치료가 치료비용의 가치가 있는지 평가하기 위해, 스위스의 환자 관점에서 임플란트-지지 피개의치(임플란트 4개), 임플란트-유지 피개의치(임플란트 2개), 완전 틀니(세 그룹 각각 20명)를 비교한 지츠만(Zitzmann) 등[12]의 비용-효과 분석 사례를 이용하여 논의를 촉진할 것이다. 효과는 보철물 사용 기간과 인지된 저작 능력의 복합적인 추정치인 질보정보철물-년(QAPY)으로 측정되었다(시각적 아날로그 척도로 0[최악]과 1[최상] 사이의 측정). 예를 들어, 환자가 3년 동안 저작 능력이 가장 좋다고 보고했다면 질보정보철물-년(QAPY)은 3이다. 연구 결과에 따르면 3년 동안 환자 1인당 평균 질보정보철물-년(QAPY)은 0.86, 1.46, 1.57이었고, 기존 틀니, 임플란트-유지 피개의치, 임플란트-지지 피개의치에 대한 평균 비용은 2,525 스위스프랑(CHF), 6,935 스위스프랑(CHF), 15,805 스위스프랑(CHF, CHF 100 = US $61(2000년 기준)이었다. 표 9.4.[12]는 임플란트-유지 피개의치 대 완전 틀니, 임플란트-지지 피개의치 대 완전 틀니의 점증적 비용-효과비를 나타낸다. 그러나 점증적 비용-효과비가 기만적일 수 있기 때문에 단순히 그 값만을 보아서는 안 된다. 점증적 비용-효과비는 추정치이다. 따라서 대조 치료보다 효과적이고 비용이 많이 드는 중재는 대조 치료보다 덜 효과적이고 비용이 적게 드는 중재와 동일한 점증적 비용-효과비를 가질 수 있다. 대신 먼저 비용 및 효과의 차이가 임상 및 정책에 큰 영향을 미칠지 여부를 평가해야 한다. 다음으로, 비용 및 효과의 차이는 그림 9.2.[12]와 같이 비용-효과 평면을 사용하여 해석해야 한다.

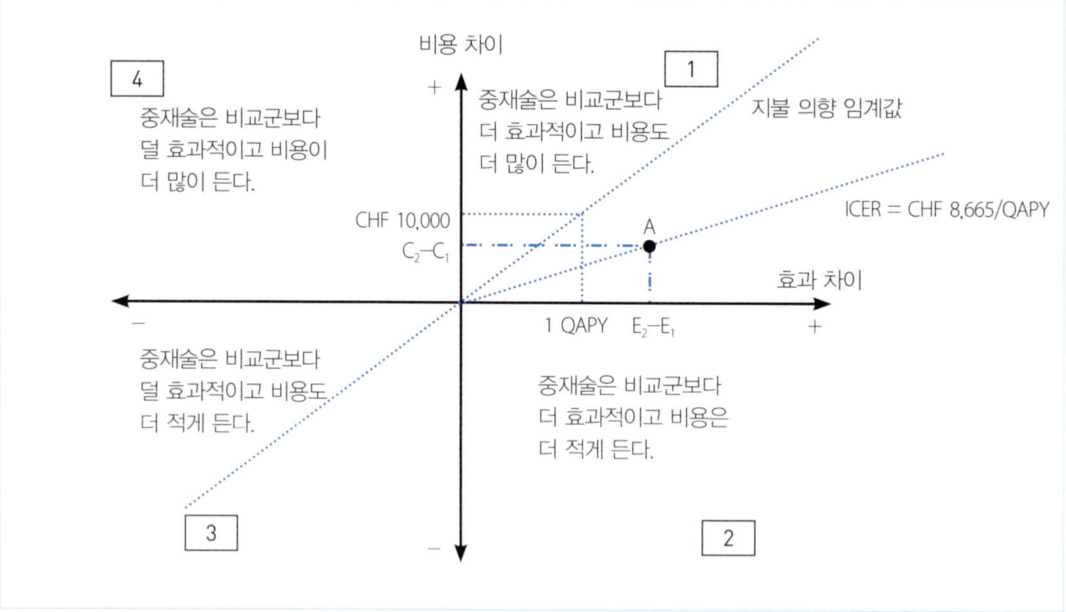

그림 9.2 **완전 틀니 대 임플란트-유지 오버덴처 비교를 위한 비용 효과 평면**[12]

표 9.4 비용 증가, 효과 증가 및 점증적 비용–효과비*

전략	3년 평균 환자당 비용, 단위 CHF,† C‡	3년 평균 환자당 QAPY,§ E¶	비용 증가, ΔCHF	효과 증가, ΔE (QAPY Gained)	ICER,# ΔC/ΔE (CHF/QAPY)
완전의치	C1 = 3,675	E1 = 0.86	NA**	NA	NA
임플란트–유지 피개의치	C2 = 8,874	E2 = 1.46	C2 − C1 = 5,199	E2 − E1 = 0.60	C2 − C1 / E2 − E1 = 8,665
임플란트–지지 피개의치	C3 = 17,837	E3 = 1.57	C3 − C2 = 8,963	E3 − E2 = 0.11	C3 − C2 / E3 − E2 = 81,482

* 출처: 지츠만(Zitzmann) 등[12](3년 후속 조치와 0% 할인율을 이용한 사례 분석). 비용은 2000 스위스프랑(CHF)으로 추산되었다. (CHF 100 = US $61).
† CHF = 스위스프랑.
‡ C = 비용 증가.
§ QAPY = 질보정보철물–년.
¶ E = 효과 증가.
# ICER = 점증적 비용–효과비.
** NA = not applicable.

▶ 증가한 비용과 효과는 하위군마다 다른가?

경제성 분석을 검토할 때 관찰된 편익, 위해 및 비용이 일부 환자 하위군 간에 다를 수 있는지 고려할 필요가 있다. 예를 들어, 치과 정기재방문(리콜) 검사의 비용–효과는 환자의 위험 요인에 따라 달라질 수 있다. 어린이의 일상적인 치과 검사의 다양한 정기재방문 빈도의 비용–효과를 평가한 의사결정 모델은 6개월에서 3개월로 재방문 주기를 바꾸는 것이 치아우식증 측면에서 작은 편익만 제공했으며 비용도 상당히 높다는 것을 발견하였다.[33] 이와는 대조적으로 6개월에서 1년 혹은 1년반으로 재방문 빈도를 낮추면 약간의 비용 절감은 되지만 치아우식증 위험은 증가시켰다. 그러나 비용–효과 결과는 사회경제적 지위(즉, 육체노동자와 비육체노동자)와 수불 지역에 거주 여부를 포함하는 4개 하위 위험군에서 달랐다.[33]

▶ 불확실성을 허용하면 결과가 얼마나 달라지는가?

경제성 분석은 종종 다른 출처의 근거를 결합하여 점증적인 비용 효과의 추정치에 도달한다. 이러한 모수는 표본추정이기 때문에 모수불확실도라고 알려진 불확실성으로 특징지어진다. 또한 분석의 가정과 투입 근거의 출처 선정에 관한 결정은 경제성 분석 결과와 관련된 전반적인 불확실성에 기여한다. 경제성 분석에서 불확실성을 통합하는 한 가지 이점은 불확실성이 존재하는 상태에서 의사결정의 결과를 이해하는 것이다.[34]

경제성 분석 결과에 대한 불확실성의 영향은 대개 편익과 원가에 대해 다양한 가정을 하고, 이러한 서로 다른 가정이 결과에 미치는 영향을 조사함으로써 연구된다(즉, 민감도 분석). 일원(one-way) 민감도 분석에서 저자는 한 번에 하나의 변수만 변화시키고, 다원(multiway) 민감도 분석에서는 동시에 둘 이상의 변수를 변화시킨다. 예를 들어, 김 등[35]은 근관 치료에 실패한 치아에 대해 고정성 보철물과 단일 치아 임플란트 치료와 비교하여 근관 재치료의 비용–효과에 대해 조사했다. 그들은 기능 유지 확률(즉, 생존 확률)과 투입된 비용 모수에 따라 분석 결과의 민감도를 조사했다. 근관 치료에 실패한 치아의 생존 확률이 77% 미만이면 근관 재치료 보다 근관 치료에 실패한 치아를 발거하고 고정성 보철물이나 단일치아 임플란트로 대체하는 것이 비용–효과가 높은 선택지가 될 것이라고 결론지었다.

모수 불확실성은 확률론적 민감도 분석을 사용하여 경제성 연구에 통합되곤 한다. 예를 들어, 깊은 치아우식 병소 치료를 위한 1단계와 2단계 불완전하거나, 완전한 우식치질삭제의 비용–효과 분석에서 저자는 확률론적 민감도 분석을 수행하여 경제성 분석 결과의 분포를 구했다.[27] 이를 위해 먼저 모형의 각 모수에 대한 분포를 할당했는데, 이는 모수의 실제값 주변의 불확실성을 나타낸다. 이후, 이러한 분포로부터 많은 수의 값을 무작위로 추출하고 표본 추출된 각 값의 집합에 대한 경제적 결과를 계산했다. 계산된 비용과 효과의 분포는 근본적인 불확실성을 나타낸다. 확률론적 민감도 분석의 결과는 일반적으로 비용–효과 수용 곡선(cost-effectiveness acceptability curve)을 사용하여 나타낸다(그림 9.3[12]).

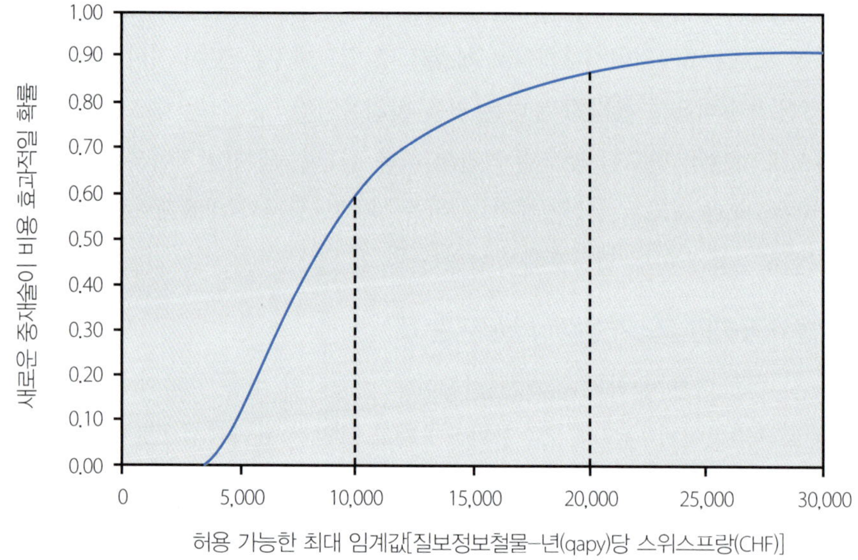

그림 9.3 임플란트–유지 피개의치와 기존 틀니를 비교한 비용–효과 수용 곡선

비용–효과 수용 곡선은 대조 치료(기존 틀니)와 비교하여 중재(임플란트–유지 피개의치)가 비용–효과적일 확률을 그림으로 나타낸다. 이 확률은 1단위의 효과(즉, 질보정보철물–년[QAPY])에 대한 최대 지불의사 임계값을 기준으로 표시된다. 예를 들어, 질보정보철물–년(QAPY)당 1만 스위스프랑(CHF)이면 임플란–유지 피개의치가 기존 틀니보다 비용 효과적일 확률은 60%이고, 질보정보철물–년(QAPY)당 2만 스위스프랑(CHF)이면 86%이다.
출처: 지츠만(Zitzmann) 등[12]

상자 9.4. 경제성 분석 결과 평가

당신이 본 연구의 결과를 검토하여,[18] 당신은 하악 제3대구치 발치 대 보유의 증분 비용이 £(1997년 £1 = 1.64 USD)이고 증분 효과는 −6.2 단위라는 것을 발견하였다(자세한 내용은 이 장의 끝에 있는 보충 표[18] 참조). 따라서 발치는 보존보다 더 비용이 많이 들고 덜 효과적이었기 때문에 비용–효과적이지 않았다. 비용, 효과 및 점증적 비용–효과비에 대해 저자들은 추정치 주변의 변동성 없이 점 추정치만 제시하여 이러한 추정치가 얼마나 불확실한지를 판단하기 어려웠다. 모형 또는 그 범위에 있는 사건에 대한 확률값의 출처는 보고되지 않았다. 저자들은 일부 민감도 분석을 실시했지만, 민감도 분석에 대한 변수 목록과 값을 찾을 수 없었다. 저자들은 이 모델이 치관주위염 확률 40%, 치주질환 17%, 제2대구치 미수복 치아우식증 22%에 민감하다고 보도했지만 흡연자를 제외한 어떤 조건에서 이러한 가치를 기대할 수 있는지에 대해서는 논의하지 않았다.[18]

결과를 내 환자 치료에 적용하는 방법은 무엇인가?

비뚤림 위험의 평가와 경제성 분석 결과의 평가를 완료한 후에는 관찰된 치료 편익이 위험과 비용(즉, 자원 소비)의 가치가 있는지 그리고 진료 환경에서 유사한 결과를 기대할 수 있는지의 여부를 평가해야 한다.

▶ *연구에 사용된 관점과 설정이 내 맥락과 관련이 있는가?*

경제성 분석은 의사결정의 유형에 따라 다른 관점으로 수행할 수 있다. 예를 들어, 비용과 결과는 환자, 의료기관(예: 병원, 치과의원), 의료 서비스 공급자(예: 치과의사), 제3자 지급자(예: 민간 또는 건강보험), 사회 전반의 관점에서 평가할 수 있다. 분석 관점은 연구를 위해 수집해야 할 건강 결과(즉, 편익과 위해)와 비용을 정의한다. 경제성 분석이 유효하려면 분석의 관점이 연구 질문과 일치해야 한다. 예를 들어, 환자의 관점에서 실시한 경제성 분석은 환자에게 중요한 결과(예: 건강 관련 삶의 질, 저작 능력)와 비용(예: 보험료, 본인 부담금)을 고려해야 하는 반면, 공급자의 관점에서는 공급자에게 중요한 결과를 고려해야 한다(예: 임플란트 성공률, 작업 환경 개선). 같은 경제성 분석을 여러 관점에서 하는 경우가 많다.

이 관점은 또한 경제성 분석에서 고려해야 할 비용 요소들을 정의한다. 치과 진료 관련 비용은 주로 직접 치과 비용(예: 전문가 시간 비용, 의약품 비용), 지접 비치과 비용(예: 치과 방문 위한 교통비용), 간접 비용(예: 결근 및 조퇴 시간, 치료를 위한 이동 시간, 질병으로 인한 생산성 감소, 간병인 비용)으로 분류할 수 있다.[15] 예를 들어, 환자의 관점에서 경제성 분석은 생산성 손실로 인한 간접 비용뿐만 아니라 본인이 직접 지불하는 형태의 환자가 초래하는 모든 관련 치과 및 비치과 비용을 고려할 수 있다. 이에 비해 치과의사 관점의 경제성 분석에서는 진료 및 재료 관련된 비용을 고려할 수 있다. 따라서 고려해야 할 중요한 구성 요소가 누락될 수 있기 때문에 환자의 관점을 이용하여 수행되는 경제성 분석은 정책 입안자가 사용하지 않을 수 있다. 반대로 보건 정책 관점을 채택한 경제성 분석 결과는 환자 수준에서 중재의 비용 효과를 고려할 때 사용되지 않을 수 있다.

마찬가지로 연구에 사용된 설정이 연구 결과가 적용될 실제 진료 환경과 충분히 유사할 필요가 있다. 예를 들어, 의료 자원에 대한 단가는 국가 공식 문서, 행정 데이터베이스, 문헌고찰 또는 전문가의 의견을 통해 얻을 수 있다. 서로 다른 설정에 걸쳐 단위 비용과 요금의 상당한 차이가 있을 수 있다. 치과 위치에 따라 크게 달라질 수 있는 치과 방문의 시간 단위의 비용을 예로 들어보자. 저자들이 비용을 어떻게 항목화했는지, 어떤 단가가 적용되었고 왜 적용되었는지, 어떤 통화로 적용되었는지 등을 명시적으로 서술했는지 등을 평가해야 한다. 또한 이 정보는 논문에서 분석한 설정에서 실제 내 진료실 설정으로 적용하는 데 도움이 될 것이다. 치료 효과 또는 위해의 결과는 설정과 국가가 다르더라도 적용할 수 있지만 비용에 대해서는 다를 수 있다. 그 결과, 한 설정에서 자원 절약 치료라고 볼 수 있는 동일한 치료법은 다른 설정에서 자원을 소모하는 치료라고 볼 수 있다.

▶ *치료 혜택이 위험과 비용만큼 가치가 있는가?*

비용–효과면에서 증분 비용과 편익을 그린 후 2사분면(중재가 대조 치료보다 더 효과적이고 비용이 덜 듦)에 해당하는 모든 점증적 비용–효과비는 새로운 중재를 진료에 적용해야 한다는 것을 의미하며, 4사분면(중재가 대조 치료보다 덜 효과적이고 비용이 더 듦)에 해당하는 모든 점증적 비용–효과비는 그 반대(그림 9.2[12])라는 것을 우리는 이미 알고 있다. 그러나 대부분의 혁신은 실제 진료 시 치료 대안보다 비용이 더 많이 들고 점증적 비용–효과비가 1사분면으로 떨어지는 결과를 초래한다. 이러한 중재에 대해 임상의사는 새로운 치료법을 실제 진료에 채택할 때 추가 비용만큼 추가 편익의 가치가 있는지 비판적으로 평가할 필요가 있다. 비교–효과 분석에서 임상의사는 증분 효과의 단위당 증분 비용을 실제와 유사한 다른 대안들과 비교할 수 있다. 또 다른 선택사항은 사회가 결과의 한 단위에 대해 기꺼이 지불할 한계값(즉, 지불할 의향)과 점증적 비용–효과비를 비교하는 것이다. 그러나 이러한 임계값의 관련성은 여전히 광범위하게 논쟁의 여지가 있다.[36] 효과 한 단위에 대한 금전적 임계값(예: 1년간 최고의 저작 능력에 대해 지불할 의향 또는 1QAPY)을 설정하는 것은 쉬운 일이 아니다. 임계값은 결과에 따라 다르며, 같은 임계값을 다른 국가에 항상 적용할 수 있는 것은 아니다. 또 시간이 지남에 따라 달라질 수 있으며, 가치를 결정하는 사람(예를 들어, 해당 질환을 가진 환자, 일반 모집단의 대표자, 의료 공급자)에 따라 달라질 수 있다. 연구 결과의 적용 가능성을 높이기 위해 저자는 비용–효과 수용 곡선을 그림 9.3[12]에 나타낸 것과 같이 비용–효과적인 중재의 확률을 임계값 범위와 비교하여 계획한 상황에서 사용한다.

경제성 분석의 결과를 충분히 평가하기 위해 임상의사는 먼저 기회 비용의 개념을 이해해야 한다. 이 장의 서론으로 되돌아가자. 만약 당신의 진료를 위해 새로운 3–D 치과용 영상 장비를 구입하기로 결정한다면 그리고 당신이 한정된 예산을 가지고 있다고 가정한다면, 당신은 다른 분야의 지출을 줄여야 할 것이다(예: 직원 감축). 당신의 결정과 관련된 지출 축소가 기회 비용이라고 알려져 있기 때문에 이익은 예견된다. 그러므로 임상의사는 새로운 치료법을 실행에 옮기는 데 드는 기회 비용이 얼마가 될 것인지 그리고 그들이나 사회가 그렇지 않았다면 이 돈을 어떻게 쓸 수 있었는지 항상 생각해야 한다.

▶ 내 설정에서 비슷한 비용을 기대할 수 있는가?

검토 중인 경제성 분석과 유사한 환자 모집단, 유사한 중재 및 유사한 기대 효과로 가정할 경우 실제 진료 시 유사한 비용을 기대할 수 있는지 신중하게 고려할 필요가 있다. 반복해서 말하지만, 어떤 경제성 분석에서도 총 비용은 활용 비용 구성 요소의 빈도에 단위 비용을 곱하여 계산한다. 설정과 국가 간의 의료 자원 활용 빈도 차이는 가변적이고 비표준화된 관행 진료 패턴, 환자 및 임상의사의 선호, 의료 시스템의 자금 출처 및 서비스의 가용성 때문이다.[24] 환자들이 유사한 의료 자원 사용률을 보일 것이라고 기대한다면 설정의 단위 비용이 경제성 분석에 적용된 것과 유사한지의 여부를 검토해야 한다. 단가가 다르고 저자가 보고 측면에서 투명했다면 설정에서 더 일반적인 단위 비용을 적용하여 총 비용을 재계산할 수 있다.

상자 9.5. 경제성 분석의 적용 가능성 평가

경제성 분석의 적용 가능성을 평가한 후,[18] 당신은 (사랑니) 보존이 보다 효과적이고 비용이 적게 들어서 외과적 발치에 비해 나은 것 같지만, 당신의 진료실에서 논문에 있는 대로 따라 하기에는 몇 가지 한계가 있다고 결론지었다(예: 포괄수가제 관점 대 행위별수가제 관점). 이 연구에서 저자들의 관점은 개별적인 환자 관점이나 사회적 관점보다는 국가보건서비스(National Health Service) 병원의 관점이었다.[18] 이러한 관점은 대학교 1학년생들의 관점과 잘 일치하지 않는다.

결론

기술이 계속 발전함에 따라 경제성 분석의 필요성과 횟수가 늘어날 것이다. 임상의사는 이러한 연구를 비판적으로 평가하고 환자와 사회 전반에 걸쳐 이익을 줄 결정을 내릴 수 있는 적절한 지식을 갖추어야 한다.

상자 9.6. 환자에게 어떻게 말할까?

당신은 환자에게 질병이 없을 때 매복 제3대구치를 유지하는 것과 예방적으로 발거하는 것은 다른 결과를 목표로 하는 두 가지 전략이며, 따라서 이러한 선택을 비교하는 것은 어렵다고 설명한다. 당신은 방법론적 한계가 있는 영국의 저자들이 수행한 경제성 분석을 평가한 논문[18]을 검토하고 제3대구치 보존이 예방적 발치보다 더 비용-효과적일 수 있다고 말한다. 하지만 최종 결정을 내리기 전에 환자가 자신의 선호도를 신중하게 고려할 것을 권고한다.

참고문헌

1. Brignardello–Petersen R, Carrasco–Labra A, Glick M, Guyatt GH, Azarpazhooh A. "A practical approach to evidence–based dentistry: understanding and applying the principles of EBD."JADA 2014 145(11):1105–1107.
2. Chapter 2 of this book was based on Brignardello–Petersen R, Carrasco–Labra A, Booth HA, et al. "A practical approach to evidence–based dentistry: II: how to search for evidence to inform clinical decisions."JADA 2014 145(12):1262–1267.
3. Brignardello–Petersen R, Carrasco–Labra A, Glick M, Guyatt GH, Azarpazhooh A. "A practical approach to evidence–based dentistry: III: how to appraise and use an article about therapy."JADA 2015 146(1):42–49.e1.
4. Brignardello–Petersen R, Carrasco–Labra A, Glick M, Guyatt GH, Azarpazhooh A. "A practical approach to evidence–based dentistry: IV: how to use an article about harm."JADA 2015 146(2):94–101.e1.
5. Brignardello–Petersen R, Carrasco–Labra A, Glick M, Guyatt GH, Azarpazhooh A. "A practical approach to evidence–based dentistry: V: how to appraise and use an article about diagnosis."JADA 2015 146(3):184–191.e1.
6. Carrasco–Labra A, Brignardello–Petersen R, Glick M, Guyatt GH, Azarpazhooh A. "A practical approach to evidence–based dentistry: VI: how to use a systematic review."JADA 2015 146(4):255–265.e1.
7. Carrasco–Labra A, Brignardello–Petersen R, Glick M, Guyatt GH, Neumann I, Azarpazhooh A. "A practical approach to evidence–based dentistry: VII: how to use patient management recommendations from clinical practice guidelines."JADA 2015 146(5):327–336.e1.
8. Sale JEM, Amin M, Carrasco–Labra A, et al. "A practical approach to evidence–based dentistry: VIII: how to appraise an article based on a qualitative study."JADA 2015 146(8):623–630.
9. Wall T, Nasseh K, Vujicic M. U.S. Dental Spending Remains Flat Through 2012. Health Policy Institute Research Brief. American Dental Association. January 2014. Available at: http://www.ADA.org/~/media/ADA/Science%20and%20 Research/HPI/Files/HPIBrief_0114_1.ashx. Accessed June 30, 2015.
10. Canadian Institute for Health Information (CIHI). National Health Expenditure Trends, 1975 to 2014. Ottawa, Ontario, Canada: CIHI 2014. Available for download at: https://secure.cihi.ca/estore/productSeries.htm?pc=PCC52. Accessed June 30, 2015.
11. Mohd–Dom T, Ayob R, Mohd–Nur A, et al. "Cost analysis of periodontitis management in public sector specialist dental clinics."BMC Oral Health 2014 14:56.
12. Zitzmann NU, Marinello CP, Sendi P. "A cost–effectiveness analysis of implant overdentures."J Dent Res 2006 85(8):717–721.
13. Jacobson JJ, Schweitzer SO, Kowalski CJ. "Chemoprophylaxis of prosthetic joint patients during dental treatment: a decision–utility analysis."Oral Surg Oral Med Oral Pathol 1991 72(2):167–177.
14. Oscarson N, Lindholm L, Kallestal C. "The value of caries preventive care among 19–year olds using the contingent valuation method within a cost–benefit approach."Community Dent Oral Epidemiol 2007 35(2):109–117.
15. Drummond MF, Sculpher MJ, Torrance GW, O'Brien BJ, Stoddart GL. Methods for the Economic Evaluation of Health Care Programmes. 3rd ed. New York: Oxford University Press 2005.
16. O'Sullivan AK, Thompson D, Drummond MF. "Collection of health–economic data alongside clinical trials: is there a future for piggyback evaluations?"Value Health 2005 8(1):67–79.
17. Drummond MF. "Experimental versus observational data in the economic evaluation of pharmaceuticals."Med Decis Making 1998 18(2 suppl):S12–S18.
18. Edwards MJ, Brickley MR, Goodey RD, Shepherd JP. "The cost, effectiveness and cost effectiveness of removal and retention of asymptomatic, disease free third molars."Br Dent J 1999 187(7):380–384.
19. American Association of Oral and Maxillofacial Surgeons. "Evidence Based Third Molar Surgery."White Paper.

Rosemont, IL: American Association of Oral and Maxillofacial Surgeons 2013. Available at: http://www.aaoms.org/ images/uploads/pdfs/evidence_based_third_molar_surgery.pdf. Accessed July 20, 2015.

20. Mettes TD, Ghaeminia H, Nienhuijs ME, Perry J, van der Sanden WJ, Plasschaert A. "Surgical removal versus retention for the management of asymptomatic impacted wisdom teeth."Cochrane Database Syst Rev 2012 6:CD003879.

21. Costa MG, Pazzini CA, Pantuzo MC, Jorge ML, Marques LS. "Is there justification for prophylactic extraction of third molars? A systematic review."Braz Oral Res 2013 27(2):183–188.

22. Dodson TB, Susarla SM. "Impacted wisdom teeth. Systematic review 1302."BMJ Clin Evid 2014 August. Available at: http://clinicalevidence.bmj.com/x/systematic-review/1302/overview.html. Accessed June 30, 2015.

23. Friedman JW. "The prophylactic extraction of third molars: a public health hazard."Am J Public Health 2007 97(9):1554–1559.

24. Drummond M, Goeree R, Moayyedi P, Levine M. "Economic analysis."In: Guyatt GH, Rennie D, Meade MO, Cook DJ, editors. Users'Guides to the Medical Literature: A Manual for Evidence-Based Clinical Practice. 2nd ed New York, NY: McGraw-Hill 2008. p. 619–641.

25. Ouyang W. "Cost-effectiveness analysis of dental sealant using econometric modeling 2009."Available at: http://purl.umn.edu/52377. Accessed June 30, 2015.

26. ctiveness of tooth replacement strategies for partially dentate elderly: a randomized controlled clinical trial."Community Dent Oral Epidemiol 2014 42(4):366–374.

27. Schwendicke F, Stolpe M, Meyer-Lueckel H, Paris S, Dorfer CE. "Cost-effectiveness of one- and two-step incomplete and complete excavations."J Dent Res 2013 92(10):880–887.

28. Oscarson N, Kallestal C, Fjelddahl A, Lindholm L. "Cost-effectiveness of different caries preventive measures in a high-risk population of Swedish adolescents."Community Dent Oral Epidemiol 2003 31(3):169–178.

29. Sculpher M. "Subgroups and heterogeneity in cost-effectiveness analysis."Pharmacoeconomics 2008 26(9):799–806.

30. Marino RJ, Fajardo J, Calache H, Morgan M. "Cost-minimization analysis of a tailored oral health intervention designed for immigrant older adults."Geriatr Gerontol Int 2014 14(2):336–340.

31. Severens JL, Milne RJ. "Discounting health outcomes in economic evaluation: the ongoing debate."Value Health 2004 7(4):397–401.

32. Hietasalo P, Seppa L, et al. "Cost-effectiveness of an experimental caries-control regimen in a 3.4-yr randomized clinical trial among 11-12-yr-old Finnish schoolchildren."Eur J Oral Sci 2009 117(6):728–733.

33. Davenport C, Elley K, Salas C, et al. "The clinical effectiveness and cost-effectiveness of routine dental checks: a systematic review and economic evaluation."Health Technol Assess 2003 7(7):iii–v, 1-127.

34. Claxton K. "Exploring uncertainty in cost effectiveness analysis,"Pharmacoeconomics 2008 26(9):781–798.

35. Kim SG, Solomon C. "Cost-effectiveness of endodontic molar retreatment compared with fixed partial dentures and single-tooth implant alternatives."J Endod 2011 37(3):321–325.

36. Neumann PJ, Cohen JT, Weinstein MC. "Updating cost-effectiveness: the curious resilience of the $50,000-per-QALY threshold."N Engl J Med 2014 371(9):796–797.

A version of this chapter originally appeared in the September 2015 edition of JADA (Volume 146, Issue 9, Pages 679–689.e1). It has been reviewed and updated for accuracy and clarity by the editors of How to Use Evidence-Based Dental Practices to Improve Your Clinical Decision-Making.

보충 표. 경제성 분석연구의 비판적 평가의 예*

지침	평
1. 편향의 위험이 얼마나 심각한가?	
1a. 관련 환자 하위군에 대한 결과를 별도로 보고하였는가?	저자는 하위군을 지정하지 않았다. 저자들은 나이가 외과적 질병에 미치는 영향에 대한 근거가 희박하다고 명시하고, 실제로 매복 하악 제3대구치 발치 후 수술 합병증 발생률이 24세 미만 환자에 비해 24세 이상 환자의 경우 현저히 높다는 하나의 논문을 인용하였다.
1b. 결과 및 비용이 정확하게 측정되었는가?	불분명하다. 저자들은 결과를 평가하기 위해 의사결정 나무의 각 임상 경로에 대한 시나리오를 작성하였다(총 22개). 그리고 한 구강외과에서 100명의 연속 환자들을 대상으로 각 시나리오를 100mm의 VAS[†]로 평가해 달라고 했는데, 0mm는 "더 이상 나빠질 수 없을 만큼 가장 안 좋음"을 나타내고, 100mm는 "전혀 신경 쓰지 않음"을 나타낸다. 그러고 나서 각 시나리오에 대해 평균 효과 점수가 계산되었다. VAS는 일차원적 척도로 건강 선호도를 추정하는 데 한계가 있다. 저자는 발치, 보존 또는 둘 다 후 가능한 한 각 임상 결과에 대해 NHS 병원에 대한 직접 비용을 추정하였다. 이 비용에는 진단 및 수술 장비 비용, 약품 및 외과 보급품, 직원 비용, 간접비 및 기타 동등한 연간 비용 등이 있다. 단지 총 비용만이 비용 범주별로 제시되었다(예를 들어, 무엇이 "소모품" 또는 "인력 비용"으로 간주되었는지는 불분명했다). 단위 비용의 출처와 비용 연도(1997)도 제시되었다.
1c. 조사자들은 비용과 결과의 시기를 고려했는가?	아니다. 제3대구치 발치 비용은 대부분 즉시 발생하지만, 편익은 나중에 발생한다. 반면, 그 반대의 경우는 보존에 해당할 수 있다. 이는 저자가 고려하지 않았으며, 비용이나 편익의 할인은 적용되지 않았다. 더욱이 모형의 시간 지평선은 전혀 명시되지 않았다.
2. 결과는?	
2a. 각 전략의 증가된 비용과 효과는 무엇이었는가?	증분 비용은 £56으로, 제3대구치 보존 비용(絢)을 제3대구치 발치 비용(**続**)에서 빼서 계산하였다. 환자가 임상 시나리오 등급을 0~100mm의 VAS로 측정한 효과는 발치 대안 63.3, 보존 대안 69.50이었다. 이로 인해 −6.2의 증분 효과가 나타났다. 제3대구치 발치는 보존에 비해 효과가 떨어지고 비용이 많이 들기 때문에 비지배적인 대안이었다. 따라서 하악 제3대구치 보존은 발치보다 비용–효과적이었다.
2b. 하위군마다 증분 비용과 효과가 다른가?	정의된 하위군 또는 하위군 분석은 없었다.
2c. 불확실성에 대한 허용량은 얼마나 결과를 바꾸는가?	비용, 효과 및 점증적 비용–효과비의 추정과 관련된 변동성은 제시되지 않았기 때문에 정밀도를 평가할 수 없었다. 저자들은 각 결과의 확률은 관련 문헌에서 제시된 모든 발생의 평균으로 계산했다고 명시하였다. 하지만 참고문헌과 실제값은 제시하지 않았다. 어떤 유형의 민감도 분석을 실시하고 어떤 값을 사용했는지는 불분명했지만, 저자들은 점증적 비용–효과비가 치관주위염, 치주질환, 제2대구치 미수복 치아우식증에 대한 특정 확률값에 민감하다고 말했다.
3. 그 결과를 환자 치료에 어떻게 적용할 수 있을까?	
3a. 연구에서 사용된 관점과 설정이 내 맥락과 관련이 있는가?	아니다. 비록 저자들이 "의료 서비스 공급자와 환자 모두의 관점"에서 비용–효과를 확인하는 것을 목표로 했지만, 그들은 국가보건서비스 병원에 대한 직접 비용만을 고려하였다. 더욱이 저자는 이 경제성 분석을 적용할 수 있는 환자 모집단을 특정하지 않았으며, 총 비용(예: 통증 관리를 위한 총 소모품 비용)만을 제시하여 다른 설정으로 비용 추산 가능성을 막았다.
3b. 치료 편익이 위험과 비용만큼 가치가 있는가?	제3대구치 발치가 유지하는 것보다 덜 효과적이고 비용이 더 많이 드는 것으로 나타났기 때문에 이 주제는 논의되지 않았다(저자 노트: 그림 9.2는 이것(발치)이 비용–효과 평면의 4사분면에서 피지배적인 전략임을 보여준다). 저자들은 발치가 더 효과적이고 더 비용이 많이 든다면 1 효과 단위에 대해 허용되는 문턱값(임계값)은 무엇일지 논의하지 않았다.
3c. 내 설정에서 비슷한 비용을 기대할 수 있을까?	불분명하다. 그 비용은 국가보건서비스 병원의 관점에서 추정되었다. 예방적 제3대구치 발치가 공적 보험에 포함되어 있지 않고, 대부분의 발치를 개별 치과의사가 운영하는 지역사회 기반치과에서 실시하는 다른 나라에서는 의료 자원 활용과 단가가 다를 가능성이 높다.

* 출처: 에드워즈(Edwards) 등18

† VAS = 시각적 아날로그 척도(visual analog scale).

Chapter 10. 치과 임상 연구 결과에 현혹되지 않는 법

Alonso Carrasco-Labra, D.D.S., M.Sc., Ph.D. Romina Brignardello-Petersen, D.D.S., M.Sc., Ph.D. Amir Azarpazhooh, D.D.S., M.Sc., Ph.D. Michael Glick, D.M.D. and Gordon H. Guyatt, M.D., M.Sc.

이 장에서 다루는 내용:

임상 연구 결과에 현혹되지 않는 방법에 관한 지침

1. 방법 및 결과 섹션만 읽고 추론은 무시한다.
2. 근거기반치의학용 이차 출판물 (사진 평가 자료)에 게재된 초록의 개요를 읽는다.
3. 사건 발생이 적은 임상시험에서 나타나는 큰 치료 효과에 주의한다.
4. 임상적 중요성을 주장하는 통계적 유의성 진술에 주의한다.
5. 통계적으로 유의하지 않은 차이가 동등성으로 해석되는 것을 주의한다.
6. 편익과 위해 중 어느 한 쪽 강조에 주의한다.
7. 하위군 분석을 오해하지 않도록 주의한다.

결론

서론

이 책의 이전 장들에서는 근거기반치의학의 과정과 주요 원리[1], 근거 검색 방법[2], 치료[3], 위해[4], 진단[5], 체계적 문헌고찰[6], 임상진료지침[7], 질적 연구[8], 경제성 평가[9]에 대한 논문을 활용하는 방법을 제시하였다. 이 장에서는 임상의사들이 연구 결과를 잘못 해석하지 않도록 지침을 제공한다.

학문적 경쟁과 이해 상충은 동료 검토 학술지에 게재된 연구 결과의 잘못된 발표를 부추겨왔다. 연구자가 학계에서 일하던 제약 산업에서 일하던 간에 항상 사적 이익뿐만 아니라 성공과 참신하고 흥미진진한 발견에 대한 압박감이 있다. 이러한 압력은 종종 데이터가 제시하는 근거보다 훨씬 더 열정적인 발견의 해석을 낳는다.[10]

예를 들어, 정신의학 분야에서, 제약회사가 지원한 2개의 약품 효과를 비교한 일차 연구의 90~98%가 지원받은 제약회사의 약품을 선호한 결과를 보고했으며, 특히 그런 결과는 경쟁사 약품이 활성 대조군일 때 두드러졌다.[11] 이러한 상황은 일차 연구에만 국한되지 않는다. 제약회사가 자금을 지원하는 체계적 문헌고찰의 연구자는 해당 기업으로부터 어떠한 지원도 받지 않았던 연구자에 비해 연구 방법을 투명하게 밝히지 않고, 비뚤림 위험 평가를 철저하게 하지 않으며, 연구 지원 기업의 약물에 대해 더 유리한 결론을 제공한다.[12] 기업이 대필 작가를 고용하여 유명하고 믿을만한 연구자들의 이름으로 논문을 작성할 때, 보고된 결과가 지나치게 호의적일 가능성이 높다.[13]

논문에 특정 회사 구성원이 참여하는 것은 연구 결과를 과도하게 부풀려 해석할 가능성이 높기 때문에 피해야 한다. 학술조사단도 연구 근거 생산에 대해서는 글로벌 (제약, 의료) 산업의 대상이다. 과학의 보상 제도는 연구비를 받고 연구 결과를 출판하는 것을 포함한다. 또한 과학자들은 그들 연구의 의미를 지나치게 중시하는 것이 성공의 요건이라고 생각할 수 있다.[14]

비뚤림 위험이 높은 연구 결과를 임상의사가 알아차리도록 도와주는 지침과 도구는 널리 보급되어 있지만,[15,16] 임상 연구 결과의 왜곡된 해석과 잘못된 발표를 쉽게 알 수 있도록 하는 연구자들의 노력은 부족했다. 우리는 다음의 예를 제시하여 임상의사들 간의 인식을 제고할 필요성을 설명하고, 연구자의 연구 결과에 대한 해석에 과도한 신뢰가 가해지는 것을 피하도록 한다. 이는 연구자를 비판하기 위함이 아니다.

임상 연구 결과에 현혹되지 않기 위한 지침

우리는 치과의사들이 임상 연구 결과에 현혹되지 않기 위해 따를 수 있는 7가지 기준을 제시한다.[17] 각 섹션 끝에 있는 상자에 치의학 논문의 실제 예를 들어 각 기준을 설명할 것이다.

1. 방법 및 결과 부분만 읽고 추론은 무시한다.

논문의 고찰뿐만 아니라 결론 및 서론에서도 연구자는 추론을 제시할 수 있다. 물론 이러한 추론은 이해 상충이나 연구에 관여가 덜한 독자가 제시할 수 있는 추론과는 다르다. 많은 연구자들이 연구비 지원과 무작위배정 임상시험으로부터 도출된 결론 사이의 연관성을 다루었다.[18–22] 결과는 일관적이었다. 연구자들은 비영리 재원에서 연구비 지원이 될 경우보다 영리 목적의 재원에서 연구비 지원이 될 경우 새로운 중재에 더 열광한다. 연구자들은 치의학에서 이해 상충이 없는 무작위배정 임상시험보다 이해 상충이 있는 무작위배정 임상시험의 결과가 연구 중인 중재를 뒷받침하는 결과를 보고할 가능성이 더 높다고 하였다(오즈비 = 2.40 95% 신뢰구간, 1.16~5.13).

이는 약물 중재에 대한 체계적 문헌고찰과 메타 분석도 마찬가지였다. 동일한 임상 질문에 대해 기업에서 후원한 체계적 문헌고찰과 기업 후원을 받지 않은 체계적 문헌고찰(예: 코크란 체계적 문헌고찰) 모두 비슷한 치료 효과 추정치를 보고하더라도, 기업에서 후원한 체계적 문헌고찰은 보다 유리한 결론을 제공한다.[12] 요약하면, 우리의 조언은 고찰 부분은 생략하고 논문의 방법과 결과 부분만 읽으라는 것이다. 그러나 이 지침을 따르려면 임상의사가 논문의 연구 방법 부분을 엄격히 평가하고, 연구 결과를 해석할 수 있어야 한다.

상자 10.1. 사례: 허브 양치용액은 치면세균막과 치아우식증 발생을 줄이는 데 효과가 있는가?

12명의 건강한 참가자를 대상으로 시행된 교차(crossover)[1] 무작위배정 임상시험의 조사자들은 시장에서 흔히 구할 수 있는 두 개의 양치용액을 비교하였다. 바카리스 드라쿤쿨리폴리아(Baccharis dracunculifolia)[2] 추출물과 에센셜 오일을 함유한 특별한 제형의 실험 양치용액과 활성 성분이 들어 있지 않은 기본 제형에 기초한 대조 양치용액.[23] 조사자들은 1주일 동안 연구 참여자의 치면세균막을 측정하였다. 논문의 결과에서는 저자들이 수치 데이터를 제공하지 않고 집단 간의 차이가 통계적으로 유의미하지 않다는 사실만을 언급하였다. 조사자들이 치료법들 간의 차이를 보여주지 못한 것은 중재를 뒷받침할 근거가 없다는 결과를 낳았다. 그럼에도 불구하고, 논문을 읽고 고찰 부분에 초점을 맞춘 임상의사는 다음과 같은 문장에 주목하였다. "B. 드라쿤쿨리폴리아(B. dracunculifolia)와 이미 시판된 구강 양치용액의 효과가 동일하다는 결과를 바탕으로, 우리는 치면세균막 감소와 치아우식증 예방에 이 천연 물질을 사용할 것을 제안한다."[23]. 논문의 고찰에서 이 문장은 구강 양치용액 사이의 치료 효과가 동등하다고 오해할 수 있지만 조사자들이 측정하지 않은 결과인 치아우식증 발생률의 감소도 언급하고 있다.

2. 근거기반치의학용 이차 출판물(사전 평가 자료)에 게재된 초록의 개요를 읽는다.

임상 진료에 근거를 활용하는 데 관심이 있지만, 바쁜 임상의사는 근거를 비판적으로 평가하여 그 결과를 스스로 이해할 수 있을 만큼 시간이 충분하지 않을 수 있다. 근거기반치의학 학술지, 근거기반치과진료 학술지, 미국치과의사협회의 근거 데이터베이스와 같은 이차 학술지와 자료는 초록 형식의 개요를 출판하는데, 여기에는 원본 논문에 대한 간략한 요약과 임상의사와 방법론학

상자 10.2. 사례: 치주 치료는 건강 결과를 개선하고 의료비를 절감하는가?

후향적 코호트 연구의 조사자들은 제2형 당뇨병, 관상동맥질환, 뇌혈관질환, 임신, 류마티스성 관절염 환자에 대한 치주 치료 5년 후 의료비 및 환자 입원의 영향을 다루었다.[24] 저자의 결론은 다음과 같다. "비용에 기반한 연구 결과에 따르면, 단순하고 비침습적인 치주 치료가 임신 및 기타 전신적 조건에서의 건강 결과를 개선할 수 있다는 새롭고 독립적이며 잠재적으로 가치가 있는 근거가 있다." 근거기반치과 의료 학술지에 게재된 개요는 논평과 분석을 포함한 2페이지 분량의 원문 요약본이다.[25] 논평의 서사는 "이렇게 중요한 주장을 하면서도 너무 많은 단점을 가지고 있는 논문이 어떻게 동료 심사를 받는 좋은 학술지에 실릴 수 있는지 강한 의문이 든다. 이런 일은 매우 드문 일인데, 이 논문은 그런 논문이다."[25] 이후 논평의 저자는 임상의사가 이해할 수 있는 방식으로 연구의 한계와 결과의 함의에 대해 상세한 설명을 제공하였다. 논평의 서사는 "연구 결과에 기반해 제안된 질병 관리법은 매우 논쟁적이며 정당화될 수 없다"고 결론지었다.[25]

---

1) 한 연구대상자에게 실험군 처치와 대조군 처치 모두 각각 한 번씩 두 번 적용하는 설계 방법이다. 연구 대상자는 실험군 또는 대조군에 배정되어 결과를 평가하고, 일정 시간이 지난 후 반대 처리를 받게 된다.

2) 녹색 프로폴리스의 원료로 사용되는 남미 원산의 약초

자 팀에 의해 수행된 비판적 평가가 포함되어 있다. 이해 상충이 없는 독립적인 제3자가 작성한 이 초록은 일차 연구나 이차 연구의 저자들이 원문에서 소개했을지도 모를 왜곡을 줄인다. 이러한 형태의 개요가 가지는 또 다른 목표는 다양한 연구 설계의 방법론적 측면을 임상의사에게 교육함으로써 임상의사의 비판적 평가 능력을 향상시키는 것이다.

3. 사건 발생이 적은 임상시험에서 나타나는 큰 치료 효과에 주의한다.

임상의사들이 종종 단 하나의 연구 결과에서 얻은 근거를 임상 진료에 적용하는 데 회의적인 것은 당연하다. 중재의 영향을 알기 위해 수행하는 첫 번째 연구는 대개 표본 크기가 작으며(예: 참가자 수가 200명 미만) 사건 수도 너무 적다는 것이 한 가지 논쟁 지점이다. 구강내과 및 구강악안면외과 학술지에 출판된 메타-역학 연구는 소규모 무작위배정 임상시험(즉, 200명 미만의 환자를 포함하는 임상시험)이 대규모 무작위배정 임상시험(즉, 최소 200명 이상의 환자)에 비해 더 크고 유의한 효과를 보고할 가능성이 높다는 것을 보여주었다(오즈비 = 0.92 95% 신뢰구간, 0.87~0.98 P = 0.009).[26] 대부분의 경우 치료는 질병의 발생에 관여하는 많은 병리학적 메커니즘들 중 한두 가지를 목표로 한다.[27] 이 때문에 일반적으로 치의학뿐 아니라 의학에서도 크고 실질적인 치료 효과를 보여줄 수 있는 치료법은 거의 없다.

3,082건의 체계적 문헌고찰에서 추출한 8만5,000건의 메타 분석 결과를 분석한 결과, 10%에서 1상 결과가 통계적 유의성과 큰 치료 효과를 보였는데, 처음에 보고한 이러한 치료 효과는 이후 조사 결과에서 훨씬 적은 것으로 나타났다.[28] 이용 가능한 사건이 거의 없는 경우 메타 분석을 비롯한 체계적 문헌고찰에서도 이러한 문제가 발생할 수 있다는 점을 유의해야 한다. 이 지침을 적용할 독자는 오해의 소지가 있으므로 "진짜라기에는 너무 크다"는 식의 치료 효과에 주의해야 한다.

상자 10.3. 사례: 클로로헥시딘 구강 양치용액은 중환자실에서 환자의 사망률을 감소시키는가?

0.12% 클로로헥시딘 글루콘산염 구강 양치용액이 중환자실 환자의 구강인두 제염 효과가 있는지 보고자 했다. 이러한 첫 번째 무작위배정 임상시험의 연구자들은 이러한 중재가 사망률을 80%(오즈비 = 0.20 95% 신뢰구간, 0.04~0.92) 감소시킨다는 놀라운 결과를 발표하였다.[29] 이 임상시험에는 353명의 환자가 참여하였고 12명의 사망자가 발생하였다. 14개의 임상시험, 2,111명의 환자, 511명의 사망자를 포함한 후속 체계적 문헌고찰의 저자들은 실제로 아무런 편익도 관찰할 수 없었으며, 최선의 추정치는 사망률 10% 증가였다(오즈비 = 1.10 95% 신뢰구간, 0.87~1.38).[30]

4. 임상적 중요성을 주장하는 통계적 유의성의 진술에 주의한다.

수십 년 동안 연구자들은 위험 요인과 결과 사이에 연관성이 있는지 또는 실험군에 적용되는 치료법이 대조군보다 더 나은 건강 결과를 보이는지를 결정하기 위해 P값(즉 가설검정 방법)을 사용해 왔다. 이 P값은 비록 우연이 실험군과 대조군 간의 차이를 설명할 수 있을지 여부를 알려주지만 효과의 크기나 발견의 중요성에 대한 정보를 제공하지 않는다.[31] 따라서 작은 P값을 큰 치료 효과로 해석하는 독자들은 대개 실수를 저지르고 있다.[32]

이러한 오류를 방지하려면 임상의사와 연구자가 결과 해석에서 P값보다는 신뢰구간과 최소의 중요한 차이 추정치에 초점을 맞추어야 한다.[33] 신뢰구간은 값의 범위인데, 이는 특정 연구에서 관찰된 데이터를 고려할 때 이 범위 안에 실제 치료 효과가 존재할 가능성이 있다는 것이다. 따라서 신뢰구간을 사용하면 임상의사가 임상시험 결과를 단지 효과 있음, 중립 또는 효과 없음으로 간주하는 것에서 벗어날 수 있다.[34]

상자 10.4. 사례: 상악동거상술 후 얼굴 붓기를 줄이는 데 레이저 치료가 효과적인가?

연구자들은 Nd:YAG 레이저(Neodymium–doped Yttrium Aluminum Garnet laser)[3)]의 효과를 판단하기 위해 무작위배정 임상시험을 실시하였다. Nd:YAG 레이저는 통증, 구강 건강 관련 삶의 질(OHRQoL), 상악동거상술 후 부기에 대한 저출력 레이저 치료(LLLT)에 사용된다.[35] 논문 저자들은 "저출력 레이저 치료를 위한 Nd:YAG 레이저가 수술 후 부기를 줄이는 데 상당히 효과적이었다."고 설명하였다. 이들은 논문의 초록에서도 "수술 후 3일차 대조군과 비교했을 때 Nd:YAG 처리군의 붓기와 구강 건강 관련 삶의 질은 크게 개선되었다($P<0.05$)."고 말했다. 환자 중요성 개념에 대해 잘 알지 못하는 임상의사는 레이저 치료로 안면 붓기가 크게 감소했다는 결론을 내릴 수 있다. 효과의 크기에 주목해야 한다는 것을 아는 임상의사라면 얼굴 붓기 결과가 표시된 그래프의 3일차에 얼굴 붓기 개선 효과가 2mm 차이밖에 나지 않았다는 사실을 볼 것이다. 이러한 차이는 통계적으로 유의하지만 환자의 관점에서 볼 때 무시할 수 있는 편익이다. 이러한 연구 결과는 저출력 레이저 치료용 Nd:YAG 레이저가 붓기를 줄이는 데 상당히 효과가 있다고 주장하는 논문 저자들의 주장과는 상반된다.

5. 통계적으로 유의하지 않은 차이가 동등성으로 해석되는 것을 주의한다.

임상에서 의사결정을 하기 위해 근거를 사용할 때 임상의사가 흔히 듣는 조언은 "근거의 부재가 부재의 근거는 아니다."[36] 관례상 0.05보다 작은 P값은 통계적으로 유의미한 것으로 간주되는 반면 0.05보다 큰 P값은 "유의미하지 않다"고 한다. 통계적으로 유의하지 않은($P>0.05$) 결과의 잘못된 해석은 연구 결과가 중재 사이에 중요한 차이가 없음을 입증했다는 것이다. 그러나 차이를 입증하지 못했다고 해서 중요한 차이가 존재하지 않는다는 것을 의미하지는 않는다.[36] 무작위배정 임상시험의 표본 크기가 불충분하다면 실제로는 중요한 차이가 존재할 수도 있는데, 검정력이 부족하여 그 차이를 탐지할 수 없는 경우가 종종 있을 수 있다. 검정력이 작은 임상시험(즉, 표본 크기가 작고 사건 수도 적은 임상시험)의 조사자는 두 개의 중재 사이에 통계적으로 유의한 차

3) Nd:YAG(Neodium–doped yttrium almium garnet; Nd:Y3Al5O12)는 고출력 고체 상태 레이저의 매질로 사용되는 합성 결정체이다. Nd:YAG 레이저는 1964년 벨 연구소의 J.E. Geusic 외 연구진에 의해 처음 시연되었다. Nd:YAG 레이저는 펄스 모드와 연속 모드에서 모두 작동한다. 치과에서는 구강내 연조직 수술에 주로 사용된다.

이를 발견하지 못할 운명인 경우가 많다. 차이가 기존 P값 한계치 0.05에 도달하지 못하더라도 임상의사는 중재의 효과가 반드시 같다고 결론짓지 말아야 한다. 중요한 차이가 존재하지 않는다는 결론은 대개 큰 표본 크기를 요구한다. 신뢰구간은 표본 크기가 적절한지의 여부를 알 수 있는 가장 좋은 방법이다. 신뢰구간의 범위가 넓다면 독자는 중요한 차이가 없다고 결론을 내릴 수 없다. 만약 진짜 효과를 나타낸다면 어느 것도 중요한 차이를 구성하지 못할 텐데, 신뢰구간의 상한값과 하한값이 서로 가까울 때만 중요한 차이가 없다는 결론이 정당화될 수 있다.[37]

상자 10.5. 사례: 하악 제3대구치 발치 후 합병증을 줄이기 위해 술전 교근(깨물근, masseter muscle) 메틸프레드니솔론(methylprednisolone)[4] 주사가 둔근(볼기근, gluteal muscle) 주사보다 더 효과적인가?

연구자들은 하악 제3대구치 발치 후 붓기, 통증, 개구제한의 발생을 줄이기 위한 메틸프레드니솔론의 수술 전 주사를 교근에 하는 것과 둔근에 하는 것 사이의 효과 차이를 보고자 무작위배정 임상시험을 진행하였다.[38] 총 10명의 참가자 표본으로, 저자들은 두 그룹 사이에 차이는 있지만 그 차이가 통계적으로 유의미하지 않다고 기술하였다. 저자들은 "이 연구는 메틸프레드니솔론의 구강내 교근 주사와 둔근 주사 사이에 매복 제3대구치 발치 후 통증, 붓기, 개구제한 등의 측면에서 통계적으로 유의미한 차이가 없음을 분명히 입증한다. 단, 구강내 교근 주사는 둔근 주사에 비해 환자뿐만 아니라 외과의사도 더 편리한 것으로 나타났다. 또한 마취주사를 놓은 자리에 무통 스테로이드 주사를 할 수 있다는 추가적인 장점도 있다."[38]고 결론지었다. 이 결론은 오해의 소지가 있다. 왜냐하면 저자들은 통계적으로 유의하지 않은 결과를 두 기법의 효과가 동등하다고 해석하고, 구강내 접근에 호의적인 임상 결정을 내리기 위해 추가적인 조언을 했기 때문이다. 10명에 불과한 연구 참여자로는 차이를 발견할 확률이 낮다.

6. 편익과 위해 중 어느 한 쪽 강조에 주의한다.

임상적 의사결정을 위해서는 근거의 확실성, 환자 가치와 선호도, 자원 활용, 편익과 위해 사이의 균형 등 여러 요소를 동시에 고려해야 한다.[7,39] 무작위배정 임상시험의 결과는 때때로 환자와 임상의사가 중재의 바람직한 결과와 바람직하지 않은 결과를 모두 보여주는 방식으로 효과성과 안전성 결과를 알려준다. 불행하게도, 많은 임상시험의 조사자는 부작용을 보고하지 않거나 측정하지 않는다.[40,41] 다른 경우, 조사자는 부작용에 대한 데이터를 형편없이 제시한다. 예를 들어, 조사자는 실험군과 대조군에 대해 어떤 사건률(event rates)도 제공하지 않거나 부작용의 구체적인 정의를 보고하지 않을 수 있다. 이 지침을 사용하는 임상의사는 의사결정과 관련된 부작용 결과를 적극적으로 찾아야 한다. 이러한 결과를 이용할 수 없는 경우 임상의사는 이를 연구 결과의 주요 한계로 인정해야 한다.

---

4) 메드롤(Medrol)이라는 브랜드 이름으로 판매되는 메틸프레드니솔론(Methylprednisolone)은 면역 체계를 억제하고 염증을 감소시키는 데 사용되는 코르티코 스테로이드 약물이다.

상자 10.6. 사례: 하악 제3대구치 발치 후 일차 봉합술은 이차 봉합술보다 수술 후 출혈이 적은가?

무작위배정 임상시험의 체계적 문헌고찰의 저자들은 이차 봉합술 대비 일차 봉합술이 통증, 붓기, 개구제한, 감염성 합병증, 수술 후 출혈 등의 수술 후 결과 발생에 미치는 영향을 다루었다.[42] 적격성 요건을 충족한 14개 이상의 연구 중 4개 연구만이 수술 후 출혈 발생에 대한 부분적인 정보를 제공하였다. 이 사례는 이 분야의 연구자들이 출혈과 같은 부작용에 비해 유익한 결과의 중요성을 지나치게 강조해왔다는 사실을 보여준다. 확인된 임상시험의 출판 결과로는 임상적 의사결정을 용이하게 했을 수술 후 출혈에 대해 체계적 문헌고찰의 저자들이 고품질의 추정치를 제공했다고 볼 수 없었다.

7. 하위군 분석을 오해하지 않도록 주의한다.

임상 연구의 조사자는 대개 연구 대상의 특정 참가자 그룹에 대한 평균 추정치를 보고한다. 반면에 임상의사들은 가능한 한 처방전과 적응증을 개인 맞춤형으로 제공하려고 노력한다. 임상 연구의 조사자들이 환자에게 가능한 가장 가까운 근거를 제공할 수 있는 한 가지 방법은 하위군 분석을 이용하는 것이다. 일차 연구와 체계적 문헌고찰에서 수행된 이 분석 유형은 다른 그룹과 다르게 치료에 반응할 수 있는 특정 환자군을 식별하는 것을 목표로 한다.[43] 하위군 분석이 도움이 될 수 있지만, 이러한 유형의 분석은 임상의사를 심각하게 오도할 수 있다.

하위군 분석이 얼마나 오도될 수 있는가를 보여주는 한 예는 제2차 국제 심근경색 생존 연구(the Second International Study of Infarct Survival)[5)]의 결과물이다.[44] 조사자들은 심근경색이 있고 생일이 황도십이궁의 쌍둥이 자리(5월 21일~6월 21일)나 천칭 자리(9월 23일~10월 22일)인 환자들은 아스피린 사용으로 심혈관 사망률이 증가하는 반면 다른 별자리에 태어난 환자들은 아스피린 사용으로 심혈관 사망률이 감소하는 명백한 하위군 효과를 제시하였다. 저자들이 하위군 분석의 위험성을 설명하기 위해 제시한 이 사례의 하위군 효과를 믿을 임상의사는 아무도 없을 것이다.

일차 연구에서 하위군 분석 결과를 얼마나 신뢰할 수 있는지 판단하려는 임상의사들을 위해, 연구자들은 임상의사가 스스로에게 다음과 같은 네 가지 질문을 할 것을 제안하였다.[43]

- 우연히 하위군 차이를 설명할 수 있는가?
- 확인된 하위군 차이가 연구 전반에 걸쳐 일관적인가?
- 하위군 가설이 사전에 명시되고 검증된 소수의 선행 가설들 사이에 있었는가?
- 하위군 차이를 정당화할 수 있는 확실히 사전에 존재하는 생물학적 근거가 있는가?

이러한 질문 외에도 임상의사는 메타 분석에서 하위군 분석의 신뢰도를 결정하기 위해 다음 질

5) 국제 심근경색 생존 연구(ISIS)는 20개국 이상에서 13만4천명 이상의 환자들이 1981년부터 1993년까지 참가한, 급성 심근경색 치료 약물에 대한 네 번의 대규모 무작위배정 임상시험이었다.

문을 고려해야 한다.[43] 하위군 간의 비교는 연구 내 수행되었는가 아니면 연구 간 수행되었는가? 이러한 기준에 대한 자세한 설명은 다른 곳에서 발표된 지침을 참조할 것을 제안한다.[43] 이 지침을 적용하는 임상의사의 경우 메시지는 간단하다. 하위군 분석 결과가 차이를 보인다면 추가 연구 결과가 가설을 확인할 때까지 계속 의심해야 한다.

상자 10.7. 사례: 치석제거술과 치근면활택술(scaling and root planing, SRP)이 고위험군 환자 대비 중간위험군 환자에서 조산을 줄이는 데 더 효과적인가?

치석제거술과 치근면활택술(SRP)이 조산 감소 및 저체중아 출산 위험에 미치는 효과에 대한 근거를 요약한 체계적 문헌고찰의 저자들은 확인된 이질성을 설명하는 가능한 이유를 탐구하기 위해 하위군 분석을 수행하였다.[45] 저자들은 임시 하위군 분석을 실시하여 연구를 고위험군(상대위험도 = 0.66 95% 신뢰구간, 0.54~0.80 P<0.0001)과 중간위험군(상대위험도 = 0.97 95% 신뢰구간, 0.75~1.24 P = 0.79)의 두 군으로 나누기 위해 모집단의 미성숙 위험 22%의 임계값을 설정하였다. 저자들은 "조산 고위험군에 한해 치주염이 있는 임산부의 경우 치석제거술과 치근면활택술(SRP)이 조산 위험을 줄이는 데 통계적으로 유의미한 효과가 있었다."[35]고 결론 내렸다. 상호작용에 대한 검정에서 통계적으로 유의미한 결과(P = 0.02)를 보였지만, 저자들은 사후 하위군 분석을 실시하였다(즉, 하위군을 생성하기 위해 선택한 컷오프 지점은 정당화되지 않았으며, 그 차이는 연구 "내" 대신 연구 "간" 수준에서 설정되었다). 저자는 결론에서 "향후 연구는 이러한 발견을 확인하고 위험 감소가 효과적일 수 있는 하위군을 추가로 정의하기 위해 노력해야 한다"[5]고 적절하게 언급한다. 이 지침을 사용하는 임상의사는 체계적 문헌고찰에 나타난 이러한 잠재적 하위군 효과에 대해 의심하는 태도를 유지하고 하며, 이러한 하위군 차이에 대한 보다 설득력있는 근거를 기다려야 한다.

결론

임상의사가 임상 연구와 관련된 비뚤림 위험을 비판적으로 평가하기 위한 많은 지침이 있지만, 임상 연구의 저자가 제공한 해석에 의해 환자와 임상의사가 현혹되지 않도록 보호하는 방법을 다루는 지침은 거의 존재하지 않는다. 이 장에서는 임상의사가 연구 결과에 대한 잘못된 해석이 계속되지 않도록 적용할 수 있는 7가지 기준을 제시한다. 임상의사는 이 책의 이전 장에서 제공한 지침을 보완하기 위해 이 기준을 사용해야 한다.

참고문헌

1. Brignardello-Petersen R, Carrasco-Labra A, Glick M, Guyatt GH, Azarpazhooh A. "A practical approach to evidence-based dentistry: understanding and applying the principles of EBD."JADA 2014 145(11):1105-1107.
2. Chapter 2 of this book was based on Brignardello-Petersen R, Carrasco-Labra A, Booth HA, et al. "A practical approach to evidence-based dentistry: II: how to search for evidence to inform clinical decisions."JADA 2014 145(12):1262-1267.
3. Brignardello-Petersen R, Carrasco-Labra A, Glick M, Guyatt GH, Azarpazhooh A. "A practical approach to evidence-based dentistry: III: how to appraise and use an article about therapy."JADA 2015 146(1):42-49.e41.
4. Brignardello-Petersen R, Carrasco-Labra A, Glick M, Guyatt GH, Azarpazhooh A. "A practical approach to evidence-based dentistry: IV: how to use an article about harm."JADA 2015 146(2):94-101.e1.
5. Brignardello-Petersen R, Carrasco-Labra A, Glick M, Guyatt GH, Azarpazhooh A. "A practical approach to evidence-based dentistry: V: how to appraise and use an article about diagnosis."JADA 2015 146(3):184-191.e1.
6. Carrasco-Labra A, Brignardello-Petersen R, Glick M, Guyatt GH, Azarpazhooh A. "A practical approach to evidence-based dentistry: VI: how to use a systematic review."JADA 2015 146(4):255-265.e1.
7. Carrasco-Labra A, Brignardello-Petersen R, Glick M, Guyatt GH, Neumann I, Azarpazhooh A. "A practical approach to evidence-based dentistry: VII: how to use patient management recommendations from clinical practice guidelines."JADA 2015 146(5):327-336.e1.
8. Sale JEM, Amin M, Carrasco-Labra A, et al. "A practical approach to evidence-based dentistry: VIII: how to appraise an article based on a qualitative study."JADA 2015 146(8):623-630.
9. Abrahamyan L, Pechlivanoglou P, Krahn M, et al. "A practical approach to evidence-based dentistry: IX: how to appraise and use an article about economic analysis."JADA 2015 146(9):679-689.e1.
10. Ioannidis JP. "Why most published research findings are false."PLoS Med 2005 2(8):e124.
11. Mandelkern M. "Manufacturer support and outcome."J Clin Psychiatry 1999 60(2):122-123.
12. Jorgensen AW, Hilden J, Gotzsche PC. "Cochrane reviews compared with industry supported meta-analyses and other meta-analyses of the same drugs: systematic review."BMJ 2006 333(7572):782.
13. Stretton S. "Systematic review on the primary and secondary reporting of the prevalence of ghostwriting in the medical literature."BMJ Open 2014 4(7):e004777.
14. Ioannidis JP. "How to make more published research true."PLoS Med 2014 11(10):e1001747.
15. Guyatt G, Rennie D, Meade MO, Cook DJ, eds. Users'Guides to the Medical Literature: A Manual for Evidence-Based Clinical Practice. 3rd ed. New York, NY: McGraw-Hill 2015.
16. Higgins JPT, Altman DG, Sterne JAC. "Assessing risk of bias in included studies (Chapter 8)."In: Higgins JPT, Green S, editors. Cochrane Handbook for Systematic Reviews of Interventions. Version 5.1.0 (updated March 2011). London, United Kingdom: The Cochrane Collaboration 2011. Available at: www.cochrane-handbook.org. Accessed August 27, 2015.
17. Carrasco-Labra A, Montori VM, Ioannidis JPA, et al. "Advanced topics in applying the results of therapy trials: misleading presentation of clinical trial results (Chapter 13.3)."In: Guyatt G, Rennie D, Meade MO, Cook DJ, eds. Users'Guides to the Medical Literature: A Manual for Evidence-Based Clinical Practice. 3rd ed. New York, NY: McGraw-Hill 2015.

18. Als–Nielsen B, Chen W, Gluud C, Kjaergard LL. “Association of funding and conclusions in randomized drug trials: a reflection of treatment effect or adverse events?”JAMA 2003 290(7):921–928.
19. Bekelman JE, Li Y, Gross CP. “Scope and impact of financial conflicts of interest in biomedical research: a systematic review.”JAMA 2003 289(4):454–465.
20. Bhandari M, Busse JW, Jackowski D, et al. “Association between industry funding and statistically significant pro–industry findings in medical and surgical randomized trials.”CMAJ 2004 170(4):477–480.
21. Brignardello–Petersen R, Carrasco–Labra A, Yanine N, et al. “Positive association between conflicts of interest and reporting of positive results in randomized clinical trials in dentistry.”JADA 2013 144(10):1165–1170.
22. Lexchin J, Bero LA, Djulbegovic B, Clark O. “Pharmaceutical industry sponsorship and research outcome and quality: systematic review.”BMJ 2003 326(7400):1167–1170.
23. Pedrazzi V, Leite MF, Tavares RC, Sato S, do Nascimento GC, Issa JP. “Herbal mouthwash containing extracts of Baccharis dracunculifolia as agent for the control of biofilm: clinical evaluation in humans.”ScientificWorldJournal 2015 2015:712683.
24. Jeffcoat MK, Jeffcoat RL, Gladowski PA, Bramson JB, Blum JJ. “Impact of periodontal therapy on general health: evidence from insurance data for five systemic conditions.”Am J Prev Med 2014 47(2):166–174.
25. Sheiham A. “Claims that periodontal treatment reduces costs of treating five systemic conditions are questionable.”J Evid Based Dent Pract 2015 15(1):35–36.
26. Papageorgiou SN, Antonoglou GN, Tsiranidou E, Jepsen S, Jager A. “Bias and small–study effects influence treatment effect estimates: a meta–epidemiological study in oral medicine.”J Clin Epidemiol 2014 67(9):984–992.
27. Devereaux PJ, Yusuf S. “The evolution of the randomized controlled trial and its role in evidence–based decision making.”J Intern Med 2003 254(2):105–113.
28. Pereira TV, Horwitz RI, Ioannidis JP. “Empirical evaluation of very large treatment effects of medical interventions.”JAMA 2012 308(16):1676–1684.
29. DeRiso 2nd AJ, Ladowski JS, Dillon TA, Justice JW, Peterson AC. “Chlorhexidine gluconate 0.12% oral rinse reduces the incidence of total nosocomial respiratory infection and nonprophylactic systemic antibiotic use in patients undergoing heart surgery.”Chest 1996 109(6):1556–1561.
30. Shi Z, Xie H, Wang P, et al. “Oral hygiene care for critically ill patients to prevent ventilator–associated pneumonia.”Cochrane Database Syst Rev 2013 8:CD008367.
31. Brignardello–Petersen R, Carrasco–Labra A, Shah P, Azarpazhooh A. “A practitioner's guide to developing critical appraisal skills: what is the difference between clinical and statistical significance?”JADA 2013 144(7):780–786.
32. Cleophas TJ. “Clinical trials: renewed attention to the interpretation of the P values—review.”Am J Ther 2004 11(4):317–322.
33. Braitman LE. “Confidence intervals assess both clinical significance and statistical significance.”Ann Intern Med 1991 114(6):515–517.
34. Guyatt GH, Walter SD, Cook DJ, Jaeschke R. “Confidence intervals: was the single study or meta–analysis large enough? (Chapter 10).”In: Guyatt G, Rennie D, Meade MO, Cook DJ, eds. Users'Guides to the Medical Literature: A Manual for Evidence–Based Clinical Practice. 3rd ed. New York, NY: McGraw–Hill 2015.
35. Ozturan S, Sirali A, Sur H. “Effects of Nd:YAG laser irradiation for minimizing edema and pain after sinus

lift surgery: randomized controlled clinical trial."Photomed Laser Surg 2015 33(4):193-199.
36. Altman DG, Bland JM. "Absence of evidence is not evidence of absence."BMJ 1995 311(7003):485.
37. Mulla SM, Scott IA, Jackevicius CA, You JJ, Guyatt GH. "How to use a noninferiority trial: users'guides to the medical literature."JAMA 2012 308(24):2605-2611.
38. Selvaraj L, Hanumantha Rao S, Lankupalli AS. "Comparison of efficacy of methylprednisolone injection into masseter muscle versus gluteal muscle for surgical removal of impacted lower third molar."J Maxillofac Oral Surg 2014 13(4):495-498.
39. Andrews JC, Schunemann HJ, Oxman AD, et al. "GRADE guidelines: 15—going from evidence to recommendation: determinants of a recommendation's direction and strength."J Clin Epidemiol 2013 66(7):726-735.
40. Ioannidis JP, Evans SJ, Gotzsche PC, et al CONSORT Group. "Better reporting of harms in randomized trials: an extension of the CONSORT statement."Ann Intern Med 2004 141(10):781-788.
41. Ioannidis JP, Lau J. "Completeness of safety reporting in randomized trials: an evaluation of 7 medical areas."JAMA 2001 285(4):437-443.
42. Carrasco-Labra A, Brignardello-Petersen R, Yanine N, Araya I, Guyatt G. "Secondary versus primary closure techniques for the prevention of postoperative complications following removal of impacted mandibular third molars: a systematic review and meta-analysis of randomized controlled trials."J Oral Maxillofac Surg 2012 70(8):e441-e457.
43. Sun X, Ioannidis JP, Agoritsas T, Alba AC, Guyatt GH. "Advanced topics in systematic reviews: how to use a subgroup analysis (Chapter 25.2)."In: Guyatt G, Rennie D, Meade MO, Cook DJ, eds. Users'Guides to the Medical Literature: A Manual for Evidence-Based Clinical Practice. 3rd ed, New York, NY: McGraw-Hill 2015.
44. ISIS-2 (Second International Study of Infarct Survival) Collaborative Group. "Randomised trial of intravenous streptokinase, oral aspirin, both, or neither among 17,187 cases of suspected acute myocardial infarction: ISIS-2."Lancet 1988 2(8607):349-360.
45. Kim AJ, Lo AJ, Pullin DA, Thornton-Johnson DS, Karimbux NY. "Scaling and root planing treatment for periodontitis to reduce preterm birth and low birth weight: a systematic review and meta-analysis of randomized controlled trials."J Periodontol 2012 83(12):1508-1519.

A version of this chapter originally appeared in the December 2015 edition of JADA (Volume 146, Issue 12, Pages 919-924). It has been reviewed and updated for accuracy and clarity by the editors of How to Use Evidence-Based Dental Practices to Improve Your Clinical Decision Making.

Chapter 11. 임상적 유의성과 통계적 유의성의 차이는 무엇인가?

Romina Brignardello-Petersen, D.D.S., M.Sc., Ph.D. Alonso Carrasco-Labra, D.D.S., M.Sc., Ph.D. Prakeshkumar Shah, M.Sc., M.B.B.S., M.D., D.C.H., M.R.C.P. and Amir Azarpazhooh, D.D.S., M.Sc., Ph.D.

이 장에서 다루는 내용:

통계적 유의성
- 1종 오류
- 2종 오류
- 연구 검정력

통계적 유의성과 관련된 문제

임상적 유의성
- 최소중요차이(Minimal Important Difference, MID)
- 환자 중심 결과지표(Patient-Reported Outcome Measures, PROM)
- 연구 결과를 해석하기 위한 대리 결과
- 신뢰구간
- 신뢰구간 및 최소중요차이

고찰

결론

서론

2010년에 발표된 한 연구에서 연구자들은 매복 하악 제3대구치 발치 후 통증, 붓기, 개구제한에 대한 니메술라이드(nimesulide)의 효능을 멜록시캄(meloxicam)과 비교하였다.[1] 두 약 모두 비스테로이드성 소염진통제이다. 결론 중 저자들은 “매복 하악 제3대구치 발치 후 통증, 붓기, 개구제한에 [니메술라이드]가 [멜록시캄]보다 더 효과적이었다”고 밝혔다.[1] 이러한 결론은 무작위배정 임상시험에서 관찰된 결과에 의해 뒷받침되었다. 저자들은 제3대구치 발치 후 환자들이 개구량 감소를 경험했지만, 니메술라이드에 비해 멜록시캄을 투여했을 때 수술 72시간 후 개구량이 더 감소했다고 했다. 저자들은 멜록시캄군의 평균 개구 감소량이 1.7cm인데 반해 니메술라이드군은 1.39cm로, 이 차이의 유의확률은 0.03이라고 보고했다. 이 3.1밀리미터의 차이가 나메술라이드가 우월하다는 저자들의 주장의 근거가 되었다. 그러나 임상적인 관점에서는 이러한 차이가 크지 않아 보인다. 지자들이 보고한 바와 같이 멜록시캄 투약 시 개구 감소량이 유의하게 더 크다는 것을 어떻게 알 수 있을까? 저자들이 ‘유의하게 더 크다’는 표현을 쓸 때 의미하는 바는 무엇일까? P값 0.05는 유의한 차이가 있다고 주장하기에 충분한가?

이 장에서는 통계적 유의성과 임상적 유의성의 개념을 명확히 하고 차별화하는 것은 물론, 관찰된 차이가 임상적으로 유의한지의 여부를 결정하기 위해 연구 결과 해석 방법에 대한 지침을 제공하는 것을 목적으로 한다.

통계적 유의성

연구자들이 모든 잠재적 환자들을 대상으로 연구를 수행하는 것은 불가능한 일이다. 따라서 연구자들은 사람들의 표본에 기초해서 결론을 도출하고, 이 표본의 데이터 분석에 기초하여 내린 결론이 모집단에 전체적으로 적용될 때 참이 될 확률을 결정해야 한다.[2]

연구자들은 임상 연구에서 중재의 영향을 평가하고, 관찰된 차이가 우연에 의한 것이 아닐 가능성을 보여주기 위한 수단으로 오랫동안 통계적 유의성을 사용해 왔다.[3] 일반적으로 통계적 유의성이라는 것은 앞의 예와 같이 통계적 유의성 검정을 실시한 후 특정 P값을 얻는 것에 달려 있다.

P값은 특정값(null 값)이 참이라고 가정할 때, 연구에서 관측된 평균값과 특정값의 차이가 멀리 떨어질 확률이다.[4] 위의 예에서, 만약 우리가 니메술라이드와 멜록시캄 사이의 개구 감소량 차이가 0mm라고 가정할 때, 저자들이 발견한 것은 그들이 탐지한 3.1mm 이상의 차이를 관찰할 확률이 3%라는 것이었다. 그러한 일(3.1mm 이상의 차이)이 일어날 확률은 3%로 매우 작기 때문에 그들이 관찰한 차이가 우연에 의한 것일 가능성은 낮다. 그렇기 때문에 저자들은 두 약물 사이에 실제로 통계적으로 유의한 차이가 있다고 주장할 수 있다.

앞에서 설명한 바와 같이, P값은 통계 가설검정을 할 때 얻는다. 이 검정을 수행하기 위해 먼저 관심 결과(연구 결과의 평균 또는 비율)가 특정값과 동일하다고 가정한다. 이 주장을 귀무가설이라고 한다. 이 예에서 귀무가설은 두 약물군 사이에 개구 감소량에 차이가 없다는 것이었다. 그런 다음 연구자들은 귀무가설과 모순되는 대립가설을 구축한다. 이 경우, 대립가설은 약물 사이에 개구 감소량의 차이가 존재한다는 것이었다.[5] 다음 단계는 연구에서 얻은 데이터를 확률 이론을 사용하여 귀무가설에서 특정한 값과 비교하여 P값을 얻는 것이다. P값은 데이터가 귀무가설과 얼마나 모순되는지와 관련이 있다. 큰 P값을 구하면 데이터는 귀무가설과 일치한다. 반대로 작은 P값을 얻으면 데이터는 귀무가설과 모순되며, 귀무가설이 실제로 참이었다면 결과는 발생하지 않았을 것이다. 그러나 연구자들은 P값이 귀무가설을 기각하기에 충분한지의 여부를 결정해야 한다. 임의의 값이지만, P값 0.05는 유의성 수준에 대해 일반적으로 허용되어온 값이었다.[6]

1종 오류

유의수준은 1종 오류를 범할 확률, 즉 귀무가설이 실제로 참인데, 귀무가설을 기각할 가능성이다.[7] 즉, 개구 감소량에 차이가 없는데, 개구 감소량에 차이가 있다고 거짓 주장할 확률이다. 사람들은 흔히 P값을 귀무가설이 참일 확률이라고 오해하는데, 앞의 설명에 따르면 P값은 귀무가설이 참일 확률은 아니다. 큰 P값은 귀무가설이 참이라는 의미가 아니라 연구 결과가 결론에 이르지 못함을 암시한다. 마찬가지로 P값이 작다고 해서 대립가설이 참이라는 의미가 아니라 데이터가 귀무가설이 참이라는 사실과 양립할 수 없음을 암시한다.[5]

2종 오류

한편, 귀무가설이 거짓인데, 귀무가설을 기각하지 않을 확률이 존재하는데, 이를 2종 오류라고 한다. 2종 오류는 실제 차이가 있음에도 불구하고 연구자가 중재(치료법) 간의 차이를 관찰하지 못할 때 발생한다.[8] 예를 들어, 구순구개열 발생률이 두 마을 중 한 마을에서 더 높은지의 여부를 확인하고자 하는 연구를 상상해 보자. 마을 간의 차이가 실제로 존재하고, A 마을의 실제 발생률은 신생아 1,000명 당 5명인 반면 B 마을은 신생아 1,000명 당 1명이라고 가정해 보자. 연구원이 각 마을에서 신생아 50명만 관찰할 경우 어느 마을에서도 구순구개열을 가진 영유아를 찾지 못할 가능성이 높다. 연구가 끝나고, 이 연구에서 얻은 데이터는 구순구개열 발생률이 두 도시 모두에서 0이라고 주장할 것이다. 즉, 연구자는 구순구개열을 가진 영유아를 찾지 못했기 때문에 구순구개열 발생에 관하여 두 마을 사이에 아무런 차이가 없다고 거짓 주장할 것이다. 이것은 그 연구의 "검정력"에 관한 문제이다.

검정력

연구의 검정력은 실제로 존재하는 차이를 찾을 수 있는 능력이며, 이는 귀무가설이 거짓일 때 귀무가설을 기각할 확률로 정의된다.[5] 검정력은 2종 오류의 반대이다. 그래서 검정력이 높을수록 2종 오류가 발생할 확률이 작아지며, 반대로 검정력이 낮을수록 2종 오류 발생 확률은 커진다. 따라서 위에서 살펴본 두 마을에서 구순구개열 발생에 대한 가설적인 연구는 검정력이 낮은 연구였다. 또한 이 예에서 알 수 있듯이, 연구의 검정력은 부분적으로 표본 크기(관찰된 신생아 수)와 효과 크기(군간 기형발생률의 차이)에 따라 달라진다.

통계적 유의성과 관련된 문제

통계적 유의성을 이해하려면 확률적인 측면에서 생각해야 한다. 통계적 유의성 검정을 마치면 귀무가설을 기각하거나 귀무가설을 기각하지 않는 두 가지 결과가 있을 수 있다. 이러한 정성적 결과는 종종 정량적 과학적 증거의 대안으로 사용된다.[7] 표 11.1 및 11.2에서 설명한 바와 같이, 한 가지 우려되는 문제는 통계적 검정 결과가 표본의 크기와 표본 내의 변동성에 크게 영향을 받는다는 것이다. 표 11.1은 다른 모든 것은 일정하게 유지하면서 표본 크기를 증가시키면 가설검정에서 얻은 P값이 더 작아진다는 것을 보여준다. 즉, 표본 크기가 크면 통계적으로 유의한 결과를 얻고, 표본 크기가 작으면 통계적으로 유의하지 않은 결과를 얻는다. 표 11.2는 다른 모든 것을 일정하게 유지하면서 한 집단의 참여자들 사이에 중재에 대한 반응의 변동성이 작을수록 통계검정에서 더 작은 P값을 얻는다는 것을 보여준다. 결과적으로, 변동성이 작을 때 통계적으로 유의한 결과를 얻고, 변동성이 클 때 통계적으로 유의하지 않은 결과를 얻는다.

따라서 표본 크기가 크거나 표본 내 변동성이 작거나 혹은 둘 다인 연구는 표본 크기가 작고 변

표 11.1 표본 크기와 P값 사이의 관계(일정한 평균 및 표준편차를 가정)[†]

가상 시나리오	72시간 후 평균[표준편차] 개구 감소량, 센티미터		표본 크기	P값[‡]	통계적 유의성
	멜록시캄	니메술라이드			
1	1.70 (0.6)	1.39 (0.75)	20	0.321	유의하지 않음
2	1.70 (0.6)	1.39 (0.75)	40	0.157	유의하지 않음
3	1.70 (0.6)	1.39 (0.75)	60	0.082	유의하지 않음
4	1.70 (0.6)	1.39 (0.75)	80	0.045	유의함
5	1.70 (0.6)	1.39 (0.75)	100	0.025	유의함
6	1.70 (0.6)	1.39 (0.75)	120	0.014	유의함

[†] 이 표는 표본 크기가 P값에 미치는 영향을 보여준다. 결과의 평균과 그 표준편차가 일정할 때, 표본 크기가 증가하면 P값이 작아진다.
[‡] 양측 비대응(독립) t 검정 유의수준≤0.05. P값은 통계 소프트웨어(The R Project for Statistical Computing, The R Foundation for Statistical Computing, Vienna)를 사용하여 계산되었다.

표 11.2 변동성 추정치와 P값 사이의 관계(일정한 평균과 표본 크기 가정)*

가상 시나리오	72시간 후 평균[표준편차] 개구 감소량, 센티미터		표본 크기	P값[†]	통계적 유의성
	멜록시캄	니메술라이드			
1	1.70 (0.40)	1.39 (0.55)	60	0.015	유의함
2	1.70 (0.45)	1.39 (0.60)	60	0.027	유의함
3	1.70 (0.50)	1.39 (0.65)	60	0.043	유의함
4	1.70 (0.55)	1.39 (0.70)	60	0.061	유의하지 않음
5	1.70 (0.60)	1.39 (0.75)	60	0.082	유의하지 않음
6	1.70 (0.65)	1.39 (0.80)	60	0.105	유의하지 않음

* 이 표는 표본 변동성이 P값에 미치는 영향을 보여준다. 결과변수의 평균과 표본 크기가 일정할 때 표본 변동성의 증가는 P값을 더 증가시킨다.
[†] 양측 비대응(독립) t 검정 유의수준≤0.05. P값은 통계 소프트웨어(The R Project for Statistical Computing, The R Foundation for Statistical Computing, Vienna)를 사용하여 계산되었다.

동성이 큰 동일한 연구에 비해 통계적으로 유의한 결과를 얻을 가능성이 더 높다. 표 11.1과 표 11.2에서 보는 것과 같이 효과 크기(집단 간의 차이)가 동일할 때에도 마찬가지이다.

매복 하악 제3대구치 발치 후 통증, 붓기, 개구장애를 조절하기 위해 네미술라이드와 멜록시캄의 효능을 비교한 드메네제스(De Menezes)와 쿠리(Cury)의 연구[1]에서, 저자들이 통증 결과변수를 이분법(즉, 통증의 유무)으로 측정했다고 상상해 보자. 또한 저자들이 임상시험 후에 니메술라이드 치료를 받은 참가자의 85%가 수술 후 통증이 없다고 보고한 반면, 멜록시캄군에 배정된 참가자의 90%는 수술 후 통증이 없다고 보고했다고 가정해 보자. 총 80명의 환자를 등록시킨 임상시험에서 두 집단의 비율을 비교한다면 가설검정을 위한 P값은 0.25가 될 것이다. 반면에, 연구자들이 800명의 참가자를 임상시험에 등록시켰다면 같은 비교에 대한 P값은 0.016이 될 것이다. 두 임상시험에서 수술 후 통증이 없는 환자의 비율은 5%로 차이가 났지만 표본 크기가 작은 임상시험에서 도출한 결론은 두 약품 사이에 통계적으로 유의미한 차이가 없었던 반면, 표본 크기가 큰 임상시험에서는 저자가 반대 주장을 할 수 있었다.

위의 사례에 비추어 볼 때, 가장 큰 문제는 가설검정에서 연구에서 관찰된 차이를 생략할 수 있다는 것이다. 통계적 검정은 관측된 차이(차이의 크기와 무관)가 우연히 발생할 확률만 나타낸다.[2] 가설검정 접근법을 사용하고 P값에만 기초하여 중재 효과에 차이가 있다고 주장한다면 효과의 크기에 관한 귀중한 정보를 잃게 된다.[9] 이것은 표 11.3에 설명되어 있는데, 동일한 결론으로 이어지는 다른 효과 크기를 보여준다. 결과는 통계적으로 유의하거나 유의하지 않다.

연구자들은 서로 다른 치료 효과, 군 내 변동성 및 표본 크기를 결합하여 여러 가지 방법으로 동일한 P값에 도달할 수 있다. 따라서 통계적 검정의 결과는 치료 효과가 환자에게 유용할 만큼

표 11.3 효과 크기 증가와 통계적 유의성 사이의 관계(멜록시캄군의 일정한 평균과 두 그룹 모두에서의 일정한 표준편차 가정)*

가상 시나리오	72시간 후 평균[표준편차] 개구 감소량, 센티미터		평균 개구감소량 차이, 센티미터	표본 크기	통계적 유의성†
	멜록시캄	니메술라이드			
1	1.70 (0.6)	1.39 (0.75)	0.31	40	유의하지 않음
2	1.70 (0.6)	1.39 (0.75)	0.36	40	유의하지 않음
3	1.70 (0.6)	1.39 (0.75)	0.41	40	유의하지 않음
4	1.70 (0.6)	1.39 (0.75)	0.46	40	유의함
5	1.70 (0.6)	1.39 (0.75)	0.51	40	유의함
6	1.70 (0.6)	1.39 (0.75)	0.56	40	유의함

* 이 표는 통계적 가설검정을 사용할 때 도출된 결론(즉, 차이가 통계적으로 유의한지의 여부)이 한 중재의 효과를 다른 중재와 비교할 때 얼마나 근거를 반영하지 못한다는 것을 보여준다. 시나리오에 걸친 결과의 평균 차이가 증가하고 있지만, 통계적 가설 검정에서 도출된 결론은 정확히 동일하다.
† 양측 비대응(독립) t 검정 유의수준≤0.05. P값은 통계 소프트웨어(The R Project for Statistical Computing, The R Foundation for Statistical Computing, Vienna)를 사용하여 계산되었다.

중요한지의 여부를 보여줄 수 없다.[10] 더욱이 일부 독자는 작은 P값을 큰 효과로 잘못 해석할 수 있는데,[11] 실제로 P값은 연구에서 관찰된 것을 관찰했을 확률만을 나타내며, 효과 크기에 대해서는 아무것도 말하지 않는다.

임상적 유의성

1984년 제이콥슨(Jacobson) 등[12]은 치료의 현실적 가치를 평가하는 수단으로 '임상적 유의성'이라는 용어를 제안하였다. 논문에는 이 용어에 대한 많은 정의와 토론이 포함되어 있지만, 대부분의 저자들은 임상적으로 유의미한 결과가 다음 기준을 충족해야 한다는 데 동의한다.

- 환자, 의사 또는 환자 치료에 관심이 있는 다른 당사자가 관심을 갖는 결과변수의 변화나 차이가 발생한다. 관심을 갖는 군 간의 결과 변화 또는 차이는 서로 다른 치료의 효과에 차이가 있다는 결론을 내리게 한다.
- 군 간의 변화 또는 차이는 중요한 결과변수에서 발생해야 한다. 증상 감소, 삶의 질 향상, 치료 효과 지속 시간, 부작용, 비용-효과성 또는 실행과 같이 환자의 치료에 관한 임상의사의 결정을 변경할 수 있는 것들이 중요한 결과변수가 될 수 있다.
- 변화나 차이는 통계적으로 유의해야 한다. 차이는 우연에 의해 설명될 수 있는 것보다 커야 한다.[9,13-18]

최소중요차이

야스케(Jaeschke) 등[19]은 치료법 사이의 차이가 관심사인지의 여부를 결정하기 위해 "최소중요차이"라는 개념을 도입하였다. 그들은 최소중요차이를 "골치 아픈 부작용과 과도한 비용 및 환자 관리의 변화가 없으면서, 환자들이 유익하고 반드시 필요하다고 인식하는 관심영역에서 가장 적은 점수 차이"라고 정의하였다. 이 정의는 환자의 관점을 반영하지만 보건의료계통에 관련된 모든 당사자(임상의사, 가족, 정책 입안자, 병원 관리자 등)에게 쉽게 적용할 수 있다.

비록 무엇이 중요한 차이를 구성하는지에 대해 의료팀의 각 구성원들마다 각자의 의견을 가질 수 있지만, 환자의 관점이 최우선되어야 한다.[10] 이는 임상 연구의 결과를 해석하는 데 관련되는 주제이기 때문에 연구자들은 치의학을 포함한 많은 임상 분야에서 결과변수에 대한 지침을 제공하고 최소중요차이를 결정하기 위해 많은 노력을 해왔다.[20-25]

어떤 결과변수가 중요한지에 대한 인식은 같은 문화 안에서 그리고 서로 다른 문화 사이에 다를 뿐만 아니라 고려되는 관점(예: 환자 관점 또는 임상의사 관점)에 따라 다를 가능성이 높다.[26-28] 치료를 받으면 유일하게 변화할 결과변수라고 환자가 알고 있고, 부작용, 불편함 또는 비용이 들더라도 환자가 그 치료를 받고자 한다면, 그 결과변수가 환자의 관점에서 볼 때 중요한 결과변수라고 정의되었다.[29] 예를 들어, 대부분의 구강암 환자들은 사망률을 중요한 결과로 간주하고, 많은 사람들은 사망의 가능성을 줄이기 위해 부작용에도 불구하고 기꺼이 화학요법을 받으려고 한다. 하지만 다른 관점들도 종종 중요하다. 따라서 결과변수에 주어진 상대적 중요성은 영향을 받는 사람들의 관점을 반영해야 한다.[30]

환자 중심 결과지표

이 독특한 유형의 환자 중심 결과변수는 제3자의 추가 해석 없이 환자의 상태에 대한 직접적인 정보를 제공한다.[30] 환자 경험 측정의 복잡성을 고려하여, 연구자들은 관심의 구성 및 의료 중재가 환자 상태에 미치는 영향 측정을 적절히 반영하기 위한 프레임으로서 신뢰할 수 있고, 타당하며, 반응성 있는 환자 중심 결과지표 도구를 만들었다. 환자 중심 결과지표 도구의 예는 구강 건강 관련 삶의 질, 통증, 피로, 사회적 독립성을 평가하는 설문지 같은 것이 있다. 환자 중심 결과지표의 가치는 분명하지만, 이들의 해석에 어려움이 없는 것은 아니다. 부분 틀니를 치과용 임플란트와 비교할 때 환자가 경험하는 삶의 질에 있어서 변화의 크기(즉, 무시할 수 있는 정도, 작은, 중간의, 큰 또는 매우 큰)는 얼마나 큰가? 이 질문에 답하는 것은 환자와 임상의사가 두 치료법의 주관적 편익을 충분히 이해하는 데 필수적이다. 최소중요차이 추정값은 특히 이 경우에 해당되는데, 환자가 임상시험에서 보고한 환자 중심 결과지표의 개선 또는 악화의 정도를 결정하는 데 사용되는 임계값이, 그들이 중요하다고 생각하는 값에 해당하거나 그 값을 초과하는 경우를 예로 들 수 있다.[19]

치의학에서 중요한 결과변수에 대한 판단을 뒷받침할 증거는 거의 없지만, 다른 의학 분야에서는 일부 지침이 발견된다. 예를 들어, 신부전 치료에 대한 약물의 효과를 평가하기 위한 결과변수의 순위를 매길 때, 대부분의 환자들은 사망률이 가장 중요한 결과변수라는 데에 동의하는 반면, 방귀와 같은 부작용은 더 낮은 중요성을 갖는다.[30] 또한 연구자들은 대리 결과에 관하여 증거가 대리척도와 관련있기 때문에 더 약하고 따라서 중요성이 낮다는 데 동의한다.[30,31]

대리 결과변수

템플(Temple)[32]에 따르면, 임상적으로 의미 있는 결과변수는 환자가 어떻게 느끼고, 기능하고, 생존하는지 직접 측정한다. 하지만 시간이 오래 걸리거나 비용이 많이 드는 경우 임상적으로 의미 있는 결과변수 대신 다른 결과변수를 사용할 수 있다. 임상시험의 맥락에서 대리 결과변수는 임상적으로 의미 있는 결과변수의 대체물로 사용되는 실험실 측정값 또는 물리적 표시이다. 치료에 의해 대리 결과변수가 변화하면 임상적으로 의미 있는 결과변수도 변할 것으로 예상된다.

즉, 대리 결과변수는 생물학적으로 확정적이거나 임상적으로 가장 의미 있는 결과 대신 측정되는 결과변수이다.[33] 치의학에서 오해를 일으킬 가능성이 큰 대리 결과변수의 예로는 치아우식 병변 발생의 대체물로써 타액 스트렙토코커스 뮤탄스의 현저한 감소,[34-36] 또는 치아 상실 또는 환자의 삶의 질에 대한 대리 결과변수로서 치주낭을 측정하는 것이다.[34] 오해를 일으킬 가능성이 높은 대리 결과변수의 다른 예는 치주 임상시험에서 널리 사용되는 치은열구액 성분,[37] 정맥혈[38] 같은 검증되지 않은 생체지표이다.[39] 그러한 대리 결과변수와 생체지표는 두 가지 기준을 충족시킬 때 신뢰할 수 있다. 대리지표와 측정하려는 임상적으로 의미 있는 결과변수 사이에 강하고, 독립적이며, 일관성 있는 연관성이 있으며, 임상적으로 의미 있는 결과변수와 대리 결과변수 모두에서 개선을 보이는 증거가 있다. 이러한 경우가 자주 일어나지 않기 때문에 대리 결과변수는 환자에게 중요하지 않은 것으로 간주된다.[40]

연구 결과 해석

연구 결과가 임상적으로 유의한지의 여부를 판단하려면 앞에서 설명한 세 가지 기준을 고려해야 한다. 또한 연구에서 얻은 결과가 연구에 사용된 특정 표본을 반영한다는 사실을 고려해야 한다. 따라서 연구를 재현하더라도 후속 P값은 처음 값과 다를 것이다.

신뢰구간

신뢰구간을 사용하면 연구자와 임상의사가 통계적 및 임상적 유의성을 모두 해석할 수 있으며, 모집단에서 어떤 결과가 나올지 추정할 수 있다.[41] 신뢰구간은 데이터로부터 계산된 값의 범위로 정의할 수 있으며, 연구자는 이 범위 내에서 진정한 모수값이 특정값과 함께 있을 것으로 믿는다.[42] 다시 말해서 신뢰구간은 연구에서 관찰된 데이터를 고려할 때 실제로 참값이 존재할 수 있는 값의 그럴듯한 범위인 것이다.[43] 예를 들어, 조사자들이 기존 치과 임플란트 대비 짧은 치과 임플란트의 성공 백분율을 추정하는 것을 목표로 하는 가상의 연구를 고려해 보자. 연구 결과는 기존 임플란트에 대해 10%의 차이를 보였다. 95% 신뢰구간은 2%에서 18%로 두 종류의 임플란트 사이의 실제(그러나 알 수 없는) 차이가 2%에서 18% 사이라는 것을 95% 신뢰할 수 있다는 것을 의미한다. 한 연구의 신뢰구간은 실제 모집단 차이를 포함하거나 포함하지 않는다. 따라서 신뢰구간은 효과의 크기와 그것의 불확실성에 대한 정보를 제공하며, 이는 효과의 임상적 유의성을 평가하는 데 도움이 될 수 있다.[41,44]

신뢰구간 및 최소중요차이

신뢰구간과 최소중요차이의 개념을 사용하면 95% 신뢰구간이 최소중요차이보다 높을 때 연구에서 관찰된 차이가 임상적으로 유의하다는 것을 알 수 있다. 95% 신뢰구간에 최소중요차이가 포함되어 있으면 효과의 임상적 유의성에 관한 결론을 내릴 수 없다.[44] 그러나 신뢰구간의 폭은 표본 크기와 관련되기 때문에 독자는 신뢰구간을 볼 때 주의해야 한다. 위의 예에 대한 최소중요차이가 4%라고 가정해 보자. 신뢰구간에 따르면 임플란트 유형 간의 실제 차이는 2%에서 18% 사이일 가능성이 높기 때문에 임상적으로 유의한 연구 결과라고 주장할 수 없다. 그러나 표본 크기를 세 배로 늘린다면 그 차이의 95% 신뢰구간은 5%에서 15%가 될 것이다. 이 범위는 두 임플란트 유형 간의 차이가 4%만큼 작다는 것이 타당하지 않음을 나타내며, 임상적으로 유의한 차이가 된다.

토론

우리는 건강 결과변수의 개선이라는 측면에서 어떠한 편익도 임상적으로나 통계적으로 유의해야 한다고 주장해왔다. 임상적 및 통계적 개선의 문턱에 편익이 없다면 그러한 목적으로 치료해서는 안 된다.

치아 발거 후 개구장애에 대한 니메술라이드 대 멜록시캄의 영향에 대한 연구에서 드메네제스(De Menezes)와 쿠리(Cury)[1]는 72시간 동안 집단들 사이의 3.1mm 차이가 통계적으로 유의한 큰 차이라고 보고하였다. 앞에서 논의한 바와 같이, 그들이 두 중재법을 정확하게 비교하기 위해 사용한 통계적 검정 과정은 이러한 주장을 뒷받침한다. 그러나 그들의 연구는 유의성에 대한 더 깊은 검토가 부족하였다.

다시 말하지만 임상적으로 유의미한 효과의 세 가지 주요 특성은 변화(실험 집단의 결과와 대조군 결과의 차이)가 누군가에게 관심이 있고, 중요한 결과변수에서 변화가 일어났으며, 그 변화는 통계적 유의성에 도달했다는 것이다. 입을 잘 못 벌리는 것은 영양과 언어 문제와 같은 부정적인 결과를 많이 가져올 수 있다. 이는 사랑니를 뽑을 건강한 환자에게는 아마도 고려해야 할 중요한 합병증일 것이다. 따라서 드메네제스(De Menezes)와 쿠리(Cury)[1]의 연구 결과는 임상적으로 중요하다고 간주되는 세 가지 기준 중 두 가지를 충족시키는 것으로 보인다. 그러나 3.1mm의 개구량 차이가 임상의사나 환자에게 중요하다고 주장하는 것은 논쟁의 여지가 있다. 임상의사에게는 3.1mm의 개구량 차이가 중요할 수 있고, 통계적으로도 유의한 차이를 보이지만, 환자 입장에서는 3.1mm의 개구장애 차이를 기꺼이 감당할 수도 있고, 3.1mm보다 적은 개구장애를 피하기 위해 더 많은 비용을 부담하려 할 수도 있다. 관찰된 결과에 관한 두 집단의 차이가 관심의 대상인지 아닌지는 많은 경우에서 논쟁의 대상이다. 이는 임상 경험을 통해 얻은 판단이 연구 결과를 해석하고 적용하는 데 있어 어떤 중요한 역할을 하는지 상기시킨다.

결론

통계적 유의성에 대한 값만으로는 중재의 효과나 두 집단 간의 차이에 대한 완전한 설명을 할 수 없다는 것을 깨닫는 것이 중요하다. 임상 연구 결과의 해석에는 임상 및 통계적 유의성이 모두 중요하며 서로 보완해야 한다.

참고문헌

1. De Menezes SA, Cury PR. "Efficacy of nimesulide versus meloxicam in the control of pain, swelling and trismus following extraction of impacted lower third molar."Int J Oral Maxillofac Surg 2010 39(6):580–584.
2. Norman G, Streiner D. "Elements of statistical inference."In: Norman G, Streiner D, eds. Biostatistics: The Bare Essentials. 3rd ed. Hamilton, Ontario, Canada: B.C. Decker 2008:46–62.
3. Bhardwaj SS, Camacho F, Derrow A, Fleischer AB Jr, Feldman SR. "Statistical significance and clinical relevance: the importance of power in clinical trials in dermatology."Arch Dermatol 2004 140(12):1520–1523.
4. Greenland S, Rothman K. "Fundamentals of epidemiologic data analysis."In: Rothman K, Greenland S, Lash T, eds. Modern Epidemiology. 3rd ed. Philadelphia: Lippincott Williams & Wilkins 2008:213–237.
5. Pagano M, Gauvreau K. "Hypothesis testing."In: Pagano M, ed. Principles of Biostatistics. 2nd ed. Pacific Grove, Calif.: Duxbury 2000:232–258.
6. Gauvreau K, Pagano M. "Why 5%?"Nutrition 1994 10(1):93–94.
7. Hayat MJ. "Understanding statistical significance."Nurs Res 2010 59(3):219–223.
8. Koretz RL. "Is statistical significance always significant?"Nutr Clin Pract 2005 20(3):303–307.
9. LeFort SM. "The statistical versus clinical significance debate."Image J Nurs Sch 1993 25(1):57–62.
10. Sackett DL. "The tactics of performing therapeutic trials."In: Haynes RB, ed. Clinical Epidemiology: How to Do Clinical Practice Research. 3rd ed. Philadelphia: Lippincott Williams & Wilkins 2006:107.
11. Cleophas TJ. "Clinical trials: renewed attention to the interpretation of the P values—review."Am J Ther 2004 11(4):317–322.
12. Jacobson NS, Follette WC, Revenstorf D. "Psychotherapy outcome research: methods for reporting variability and evaluating clinical significance."Behav Therapy 1984 15(4):336–352.
13. Hujoel PP, Armitage GC, Garcia RI. "A perspective on clinical significance."J Periodontol 2000 71(9):1515–1518.
14. Killoy WJ. "The clinical significance of local chemotherapies."J Clin Periodontol 2002 29(suppl 2):22–29.
15. Kingman A. "Statistical vs clinical significance in product testing: can they be designed to satisfy equivalence?"J Public Health Dent 1992 52(6):353–360.
16. Lindgren BR, Wielinski CL, Finkelstein SM, Warwick WJ. "Contrasting clinical and statistical significance within the research setting."Pediatr Pulmonol 1993 16(6):336–340.
17. Greenstein G. "Clinical versus statistical significance as they relate to the efficacy of periodontal therapy."JA-

DA 2003 134(5): 583–591.
18. Hollon S, Flick S. "On the meaning of clinical significance."Behav Assess 1988 10:10.
19. Jaeschke R, Singer J, Guyatt GH. "Measurement of health status: ascertaining the minimal clinically important difference."Control Clin Trials 1989 10(4):407–415.
20. Greenstein G, Lamster I. "Efficacy of periodontal therapy: statistical versus clinical significance."J Periodontol 2000 71(4):657–662.
21. Allen PF, O'Sullivan M, Locker D. "Determining the minimally important difference for the Oral Health Impact Profile–20". Eur J Oral Sci 2009 117(2):129–134.
22. Ingram M, Choi YH, Chiu CY, et al. "Use of the minimal clinically important difference (MCID) for evaluating treatment outcomes with TMJMD patients: a preliminary study". J Appl Biobehav Res 2011 16(3–4):148–166.
23. Thomson WM. "Measuring change in dry–mouth symptoms over time using the Xerostomia Inventory."Gerodontology 2007 24(1):30–35.
24. Tsakos G, Allen PF, Steele JG, Locker D. "Interpreting oral health–related quality of life data". Community Dent Oral Epidemiol 2012 40(3):193–200.
25. Tsakos G, Bernabe E, D'Aiuto F, et al. "Assessing the minimally important difference in the oral impact on daily performances index in patients treated for periodontitis". J Clin Periodontol 2010 37(10):903–909.
26. Blackhall LJ, Murphy ST, Frank G, Michel V, Azen S. "Ethnicity and attitudes toward patient autonomy."–JAMA 1995 274(10):820–825.
27. Klessig J. "The effect of values and culture on life–support decisions."West J Med 1992 157(3):316–322.
28. Ruhnke GW, Wilson SR, Akamatsu T, et al. "Ethical decision making and patient autonomy: a comparison of physicians and patients in Japan and the United States."Chest 2000 118(4):1172–1182.
29. Akl EA, Briel M, You JJ, et al. "LOST to follow–up Information in Trials (LOST–IT): a protocol on the potential impact."Trials 2009 10:40.
30. Guyatt GH, Oxman AD, Kunz R, et al. "GRADE guidelines: 2—framing the question and deciding on important outcomes". I 2011 64(4):395–400.
31. Schunemann HJ, Oxman AD, Fretheim A. "Improving the use of research evidence in guideline development: 6— determining which outcomes are important."Health Res Policy Syst 2006 4:18.
32. Temple RJ. A Regulatory Authority's Opinion about Surrogate Endpoints. New York City: John Wiley & Sons 1995.
33. Piantadosi S. "Objectives and outcomes."In: Clinical Trials: A Methodologic Perspective. 2nd ed. Hoboken, N.J.: Wiley–Interscience 2005:187–210.
34. Hujoel PP. "Endpoints in periodontal trials: the need for an evidence–based research approach."Periodontol 2000 2004 36:196–204.
35. Forgie AH, Paterson M, Pine CM, Pitts NB, Nugent ZJ. "A randomised controlled trial of the caries–preventive efficacy of a chlorhexidine–containing varnish in high–caries–risk adolescents."Caries Res 2000 34(5):432–439.
36. Sandham HJ, Brown J, Chan KH, Phillips HI, Burgess RC, Stokl AJ. "Clinical trial in adults of an antimicrobial varnish for reducing mutans streptococci."J Dent Res 1991 70(11):1401–1408.
37. Oringer RJ, Al–Shammari KF, Aldredge WA, et al. "Effect of locally delivered minocycline microspheres on markers of bone resorption."J Periodontol 2002 73(8):835–842.
38. Vidal F, Figueredo CM, Cordovil I, Fischer RG. "Periodontal therapy reduces plasma levels of interleukin–6,

C–reactive protein, and fibrinogen in patients with severe periodontitis and refractory arterial hypertension."J Periodontol 2009 80(5):786–791.
39. Pihlstrom BL, Barnett ML. "Design, operation, and interpretation of clinical trials". J Dent Res 2010 89(8):759–772.
40. Bucher HC, Kunz R, Cook D, Holbrook A, Guyatt GH. "Surrogate outcomes."In: Guyatt GH, Rennie D, Meade MO, Cook D, eds. Users'Guides to the Medical Literature: A Manual for Evidence–Based Clinical Practice. 2nd ed. New York City: McGraw Hill 2008:317–340.
41. Fethney J. "Statistical and clinical significance, and how to use confidence intervals to help interpret both". Aust Crit Care 2010 23(2):93–97.
42. Piantadosi S. "Notation and terminology."In: Piantadosi S, ed. Clinical Trials: A Methodologic Perspective. 2nd ed. Hoboken, N.J.: Wiley–Interscience 2005:569–585.
43. Guyatt GH, Walter S, Cook D, Wyer P, Jaeschke R. "Confidence intervals."In: Guyatt GH, Rennie D, Meade MO, Cook D, eds. Users'Guides to the Medical Literature: A Manual for Evidence–Based Clinical Practice. 2nd ed. New York City: McGraw Hill 2008:99–107.
44. Braitman LE. "Confidence intervals assess both clinical significance and statistical significance."Ann Intern Med 1991 114(6):515–517.

A version of this chapter originally appeared in the July 2013 edition of JADA (Volume 144, Issue 7, Pages 780–786). It has been reviewed and updated for accuracy and clarity by the editors of How to Use Evidence–Based Dental Practices to Improve Your Clinical Decision–Making.

Chapter 12. 바쁜 임상의사들을 위한 생물통계학 입문

Michael Glick, D.M.D., and Barbara L. Greenberg, Ph.D., M.Sc.

이 장에서 다루는 내용:

연구 설계 및 임상 해석
- 실험 연구
- 관찰 연구

연관성 척도
- 평균 차이
- 표준 평균 차이
- 절대위험도
- 상대위험도
- 오즈비
- 절대위험 감소 및 상대위험 감소
- 위험비

가설 및 유의성 검정

신뢰구간
- 신뢰구간 해석 방법

확률과 정규곡선
- 표준편차 및 표준오차

표본 크기 고려 사항
- 표본 크기가 중요한 이유

서론

과학적 문해력은 통계 개념을 적절히 이해하고 어떤 것이 부정확한 사용인지 아는 것이다. 오늘날 의료 정보는 보건의료 전문직과 일반인 모두에게 빠르게 전달되고 있지만, 통계적 개념에 대한 이해 부족은 문제가 되고 있으며, 심지어 과학적인 문맹과 동일시되고 있다.[2]

통계에는 그 자체의 전문용어가 있다. 이 전문용어는 데이터를 유용한 정보로 번역하는 언어이자 보건의료 전문직 간 그리고 보건의료 전문직과 환자 간 의사소통을 가능하게 하는 지식이다. 통계는 또한 환자 진료에 영향을 미치는 증거를 제공한다. 많은 통계용어가 일상어처럼 쓰이는 것 같지만 그 통계용어가 가지는 함축적 의미는 다를 수 있다는 것을 아는 것이 중요하다. 전문적인 학술문헌을 성공적으로 탐색해 나가려면 기본적인 통계 개념에 대한 이해가 필요하다. 이러한 개념들 중 일부는 이전에 치의학 문헌에서 다루어졌지만, 이 장은 일반적으로 사용되는 통계 개념과 관련 연구 설계 문제에 대한 입문 역할을 할 것이다.

연구 설계 및 임상 해석

응용 역학 연구와 임상 연구는 참가자에게 노출 할당이 이루어지는 실험 연구와 노출 할당 없는 대신 노출의 존재 여부를 "관찰하는" 관찰 연구로 크게 나눌 수 있다(그림 12.1).[4] 관찰 연구에 비교군이 있는 경우는 분석적 연구라고 하고, 비교군이 없을 경우는 서술적 연구라고 한다. 적절한 연구 설계는 연구 질문과 실행 계획의 함수이다. 하지만 어떤 경우에는 연구 설계도 가용 데이터 및 가용 자원에 의해 제약을 받는다.

노출은 질병이나 건강 상태 같은 결과변수와 연관성 있거나 결과변수를 예측한다고 생각되는 요인을 설명하는 데 사용되는 용어다. 예를 들어, 연구 목적이 설탕과 치아우식증 발생 위험 사이의 연관성을 조사하는 것일 때 설탕은 노출, 치아우식증은 결과변수이다.

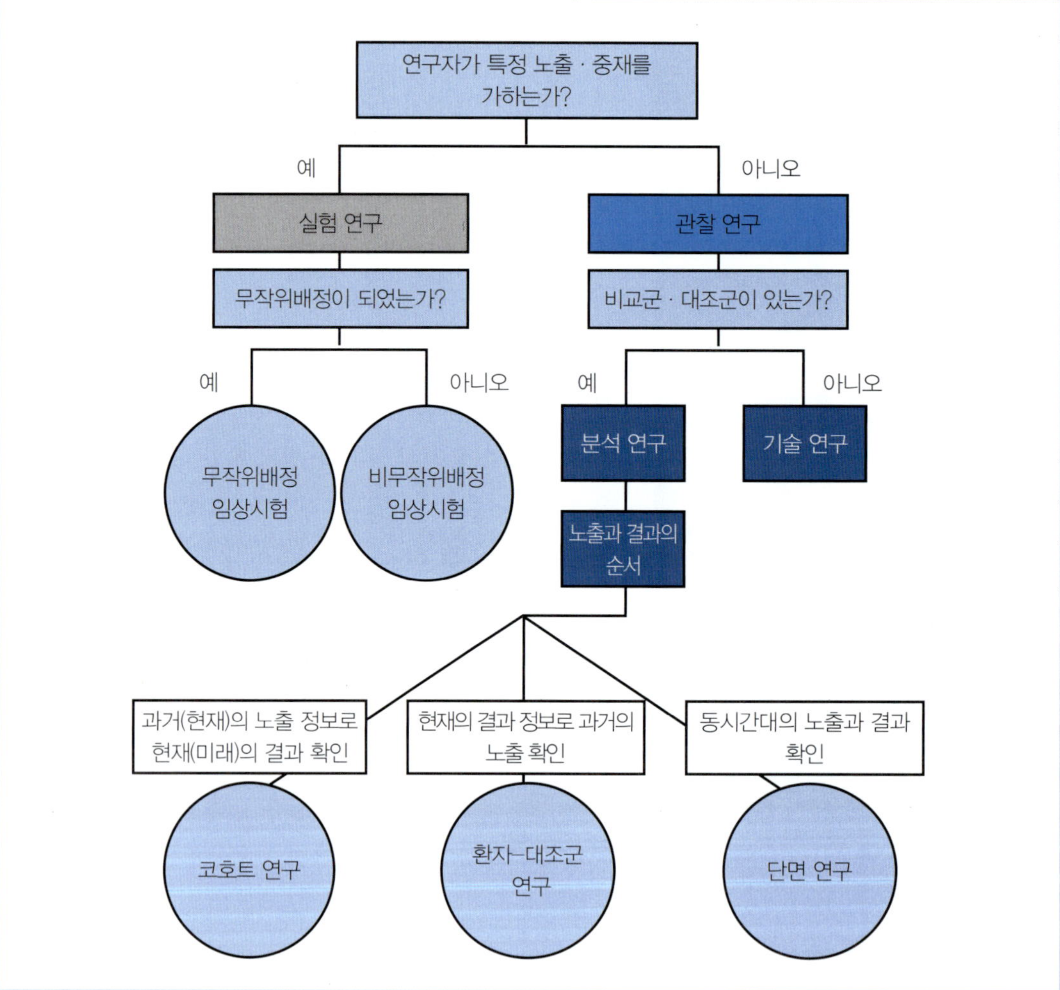

그림 12.1 임상 연구 유형 분류 알고리즘

Adapted from Grimes DA, Schulz KF. "An overview of clinical research: the lay of the land." The Lancet 2002 359(9300):57–61

실험 연구

무작위배정 임상시험은 치료법 관련 질문에 대한 답변(즉, 보건의료 중재의 편익과 위해의 크기를 결정하는 것)의 기준으로 간주되는 가장 엄격한 연구 설계이다. 무작위배정 임상시험의 특징은 치료, 중재 또는 노출군에 연구 참가자를 무작위로 할당한다는 점이다. 무작위화(즉, 연구 참가자를 무작위로 할당)의 주요 목적은 조사자 측의 선정 비뚤림을 최소화하기 위함이다(3장과 13장 참조). 또한 무작위화는 우리가 측정할 수 있는 변수 및 우리가 알지 못하거나 측정할 수 없는 변수에 대해 치료군의 비교 가능성을 증가시켜 잠재적 교란 요인의 영향을 최소화한다(교란 요인은 노출과 결과변수 모두에 관련되지만 인과 경로에 있지 않은 요인이다). 그러나 무작위화를 했다고 해서 알려진 모든 교란 요인에 대해 연구군들이 서로 유사하다는 것은 아니다. 따라서 연구자는 항상 알려진 관련 임상 및 인구학적 특성(관심 노출 및 결과변수와 관련이 있을 가능성이 높은 위험 요인)에 대해 기준선에서 연구군들의 비교 가능성을 평가해야 한다. 연구군 사이에 노출과 결과변수에 영향을 미칠 수 있는 모든 중요한 위험 요인에 대해 비교할 없다면, 관찰된 연관성 또는 차이는 노출과 결과변수에 연결된 세 번째 요인인 교란 요인 때문일 수 있다. 무작위배정 임상시험의 또 다른 중요한 설계 요소는 맹검이다. 맹검 상황이란 연구 참가자, 임상의사, 연구자, 결과 판정자 및 분석가가 특정 환자가 어떤 치료군에 배정되었는지 모르는 것을 말한다. 조사자와 연구 침여자 모두 이느 군에 배정되었는지 모르면 이를 이중 맹검이라고 부르기도 한다. 맹검은 참가자와 조사자의 비뚤림을 줄이기 위한 중요한 설계 전략이다. 따라서 잘 설계되고 구현된 무작위배정 임상시험은 선택 비뚤림, 정보 비뚤림 및 교란 요인을 최소화할 수 있다(13장 참조). 무작위배정 임상시험의 장점 중 하나는 노출(예: 치료 또는 중재)과 결과변수 사이의 시간적 관계(어떤 것이 먼저인지)가 확실하다는 것이다. 무작위배정 임상시험과 관련된 잠재적 우려사항은 참가자 선택을 위한 제한적인 포함 기준이다. 무작위배정 임상시험 참가자 선택은 일반적으로 (관심 조건을 제외하면) 건강하다고 여겨지는 선택된 인구 집단 중 한 가지 특정 건강 상태를 가진 사람을 대상으로 한다. 따라서 무작위배정 임상시험의 결과는 때때로 연구 참여자의 모집단에 적용하거나 일반화(외부 타당성)하기 어려울 수 있다. 왜냐하면 총 모집단은 많은 특성과 위험 요인을 가질 수 있고, 연구 대상 집단에서 제거되지 않은 기타 건강 상태를 가질 가능성이 높으므로 연구 결과는 연구 참여자가 선정된 총 모집단에 적용 가능할 수도 그렇지 못할 수도 있다. 예를 들어, 발치 후 즉시 식립 임플란트와 발치 후 지연 식립 임플란트의 성공률을 비교한 연구에서 흡연, 전신질환, 약물, 치주질환, 특정 성별 또는 연령군 같이 일반 모집단에서 흔히 발견되는 요인에 기초하여 제외 기준을 정하고, 연구를 진행한다면, 제외 기준이 연구 결과(성공률)에 영향을 미칠 수 있고, 이 연구 결과의 적용 가능성이 위협받을 것이다.

관찰 연구

분석적 관찰 연구에는 관심 노출이 있는 군과 없는 군을 전향적으로(시간에 따라) 추적하는 코호트 연구, 관심 결과가 있거나(환자군) 없는 개인(대조군)의 과거를 추적해 가능한 노출을 파악하는 환자-대조군 연구 그리고 노출과 결과를 동시에 측정하는 단면 연구가 있다(그림 12.1). 무작위배정 임상시험과 달리 관찰 연구의 노출은 인위적으로 배정되는 것이 아니라 관심군에서 자연적으로 관찰되는 것이다.

코호트 연구는 전향적 특성을 가지고 있는데, 노출된 참가자 군의 결과변수를 노출되지 않은 유사한 참가자 군(그러나 결과 발생 위험은 동일한)의 결과변수와 비교한다. "노출"군과 "비노출"군의 참가자는 노출을 제외한 모든 면에서 유사할 필요가 있다는 점에 유의해야 한다(즉, 동일한 특성을 가지고 있다). 본 연구 설계에서 연구 참여자는 연구의 시작 시점에서는 관심 질병이나 결과변수 없이 건강해야 한다는 점이 중요하고 또한 결과변수는 명확하고 측정 가능하게 정의될 수 있어야 한다는 점도 중요하다. 예를 들어, 설탕 첨가 음료(노출)를 마시는 아동군과 설탕 첨가 음료를 마시지 않는 아동군이 시간 경과에 따라 추적된다고 하자. 두 아동군은 "노출"군의 참여자가 설탕 첨가 음료를 마시고 대조군의 참여자가 설탕 첨가 음료를 마시지 않는다는 사실을 제외한 다른 것들은 비슷해야 한다. 관심 결과는 치아우식증 발병으로, 특정 기간(예: 2년)이 지나 평가한다. 모든 참가자가 연구 시작 시 결과변수(치아우식증)가 없는 상태이기 때문에 이러한 유형의 연구 설계는 두 군 간의 발병률 차이(특정 기간에 걸친 질병[치아우식증]의 발생)에 기초하여 결과가 노출과 연관되었는지의 여부를 판단할 수 있다. 코호트 연구는 노출군과 비노출군의 발병률을 밝힐 수 있다.

환자-대조군 연구의 경우, 연구자들은 결과를 관찰한 후 소급하여 과거 노출의 존재를 판단하려고 할 것이다. 본 연구 설계에서 환자들은 관심의 결과가 있는 사람들이며 대조군은 관심의 결과가 없는 비교 가능한 군이다. 그러나 대조군이 환자군과 동일한 특성을 갖는 것에 주목해야 한다. 환자군과 적절한 대조군의 선택과 출처는 환자-대조군 연구에서 중요한 요소지만, 이 문제를 논하는 것은 이 장의 범위를 벗어난다. 앞서 살펴본 예로 설명하면, 설탕 첨가 음료 섭취 같은 노출이 치아우식증 유병과 관계있는지 알기 위해 치아우식증 보유 아동(결과변수가 있는 아동)을 치아우식증 없는 아동(결과변수가 없는 아동)과 비교하였다. 환자군과 대조군이 인구 집단 기반 표본에서 측정되지 않고 노출과 결과 사이의 시간적 관계에 대한 정보가 없기 때문에 유병률 또는 발생률에 대한 정보는 환자-대조군 연구 설계로 결정할 수 없다.

단면 연구는 특정 시간에 노출의 유무와 결과의 유무를 평가한다(즉, 동일 시점에서 노출의 유병률과 결과의 유병률). 연구자들은 특정한 시기에 설탕 첨가 음료를 마시거나 마시지 않는 치아우식 유병 아동 혹은 치아우식 무병 아동 여부를 결정할 수 있다. 이것은 짧은 순간의 단면이기 때문에 치아우식증의 발생 전에 설탕 첨가 음료를 섭취했는지 알 수 없고(시간적 관계), 따라서 치아우식증의 발생과 설탕 첨가 음료 섭취가 관련이 있는지는 알 수 없다. 단면 연구는 어떤 인과 관계를 주장하는 데 사용될 수 없으며, 일반적으로 연구 질문의 개발을 안내하는 데 사용된다.

증례 연구와 증례군 연구는 순수하게 서술적이며, 다른 관찰 연구와 유사한 방식으로 노출과 결과에 대한 가설을 만들 수 있지만, 그 가설은 더 엄격하고 복잡한 연구 설계로 검정해야 한다. 기술적 연구는 모집단의 건강 상태를 모니터링하는 데 사용될 수 있지만 연관성을 평가하는 데는 사용할 수 없다.

연관성 척도

연관성 척도는 집단 내에서 노출과 결과변수 간의 결과 사이의 관계(비교 분석)를 정량화한다. 평균 차이, 표준화 평균 차이, 절대위험도, 상대위험도, 오즈비, 위험비 등 연관성 척도는 여러 가지이다. 효과 크기는 연관성 척도를 집단 간 차이의 크기(예: 두 집단 사이 치아 수의 평균 차이)로 정량화하거나, 치료 효과의 추정치를 중재군 및 대조군에서 관심 결과의 감소 또는 증가 비율(예: 설탕 첨가 음료를 섭취하거나 섭취하지 않았을 때 치아우식증 발생의 상대적 증가 또는 감소)로 정량화한다. 효과 측정치를 효과 차이의 표준편차로 나누면 표준화 효과 크기가 된다(표준편차에 대한 설명은 아래 참조).

평균 차이

평균 차이는 두 연구 집단의 평균값의 절대적 차이다. 대조군 평균과 비교해 실험/치료/중재군의 결과변수 변화량의 평균을 정량화한다. 이 추정치는 한 집단의 평균과 다른 집단의 평균 사이 차이기 때문에 평균 차이가 0이면 실험군과 대조군 간에 차이가 없음을 나타낸다.

표준 평균 차이

표준 평균 차이는 메타 분석에 사용되는 연구들이 동일한 결과변수를 다른 척도로 측정할 때 자주 사용되는 요약 통계량이다(예를 들어, 두 가지 다른 유형의 시각적 아날로그 척도로 통증 측정). 이런 상황에서 서로 다른 연구 결과를 동일된 규모로 표준화해야 결합과 비교가 가능하고, 그 결과를 요약할 수 있다. 표준 평균 차이는 특정 연구에서 관찰된 변동성에 비례하여 각 연구의 중재 효과를 계량화한다. 메타 분석에서, 메타 분석의 각 연구에 대해 표준 평균 차이가 계산된 후 계산된 각 표준 평균 차이를 모아서 전체 표준 평균 차이를 얻는다. 표준 평균 차이가 0이면 집단 간에 차이가 없음을 나타낸다.

절대위험도

절대위험도, 상대위험도, 오즈비를 해석할 수 있으려면 확률과 오즈의 차이를 이해하는 것이 필수적이다. 확률은 모든 사건의 비율로 표현되는 사건이 발생할 가능성이다(예를 들어, 6면 주사위를 던질 때 4가 나올 확률은 모든 가능한[1, 2, 3, 4, 5 또는 6이 나오는] 사건에 대해 실제 일어난[4가 나오는] 사건의 비율이다. 이 비율은 1/6이다). 확률은 0과 1 사이의 숫자이다.

오즈는 특정 사건이 발생하지 않을 확률과 비교하여 발생할 확률 또는 사건 미발생 개수에 대한 사건 발생 개수의 비율이다. 예를 들어, 주사위를 던져 4가 나올 오즈는 4가 나오지 않을 가능성(확률, 5/6)에 대한 4가 나올 가능성(확률, 1/6)의 비율로, 1/5이다[(1/6)/(5/6)]. 즉, 사건이 발생하지 않을 확률 대비 사건이 발생할 확률이다. 오즈는 0과 무한 사이의 숫자이다.

통계에서 위험이라는 용어는 좋거나 나쁜 결과를 가지는지에 대한 추론 없이 사건이 일어날 확률 또는 기회를 나타낸다. 위험 또는 확률의 척도는 0과 1 사이의 숫자 또는 백분율로 표현된다. 다양한 연관성, 특히 노출과 결과 사이의 관계를 설명하기 위해 생물통계학에서 몇 가지 다른 위험에 대한 함의가 사용된다.

예를 들어, 우리는 설탕 첨가 음료를 마시는 것과 치아우식증 발생 사이의 관계를 알고 싶다. 가상의 연구에서 설탕 첨가 음료를 마시지 않는 1,000명의 아동군이 2년간 추적되고, 치아우식증 발생의 위험 요인은 첫 번째 집단과 동일하지만 설탕 첨가 음료를 마시는 다른 1,000명의 아동군도 2년간 추적된다(표 12.1). 절대적 위험도는 지정된 연구 기간(표 12.1a) 동안 각 군에서 치아우식증이 발생하는 아동 수를 집단 내 전체 아동 수로 나눈 값이다. 표 12.1의 데이터를 이용하여 "설탕 첨가 음료를 마시지 않는 것은 2년 중 어느 시점에 15%(1000개 중 150개)의 치아우식증 발생 절대위험도와 관련이 있다", "설탕 첨가 음료를 소비할 때 치아우식증 발생 절대위험도는 2년의 기간 동안 65%(1,000개 중 650개)이다"라고 기술할 수 있다.

표 12.1 2,000명(설탕 첨가 음료를 마시는 1,000명과 설탕 첨가 음료를 마시지 않는 1,000명)의 어린이들이 참여, 2년 이상 기간 동안 추적한 가상의 연구

	치아우식증 있음	치아우식증 없음	계
설탕 음료 소비	a 650	b 350	a+b 1,000
설탕 음료 비소비	c 150	d 850	c+d 1,000
	a+c 800	b+d 1,200	a+b+c+d 2,000

SSB=설탕 음료, 설탕 가미 음료, 가당 음료, 설탕 함유 음료

표 12.1a 표 12.1의 가설연구에서 제시된 데이터에 기초한 절대위험 및 절대위험 감소

설탕 음료를 마실 때 치아우식증이 발생할 절대위험(Absolute risk, AR) (노출 위험)

$$\frac{a}{a+b} = \frac{650}{1,000} = 0.65$$

설탕 음료를 안 마실 때 치아우식증이 발생할 절대위험(Absolute risk, AR) (비노출 위험)

$$\frac{c}{c+d} = \frac{150}{1,000} = 0.15$$

절대위험 감소(Absolute risk reduction, ARR; 설탕 음료를 마시다가 안 마실때 치아우식증이 발생할 위험 감소)

$a/(a+b) - c/(c+d) = 0.65 - 0.15 = 0.50$

상대위험도

상대위험도는 노출 없이 코호트에서 결과가 발생한 참가자의 비율에 대한 노출 받은 코호트에서 결과가 발생한 참가자의 비율이다(표 12.1b). 또한 치료군이나 중재군에서 결과변수가 발생할 확률을 비교군 또는 대조군에서 결과변수가 발생할 확률로 나눈 값이 상대위험도로 정의된다. 즉, 상대위험도는 비노출군의 결과 발생률 대비 노출군의 결과 발생률이며, 노출될 경우 질병에 걸릴 위험을 측정한다. 상대위험도는 코호트 연구와 임상시험에 대한 연관성 척도이다(표 12.2). 표 12.1b의 데이터와 공식을 사용하여 "설탕 첨가 음료를 마시지 않는 경우와 비교하여 설탕 첨가 음료를 마시는 경우 2년 동안 치아우식증 발생 상대위험도는 4.33개이다"거나 "설탕 첨가 음료를 마시는 사람은 설탕 첨가 음료를 마시지 않는 사람과 비교하여 치아우식증 발생 위험이 4.33배 높다"고 말하거나 반대로 "설탕 첨가 음료를 마시지 않는 사람들은 2년 동안 설탕 첨가 음료를 마시는 사람들에 비해 치아우식증 발생 위험이 0.23배 높다"고 할 수 있다. 상대위험도가 1이면 위험의 차이가 없고, 상대위험도가 1보다 크면 위험의 증가를 뜻하며, 상대위험도가 1보다 작으면 위험의 감소를 나타낸다.

표 12.1b 표 12.1의 가설연구에서 제시된 데이터에 기초한 상대위험도 및 상대위험도 감소

설탕 음료를 마실 때 치아우식증 발생을 설탕 음료를 안 마실 때 치아우식증 발생과 비교한 상대위험도(RR) =

$$\frac{\text{설탕 음료를 마실 때 치아우식증이 발생할 절대위험}}{\text{설탕 음료를 안 마실 때 치아우식증이 발생할 절대위험}} = \frac{a/(a+b)}{c/(c+d)} = \frac{0.65}{0.15} = 4.33$$

설탕 음료를 안 마실 때 치아우식증 발생을 설탕 음료를 마실 때 치아우식증 발생과 비교한 상대위험도(RR) =

$$\frac{\text{설탕 음료를 안 마실 때 치아우식증이 발생할 절대위험}}{\text{설탕 음료를 마실 때 치아우식증이 발생할 절대위험}} = \frac{0.15}{0.65} = 0.23$$

설탕 음료를 안 마실 때 상대위험 감소(Relative risk reduction, RRR) =

$$\frac{\text{설탕 음료를 마실 때 치아우식증이 발생할 절대위험} - \text{설탕 음료를 안 마실 때 치아우식증이 발생할 절대위험}}{\text{설탕 음료를 마실 때 치아우식증 발생할 절대위험}}$$

$$= \frac{0.65-0.15}{0.65} = 1 - 0.23 = 0.77 \text{ 또는 } 77\%$$

오즈비

환자-대조군 연구는 "위험에 처한" 개인이라는 실제 분모가 없고 결과변수에 대한 노출의 시간적 관계가 명확하게 확립되어 있지 않기 때문에 연관성의 척도로 상대위험도를 사용할 수 없으며, 대신 연관성의 척도로 오즈비를 사용한다(표 12.2).

환자-대조군 연구에서 오즈비는 노출된 질병군에서 개인의 오즈를 노출된 비교군에서 개인의 오즈로 나눈 비율이다(표 12.1c). 즉, 대조군에 노출될 오즈와 비교하여 환자군에서 노출될 오즈이다.

오즈는 위험으로 바꿀 수 있으며, 이후 상대위험도로 변환할 수 있다(표 12.3). 질병의 유병률이 일반적으로 10% 미만일 때 오즈비는 상대위험도와 거의 비슷하다(이는 표 12.3에서 볼 수 있는데, 여기서 낮은 오즈가 얼마나 위험에 근사하는지를 알 수 있다). 상대위험도는 환자-대조군 연구에서 부적절한 척도이다.

코호트 연구도 연관성 척도로 오즈비를 사용할 수 있다. 이 경우 오즈비는 위험 인자 비노출군에서 결과변수나 질병을 경험할 오즈와 비교한 동일한 위험 인자 노출군에서 결과변수나 질병을 경험할 오즈이다(표 12.1.c). 무작위배정 임상시험의 결과는 보통 상대위험도 또는 오즈비로 보고

표 12.1c 표 12.1의 가설연구에서 제시된 데이터에 기초한 오즈 및 오즈비

환자-대조군 연구

설탕 음료를 마실 때 치아우식증 있을 오즈 = a/c = 650/150 = 4.33

설탕 음료를 마실 때 치아우식증 없을 오즈 = b/d = 350/850 = 0.41

$$\text{오즈비} = \frac{\text{설탕 음료를 마실 때 치아우식증 있을 오즈}}{\text{설탕 음료를 마실 때 치아우식증 없을 오즈}} = \frac{a/c}{b/d} = 10.52$$

코호트 연구

설탕 음료를 마실 때 치아우식증 발생할 오즈 = a/b = 650/350 = 1.86

설탕 음료를 안 마실 때 치아우식증 발생할 오즈 = c/d = 150/850 = 0.18

$$\text{오즈비} = \frac{\text{설탕 음료를 마실 때 치아우식증 발생할 오즈}}{\text{설탕 음료를 안 마실 때 치아우식증 발생할 오즈}} = \frac{a/b}{c/d} = 10.52$$

표 12.2 연구 설계에서 상대위험도와 오즈비 해석

	상대위험도	오즈비
실험 연구		
(치료 또는 중재 비교를 위한) 무작위배정 임상시험	노출되지 않은 사람 중 질병에 걸릴 위험과 비교하여 노출되는 사람 중 질병에 걸릴 위험. 노출되지 않은 사람 대비 노출된 사람 중 새로운 질병의 발병비. 1보다 큰 상대위험도는 노출이 질병 발생에 대한 위험 요인임을 나타내고, 1보다 작은 상대위험도는 노출이 질병 발생에 대한 보호 요인임을 나타내며, 상대위험도 1은 노출과 질병 사이에 연관성이 없음을 나타낸다.	노출되지 않은 사람이 질병에 걸릴 확률과 비교하여 노출되는 사람이 질병에 걸릴 오즈. 1보다 큰 오즈비는 노출이 증가할수록 질병도 증가하는 양(+)의 연관성을 시사하고, 1보다 작은 오즈비는 노출이 증가할수록 질병이 줄어드는 부(-)의 연관성을 시사하며, 오즈비 1은 노출과 질병 사이의 연관성이 없음을 시사한다.

표 12.2 **연구 설계에서 상대위험도와 오즈비 해석 – 계속**

	상대위험도	오즈비
관찰 연구		
코호트 연구	노출되지 않은 사람 중 질병이 발생할 위험에 비하여 노출된 사람 중 질병이 발생할 위험; 노출되지 않은 사람 대비 노출된 사람 중 새로운 질병 발병비. 1보다 큰 상대위험도는 노출이 질병 발병에 대한 위험 요인임을 나타내고, 1보다 작은 상대위험도(RR)는 노출이 질병 발병에 대한 보호 요인임을 나타내며, 상대위험도 1은 노출과 질병 사이에 연관성이 없음을 나타낸다.	노출되지 않은 사람이 질병에 걸릴 확률과 비교하여 노출되는 사람이 질병에 걸릴 오즈. 1보다 큰 오즈비는 노출이 증가할수록 질병도 증가하는 양(+)의 연관성을 시사하고, 1보다 작은 오즈비는 노출이 증가할수록 질병이 줄어드는 부(–)의 연관성을 시사하며, 오즈비 1은 노출과 질병 사이의 연관성이 없음을 시사한다.
환자–대조군 연구	직접 계산할 수 없음	질병이 없는 사람들이 노출되었을 오즈에 비해 질병에 걸린 사람들이 노출되었을 오즈. 1보다 큰 오즈비는 노출이 증가할수록 질병도 증가하는 양(+)의 연관성을 시사하고, 1보다 작은 오즈비는 노출이 증가할수록 질병이 줄어드는 부(–)의 연관성을 시사하며, 오즈비 1은 노출과 질병 사이의 연관성이 없음을 시사한다.
단면 연구	계산할 수 없음	비교군이 없는 한 계산할 수 없다. 이 경우는 환자–대조군 연구의 해석과 유사하다.
증례 보고()/ 환자군 연구()	계산할 수 없음	계산할 수 없음

표 12.3 **오즈를 위험으로, 위험에서 오즈로 변환**

오즈	비		비	위험
9.00	9:1	또는	9:1	0.90
4.00	4:1	또는	8:2	0.80
2.33	2.33:1	또는	7:3	0.70
1.50	1.50:1	또는	6:4	0.60
1.00	1:1	또는	5:5	0.50
0.67	0.67:1	또는	4:6	0.40
0.43	0.43:1	또는	3:7	0.30
0.25	0.25:1	또는	2:8	0.20
0.11	0.11:1	또는	1:9	0.10
0.05	0.05:1	또는	5:95	0.05

$$위험 = \frac{오즈}{오즈+1}$$

$$오즈 = \frac{위험}{1-위험}$$

된다. 무작위배정 임상시험에서 오즈비는 코호트 연구의 오즈비와 유사하게 해석된다(표 12.2).

절대위험 감소 및 상대위험 감소

적절한 임상 결정을 내리기 위해서는 절대위험도와 상대위험도의 차이 그리고 절대위험 감소와 상대위험 감소를 이해하는 것이 중요하다. 표 12.1을 보면, 설탕 첨가 음료를 마시는 어린이의 치아우식 유병 절대위험도와 비교해서 설탕 첨가 음료를 마시지 않는 어린이의 치아우식 유병 절대위험도는 다르다. 절대위험 감소는 실험군과 대조군에서 절대위험도의 차이다. 표 12.1a의 데이터에서 볼 수 있듯이 설탕 첨가 음료를 마시면 0.50(0.65−0.15)의 치아우식 유병 절대위험 감소와 관련이 있다. 이를 다르게 말하면, "설탕 첨가 음료를 마시지 않으면 치아우식 유병 절대위험도가 1,000명 중 650명(65%)에서 1,000명 중 150명(15%)으로 감소" 또는 "2년 동안 설탕 첨가 음료를 마신 1,000명의 환자와 비교했을 때, 설탕 첨가 음료를 마시지 않은 1,000명의 환자에서 500명의 치아우식증 환자가 감소할 것으로 예상할 수 있다"라고 할 수 있다.

표 12.1을 다시 보면, 상대위험도로 정량화할 수 있는 두 개의 절대위험도 사이에는 다음과 같은 관계가 있다.

- 상대위험도=설탕 첨가 음료를 마시지 않는 어린이의 치아우식증 절대위험도와 설탕 첨가 음료를 마시는 어린이의 절대위험도 사이 비율 또는 상대적 변화(표 12.1b).

표 12.1에서 설명한 가상 연구에서 상대위험 감소는 설탕 첨가 음료를 마시지 않을 때 치아우식증 발생 위험 감소이다(표 12.1b). 설탕 첨가 음료를 마시는 집단과 비교했을 때 설탕 첨가 음료를 마시지 않는 상대위험도가 0.23이므로, 설탕을 섭취하지 않을 때 상대위험 감소는 77%(1−0.23), 즉 설탕 첨가 음료를 마시는 집단에 비해 설탕 첨가 음료를 마시지 않는 집단에서 치아우식증이 발생할 위험이 77% 감소한다.

상대위험 감소는 77%였지만 절대위험 감소는 50%(65%−15%)였다. 상대위험 감소와 절대위험 감소의 차이는 질병의 유병률이 낮을 때 더욱 극적이다. 예를 들어, 치아우식증 발생 절대위험도가 1.6%이고 특정 식단이 이 위험을 1%로 감소시킨다면 상대위험 감소는 37.5%지만 절대위험 감소는 0.6%에 불과하다. 이 두 개념은 모두 진료를 어떻게 할지 알려주겠지만, 각각 다른 방식으로 알려준다.

위험비

위험비는 생존 데이터라고도 알려진 사건−발생 시간 데이터를 다루는 또 다른 연관성 척도이다. 위험(hazard)은 순간 사건 발생률로, 개인이 특정 시간에 관심 사건을 겪을 확률로 표현된다(그 시간까지 사건이 없는 것으로 가정함). 위험비는 특정 시점에서 치료군과 대조군의 위험 비율로, 위험을 정량화한다. 추적 기간에 따라 대조군의 사건 발생 위험에 대한 중재군의 사건 발생 위험이다. 위험비 1.0은 두 집단에서 사건 발생률이 같다는 것을 의미하며, 위험비 2.0은 추적 기간의 특정 시간에 대조군에 비해 치료군에서 두 배 이상의 환자가 사건을 경험한다는 것을 의미한다. 위험비 0.5는 특정 시간에 대조군에 비해 치료군에서 절반의 환자가 사건을 경험했음을 의미한다. 가상의 임상 연구에서 보고된 위험비는 0.45로, 추적 기간 중 어느 시점에 치료군의 환자가 사건을 경험할 확률이 55% 낮다는 것을 의미한다. 위험비는 총 사건 횟수뿐만 아니라 각 사건 발생 시기(즉, 사건 발생률)도 고려하지만, 상대위험도는 총 관심 기간 동안 누적 위험을 측정한다.

가설 및 유의성 검정

연구자들이 특정 요인(예: 설탕 첨가 음료 마심 또는 마시지 않음)과 결과변수 사이에 연관성이 있는지 또는 환자의 특성(예: 교육 수준이 낮거나 교육 수준이 높은 환자)과 결과변수 사이에 연관성이 있는지의 여부를 판단하려고 할 때, 이상적인 상황은 연구 결과가 적용될 전체 인구 집단을 모집하는 것이다. 전체 인구 집단을 모집하는 접근 방식이 실행하기에는 심각한 문제를 가지고 있으며, 막대한 양의 자원과 시간이 소요된다는 것을 이해하기 어렵지 않다. 이 난제를 해결하기 위한 방법으로, 연구자들은 전체 모집단의 일부인 표본을 추출하고, 이 표본이 연구 대상 개인, 요인 또는 특성을 잘 표현할 수 있을 것으로 기대한다. 표본에서 얻은 연구 결과를 전체 인구 집단으로 추론하는 것을 추리 통계라고 한다("인구 집단"은 연구자가 연구 표본으로부터 그려내는 개인의 전체 "세계"를 설명하기 위해 통계에서 사용되는 용어). 추리 통계는 모집단을 추론하지 않고 연구 표본을 설명하는 데만 수집된 데이터를 사용하는 기술 통계와 다르다.

치의학 문헌 독자들은 귀무가설(H_0)과 연구가설(또는 대안가설, H_a)의 두 가지 유형이 있다는 것을 알 것이다. 귀무가설은 예측변수나 노출 및 결과변수 사이에 연관성이 없거나(즉, 귀무), 따라서 연구 집단 사이에 결과 차이가 없으며 또한 더 나아가 관찰된 차이는 우연만으로 인한 것이라고 명시한다(상자 12.1과 그림 12.2).

귀무가설은 통계적 검정의 기초가 된다. 왜냐하면 연구자들은 0% 차이라는 하나의 값만을 검정하면 되기 때문이다. 문제는 관찰된 연구 데이터가 차이가 없다는 귀무가설과 일치하는지의 여부이다. 대립가설은 비방향적일 수 있으며, 연관성(또는 차이)이나 방향(더 좋거나 나쁘거나 더 높거나 낮거나)이 있음을 나타낸다(상자 12.1과 그림 12.2).

상자 12.1. 가설 예제

귀무가설(H_0)

설탕 음료를 안 마시는 아동군과 비교했을 때, 설탕 음료를 마시는 아동군에서 치아우식증 발생은 동일하다.

연구가설(또는 대안가설, H_a)

1. 설탕 음료를 마시는 아동군과 설탕 음료를 안 마시는 아동군을 비교했을 때 치아우식증 발생은 다르다.
2. 설탕 음료를 마시는 아동군의 치아우식증 발생은 설탕 음료를 안 마시는 아동군에 비해 높다.
3. 설탕 음료를 마시는 아동군의 치아우식증 발생은 설탕 음료를 안 마시는 아동군에 비해 낮다.

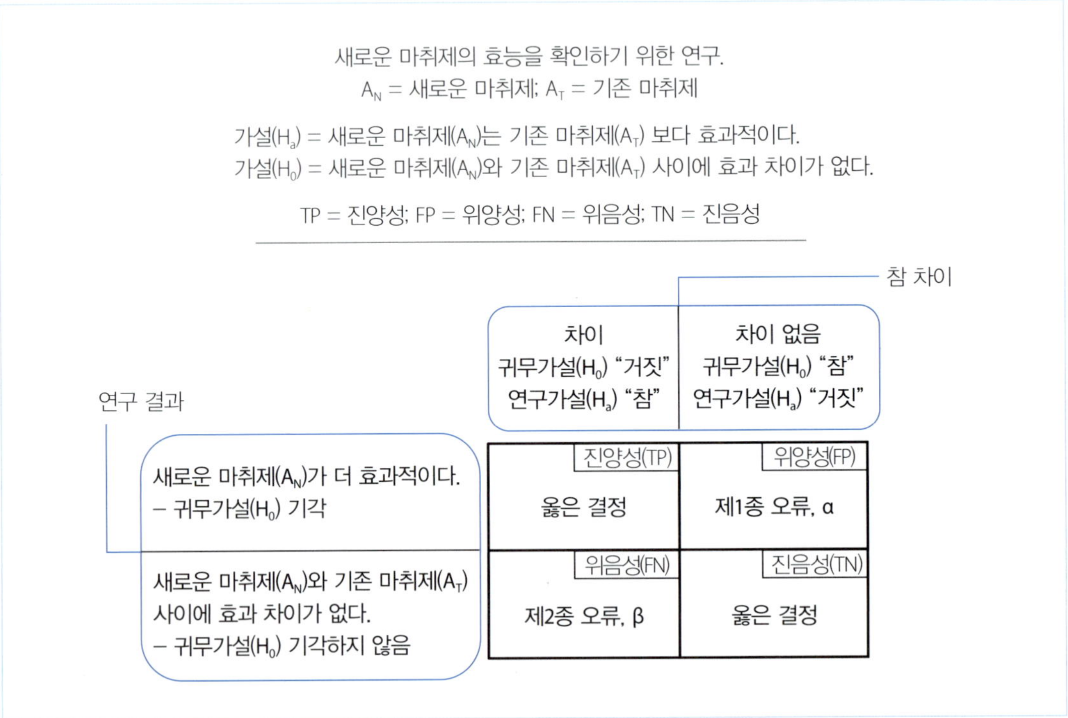

그림 12.2 **가설검정**

통계적 유의성 검정은 관측된 표본 데이터에 기초한 추론을 지지하거나 기각하는 데 사용되는 방법이다. 즉, 관찰된 연구 표본으로부터 연구자들은 모집단에 대한 "진실"이 무엇인지 유추할 수 있는가? 가설검정의 관점에서, 통계적 검정의 목적은 관측된 연구 데이터가 귀무가설을 기각하는지 또는 기각하지 않는지를 결정하는 것이다. 귀무가설을 기각하지 않는 것은 귀무가설을 수용하는 것과 정확히 같은 것은 아니다. 정확한 결론은 연관성/차이가 없다는 귀무가설을 기각할 증거가 충분하지 않다는 것이다. 유의하지 않은 결과는 귀무가설을 기각하고 연관성/차이가 있음을 암시할 충분한 증거가 없다는 것을 의미한다("충분한"은 알파 수준이라고 불리는 미리 결정된 값이나 수준으로 정량화된다[아래 알파 수준에 대한 자세한 내용 참조]). 연관성/차이가 있는지의 여부를 평가하기 위한 연구 결과가 유의하지 않은 경우, 비교 대상 두 집단이 동일하거나 동등하다고 결론을 내린다면 그것은 부정확하며 일반적인 오해이다. 통계적 검정에서 연구 관측치가 연관성/차이가 없다는 귀무가설과 일치한다고 가정할 경우 귀무가설은 기각되지 않으며, 집단 간에 차이가 있다고 진술할 수 없다. 통계적 유의성 검정에서 연구 결과가 귀무가설과 일관될 가능성이 낮다고 판단되면(즉, 차이가 있을 것 같지 않으면), 귀무가설을 기각하고 대립가설을 진행하거나 귀무가설을 기각하고 대립가설을 지지한다.

유의성 검정은 지정된 또는 미리 결정된 알파 수준과 계산된 확률(P)값에 기초한다. 알파 수준은 조사자가 통계적 유의성의 문턱으로 선택한 임의의 확률로, 다르게 표현하면 귀무가설을 기각하거나 기각하지 않을 미리 설정된 신뢰구간의 임계값이다. 임의의 값이지만 대부분의 연구에서 허용되는 알파값은 관례적으로 0.05이다. 알파 수준은 귀무가설이 사실인 경우 1종 오류를 범할 확률이기도 하다. 1종 오류는 실제로는 통계적으로 유의한 차이가 없는 데 통계적으로 유의한 차이가 있다고 결론내리는 것을 의미하며, 위양성 결과로도 알려져 있다(그림 12.2). 알파 0.05는 실제 연관성/차이가 없고 관찰된 결과가 단지 우연에 의한 것일 때 조사자가 연관성이나 차이가 있다고 결론을 내릴 경우가 전체의 5%라고 제시한다. 알파 0.05에 대한 또 다른 해석 방법은 1종 오류를 범할 5%의 위험을 기꺼이 받아들이거나(위양성 결과를 얻음), 실제 차이가 없는데도 5%의 경우는 차이가 있다고 거짓 결론을 내릴 것이라고 말하는 것이다(그림 12.2).

알파보다 작은 P값은 통계적으로 유의한 것으로 간주되며, 귀무가설은 기각되고 대립가설이 채택된다. 알파와 같거나 큰 P값은 통계적으로 유의하지 않다고 간주되며, 연구 데이터에 근거하여 귀무가설은 기각되지 않는다. P값은 귀무가설이 사실이라고 가정할 때, 연구로부터 얻은 결과가 단지 우연만으로 극단적(또는 비정상적) 또는 더 극단적(또는 더 비정상적)일 확률이다. P값은 귀무가설(연관성/차이가 없음)을 지지하거나 반대하는 증거의 척도이며, 관측된 결과가 통계적으로 유의하거나 통계적으로 유의하지 않음을 나타낸다. 그래서 예/아니오의 이분형 결과변수이다. 이러한 이유로, 통계적으로 유의한 추세가 있다거나 결과가 약간 유의미하다고 말하는 것은 정확하지 않은 표현이다. 예를 들어, P값 0.03과 0.04는 모두 통계적으로 유의하지만 한 값이 다른 값보다 유의한 것이 아니다. 마찬가지로, 0.05에 매우 가깝지만, 0.05보다 조금 큰 P값을 "근소하게 통계적으로 유의하다"거나 "유의한 경향이 있다"고 해석해서는 안 된다.

P값은 자주 사용되지만 잘못 해석되는 경우가 많다.[6] 따라서 P값이 말하지 않는 것을 아는 것이 중요하다. P값은 연관성/차이의 방향(감소 또는 증가)이나 규모에 대한 어떤 표시도 제공하지 않는다. 또한 결과의 임상적 또는 현실적 유의성을 나타내지 않는다(11장 참조). 더욱이 P값은 귀무가설이 참일지, 연구 결과가 얼마나 참일지 또는 결과가 얼마나 참일 것 같을지에 대한 확률을 나타내는 것이 아니다. 과학계에서는 P값을 잘못 해석하는 경우가 많고, P값을 사용할 때는 항상 신뢰구간을 동반해야 한다는 공감대가 형성되어 있다. 신뢰구간은 연관성 또는 효과의 규모에 대한

정보와 함께 통계적 유의성에 대한 정보를 제공한다(신뢰구간에 대한 다음 절 참조).

신뢰구간

임상 선택에 직면했을 때 환자와 임상의사는 정보에 입각한 결정을 내리기 위해 가능한 많은 정보를 원할 것이다. 임플란트 식립에 대해 환자에게 말하는 임상의사의 예를 들어보자. 환자가 이 수술이 (임플란트 주변) 치조골 흡수(marginal bone loss, MBL)와 관련이 있는지의 여부를 알고자 한다. 가상의 예에서, 한 연구는 환자에게 식립한 특정 임플란트 주변 평균 치조골 흡수가 5mm라고 보고하였다. 이것은 중요한 정보지만, 훨씬 더 유용한 정보는 연구에 보고된 치조골 흡수의 범위를 아는 것이다. 연구에서 95% 신뢰구간의 범위는 1~9mm 또는 평균 ±4mm이다. 따라서 평균 치조골 흡수가 5mm였지만, 예상 치조골 흡수는 많게는 9mm, 적게는 1mm가 될 수도 있다. 이 정보를 알고 있는 환자는 9mm 치조골 흡수의 위험은 너무 높다고 판단하거나, 치조골 흡수가 훨씬 더 적을 가능성(최소 1mm)이 있기 때문에 위험을 감수하고 임플란트를 식립하는 데에 동의할 수 있다. 따라서 신뢰구간은 연구 결과의 임상적 관련성을 평가하기 위한 추가 정보를 제공한다(상자 12.2 및 12.3 참조).

신뢰 수준은 값의 구간 또는 범위 안에 여러 번 반복한 실험에서 얻을 수 있는 모집단의 "참" 또는 정확한 값이 포함될 확실성이다. 즉, 95% 신뢰구간은 수많은 표본(실험)에 대해 신뢰구간을 계산할 경우 표본 신뢰구간의 95%에 실제 모집단 값(평균, 비율 등)이 포함될 것으로 예상한다. 95% 신뢰구간은 일반적으로 임상 및 응용 연구에 사용되지만, 더 많은 신뢰도를 원한다면 연구자가 99%와 같은 95% 이상의 신뢰구간을 사용할 수 있다. 신뢰구간은 무작위 표본을 사용하는 경우, 표본이 서로 독립적으로 선택되는 경우, 데이터가 정확하게 측정되는 경우 그리고 측정되는 변수가 모집단에 대해 추론을 하는 데 적합한 경우에만 올바르게 해석될 수 있다. 예를 들어, 우리는 인구 집단에서 임플란트 실패에 대한 추론을 하기 위해 수많은 표본에서 나온 골 흡수 척도를 사용할 수 없다. 한 가지 예로, "인구 집단 평균이 특정 95% 신뢰구간 내에 포함될 확률이 95%"라고 말하는 것은 옳지 않다. 그러한 진술은 우리가 조사하는 신뢰구간에 따라 모집단 평균이 달라질 수 있음을 의미한다. "진정한" 모집단 평균은 오직 하나이고, 이 평균은 변하지 않는다. 그러나 여러 가지 다른 표본들의 신뢰구간은 모집단 평균을 포함할 수도 있고 포함하지 않을 수도 있다. 따라서 95% 확률은 신뢰구간에 대한 것이고, 고정 또는 "진정한" 모집단 평균에 대한 것이 아니다. 정확하게 말하면, "이 표본의 특정 95% 신뢰구간에 모집단 평균이 포함될 확률은 95%이다"라는 표현이 올바른 표현이다.

신뢰구간 해석 방법

P값은 귀무가설을 기각할지 여부에 대한 "예" 또는 "아니오"라는 대답만 제공할 수 있다. 반면에 신뢰구간은 치료 효과의 방향과 크기 모두에 대한 정보를 제공하는데, 이것은 P값보다 임상적으로 중요한 정보를 더 많이 제공하는 것이다(P값에 대한 절 참조). 모든 신뢰구간은 점 추정치(특정 표본평균, 평균 차이 등)와 하한 및 상한(신뢰 한계 또는 경계)을 중심으로 보고된다.

신뢰구간의 범위는 몇 가지 다른 요인에 의해 결정될 수 있다. 분명한 것은 표본 크기(표 12.4a)이다. 참가자 수를 늘리면 "참" 효과가 측정(관측) 효과와 더 가깝다는 우리의 자신감이 높아질 것이다. 4명의 참가자만을 대상으로 한 실험의 결과는 우리에게 "참" 효과에 가까운 측정치를 제공할 것이다. 하지만 100명의 참가자를 등록하면 관찰 결과가 "참" 효과에 훨씬 더 가깝다는 자신감이 더 높아질 것이다. 그러나 신뢰구간의 범위에 영향을 미칠 수 있는 다른 요인이 있을 수 있다.

표 12.4a 표본 크기와 신뢰구간의 폭

실험군			대조군			절대위험감소	상대위험감소	상대위험감소; 95% 신뢰구간
임플란트 실패	총 임플란트 개수	절대위험	임플란트 실패	총 임플란트 개수	절대위험			
8	20	0.40	10	20	0.50	0.10	0.20	0.20; 60 ~ 60%
16	40	0.40	20	40	0.50	0.10	0.20	0.20; −31 ~ 51%
32	80	0.40	40	80	0.50	0.10	0.20	0.20; −13 ~ 43%
128	320	0.40	160	320	0.50	0.10	0.20	0.20; 5 ~ 33%
320	800	0.40	400	800	0.50	0.10	0.20	0.20; 11 ~ 28%

위의 5가지 연구는 표본 크기가 증가하면 상대위험 감소를 중심으로 더 좁은 신뢰구간이 생성된다는 것을 보여준다(즉, 임플란트 실패율에 대한 "참" 상대위험 감소는 관측된 10% 절대위험 감소 및 20% 상대위험 감소에 가깝다는 것을 보여준다).

표 12.4b 절대위험 감소와 신뢰구간의 폭

실험군			대조군			절대위험 감소	상대위험 감소	상대위험감소; 95% 신뢰구간
임플란트 실패	총 임플란트 개수	절대위험	임플란트 실패	총 임플란트 개수	절대위험			
8	100	0.08	10	100	0.10	0.02	0.20	0.20; −94 ~ 67%
24	100	0.24	30	100	0.30	0.06	0.20	0.20; −26 ~ 49%
40	100	0.40	50	100	0.50	0.10	0.20	0.20; −9 ~ 41%
56	100	0.56	70	100	0.70	0.14	0.20	0.20; 7 ~ 36%
72	100	0.72	90	100	0.90	0.18	0.20	0.20; 8 ~ 30%

위의 5가지 다른 연구는 표본 크기와 상대위험 감소는 동일하지만 상대위험 감소에서 신뢰구간의 폭은 변경되었음을 보여준다. 이는 절대위험 감소(대조군 절대위험과 실험군 절대위험의 차이)가 증가하여 신뢰구간이 더 좁고, 따라서 더 정확하게 나타나기 때문이다. 따라서 이 시나리오에서, 표본 크기가 아닌 사건의 수는 신뢰구간의 폭에 영향을 미쳤다.

연구자들이 실험 술식을 사용한 임플란트의 실패와 기존 술식을 사용한 임플란트의 실패를 비교하는 실험을 수행하였다면 절대위험 감소와 상대위험 감소를 계산하여 어떤 술식이 더 좋거나 나쁜 결과와 관연있는지 판단할 수 있다. 절대위험 감소(실험군의 절대위험도와 대조군의 절대위험도의 차이)는 증가했지만 모든 실험의 표본 크기는 그대로 유지되면 상대위험 감소는 변하지 않고 신뢰구간의 범위가 좁아질 것이다(표 12.4b). 실험군과 대조군의 절대위험도의 차이에 따라 신뢰구간의 범위(즉, 정밀도)가 결정된다. 이 경우 신뢰구간의 범위를 결정하는 것은 표본 크기가 아니라 절대위험도이다. 높은 절대위험 감소는 보다 정확한 신뢰구간을 제공한다. 따라서 표본 크기와 관측된 사건 수 모두 신뢰구간 범위의 주요 결정 요인이다.

신뢰구간의 범위에 영향을 미치는 몇 가지 다른 요인들이 있다. 표본 크기가 증가할수록 신뢰구간 범위는 감소한다. 표준편차를 증가시키면 신뢰구간 범위는 증가한다. 그리고 모든 변수가 동일하게 유지되어 원하는 신뢰 수준이 95%에서 99%로 증가하면 신뢰구간 범위는 증가한다. 신뢰구간의 폭에 영향을 미칠 수 있는 또 다른 요인은 유의수준이다. 유의수준이 감소하면(예: 0.05 ~ 0.01) 다른 모든 변수가 같을 때 신뢰구간의 범위는 증가한다.

치료 효과는 다른 연관성 척도 중 상대위험도 또는 오즈비로 측정할 수 있다(연관성 측정에 관한 절 참조). 상대위험도 또는 오즈비 주변으로 만들어진 신뢰구간에 1이 포함되면 결과는 통계적으로 유의하지 않다. 왜냐하면 1은 비율에 대한 귀무(null)값(표 12.5)이라서 "참" 차이가 1이며, 1이라는 비율은 비교하는 두 집단 간의 차이가 없음을 나타낸다. 더 나아가 이는 연구 결과의 잠재적 임상적 중요성에 의문을 제기할 수 있다. 평균을 비교하는 경우 평균 차이(한 집단의 평균에서 다른 집단의 평균을 뺀 값) 0은 귀무값이며, 차이가 없음을 시사한다. 평균 차이를 둘러싼 신뢰구간이 귀무값 0을 포함하면 통계적으로 유의하지 않은 것으로 간주된다. 이 개념은 표준화 평균 차이, 절대위험 감소, 위험비 및 기타 연관성 척도에 적용된다. 따라서 통계적 유의성은 P값과 신뢰구간 값을 모두 사용하여 평가할 수 있다.

신뢰구간 계산에 대한 자세한 내용은 상자 12.2를 참조하고, 신뢰구간, 유의성 및 임상적 의미

표 12.5 신뢰구간과 P값을 이용한 통계적 유의성 평가

기준 척도	귀무값 (Null Value)[1]	신뢰구간을 사용한 유의성 평가	해당 유의확률을 사용한 유의성 평가
차이: 평균 차이, 표준화 평균 차이, 위험 차이, 비율 차이	0	신뢰구간이 0 포함 = 유의하지 않음	$P \geq 0.05$
		신뢰구간이 0 포함하지 않음 = 유의함	$P < 0.05$
비: 상대위험도, 오즈비, 위험비	1	신뢰구간이 1 포함 = 유의하지 않음	$P \geq 0.05$
		신뢰구간이 1 포함하지 않음 = 유의함	$P < 0.05$

1) 가질 수 있는 값의 특성이 알 수 없거나 적절한 값이 없으면 특수값인 귀무값을 사용할 수 있다. 귀무값은 특정 속성에 해당하는 값이 없으므로 숫자 0 또는 공백 문자와 다르다.

에 대한 자세한 내용은 상자 12.3을 참조하라.

> 치료 효과는 다른 연관성 척도 중 상대위험도 또는 오즈비로 측정할 수 있다(연관성 측정에 관한 절 참조).

확률과 정규곡선

통계적 검정은 관측된 결과가 단지 무작위 변동(우연) 때문일 경우 그 결과를 얻을 확률을 정량화하기 위한 것이다. 통계적 검정은 관측 결과를 무작위 변동으로 인해 예상되는 이론적 결과와 비교하는 것이다. 이것에 대해 생각해 볼 수 있는 예시는 동전던지기 실험이다. 동전을 10번 던져서 앞면 9개, 뒷면 1개가 나올 확률은 얼마인가? 우리는 가능한 공식으로 이 확률을 계산할 수 있고, 실험을 할 수 있다. 실험에서 관측된 결과를 계산된 확률(기대된 결과)과 비교한 후 동전이 공정하거나 비뚤림이 된 동전이 될 가능성에 대해 말할 수 있다.

실험은 동전을 10번 던져 결과를 관찰하는 것(뒷면와 비교한 앞면 비율)으로 이루어진다. 동전던지기 10번이 하나의 실험이며, 모든 각각의 실험은 앞면/뒷면의 비율이 같지 않을 것이다. 하지만 우리가 더 많은 실험을 할수록, 앞면/뒷면의 비율이 실제로 얼마나 되는지에 대한 우리의 확신은 더 높아질 것이다. 예를 들어, 히스토그램으로 각 실험의 결과를 그래프로 그리면 일정한 패턴이 나타날 것이다. 측정된 분량의 값 패턴, 이 경우 각 10개의 동전던지기의 결과는 통계에서 분포라고 부른다. 정규분포 또는 정규표본분포곡선은 귀무가설에서 기대 확률을 모형화하는 데 가장 일반적으로 사용되는 곡선이다(그림 12.3, 정규분포 곡선을 설명하는 데 사용되는 단어인 "정규"는 일상 언어(normal=정상)에서와 같은 의미는 아니며, 통계에서 이 곡선을 나타낼 때 사용된다). 정규곡선은 추리 통계량과 기술 통계량 모두에서 사용되며 종 모양 또는 가우스곡선이라고도 한다. 서로 다른 데이터 지점 사이의 정규곡선 아래 영역은 통계에 관한 대부분의 교과서에 수록된 표에서 계산하거나 얻을 수 있는 확률에 해당한다(그림 12.3). 따라서 10개의 동전던지기 실험에서 관찰된 결과를 도표로 만들고, 관찰한 결과의 확률을 계산한 다음, 우리가 관찰한 확률과 예상 확률을 비교할 수 있다. 예를 들어, 만약 10개의 동전던지기 후에 앞면 9개와 뒷면 1개를 얻을 예상 확률이 1%인데, 관찰 확률이 4.5%였다면, 우리가 던진 동전이 공정한 동전이었는지 아니면 비뚤림이 된 동전이었는지를 예상 결과와 관찰된 결과의 차이로 결정할 필요가 있다.

정규곡선의 중요한 속성 중 하나는 평균 및 표준편차라는 두 개의 파라미터로 설명할 수 있다는 것이다(그림 12.3과 12.4). 표준편차는 관측치의 변동성에 대한 척도 또는 표본의 평균 주위에 있는 데이터의 분포에 대한 척도이다. 평균과 표준편차에 따라 "정규곡선"이 무한히 존재하지만, 모

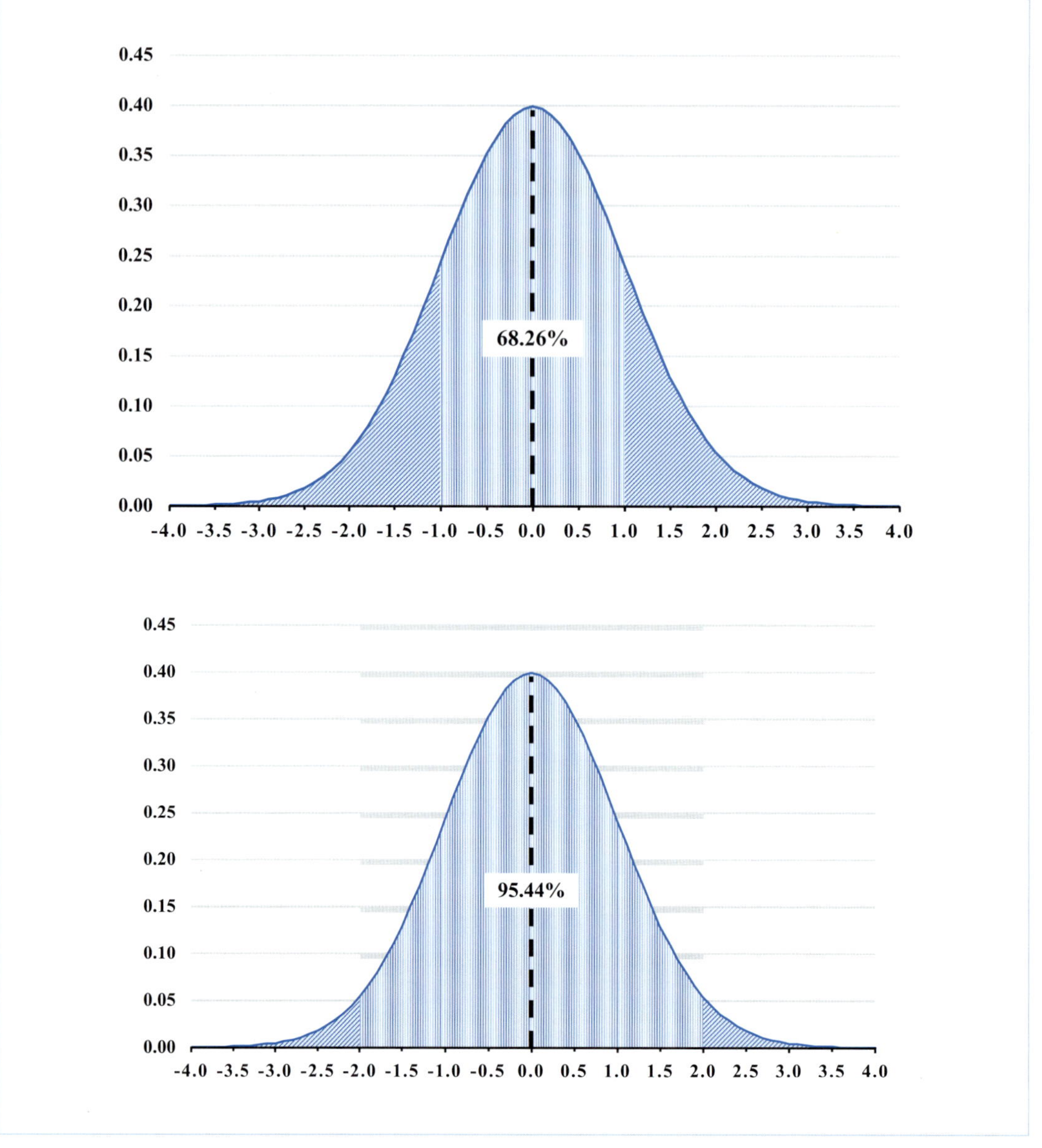

정규표본분포의 평균은 대개 X축의 중간점이다. 위의 예에서 평균은 0이다. 표준편차(SD)는 평균 주위에 균등하게 분포한다.

−1 SD와 +1 SD 사이의 곡선 아래 영역은 항상 ≈68.26%이고, −2 SD와 +2 SD 사이의 영역은 항상 ≈95.44%이며, −3 SD와 +3 SD 사이의 영역은 항상 99.72%이다.

반대로, 곡선 아래 99%의 면적이 2.58 SDs에 해당하고, 곡선 아래 95%의 면적이 1.96 SDs에 해당하며, 곡선 아래 90%의 면적이 1.65 SDs에 해당한다.

그림 12.3 정규분포곡선과 표준편차, 곡선 아래 영역(Area Under the Curve)

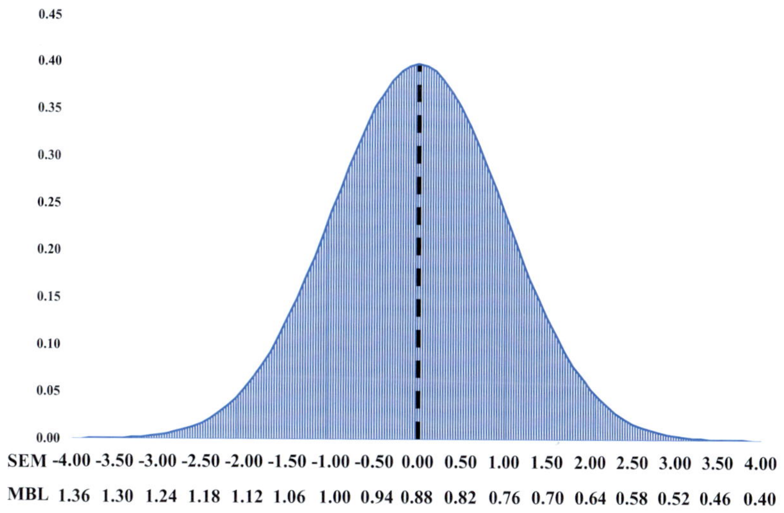

자세한 설명은 상자 12.3을 참조하라.
이 연구의 평균 치조골 흡수는 0.88mm였으며, 평균의 표준 오차는 0.12mm이었다. 오차한계(margin of error, ME)는 95% 신뢰구간과 관련된 ±0.24mm이다. 따라서 관측 평균 주위에 생성된 95% 신뢰구간은 0.88 ±0.24mm이며, 평균 0.88 95% 신뢰구간, 1.12~0.64로 기록된다.

그림 12.4 치과 인플란트 식립 후 치조골 소실 연구의 관찰된 결과

두 동일한 속성을 가지고 있다. 곡선 아래의 계산된 면적은 확률에 비례한다. 정규분포를 따르는 관측치는 곡선의 평균 또는 중심에서 떨어진 표준편차의 수에 기초하여 정규곡선을 그린다. 모든 정규곡선은 또 다른 공통 특성을 가지고 있다. 곡선 아래 면적의 68%는 평균 ±1 표준편차 사이에 있고, 곡선 아래 면적의 95%는 평균 ±2 표준편차 사이에 있으며, 곡선 아래 면적의 2.5%는 평균 ±2 표준편차를 초과하는 곡선의 각 꼬리에 있다(그림 12.3). 꼬리의 곡선 아래 영역은 귀무가설이 참일 경우 관측된 것보다 극단적이거나 더 극단적으로 나타나는 결과의 확률이다. 예를 들어, 5% 또는 0.05의 알파 수준을 선택한 경우 곡선의 95%를 초과하는 관측치(즉, 귀무가설이 "참"인 경우 우리의 결과를 얻을 확률 5% 미만으로 해석됨)는 통계적으로 유의하지 않은 것으로 간주되고 귀무가설이 기각된다.

표준편차 및 표준오차

동일한 수의 피실험자를 가진 서로 다른 표본에 대해 여러 번 실험을 반복할 수 있다면 결과적인 표본 통계량은 항상 같지 않을 것이다(표본의 변동성, 분산 또는 우연한 가능성 때문에). 표본 변동성의 두 가지 척도는 표준편차와 표준오차이다. "편차"는 관측값과 추정값의 차이를 말하며, "오차"가 함축하는 뜻은 변동성을 의미한다. 이 두 척도의 구별을 이해하는 것이 중요하다.

표준편차는 구간 또는 비율 데이터와 함께 사용되는 변동의 척도다. 구간 데이터는 화씨 또는 섭씨 눈금의 온도 측정의 경우처럼 참 0이 없다. 참 0이 없기 때문에 25°F가 50°F의 절반만큼 뜨겁다고 말할 수 없다. 비율 데이터는 참 0을 가지는데, 무게를 예로 들 수 있다. 50lb는 25lb보다 두 배 무겁다. 표준편차는 주어진 연구 표본에서 관측치의 변동성에 대한 척도이다. 표준편차는 연구 표본의 평균 주위에 관측치가 흩어진 정도를 나타내는 척도이다. 주어진 연구에서 표준편차는 평균적으로 개별 관측치가 연구 평균과 얼마나 다른지를 나타낸다. 표준편차는 또한 정규곡선의 형태를 정의하는데, 표준편차가 클수록 평균에 대해 흩어짐이 많아지고 정밀도가 나빠지는 반면, 표준편차가 작을수록 평균에 대해 흩어짐이 적고 정밀도가 좋아진다. 이는 정규곡선의 폭에 반영되어, 표준편차가 클수록 정규곡선의 폭이 증가하고 표준편차가 작을수록 그 폭은 감소한다.

표준오차는 연구 표본의 평균을 말하며, 모집단 평균과 비교한 표본평균의 변동을 정량화한다. 이는 연구 표본평균이 실제 모집단 평균의 추정치로서 얼마나 신뢰할 수 있는지를 나타낸다. 표준오차는 표준편차를 연구 표본 크기의 제곱근으로 나누어 계산(표준오차 = 표준편차/√(표본 크기))하기 때문에 표준오차는 항상 표준편차보다 작다. 따라서 표준오차는 연구 표본 크기(n)와 연구 표본이 추출된 모집단의 변동성(표준편차)에 따라 달라진다. 표본 크기가 클수록 표준오차는 감소하는 반면 주어진 관심 측정에 대한 개별 변동성이 많은 모집단은 표준오차가 증가한다. 표준오차의 크기는 모수 추정치의 정밀도(인구 변수의 추정치)를 나타내며, 통계적 추론에 사용되는 신뢰구간을 계산하기 위한 일차적 기준이 된다. 요약하면 표준편차는 연구 표본에서 관측치의 변동성을 정량화하는 반면 표준오차는 실제 모집단 평균에서 표본평균의 변동성을 정량화한다. 일부 조사자들은 표준오차가 항상 표준편차보다 작기 때문에 표준오차를 쓰고 싶은 유혹을 느끼지만, 주어진 연구에서 관찰의 가변성을 나타내기 위해 표준오차를 보고하는 것은 옳지 않다.

표본 크기의 고려 사항

임상의사가 연구논문을 읽을 때, 특정 연구의 검정력 수준은 결과를 해석하는 데 매우 중요하다. 조사자는 항상 논문의 연구 방법에 연구의 검정력을 표시해야 한다. 검정력 수준이란 차이가 실제로 존재할 때 그 차이를 찾을 확률(즉, 진양성 소견의 확률)이다. 원하는 검정력의 수준은 관례상 최소 80%이다. 사망률이라는 상당히 드문 사건이 결과변수인 경우 관심 치료 효과에 대한 검정력 수준을 높이려면(예를 들어, 80%에서 90%로) 표본 크기가 현저히 커야 한다. 연구 검정력과 표본 크기의 개념은 직접적인 관련이 있으므로 표본 크기 계산은 검정력 분석이라고도 한다. 충분한 표본이 있으면 아주 작은 효과라도 통계적으로 유의하다는 것을 알 수 있다. 하지만 통계적으로 유의하다고 해서 임상적으로 반드시 의미 있는 것은 아니다.

표본 크기 계산은 연구에서 원하는 검정력의 함수인데, 이것은 지정된 베타 수준과 직접 관련이 있다(그림 12.2). 베타 수준은 2종 오류를 범할 확률이다(실제로 연관성/차이가 있는 데 연관성/차이가 없다고 결론내리는 것 혹은 위음성 결과, 그림 12.2) 선택된 베타 수준은 조사자가 2종 오류를 범하는 것을 기꺼이 받아들이는 정도에 따라 다르다. 이는 조사자의 1종 오류 수용 의지의 정도나 위양성 결과를 바탕으로 알파 수준을 선택하는 것과 유사하다. 검정력은 1−베타와 같으며, 관측된 효과보다 같거나 더 큰 "참" 효과(모집단에서 발견된 효과, 진양성 결과)를 반영하는 연구 표본의 효과를 관측할 확률이다. 통상적으로 베타는 20%로 설정하는데, 이는 조사자가 진짜 차이를 놓칠 확률이 5분의 1이라는 것을 인정한다는 것을 의미한다. 20%의 베타값은 80%의 검정력("참" 효과를 찾을 확률 80%)을 나타내며, 이는 연구에 충분한 동력이 있다고 간주할 수 있는 최소 허용 검정력 수준이다. 특히 1종 오류(예를 들어, 심각한 부작용이 있을 수 있는 치료법을 선택해야 하는 암에 대한 위양성 진단)를 피하는 것이 중요한 경우 알파는 0.01과 같은 낮은 값으로 설정될 수 있는 반면, 2종 오류(예를 들어, 전염성이 강하고 많은 사람에게 영향을 미칠 수 있는 질병에 대한 진단을 누락)를 피하는 것이 특히 중요한 경우 베타값은, 예를 들어 10% 이하로 설정할 수 있다.

표본 수를 정할 때, 예상되는 치료 효과를 선험적으로 결정하는 것이 가장 어려울 수 있다. 원하는 치료 효과는 기존 논문의 데이터에서 통계적으로 유의하고 임상적으로 의미 있는 효과를 사용하거나 시범(파일럿) 연구를 통해 얻은 데이터를 사용하여 정보에 근거한 추정치를 산출할 수 있다. 사용할 수 있는 데이터가 없는 경우에는 주어진 관심 결과에 대해 임상적으로 의미 있는 효과를 정하기 위해 경험에 근거한 최선의 판단을 내려야 할 것이다. 예를 들어, 설탕 첨가 음료를 마신 후 치아우식증 유병률의 변화를 조사하기로 할 경우, 연구자는 치아우식증 유병률의 변화가 어느 정도일지를 미리 예측해야 한다. 수치의 타당성은 잠재적 중재의 비용에 의해 결정될 수 있다. 1%의 변화는 중요하지 않을 수 있지만, 10% 이상의 변화는 특정 치아우식 예방 중재술 시행 결정에 충분할 수 있다. 예상 치료 효과의 크기가 작을수록 0.05의 알파값과 80%의 검정력에서 통계적으로 유의한 차이를 나타내는 데 필요한 표본의 크기는 더 커진다. 따라서 1%의 차이를 찾기 위해서는 10%의 차이를 찾는 데 필요한 표본 크기보다 더 큰 표본 크기가 필요하다. 치료 효과의 예상 크기를 고려할 때 임상적 중요성에 주의를 기울이는 것이 중요하다.

각 연구에 대해 표본 크기 계산을 수행하는 데 사용되는 요소를 명확히 명시하고 연구의 검정력이 80% 이상이어야 한다. 원하는 효과나 관찰된 효과를 검출할 수 있는 검정력이 80% 미만인 연구는 검정력이 매우 낮으며, 그 연구의 결과는 신뢰할 수 없는 것으로 여겨진다. 통계적 관점에서 통계적 유의성을 찾지 못하는 연구를 "부정적 연구"라고 한다. 통계적으로 유의하지 않은 결과가 논리적으로 타당한 결과인지 아니면 부적절한 표본 크기 때문에 검정력이 떨어진 결과인지 불분명하다. 이 경우 연구자의 돈과 시간뿐만 아니라 연구 참가자의 돈과 시간도 헛되이 쓰인 셈이다.

표본 크기가 중요한 이유

적절한 표본 크기는 유용한 연구 결과를 도출하는 데 필수적이다. 표본 크기가 클수록 통계적으로 유의하다고 판단할 수 있는 치료 효과의 크기가 작아진다. 대부분의 연구는 실제로 차이가 있는 경우 그 차이를 탐지할 수 있는 충분한 검정력(최소 80% 검정력)이 있어야 한다. 최소 80%의 검정력을 얻기에 불충분한 표본 크기를 가지는 연구는 검정력이 낮다고 간주되며, 연구 설계 관점에서 타당성이 없고, 통계적 관점에서 정확도가 떨어지는 결과를 도출할 수 있다. 예를 들어, 약물 B에 비해 약물 A의 효능을 관찰한 검정력이 낮은 연구가 있었고, 그 결과가 약물 A의 효과가 약물 B의 효과와 통계적으로 유의한 차이가 없다고 한다면, 문제는 이것이 단순히 연구 표본이 차이를 감지할 만큼 충분히 크지 않았기 때문인지의 여부이다. 조사자가 제2종 오류를 범했는

상자 12.2. 평균 주위에 구성된 신뢰구간

신뢰구간을 구성하는 방법을 알면 해석에 도움이 된다. 우리가 뉴욕의 모든 치과의사가 식립한 단일 임플란트 주위의 평균 변연골 소실을 알고 싶다고 가정해 보자. 이식된 모든 임플란트 주위의 변연골 소실을 측정할 방법은 없다. 대신 무작위 임플란트 표본(예: 표본 크기가 100인 경우)을 기준으로 변연골 소실을 측정한다. 평균 변연골 소실은 0.88mm이고, 평균의 표준오차는 0.12mm이다.

경험적 규칙에 따르면 정규표본분포의 경우 가능한 표본평균의 95%가 모집단 평균의 2개(더 정확하게는 ≈ 1.96) 평균의 표준오차 내에 속한다. 다시 말해, 이 95%를 포함하는 구간의 길이는 모집단 평균을 중심으로 +1.96 평균의 표준오차와 −1.96 평균의 표준오차 사이이다(그림 12.4). 또한 ±1.96 평균의 표준오차는 오차한계(margin of error, ME)라고도 한다. 값 1.96은 95% 신뢰구간에 대한 "신뢰계수"라고도 하며, 90% 신뢰구간에 대한 신뢰계수는 1.65, 99% 신뢰구간에 대한 신뢰계수는 2.58이다. 우리는 이제 이 간격의 "길이"를 이용하여 신뢰구간을 만들 수 있다. 주어진 표본평균을 중심으로 구간을 설정했을 때 상한과 하한에 모집단 평균이 포함되는가? 이 구간의 간격은 X축의 숫자 선을 따라 "이동"할 수 있으며, 95%라는 수의 의미는 모집단 평균을 어디에 위치시키든 95%의 경우에 이 구간에 모집단 평균이 포함될 것이라고 확신할 수 있다는 뜻이다. 다시 말하면, 2.5%의 경우 이 구간에 모집단 평균보다 2.5%의 경우 이 구간은 모집단 평균보다 1.96 평균의 표준오차 이상 낮은 표본평균을 가지게 된다(따라서 모집단 평균을 포함하지 않음). 따라서 모집단 평균이 구간의 하한과 상한 사이에 있다는 것을 95% 확신한다고 말할 수 있다.

오차한계(ME)는 추론하고자 하는 모집단 평균 또는 관심 특성[2]과 해당 평균 또는 관심 특성의 연구 표본 추정치 사이에 예상되는 오류의 양이다. 95% 신뢰구간을 계산하는 경우, 위에서 언급한 바와 같이 평균의 표준오차에 1.96을 곱해야 95% 신뢰구간에 대한 오차한계를 얻을 수 있다는 것을 알 수 있다. 위의 예에서 1.96 × 평균의 표준오차 = 1.96 × 0.12 = 0.24(오차한계)이다(그림 12.4). 0.24가 평균 위와 아래 사이 거리인 만큼 신뢰구간의 상한은 0.88 + 0.24 = 1.12가 되고, 하한은 0.88 − 0.24 = 0.64가 된다. 이는 "평균 0.88 95% 신뢰구간 1.12~0.64"로 표현할 수 있다. 우리는 이제 "뉴욕시에서 치과의사가 식립한 모든 단일 임플란트의 평균 변연골 소실이 0.64~1.12mm라고 95% 확신한다"라고 말할 수 있다. 0.64mm에서 1.12mm 사이의 골소실이 임상적으로 관련이 있는지의 여부는 임상의사가 결정할 일이다.

---

2) 관심 특성(parameter of interest)은 연구 표본 또는 연구대상 모집단에 대한 추가 정보를 제공하는 통계적 값이다. 즉, 이러한 관심 특성은 주어진 연구 모집단을 정의하고 설명한다. 예를 들어, 특정 지역 수유부의 평균 소득을 확인하고 싶어한다고 가정하자. 이것은 소수의 사람들이 아니라 수유모 전체 집단을 나타내기 때문에 특성이다.

지? 즉, 조사자가 실제로 차이가 있음에도 귀무가설을 기각하지 않고 차이가 없다는 결론을 내렸는지(그림 12.2)? 표본 크기를 늘리면 실제로 거짓일 때 귀무가설이 기각될 가능성이 높아져 가설검정이 더욱 민감해진다. 표본 크기는 통계적 추론을 위한 연구에서 두 가지 필수 추정치인 표준오차의 크기와 신뢰구간의 너비에도 영향을 미친다(표본 크기가 클수록 표준오차는 작아지고 정밀도가 높아져 더 좁은 신뢰구간이 생성된다).

상자 12.3. 유의성 및 임상적 시사점

어린이에게 2년 동안 불소를 공급하면 우식경험영구치지수가 감소하는가?

100명의 어린이에게 불소를 투여하고(치료군 또는 A군), 또 다른 100명의 어린이에게는 불소를 투여하지 않은(대조군 또는 B군) 연구를 수행하였다고 하자. 모든 어린이는 A군이나 B군에 무작위로 배정(할당)되었고, 두 군의 초기 우식경험영구치지수는 같았으며, 연구 시작 시점에서 우식 발병 위험이 동일했다. 연구 결과에 따르면, 2년 후 치료군의 어린이들은 우식경험영구치지수 3.50, 표준편차 1.40인 반면, 대조군은 우식경험영구치지수 5.10, 표준편차 1.60이었다. 이러한 결과를 감안할 때, 만약 우리가 2년 동안 전체 어린이들에게 불소를 제공한다면 우식경험영구치지수가 얼마나 변화할지 정확하게 유추할 수 있을까? 정확한 값을 추정하는 것은 불가능하지만, 우식경험영구치지수 사이의 평균 차이를 중심으로 95% 신뢰구간을 계산할 수 있으며, 이를 통해 "이 구간에 우식경험영구치지수의 실제 모집단 평균 또는 차이가 포함될 확률이 95%"라고 말할 수 있다. 이 연구에서는 군간에 1.60 우식경험영구치지수의 평균 차이(5.10~3.50)가 나왔다. 정규표본분포를 가정할 때 95%와 일치하는 표준편차 수치를 계산하거나 표에서 찾아볼 수 있다. 앞에서 언급했듯이 95%는 평균으로부터 1.96 표준편차만큼 떨어져 있다. 오차한계는 이제 ±1.96×0.21(여기서 0.21은 두 표본에서 계산된 평균의 "결합" 표준오차)로 계산할 수 있으며, 이는 ±0.41이다. 따라서 이 사례에서 평균 차이를 중심으로 만들어진 95% 신뢰구간은 1.60±0.41이다. 이는 평균 차이 1.60; 95% 신뢰구간, 1.19~2.01로 표현할 수 있다. 이제 우리는 2년 동안 전체 어린이 집단에 불소를 제공한 후, 무작위로 100명의 어린이 표본집단을 뽑아서 우식경험영구치지수를 측정했을 때, 1.19에서 2.01 사이로 감소할 것이라는 사실을 95% 확신한다고 말할 수 있다. 이 구간에 0이 포함되지 않았기 때문에 통계적으로는 유의하지만, 이 결과가 임상적으로 중요한지의 여부는 임상의사가 판단해야 한다. 예를 들어, 적어도 2.50의 평균 차이만 임상적으로 중요하다고 임상의사가 결정하였다면 이 결과는 임상적으로는 중요하지 않을 것이다(또는 임상적으로 유의미하지 않을 것이다).

참고문헌

1 Glick M, Carrasco-Labra A. "Misinterpretations, mistakes, or just misbehaving."J Am Dent Assoc 2019 150(4):237-9

2. Glick M, Greenberg BL. "The need for scientific literacy."J Am Dent Assoc 2017 148(8):543-5

3. Greenberg BL, Kantor ML. "The clinician's guide to the literature."J Am Dent Assoc 2009 140(1):48-54

4. Grimes DA, Schulz KF. "An overview of clinical research: the lay of the land."The Lancet 2002 359(9300):57-61

5. Sedgwick P. "What are odds?"BMJ 2012 344:e2853

6. Best AM, Greenberg BL, Glick M. "From tea tasting to t test: a P value ain't what you think it is."J Am Dent Assoc 2016 147(7):527-9

Chapter 13. 임상 연구에서 비뚤림과 교란 문제

Elliot Abt, D.D.S., M.S., M.Sc. Jaana Gold, D.D.S., M.P.H., Ph.D., C.P.H. and Julie Frantsve–Hawley, Ph.D., C.A.E.

이 장에서 다루는 내용:

교란(Confounding)
- 교란 통제(Control of Confounding)

비뚤림(Bias)
- 치료 연구에서 비뚤림(Bias in Therapy Studies)
- 예후 연구에서 비뚤림(Bias and Prognostic Studies)
- 진단 검사 연구에서 비뚤림(Bias in Diagnostic Test Studies)

결론

서론

편향과 교란은 연구 결과를 왜곡할 수 있는 두 가지 현상이다. 이 둘로 인해 연구는 타당성(내부 타당성)과 적용성(외부 타당성)이 낮아진다. 비뚤림은 연구 설계, 수행 또는 데이터 분석에서 벌어질 수 있는 구조적인 오류이나.[1] 이러한 오류로 인해 결과에 대한 노출(또는 중재)의 실제 효과를 잘못 평가할 수 있다. 반면에 교란 요인은 노출과 결과 사이의 연관성을 바꿀 수 있는 세 번째 요인을 말한다.

조사자들은 연구에서 검증한 치료법이 유익하거나 유해하다고 결론을 내릴 수 있지만, 문제는 그 효과가 잘못된 결론일 수 있다. 따라서 임상의사는 비뚤림이 연구 결과에 어떤 영향을 미칠 수 있는지를 이해하는 것이 중요하다.[2] 비뚤림이 의도적이었다면 비윤리적인 것으로 여겨질 것이며, 우리는 의도적 비뚤림을 저지르지 않도록 주의해야 한다. 비뚤림이 의도적이지 않았다면 이것은 잘못된 연구 방법 때문이다.

비뚤림이 연구에 미치는 절대적인 영향을 평가할 수 없다는 점에 유의해야 한다. 그러나 비뚤림이 결과와 결론에 영향을 미칠 가능성이나 위험을 평가해야 한다. 또한 비뚤림은 실제 연관성보다 더 크거나(과대추정) 더 작게(과소추정) 연관성을 만들 수 있다.[3] 많은 경우, 비뚤림을 통제할 수 있는 통계적 검정법이 없기 때문에 비뚤림이 일어났을 때 할 수 있는 방법은 거의 없다. 단, 연구를 세심하게 설계하고 실시한다면 이를 최소화할 수 있다.[4] 연구 설계마다 각기 다른 비뚤림의 근원이 있을 수 있다. 반대로 교란 요인은 연구의 설계 및/또는 분석 단계에서 최소화될 수 있다.

교란 요인과 임상시험, 예후 연구 및 진단 검사 연구에서 발견된 다양한 유형의 비뚤림에 대한 구체적인 우려는 이 장에서 자세히 설명할 것이다.

교란

교란은 변수가 노출(또는 중재) 및 관심 결과와 모두 연관되어 있을 때 발생한다.[1] 진정한 교란 요인은 노출과 관련이 있어야 하며, 노출과 결과 사이의 인과 경로에 있지 않고 관심 결과에 대한 독립적 위험 요인이어야 한다. 또한 교란 요인은 연구 집단 간에 서로 다르게 분포되어야 한다. 교란은 노출과 결과 사이의 연관성을 과장하거나 최소화함으로써 진짜 연관성을 왜곡시킬 수 있기 때문에 문제가 있다. 즉, 교란은 연관성을 귀무값에서 벗어나게 하거나(양성 교란) 귀무값쪽으로 치우치게 할 수 있으며(음성 교란), 그러한 교란의 크기는 작을 수도 있고, 중간 크기이거나 클 수도 있다.

나이와 흡연은 흔한 교란 요인이다. 당뇨병과 치주질환 사이의 연관성은 연구 설계나 통계 분석에서 통제되지 않으면 나이에 의해 교란될 수 있다. 커피(노출)와 심혈관질환(결과)의 연관성을 발견할 수도 있다. 이 연관성은 노출과 결과를 연결하는 증거가 거의 없기 때문에 교란의 가능성을 제기해야 한다. 흡연은 심혈관질환의 알려진 위험 요인이기 때문에 커피를 마시는 사람이 마시지 않는 사람보다 흡연할 가능성이 더 높다면 흡연이 커피와 심혈관질환 사이의 연관성을 교란시킨 것일 수 있다. 이는 커피가 심혈관질환에 아무런 영향을 미치지 않는 것으로 추가 분석될 경우 긍정적인 교란 요인의 예가 될 수 있다.

여러 위험 요인을 공유하는 질병은 잘못 설계되거나 분석된 연구에서 혼동될 수 있다. 치주질환과 관상동맥 심장질환의 관계를 평가하는 연구는 연령, 흡연, 스트레스, 사회경제적 지위, 비만과 같은 공통 위험요인에 의해 교란될 수 있다.[5]

교란 통제

교란 요인은 설계 단계, 분석 단계 또는 설계와 분석 단계 모두에서 통제할 수 있다. 연구 설계 단계에서 무작위화, 제한(restriction) 및 계층화는 무작위배정 임상시험에 사용될 수 있는 반면, 짝짓기는 관찰 연구에서 종종 이루어진다. 분석 단계에서는 층화 분석(보정), 다중(또는 로지스틱) 회귀 분석과 같은 통계적 방법이 일반적으로 사용된다.

교란 요인을 제어하는[교란 통제(Control of Confounding)] 가장 좋은 방법은 알려진 교란 요인과 알려지지 않은 교란 요인을 모두 통제하는 강력한 도구인 무작위화이다(3장 참조). 그러나 무작위화는 연구 집단 간에 잠재적 교란 요인의 균등한 분포를 보장하지 않을 수 있다. 예를 들어, 적절한 무작위화로 인해 대조군과 실험군에서 흡연자의 수가 불균등하게 될 수 있다. 이때 계층화나 제한을 사용할 수 있다. 무작위 계층화는 흡연자를 비흡연자와 분리해 집단 간 균등한 분포를 보장하는 것을 말한다. 제한은 흡연자가 연구 참여의 포함 기준을 충족하지 못하게 함으로써 잠재적 교란 요인으로서 흡연을 제거하는 것을 말한다. 제한의 단점은 흡연자들 사이의 중재 효과를 알 수 없다는 것이다.

관찰 연구는 실제 무작위화를 할 수 없기 때문에 교란 요인에 의해 큰 영향을 받는다(4장 참조). 환자-대조군 연구에서 특정 질환이나 질병을 가진 사람(환자군)을 연령, 성별, 민족 및/또는 사회경제적 지위가 유사하지만 특정 질환이나 질병이 없는 다른 사람(대조군)과 짝을 짓는다. 이렇게 하는 것은 잠재적 교란 요인을 최소화하기 위해 (환자군과 대조군을) 가능한 한 서로 유사한 집단으로 만들어 무작위화와 비슷한 효과를 얻기 위함이다.

분석 단계에서 층화 분석은 집단을 별도로 분석하는 것을 말한다. 따라서 커피 음용/심혈관질환의 경우 흡연자와 비흡연자에 대해 별도의 2 × 2 표(12장 참조)를 만들 것이다. 이러한 계층화는 보정된 결과를 제공하며, 이는 조(粗) 결과, 즉 비보정 결과와 다를 수도 있고 같을 수도 있다. 많은 기준이 존재하지만, 층화 분석의 결과가 조(粗) 결과와 10% 이상 차이가 날 경우 교란 요인이 존재할 수 있다. 위의 예에서 조(粗) 위험비가 2.5이고 보정 위험비가 1.1이라면 분명히 커피음용과 심혈관질환의 연관성은 흡연으로 인해 양의 방향으로 교란되었다. 즉, 흡연은 노출이 결과에 미치는 영향을 과장한 것이다.

여러 개의 잠재적 교란 요인이 의심되는 경우, 여러 개의 2 × 2 표가 아니라 다중(또는 로지스틱) 회귀 분석을 수행할 수 있다. 이것은 "입력변수"라고 불리는 많은 잠재적 교란 요인의 효과를 하나의 "결과변수"로 측정할 수 있는 통계 기법이다. 회귀 분석은 여러 변수가 결과를 교란하는지의 여부를 동시에 관찰할 수 있는 효과적인 통계 도구다. 교란 요인의 효과의 예는 상자 13.1에 수록되어 있다.

비뚤림

치료 연구에서 비뚤림

임상의사는 치료, 처치 또는 예방적 중재 효과에 관심이 있는 경우가 많다. 치료나 처치는 질병의 진행을 개선하거나 예방하기 위한 약물 처방, 수술 또는 상담을 포함할 수 있는 모든 중재술

상자 13.1. 치의학에서 교란의 예

연구: "치주질환은 첫 번째 심근경색의 위험을 증가시킨다. 치주질환과 관상동맥질환과의 관계(PAROKRANK) 연구 보고서" 라이덴(Rydén) 외, 2016.[6]

연구 설계: 심근경색 환자 805명(환자군)을 심근경색 없는 환자 805명(대조군)과 짝을 지은 환자-대조군 연구. 모든 환자에게 파노라마 방사선 영상이 포함된 치주 평가를 실시했으며 치주 상태는 치조골 소실 비율을 기준으로 건강, 경증, 중증 질환으로 분류되었다.

결과: 조(粗) 오즈비 = 1.49(95% 신뢰구간, 1.21~1.83) 및 보정 오즈비 = 1.28(95% 신뢰구간, 1.03~1.60). 이는 심근경색 환자가 치주질환에 걸릴 확률이 49% 더 높았지만 흡연과 당뇨 등 잠재적 교란 요인을 보정했을 때 이 비율이 28%로 낮아졌다는 것을 의미한다.

평가: 조(粗) 오즈비와 보정된 오즈비 모두 통계적으로 유의했기 때문에 저자들은 교란과 무관하게 치주질환과 심근경색 사이에 관계가 있다고 주장하였다. 그러나 조(粗) 오즈비에서 보정 오즈비에 이르는 변화는 10%를 상회하여 교란 요인이 존재했음을 시사하였다. 이는 결과와 노출 사이의 연관성을 귀무값인 1에서 더 멀어지게 하고, (보정 후) 연관성의 강도를 떨어뜨렸다. 이는 잠재적 교란 변수가 결과와 노출 사이의 관계를 과장한 양의 교란의 예이다. 따라서 흡연과 당뇨와 같은 잠재적 교란 요인이 치주질환과 심근경색의 관계를 왜곡하고 있었을 가능성이 높다. 또한 독자는 그 영향의 크기를 고려해야 한다. 환자-대조군 연구의 경우 비뚤림과 교란 요인의 잠재적 영향을 극복하기 위해 일반적으로 4보다 큰 오즈비가 필요하다.[7] 오즈비가 귀무값보다 약간만 크면, 이 크기는 일반적으로 인과 추론을 뒷받침할 만큼 충분히 의미 있지는 않다. 미국 심장 협회의 과학적 성명서는 치주질환과 심혈관질환 사이의 인과 관계를 지지하지 않는다.[8]

로 정의할 수 있다.[9] 무작위배정 임상시험(3장 참조)과 무작위배정 임상시험의 체계적 문헌고찰(6장 참조)은 치료적 중재술에 대한 의사결정에 있어 임상의사에게 증거를 제공하는 최선의 연구 설계이다.[4,10] 다시 말하지만, 무작위화는 알려진 것과 알려지지 않은 모든 교란 요인을 (완전히 제거 못할 수 있지만) 통제한다. 무작위배정 임상시험에서 연구 대상자는 둘 이상의 집단(일반적으로 치료군 및 대조군)으로 무작위 할당되고, 특정 기간 동안 추적하여 치료가 선택된 결과에 어떤 영향을 미치는지 평가한다. 치료 연구를 비판적으로 평가할 때 독자는 다음과 같은 영역을 평가할 필요가 있다. 순서 생성(선택 비뚤림), 할당 은폐(선택 비뚤림), 연구 참가자와 인력의 맹검(실행 비뚤림), 결과 평가의 맹검(결과 확인 비뚤림), 불완전한 결과 데이터(탈락 비뚤림), 선택적 결과(보고 비뚤림, 그림 13.1).

임상의사는 순서 생성과 할당 은폐로 구성된 무작위화 구현 방법을 평가하여 선택 비뚤림의 영향을 줄이거나 최소화한 연구를 파악할 수 있다.[11]

선택 비뚤림은 연구집단이 도출된 방법에 대한 체계적 오류를 말한다.[11] 연구 대상자는 연구의 표본이 일반화하려는 일반 인구 집단을 반영해야 하며, 이것이 사실인지 확인하기 위한 노력이 이루어지지 않을 때 비뚤림 가능성이 발생할 수 있다. 환자를 모집할 때 다른 기준을 사용하거나 환자를 다른 연구 집단에 등록할 경우 선택 비뚤림이 발생할 수 있다. 임상시험에서 더 나은 결과가 예상되는 환자를 치료군에 할당하고 결과가 더 나쁜 환자를 대조군에 할당하면 선택 비뚤림이 발생할 수 있다. 선택 비뚤림의 예는 관상동맥 수술 연구에서 확인할 수 있으며, 이 연구에서 관상동맥 우회 수술을 약물 치료와 비교하였다.[12] 각각의 집단은 연구 시작 시점의 관상동맥질환의 정도에서 차이를 보였다. 약물 치료군은 연구 시작 시점에 더 광범위한 관상동맥질환을 가지고 있었고, 그것은 결국 결과를 비뚤림시켰다.

연구에 자발적으로 참여하기로 동의한 사람이 '일반' 대조군 대상자나 연구에 참여하지 않는 사람과 다를 때도 선택 비뚤림이 발생할 수 있다. 때때로 반응 비뚤림이라고 불리는 이러한 비뚤림은 자발적 참여자들이 더 동기부여가 되고 건강을 더 염려한다면 치료군을 선호하는 데서 발생할 수 있다. 예를 들어, 구강 위생 연구에서 더 나은 구강 위생 습관을 가진 사람들은 더 잘 반응하고 연구에 참여하는 것에 더 많이 동의할 수 있다.

임상의사는 순서 생성과 할당 은폐로 구성된 무작위화가 어떻게 구현되었는지 평가하여 선택

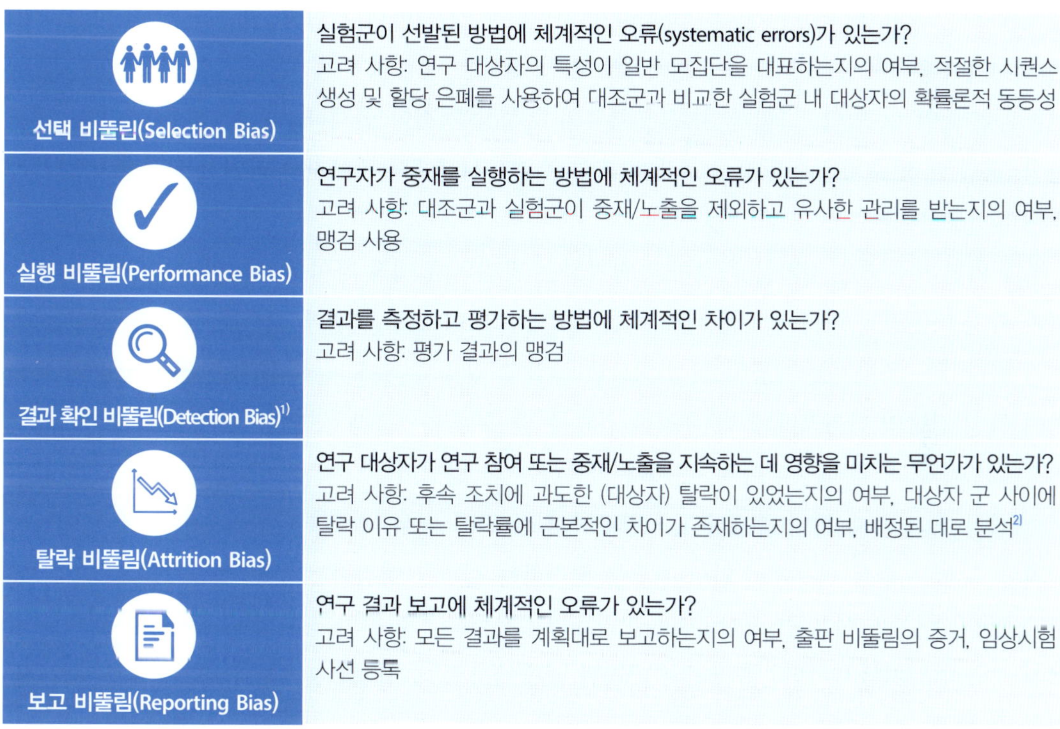
선택 비뚤림(Selection Bias)
실험군이 선발된 방법에 체계적인 오류(systematic errors)가 있는가?
고려 사항: 연구 대상자의 특성이 일반 모집단을 대표하는지의 여부, 적절한 시퀀스 생성 및 할당 은폐를 사용하여 대조군과 비교한 실험군 내 대상자의 확률론적 동등성
실행 비뚤림(Performance Bias)
연구자가 중재를 실행하는 방법에 체계적인 오류가 있는가?
고려 사항: 대조군과 실험군이 중재/노출을 제외하고 유사한 관리를 받는지의 여부, 맹검 사용
결과 확인 비뚤림(Detection Bias)1)
결과를 측정하고 평가하는 방법에 체계적인 차이가 있는가?
고려 사항: 평가 결과의 맹검
탈락 비뚤림(Attrition Bias)
연구 대상자가 연구 참여 또는 중재/노출을 지속하는 데 영향을 미치는 무언가가 있는가?
고려 사항: 후속 조치에 과도한 (대상자) 탈락이 있었는지의 여부, 대상자 군 사이에 탈락 이유 또는 탈락률에 근본적인 차이가 존재하는지의 여부, 배정된 대로 분석2)
보고 비뚤림(Reporting Bias)
연구 결과 보고에 체계적인 오류가 있는가?
고려 사항: 모든 결과를 계획대로 보고하는지의 여부, 출판 비뚤림의 증거, 임상시험 사전 등록

그림 13.1 **치료 연구에서 비뚤림의 종류(Bias Elements for Therapy Studies)**

1) 결과 확인 비뚤림(detection bias)은 환자 배정에 대한 지식이 결과 확인에 영향을 미칠 때 발생하게 된다.
2) 무작위배정된 모든 연구대상자는 처음 배정된 치료군에 속한 것으로 하여 주 분석을 시행하여야 한다는 원칙이다. 즉, 치료군에 배정된 연구대상자는 계획된 치료에 순응하는지에 상관없이 배정된 군의 구성원으로 추적 관찰되고, 평가되고, 분석되어야 한다는 것이다. 처방된 약을 끝까지 복용했는지, 치료를 끝까지 받았는지의 여부와 관계없이 할당된 모든 환자를 함께 분석한다.

비뚤림의 영향을 최소화하거나 감소시킨 연구를 식별할 수 있다.[11] 순서 생성은 무작위화 일정이 어떻게 달성되는지를 뜻하는데, 이것은 제비를 뽑거나 컴퓨터를 사용한 숫자 생성을 통해 가장 잘 할 수 있다. 그러나 잘 준비된(일반적으로 컴퓨터가 생성한) 무작위화 일정조차 무작위 할당을 보장하지는 않는다. 부적절한 순서 생성의 예로는 교대(alternation)를 통한 무작위화(즉, 첫 번째 환자가 중재군으로 가고, 다음 환자가 대조군에 할당되고, 세 번째 환자가 다시 중재군에 할당), 생년월일 또는 성씨 문자화가 있을 수 있다. 연구 시작 전 조사자가 치료제 할당을 알지 못하는 할당 은폐는 선택 비뚤림의 위험을 낮춘다. 적절한 할당 은폐를 하지 못하면 허위 연구 결과를 초래할 수 있다. 슐츠(Schulz) 등[13]은 할당 은폐가 부적절하거나 불명확한 실험이 치료 효과를 40%까지 과장할 수 있다고 보고하였다.

실행 비뚤림이란 연구자가 조사 중인 중재를 수행하는 방법에 대한 체계적인 오류를 말한다.[4,11] 무작위배정 임상시험의 경우, 대조군과 치료군 모두 연구 중인 중재술이나 노출을 제외하고 유사한 치료를 받아야 한다. 집단 간의 치료에서 추가적인 차이는 연구 결과를 변화시킬 수 있다. 예를 들어, 어떤 사람들이 다른 사람들보다 더 많거나 다른 구강 보건 교육을 받거나 아니면 더 많은 내원을 한다면 집단이나 개인이 동등하게 치료받는 것은 아니다. 또한 참여자, 연구 담당자 또는 조사자가 알 수 있는 중재술이나 치료에 관한 정보는 맹검에 의해 감소할 수 있고, 이는 실행 비뚤림을 줄일 수 있다. 그러나 치료나 처치의 특성상 맹검이 언제나 가능한 것은 아니다. 예를 들어, 복합 레진 수복을 아말감 수복과 비교하는 임상시험에서 조사자와 참여자 모두를 맹검하는 것은 불가능할 것이다.[14]

결과 확인 비뚤림은 결과를 측정하고 평가하는 방법의 체계적 차이를 말한다.[4,11] 임상시험에서 결과 확인 비뚤림이 치료 효과를 과대 또는 과소평가하여 연구 결과에 영향을 미칠 수 있다는 우려가 있다. 즉, 조사자는 제공된 특정 치료법을 알고 있을 수 있으며, 다른 집단의 참가자와 비교하여 특정 집단의 참가자에게 더 유리한 결과를 줄 수 있다. 결과 평가자(즉, 결과를 평가하거나 판정하는 자)를 맹검하는 것이 이 문제를 극복하는 한 방법이다. 이는 수술 후 통증과 같은 주관적 결과를 평가할 때 특히 중요하다.[11] 결과가 집단 간에 매우 다르고 임상적으로 눈에 보이거나 인지할 수 있는 임상 연구에서 임상 결과를 평가하는 결과를 맹검하는 것은 불가능할 수 있다. 예를 들어, 은 디아민 불화물(silver diamine fluoride) 시험은 상아질의 정지성 병소에 검은색으로 얼룩진 모습을 드러낼 수 있다.[15] 그러나 이러한 상황에서도 데이터를 분석하는 비임상 담당자가 맹검할 수 있다.

탈락 비뚤림은 전체 연구에서 추적 과정 중 탈락이 상당하거나 연구 집단 사이에 탈락 이유 또는 탈락 비율의 근본적인 차이가 있을 때 발생할 수 있다. 탈락 비뚤림은 연구 수행과 관련된 어떤 것이나 중재/노출이 연구 대상자의 연구 참여 지속성에 영향을 미치는지에 여부에 대해 의문을 제기한다. 예를 들어, 부작용이 있는 환자가 연구에서 탈락할 가능성이 더 높으면 남아있는 환자의 결과 데이터는 왜곡되었을 가능성이 높다. 환자가 더 이상 연구 참여를 원하지 않거나(비순응) 연락이 끊겨서 연구 기간 중 검사를 못 받을 수 있다. 임상시험에서 치료가 부작용을 일으키거나, 치료/약물을 견디기 힘들거나, 다른 증상을 유발할 경우 환자는 치료군에서 연구 참여를 철회할 수 있다. 참가자의 탈락은 연구의 타당성/결과에 영향을 미칠 수 있다. 5% 미만의 탈락도 작은 비뚤림으로 이어질 수 있지만, 더 큰 탈락은 연구의 타당성에 위협이 될 수 있다는 주장이 제기되었다.[16]

탈락 비뚤림은 전체 연구에서 추적 과정 중 탈락이 상당하거나 연구 집단 사이에 탈락 이유 또는 탈락 비율의 근본적인 차이가 있을 때 발생할 수 있다.

무작위화가 제공하는 예후 균형을 유지하기 위해 모든 무작위 환자를 원래 할당된 집단에 포함시켜 최종 분석을 해야 한다. 분석은 추적 관찰 기간 동안 모든 무작위 환자에 대해 일차 결과가 기록되는 배정된 대로 분석 원칙에 따라 수행되어야 한다. 배정된 대로 분석은 "무작위화된" 데이터를 분석하며,[17] 비순응, 연구 규약(protocol) 편차, 연구 참여 철회 및 무작위화 이후 발생하는 모든 것을 무시한다. 배정된 대로 분석의 중요성에 대한 수치상 예는 다음과 같다. 20명의 환자가 원래 연구군이었고 5명의 환자가 성공을 경험했다면 성공률은 5/20, 즉 25%가 될 것이다. 그러나 10명의 환자가 연구에서 탈락하고 탈락한 환자의 데이터가 분석되지 않았으면 성공률은 5/10, 즉 50%가 될 것이다. 그러므로 배정된 대로 분석 원칙을 채택하지 않으면 성공률이 두 배가 될 것이다. 와인트라웁(Weintraub) 등[18]의 연구에서 아동의 치아우식증 예방에 있어 불소 바니쉬 효능에 대한 배정된 대로 분석 접근법이 사용되었는데, 이는 치아우식증 발생을 막는 불소 바니쉬의 유익한 효과를 보여주었다. 일차 분석에는 연구 규약의 준수 여부에 관계없이 모든 아동의 데이터가 포함되었다.

보고 비뚤림이란 연구 결과를 보고할 때 체계적인 오류를 말한다. 이는 검증하고 있는 중재술을 뒷받침하는 결과만 보고하거나 통계적으로 유의한 결과만 보고할 때 발생할 수 있다. 연구자, 후원자 및 편집자가 긍정적이거나 유의미한 결과만을 발표하고 중요하지 않은 연구 결과는 발표하지 않는 것을 선호할 때, 이를 간행물(publication) 비뚤림이라고 한다.[3,10,19–22] 간행물 비뚤림은 수년 동안 보건의료 연구에서 문제가 되어 왔다. 통계적으로 유의미한 결과를 가진 연구들은 더 많은 영향을 미치는 학술지에 발표되거나, 여러 번 발표되거나, 더 높은 영향을 미치는 학술지에 발표될 가능성이 더 높다(14장 참조). 분석을 선험적으로 결정하고 계획대로 보고하도록 하기 위해 임상시험 방법을 클리니컬트라이얼(ClinicalTrials.gov)과 같은 기관에 사전 등록하도록 요구함으로써 이러한 비뚤림을 해소하기 위한 노력을 해왔다. 임상시험과 마찬가지로, 간행물이 부정적인 결과는 출판하지 않는 것은 우리의 의료 서비스 체계의 품질과 안전에 큰 영향을 미칠 수 있다.[20,22] 간행물 비뚤림은 과학적 타당성에 영향을 줄 수 있는 체계적 문헌고찰과 메타 분석의 결과를 과장할 수 있다.[19,20] 체계적 문헌고찰에서 간행물 비뚤림을 탐지하기 위해 가장 일반적으로 사용되는 시험 중 하나는 깔때기 그림[3)]이다.[20] 불행하게도, 수년 동안 간행물 비뚤림의 현저한 증가 추세가 보고되었고,[22] 치의학 문헌에서 간행물 비뚤림에 대한 증거는 제한적이다.[19]

무작위배정 임상시험의 체계적 문헌고찰은 엄격한 포함/제외 기준과 함께 분석에 포함된 연구의 품질에 대한 평가를 거쳐야 한다. 비뚤림 위험이 높은 연구를 포함하는 체계적 문헌고찰 연구는 치료 효과를 40%까지 과대평가할 수 있다.[23] 라신 알카라즈(Rasines Alcaraz) 등[14]의 코크란 검토에서 분석에 포함된 7개의 모든 임상시험은 보고와 관련된 중요한 문제로 비뚤림의 위험이 높았기 때문에 최종 분석에는 두 개의 연구만 포함되었다. 저자들은 아말감 수복에 비해 복합레진이 치아우식증 재발 위험에 대한 증거 수준이 낮은 품질이라고 결론지었다. 많은 코크란 검토는 개별 무작위배정 임상시험의 비뚤림 위험이 높기 때문에 유사한 결론을 내린다. 예를 들어, 라일리(Riley) 등[24]의 코크란 검토는 자일리톨이 치아우식증에 미치는 영향을 평가하는 10개의 무작위배정 임상시험이 포함되었고, 그중 7개의 연구는 비뚤림 위험이 높은 것으로 평가되었다. 그러나 독자들은 체계적 문헌고찰에서 나온 불충분한 증거라는 결론이 특정 처치가 작용하지 않는다거나 치료 효과가 없다는 것을 의미하지는 않는다는 점을 기억할 필요가 있다. 치의학 문헌의 치료 연구에서 비뚤림을 평가하는 예는 상자 13.2에 제시되어 있다.

비뚤림 및 예후 연구

의학 및 치의학에서 예후 연구는 연구 시작 시점의 건강 수준 또는 노출과 미래 결과의 위험 사이의 예측을 하기 때문에 매우 중요하다.[26,27] 위험을 알면 진료를 하는 의사와 진료를 받는 환자는 치료 및 행동을 통해 위험을 완화할 수 있다. 위험을 바꿀 수 없는 경우에는 적극적인 감시를 할 수 있다.[28,29] 예후 연구는 특히 관심의 결과가 드물 때 본질적으로 관찰 연구에 속하는 경향이 있다. 예후 연구가 가능한 연구 설계에는 전향적 코호트, 후향적 코호트, 환자-대조군 및 단면 연구가 포함된다. 예후 연구의 연구 설계로 장기 추적 코호트 연구를 선택할 수 있지만, 관심 결과가 매우 드문 경우 환자-대조군 연구가 가장 실용적인 선택일 수 있다는 것을 깨닫는 것이 중요하다(4장 참조).

---

3) 똑같은 연구가 반복적으로 수행된다 하더라도 그 결과가 언제나 같은 것은 아니다. 이는 연구에 사용된 표본의 대표성이 부족하거나(표집 오차), 대상을 측정하는 도구가 충분히 정밀하지 않기 때문이다(측정 오차). 이 중 측정 오차는 더 많은 대상을 관찰하면 할수록 줄어드는 특성을 갖고 있다. 이를테면 큰 표본을 사용할수록, 표본에서 계산된 평균과 모집단 전체의 평균 사이의 차이는 감소하는 경향이 있다. 즉, 연구에서 어떤 변수의 효과나 영향력을 측정하고자 할 때, 표본이 크면 클수록 연구 대상이 되는 효과를 정밀하게 측정할 수 있고, 따라서 큰 표본을 사용한 연구들 간의 결론 차이는 작은 표본을 사용한 연구들 간의 결론 차이보다 작을 것이라고 예상할 수 있다. 깔때기 도표에서 간행물 비뚤림이 없는 경우 연구에서 측정하고자 하는 효과나 영향력의 참값을 기준으로 표본 크기가 커질수록 개별 연구를 나타내는 점들이 참값을 중심으로 모여 삼각형의 도표를 그리게 된다. 그런데 간행물 비뚤림이 있는 경우라면 효과 크기가 0보다 '컸다'라고 주장하는 연구를 주로 게재할 것이기 때문에 효과 크기가 0이거나 음의 값을 갖는 연구들이 삼각형의 도표에서 삭제될 것이다. 결국, 간행물 비뚤림 상황에서 깔때기 도표는 오른쪽 반쪽짜리 삼각형 또는 아래로 기울어진 막대 모양의 분포를 보이며, 개별 연구를 나타내는 점들이 대부분 양의 효과 크기를 보고한다.

상자 13.2. 치의학 치료 연구에서의 비뚤림 평가 예제

연구 : "성인의 깊은 치아우식 병소 치료: 단계적 치료법 대 직접 완전 제거법(Direct Complete Excavation), 직접 치수 복조(Direct Pulp Capping) 대 부분치수절단술(Partial Pulpotomy)을 비교하는 무작위배정 임상시험," 비요른달(Björndal) 등, 2010[25]

연구 설계: 이 연구는 다기관 무작위배정 임상시험으로, 부분 우식 제거술을 받은 깊은 치아우식 병소 환자 314명을, 이후 완전 제거술(치료군)을 시행하거나 완전 이차우식 제거술을 시행하였다. 측정된 두 가지 주요 결과는 치수 노출과 치수 생활력(vitality) 유지였다.

결과: 부분 또는 단계적 우식 제거로 인한 치수 노출 위험은 낮았고(위험 차이=11.4% 95% 신뢰구간, 1.2~21.3), 1년 동안 생활력을 유지하는 것으로 정의된 성공 확률은 74%(오즈비=1.74 95% 신뢰구간, 1.03~2.94)로 나타났다.

평가: 컴퓨터가 생성한 숫자에 의해 순서 생성(sequence generation)을 함으로써 선택 비뚤림을 피할 수 있었고, 중앙 전화 무작위화(central telephone randomization)로 할당 은폐를 했다. 연구 시작 시점에 집단 간 차이가 잔존해 있었기 때문에 적절한 무작위화를 했더라도 모든 교란 요인을 제거할 수는 없었다. 이 위험을 낮추기 위해 조사자들은 각 층 내에서 무작위화가 수행되는 다른 층(이 경우 통증, 나이, 위치)을 생성하여 무작위화 계획(scheme)을 계층화하였다.[1] 즉, 통증이 있거나 없거나, 50세 이상 또는 미만이거나, 6개 센터 중 한 곳에서 치료를 받는 환자를 6개 블록으로 나누어 대조군과 치료군 사이에 이러한 예후 변수를 균등하게 분포시켰다. 환자를 맹검하고 중재와는 별개로 두 집단을 동등하게 다루어 실행 비뚤림을 최소화하였다. 조사자는 맹검할 수 없었지만 방사선 영상과 통계 분석을 평가하는 사람은 집단 배정을 알지 못해 결과 확인 비뚤림의 위험을 낮추었다. 탈락 비뚤림도 미미한 것으로 나타났는데, 이는 환자의 7%만이 추적 과정 중 탈락하였고, 두 집단 모두 수치가 비슷했기 때문이다. 배정된 대로 분석이 이루어졌는지는 불분명했지만 보고 비뚤림의 증거는 없었다.

방법론적 관점에서, 조사의 타당성에 부정적인 영향을 미칠 수 있는 비뚤림을 일으킬 수 있는 여러 요인에 세심하게 주의를 기울였기 때문에 이 무작위배정 임상시험은 잘 수행되었다. 치의학 문헌의 독자들이 무작위배정 임상시험에서 연구의 질 영역을 이해한다면 좋은 비판적 평가법을 연마하는 데 도움이 된다.

예후 연구에는 몇 가지 잠재적 비뚤림이 있으며, 이러한 잠재적 비뚤림을 고려하고 평가하는 것이 중요하다. 비뚤림에는 선택, 탈락, 예후 요인 측정, 결과 측정 및 교란이 있다(그림 13.2).[30-32]

선택 비뚤림은 연구의 모집단이 피실험자를 선택한 일반 모집단을 대표하지 않을 때 발생한다. 선택 비뚤림은 연구 결과에 영향을 미칠 수 있기 때문에 우려된다. 잠재적 비뚤림에 대해 연구에 선택된 모집단을 평가할 때, 연구 표본이 표본이 선택된 더 큰 모집단과 유사한지 고려할 필요가 있다. 고려해야 할 연구 대상자의 특징은 주요 모집단 특성(예: 나이와 성별), 모집 방법, 포함/제외 기준, 연구에 참여하는 적격 대상자의 비율, 유사한 질병 상태에서 모집했는지의 여부 등이다.[30-33] 예를 들어, 노출군의 환자를 병원에서 선택하고 대조군은 노출과 변수가 다른 일반 모집단에서 선택한 경우 연구자는 선택 비뚤림을 만들 수 있다. 이러한 특성들이 분석하고자 하는 일반 모집단과 상당히 다른 연구 모집단으로 귀결될 경우 그 결과를 해석하여 더 넓은 모집단에 적용하는 데 어려움이 있을 수 있다. 이 경우 우리는 그 결과가 다른 모집단에 일반화되지 않는다고 말한다. 이상적으로는 연구 참여율이 높아서 연구 집단의 특성이 출처 모집단의 특성과 유사해야 한다.

선택 비뚤림(Selection Bias)	**연구 표본이 연구 결과에서 비뚤림을 최소화하도록 모집단과 충분히 유사한가?** 고려 사항: 주요 인구 특성(연령, 성별 등), 모집 방법, 포함/제외 기준, 연구에 참여하는 대상자 비율, 유사한 질병 상태의 모집
탈락 비뚤림(Attrition Bias)	**추적손실률(연구 대상자 탈락률)은 연구의 타당성을 훼손하는가?** 고려 사항: 대상자군 간의 중도 탈락률, 대상자가 연구 진행 중에 탈락하는 이유, 연구 잔존 대상자와 비교했을 때 연구 중도 탈락자의 특성 차이 가능성
예후 요인 측정 (Prognostic Factor Measurement)	**모든 연구 대상자에 대해 예후 요인을 타당하고 신뢰할 수 있는 방법론을 사용하여 유사한 방법으로 측정하고 있는가?** 고려 사항: 일관된 방법론을 사용했는지의 여부, 측정값이 가능한 범위까지 맹검되었는지의 여부
결과 측정 (Outcome Measurement)	**모든 연구 대상자에 대해 타당하고 신뢰할 수 있는 방법론을 사용하여 결과를 유사한 방법으로 측정하고 있는가?** 고려 사항: 결과가 임상적으로 관련이 있는지의 여부, 가능한 범위까지 맹검을 했는지의 여부, 조사기준 일치 훈련을 받은 임상의사가 측정을 했는지의 여부, 측정자 간 신뢰도를 평가했는지의 여부.
교란(Confounding)	**예후 요인을 제외한 요소들이 관심 결과에 영향을 미칠 가능성이 있는가?** 고려 사항: 잠재적 교란 요인을 선험적으로 식별하고, 모든 대상자에서 일관되게 측정하고, 다변량 분석으로 평가해야 한다.

그림 13.2 **예후 연구에서 비뚤림의 종류(Bias Elements for Prognostic Studies)**

탈락이란 연구 전체에 걸쳐 추적 데이터가 손실되는 것을 말한다.[30-33] 이상적으로는 추적 과정의 손실이 거의 없어야 한다. 추적 과정의 손실이 발생할 경우 모든 집단에서 탈락률이 유사한지의 여부를 확인하는 것이 중요하다. 집단 간 탈락률이 다를 경우 연구 요인이 집단 간 탈락률에 차등적으로 영향을 미쳤을 가능성이 있다. 탈락 비뚤림을 평가할 때, 1) 연구 집단 간의 탈락률, 2) 추적 과정의 탈락 이유, 3) 연구에 남아있는 사람들과 비교하여 탈락자의 특성 차이 등 세 가지 요인을 고려하는 것이 중요하다.

예후 요인은 질병 결과와 관련된 요소이다. 치의학에서 예후 요인의 예로는 치과용 임플란트 위치[34](상악 전치부가 임플란트 실패율이 더 높고 하악 전치부는 임플란트 성공률이 더 높은 경우)와 구강암에서 전이 및 분자 지표가 있다.[35,36] 예측 요인 측정은 타당하고 신뢰할 수 있는 측정 도구를 사용하여 모든 연구 대상자에 대해 유사한 방식으로 수행해야 한다.[30-33] 일관된 방법론과 맹검 및 독립적인 방법으로 측정을 수행하지 않을 경우 예후 측정에 비뚤림이 끼어들 수 있다.[31,37]

예후 요인과 마찬가지로, 결과 측정은 타당하고 신뢰할 수 있는 도구를 사용하여 모든 연구 대상자에 대해 유사한 방식으로 수행되어야 하며, 선험적으로 결정되어야 한다.[30-33] 결과는 임상적으로 타당해야 하며, 가능하다면 매번 평가는 맹검해야 한다. 치아우식증 또는 치주질환 심각도 등 결과가 주관적일 수 있는 상황(임상 판단이 필요한 경우)에서는 일치도 훈련을 받은 임상의사가 결과 측정을 수행해야 하며, 조사자 간 신뢰도를 평가해야 한다.

교란이란 예후 요인 이외의 요인들이 관심 결과에 영향을 미치거나 기여할 가능성을 말한다.[30–32] 잠재적 교란 요인은 선험적으로 식별되어야 하며, 모든 과목에서 신뢰성 있게 측정되어야 한다. 잠재적 교란 요인의 영향은 다변량 분석에서 평가해야 한다.[32] 치의학의 예후 연구에서의 편향 평가 예는 상자 13.3에 수록되어 있다.

진단 검사 연구에서 비뚤림

앞의 두 절은 치료(무작위배정 임상시험) 및 예후(관찰 연구)에 대한 연구를 다룰 때 비뚤림의 효과를 보여주었다. 진단 검사 연구에는 여러 가지 설계가 있을 수 있으며, 이상적으로는 무작위배정 임상시험을 사용하여 한 진단 검사를 다른 진단 검사와 비교해야 한다(5장 참조). 불행하게도 진단을 위한 무작위배정 임상시험은 흔치 않다. 대부분의 경우 진단 검사 연구는 본질적으로 관찰 연구이며, 일반적으로 단면 연구이거나 연속적인 사례 연구이지만 경우에 따라 환자-대조군 연구 설계가 될 수 있다. 이러한 (관찰) 연구는 특정 질병의 위험이 있다고 생각되는 환자 집단에서 시작되지만 질병의 유무에 대해서는 불확실성이 존재한다. 흔히 지표 검사(index test)라고 불리는 진단 검사는 진단에 대한 규칙을 정하거나 배제하는 데 도움을 주기 위해 사용되며, 지표 검사의 결과를 참고 기준과 비교하는 것이 진단 확립의 가장 이상적인 방법이라고 여겨진다. 참고 기준과 관련하여 지표 검사가 얼마나 잘 수행되는지 측정하려면 민감도, 특이도 예측도 또는 우도비의 추정치를 계산해야 한다.

진단 검사 연구의 비뚤림은 여러 영역에 존재하며 결과를 변경할 수 있다. 대부분의 경우 지표 검사가 실제보다 더 정확한 것처럼 보인다. 진단 검사 연구에서 비뚤림은 스펙트럼, 입증 및 검토 비뚤림을 포함한다(그림 13.3).

> 진단 검사 연구에는 여러 가지 설계가 있을 수 있으며, 이상적으로는 무작위배정 임상시험을 사용하여 한 진단 검사를 다른 진단 검사와 비교해야 한다(5장 참조).

어떤 연구에서든 그리고 확실히 진단 검사 연구에서 고려해야 할 첫 번째 사항 중 하나는 연구 설계와 모집단 또는 표본이다. 진단 검사의 맥락에서 환자-대조군 연구는 차선책이며, 연구 모집단은 광범위한 범위의 질병 심각도와 유사한 증상을 가진 기타 조건을 나타내야 한다. 그렇지 않으면 질병 심각도의 진단 불확실성이 결여가 검사 정확도를 인위적으로 부풀릴 수 있는 스펙트럼 비뚤림이 발생할 수 있다. 예를 들어, 조사자들은 환자군이 경제적으로 취약하고 대조군은 부유할 경우 치아우식증 탐지 장비의 정확도 평가를 원할 수 있다. 이것은 환자-대조군 설계로, 사

상자 13.3. 치의학 예후 연구에서 비뚤림 평가 예제

연구: "치과 X선과 뇌수막종(腦髓膜腫) 위험", 클라우스(Claus) 등, 2012.[38]

연구 설계: 환자-대조군 연구로 20~79세 뇌수막종으로 진단받은 환자 1,433명과 대조군 1,350명을 대상으로 하였다. 연구 목표는 자가 보고된 교익 방사선 영상 검사, 전악 구내 방사선 영상 검사, 파노라마 방사선 영상 검사와 뇌수막종 사이의 잠재적 연관성을 평가하는 것이었다.

결과: 환자군은 대조군보다 평생 교익 방사선 영상 검사를 받은 경험이 더 많았고(오즈비, 2.0 95% 신뢰구간[CI], 1.4~2.9), 10세 이후 파노라마 방사선 영상 검사를 받은 경험이 더 많았다(오즈비, 4.9 95% 신뢰구간, 1.8~13.2).

평가: 이 연구의 비판적 분석은 많은 잠재적 비뚤림을 밝혀낸다. 참여 기준에 대해서, 환자군과 대조군 모두 연령, 성별, 지리(주거 상태)면에서 일치하는 것으로 보인다. 대상자의 연구 참여 의향이나 집단 간 참여율의 차이에 대해서는 어떠한 정보도 제공되지 않았다. 또한 환자군의 경우 대상자와 접촉하기 전에 의사의 승인이 필요하였고, 승인 기준이 공개되지 않아 선택 비뚤림의 위험이 컸다.

환자-대조군 연구로 적격 환자군 대상자 2,228명과 적격 대조군 대상자 2,604명이 확인되었다. 설문에는 환자군 대상자의 65%, 대조군 대상자의 52%가 참여하였다. 환자군과 대조군 각각에서 탈락의 이유는 제시되었지만, 집단 간 차이에 대한 근거는 연구에 제시되지 않았다.

연구에 사용된 예후 요인 척도에 대해 상당한 우려가 있었다. 뇌수막종 진단 전 최대 50년 전 치과용 방사선 피폭에 대한 정보는 치과 의무 기록지를 조사한 것이 아닌 양 집단의 모든 개인들에게 전화 설문을 한 결과였다. 50년에 걸친 치과용 방사선 영상 노출 정보를 환자 기억에 의존한다는 것은 그 정확성을 의심할 수 밖에 없었고, 따라서 심각한 회상 비뚤림의 위험이 있었다. 특히 교익 방사선 영상, 전악 구내 방사선 영상, 파노라마 방사선 영상을 기억으로 구분하는 것은 더 그랬다. 저자들은 치과용 방사선 영상의 과다 보고 또는 과소보고 가능성을 잠재적 연구 결함으로 인정했다.

환자-대조군 연구는 결과로부터 시작해서 거슬러 올라가 노출의 차이를 측정하기 때문에 집단 간 치과용 방사선 촬영 확률의 차이는 오즈비로 보고되었다. 이 경우 오즈비는 환자군에서 치과용 방사선 촬영의 확률을 대조군에서 방사선 촬영의 확률로 나눈 값으로 정의된다. 오즈비 = 1은 환자군과 대조군 간에 승산의 차이가 없음을 나타내는 귀무값을 나타낸다. 환자-대조군 연구의 내재된 비뚤림 때문에 4 미만의 오즈비는 임상적으로 관련이 없는 것으로 간주되고,7 귀무값 1을 접하거나 교차하는 신뢰구간은 통계적으로 유의하지 않다. 논문에 제시된 치과용 방사선 촬영과 뇌수막종 사이의 연관성에 대한 53개의 고유 측정치 중 통계적으로 유의하고 임상적으로 관련된 결과를 나타낸 것은 단 하나였다. 즉, 10세 이상의 연령에서 파노라마 촬영 경험(오즈비 = 4.9, 신뢰구간 = 1.8 - 13.2). 보고된 결과의 나머지 부분은 통계적으로 유의하지만 임상적으로 관련이 없는 오즈비 4 미만이거나(n = 12) 통계적으로 유의하지 않거나(n = 29) 오즈비가 제시되지 않았다(n = 11).

비록 비뚤림/교란이라는 영향을 받지는 않지만, 저자들은 다중성(multiplicity) 문제 또는 다중 검증(multiple testing) 문제로 알려진 연구 결과에 대한 다중 통계 검증(multiple statistical tests)의 잠재적 영향을 고려하지 않았다.[39] 일반적으로 P값 0.05를 통계적 유의성의 임계값으로 설정하는데, 많은 통계 검증을 수행할 경우, 우연한 기회에 통계적으로 유의한 결과를 찾을 확률이 증가한다.[40-43] 이 문제는 잘못된 통계적 유의성을 찾을 가능성을 줄이도록 P값을 상향 조정하거나 단순히 측정 결과의 수를 최소화함으로써 해결할 수 있다.[44] 뇌수막종 연구에서 수행한 53개의 고유한 결과 측정과 통계적 유의성 검정을 고려할 때, 다중성(multiplicity)의 문제가 결과에 비뚤림의 원인을 제공했을 가능성이 매우 높다.

모든 측정을 보고했는지는 불분명하지만, 논문의 연구 방법에 근거했을 때 보고의 불일치는 뚜렷이 드러나지 않았다. 결과를 해석할 때, 저자들은 제시된 데이터에서 용량-반응 관계의 부족을 다루지 않았다. 이는 전악 구내 방사선 영상 촬영이 교익 방사선 영상이나 파노라마에 비해 노출 수준이 현저히 높기 때문에 의미가 크다.

비뚤림 유형	질문 및 고려 사항
스펙트럼 비뚤림(Spectrum Bias)	질병의 심각성과 진단 불확실성이 둘 다 결여되어 있을 때 검사 정확도를 인위적으로 부풀리는가? 고려 사항: 진단 불확실성, 인구 집단 내 질병 심각도의 다양성, 환자-대조군 설계를 피했는지의 여부
입증 비뚤림(Verification Bias)	모든 환자가 지표 검사와 참고 기준 검사를 모두 받았는가? 고려 사항: 모든 대상자, 특히 음의 중재 검사 결과가 나온 대상자에 대해 참고 기준 검사가 수행되었는지의 여부
검토 비뚤림(Review Bias)	참고 기준 검사를 수행하는 사람은 지표 검사 결과를 알고 있는가? 고려 사항: 참고 기준 및 지표 검사 수행자의 맹검, 독립 평가, 조사자 간 일치

그림 13.3 **진단 검사 연구에서 비뚤림의 종류**

회경제적 수준이 낮은 영역에서 치아우식증 비율이 훨씬 더 높은 경향이 있기 때문에 치아우식증 장비가 매우 정확해 보이는 경향이 있다. 실제로 이 시나리오에서는 환자군과 대조군 간의 차이가 숙련된 임상의사에게는 분명할 수 있으므로 진단 검사가 필요하지 않다고 추정할 수 있다. 따라서 치과의사는 환자-대조군 설계로 수행한 진단 검사 연구를 주의깊게 보아야 하며, 이러한 유형의 스펙트럼 비뚤림을 피하기 위해 진단 불확실성이 있는 연구 모집단을 확인해야 한다.

연구 모집단의 또 다른 특징은 질병 중증도이다.[45] 즉, 더 심각한 질병이 있을 경우 진단 검사 정확도 또한 인위적으로 부풀려질 수 있기 때문에 지표 검사는 일반(치과)의 진료보다 전문의 진료에서 더 정확할 수 있다. 이를 방지하기 위해 진단 관점에서 실제 임상적으로 진단이 불확실한 환자를 포함하여 질병의 심각도가 다른 모집단은 임상의사가 진단 검사를 실제로 사용할 수 있는 모집단을 보다 잘 대표할 수 있다. 따라서 진단 검사 연구의 독자는 진단이 불확실하고 유사한 증상과 광범위한 질병 심각도를 가진 다른 조건을 포함하는 연구 모집단을 찾아야 한다. 또한 연구 참가자들 사이에 나이와 성별의 유사한 범위/균형이 있어야 한다.

진단 검사 연구에서 또 다른 중요한 문제는 모든 환자가 지표 검사와 참고 기준 검사(reference test)를 모두 받았는지 확인하는 것이다. 특히 지표 검사에서 음성 결과가 나온 환자도 참고 기준 검사를 받아야 한다. 일부 진단 연구에서는 검사 결과 음성으로 나온 환자들 지표 검사도 진-음성으로 나올 것이라고 가정하여 참고 기준 검사를 받지 않게 한다. 실제 결과는 위 음성을 나타낼 수 있으며, 이것은 민감도와 특이도를 모두 높일 것이다. 이러한 현상을 흔히 입증 비뚤림이라고 하며, 모든 환자가 지표 검사와 참고 기준 검사를 모두 받으면 쉽게 피할 수 있다

진단 검사 연구에서 또 다른 중요한 문제는 모든 환자가 지표 검사와 참고 기준 검사를 모두 받았는지 확인하는 것이다.

검토 비뚤림은 진단 검사 연구에 영향을 미칠 수 있는 또 다른 유형의 비뚤림이다. 검토 비뚤림은 참고 기준 검사를 수행하는 사람이 특정 환자 또는 환자군에 대한 지표 검사 결과를 알고 있을 때 발생할 수 있다. 예를 들어, 참고 기준이 생체 검사이고 병리학자가 지표 검사 결과를 알고 있다면, 그 지식이 참고 기준 검사의 결과에 영향을 미칠 수 있으며, 이는 다시 한번 진단 검사의 전체 정확도를 인위적으로 부풀릴 수 있다. 따라서 진단 연구에서 중요한 특징은 지표 검사를 수행하는 사람으로부터 참고 기준 검사를 수행하는 사람을 맹검하는 것이다. 또한 지표 및 참고 기준 검사를 수행하는 사람들은 서로 독립적이어야 하며, 복수의 개인이 참고 기준 검사를 수행하는 경우에는 서로 잘 일치해야 한다. 이는 종종 우연을 보정한 평가자 간 일치도를 측정하는 카파(Kappa) 통계로 측정한다. 병리과 의사들은 때때로 그들 자신의 검사 결과도 일치하지 않을 때가 있으며, 만약 그렇다면 조사자 내 일치도가 떨어지는 병리과 의사들은 좋은 조사자 내 일치도를 가진 누군가로 대체되어야 한다.

치과 진단 연구에서 비뚤림을 평가하는 예는 상자 13.4에 제시되어 있다.

결론

비뚤림과 교란 모두 연구 결과를 왜곡할 수 있으며 내부 및 외부의 타당도를 위협한다. 일반적으로 비뚤림은 결과를 과장하는 경향이 있는 반면 교란 요인은 결과를 과대평가하거나 과소평가할 수 있다. 조사자들이 적절하게 계획을 세우고 과학적 연구의 설계, 실행 및 분석 단계에서 좋은 6방법론을 사용한다면 비뚤림을 피할 수 있다. 교란 요인은 알려져 있거나 알려지지 않은 변수가 노출과 결과 사이의 관계에 영향을 줄 때 발생할 수 있다. 교란 요인은 연구의 설계 또는 분석 단계에서 통제될 수 있지만 특히 관찰 연구에서는 제거하기가 어려울 수 있다. 비뚤림과 교란 요인을 무시하면 비뚤림되고 잘못된 치료 결정으로 이어질 수 있다. 비뚤림과 교란 요인을 식별하는 것은 증거를 비판적으로 평가하는 데 도움이 되며, 치의학 문헌의 독자들은 비뚤림의 근원을 확인하고, 그 강도를 평가하고, 그 방향을 결정할 필요가 있다.

상자 13.4. 치과 진단 연구에서 비뚤림 평가 예제

연구: "구강 내 잠재적인 악성 질환 평가 부속서(Adjuncts): 진단 검사 정확도에 관한 체계적 문헌고찰 및 메타 분석 – 미국치과의사협회 보고서," 링겐(Lingen) 등, 2017.[46]

연구 설계: 구강암 및 잠재적 악성 질환에 대한 진단 검사의 체계적 문헌고찰/메타 분석.

결과: 부속물의 집합 민감도 및 특이도는 무해한 병변 평가의 경우 0.39부터 0.96까지, 의심스러운 병변 평가의 경우 0.31부터 0.95까지 다양했다. 의심스러운 병변에서 사용되는 세포 검사는 정확도가 가장 높은 것으로 보인다(민감도, 0.92 95% 신뢰구간, 0.86~0.98 특이도, 0.94 95% 신뢰구간, 0.88~0.99).

평가: 이러한 체계적 문헌고찰에는 비뚤림의 위험이 높은 연구가 많이 포함되었다. 그러한 연구 중 하나는 구강 편평태선(leukoplakia) 진단에서 솔 생검의 효과를 평가하였다.[47] 24명의 환자가 연구에 참여하였고, 이 연구는 민감도가 73%, 특이도가 92%라고 보고했다(근거의 확실성이 낮음). 저자들은 솔 생검이 민감도와 특이도가 높아 구강 편평태선 감시에 좋은 도구가 될 수 있지만 생검은 진단을 확진할 수 있는 가장 신뢰할 수 있는 방법으로 남아 있다고 결론지었다.

이 연구에는 연구 결과에 영향을 미칠 수 있는 비뚤림과 관련된 많은 중요한 문제가 있었다. 저자들은 통제된 임상시험을 실시했다고 잘못 진술했는데, 사실 그것은 연속적인 시리즈나 단면 연구였다. 남성과 여성의 수가 동일한 반면, 민족, 사회경제적 지위 또는 위험 요인에 대한 정보는 제공되지 않았다. 또한 질병 중증도의 범위에 대해서도 불분명했다. 이것은 질병 중증도의 변이와 함께 불확실성이 존재하는 스펙트럼 비뚤림을 나타낸다. 또한 질병 유병률은 46%로, 일반적으로 민감도/특이도에 영향을 미치지 않지만, 대부분의 치과 진료실 환경에서 유병률은 전체적으로 과대평가되었을 수 있다.[33] 음성 대 양성 생검을 구성하는 것이 무엇인지에 대해서도 명확성이 결여되었으며, 양성의 경계를 공개하지 않는 것은 민감도와 특이도 모두에 영향을 미칠 수 있다.

이 연구의 또 다른 비뚤림의 근원은 동일한 조사자가 지표 검사와 참고 기준을 모두 수행하였다는 것이다. 이것은 진단 검사를 수행하는 사람과 결과를 평가하는 사람이 맹검되거나 독립적이지 않다는 것을 의미한다. 이는 보고 비뚤림을 나타내며, 솔 생검에 대한 지식이 참고 기준의 결과에 쉽게 영향을 미칠 수 있으며, 종종 민감도와 특이도를 모두 개선할 수 있다는 것이 명백해야 한다. 또한 단 한 명의 조사자만이 조직 분석을 수행하였는데, 조사자 내 일치도에 대한 언급은 없었다. 비뚤림 문제 외에도, 본 연구에서 통계적 분석의 해석에 대해서는 미묘하지만 유의미한 문제가 있을 것이다. 일반적인 치과 진료에서 구강암의 유병률은 일반적으로 상당히 낮을 수 있으며, 그러한 환경의 의료 종사자들의 목적은 질병을 배제하는 것이다. 그러기 위해서는 민감도가 좋은 지표 검사에서 음성 결과가 필요하다. 73%의 민감도는 질병을 재제하기에 불충분할 가능성이 있다.

입증 비뚤림의 발생 여부는 불분명하지만, 본 연구의 결과는 위에서 언급한 비뚤림 때문에 주의 깊게 해석해야 한다. 불행하게도, 이런 일은 진단 검사 연구에서 너무 흔하다. 따라서 이러한 유형의 논문 독자는 연구 저자가 결과의 타당성을 평가하기 위해 진단 검사 연구의 품질을 확인하기 위해 연구 방법 부분을 주의 깊게 검토해야 한다. 그 방법 중 하나는 진단 검사 연구에서 품질을 유지하기 위한 체크리스트인 QUDAS-2 도구[48]이다.

참고문헌

1. "Bias, Confounding, and Effect Modification."Penn State Eberly College of Science Stat 507 Section 3.5 https://newonlinecourses.science.psu.edu/stat507/node/34/. Accessed June 3, 2018.
2. Gerhard T. Bias: "Considerations for Research Practice."Am J Health Syst Pharm 2008 65(22):2159–68.
3. Pannucci CJ, Wilkins EG. "Identifying and Avoiding Bias in Research."Plast Reconstr Surg 2010 126(2):619–25.
4. Higgins JP, Altman DG, Gotzsche PC, et al. "The Cochrane Collaboration's Tool for Assessing Risk of Bias

in Randomised Trials."BMJ 2011 343:d5928.

5. Hujoel PP, Drangsholt M, Spiekerman C, DeRouen TA. "Periodontal Disease and Coronary Heart Disease Risk."JAMA 2000 284(11):1406–10.
6. Rydén L, Buhlin K, Ekstrand E, et al. "Periodontitis Increases the Risk of a First Myocardial Infarction: A Report from the PAROKRANK Study."Circulation 2016 133(6):576–83.
7. S.E. S, W.S. R, P. G, R.B. H. Evidence–Based Medicine: How to Practice and Teach It. 4th Edition ed: Churchill Livingstone 2010.
8. Lockhart PB, Bolger AF, Papapanou PN, et al. "Periodontal Disease and Atherosclerotic Vascular Disease: Does the Evidence Support an Independent Association? A Scientific Statement from the American Heart Association."Circulation 2012 125(20):2520–44.
9. Clinical Epidemiology: The Essentials. 4th Edition ed. Baltimore, MD Lippincott Williams & Wilkins 2005.
10. Brignardello–Petersen R, Carrasco–Labra A, Yanine N, et al. "Positive Association between Conflicts of Interest and Reporting of Positive Results in Randomized Clinical Trials in Dentistry."J Am Dent Assoc 2013 144(10):1165–70.
11. Higgins JPT, Altman DG, Sterne JAC, on behalf of the Cochrane Statistical Methods Group and the Cochrane Bias Methods Group "Chapter 8: Assessing Risk of Bias in Included Studies."https://handbook–5–1.cochrane.org/ chapter_8/8_assessing_risk_of_bias_in_included_studies.htm. Accessed March 17, 2019.
12. Berger VW, Exner DV. "Detecting Selection Bias in Randomized Clinical Trials."Control Clin Trials 1999 20(4):319–27.
13. Schulz KF, Chalmers I, Hayes RJ, Altman DG. "Empirical Evidence of Bias. Dimensions of Methodological Quality Associated with Estimates of Treatment Effects in Controlled trials."JAMA 1995 273(5):408–12.
14. Rasines Alcaraz MG, Veitz–Keenan A, Sahrmann P, et al. "Direct Composite Resin Fillings versus Amalgam Fillings for Permanent or Adult Posterior Teeth."Cochrane Database Syst Rev 2014(3):CD005620.
15. Gold J. "Limited Evidence Links Silver Diamine Fluoride and Caries Arrest in Children."J Evid Based Dent Pract 2017 17(3):265–67.
16. Sacket DL, Richardson WS, Rosenberg WM. Evidence–Based Medicine: How to Practice and Teach EBM New York, NY: Churchill Livingstone 1997.
17. Fisher LD, Dixon DO, Herson J, et al. "Intention to Treat in Clinical Trials."In: Statistical Issues in Drug Research and Development. New York, NY: Marcel Dekker, Inc. 1990.
18. Weintraub JA, Ramos–Gomez F, Jue B, et al. "Fluoride Varnish Efficacy in Preventing Early Childhood Caries."J Dent Res 2006 85(2):172–6.
19. Coleman BG, Johnson TM, Erley KJ, et al. "Preparing Dental Students and Residents to Overcome Internal and External Barriers to Evidence–Based Practice."J Dent Educ 2016 80(10):1161–69.
20. Crawford JM, Briggs CL, Engeland CG. "Publication Bias and Its Implications for Evidence–Based Clinical Decision Making."J Dent Educ 2010 74(6):593–600.
21. Dickersin K. "The Existence of Publication Bias and Risk Factors for Its Occurrence."JAMA 1990 263(10):1385–9.
22. Joober R, Schmitz N, Annable L, Boksa P. "Publication Bias: What Are the Challenges and Can They Be Overcome?"J Psychiatry Neurosci 2012 37(3):149–52.
23. Kunz R, Oxman AD. "The Unpredictability Paradox: Review of Empirical Comparisons of Randomised and Non– randomised Clinical Trials."BMJ 1998 317(7167):1185–90.

24. Riley P, Moore D, Ahmed F, Sharif MO, Worthington HV. “Xylitol–Containing Products for Preventing Dental Caries in Children and Adults.”Cochrane Database Syst Rev 2015(3):CD010743.
25. Bjørndal L, Reit C, Bruun G, et al. “Treatment of Deep Caries Lesions in Adults: Randomized Clinical Trials Comparing Stepwise vs. Direct Complete Excavation, and Direct Pulp Capping vs. Partial Pulpotomy.”Eur J Oral Sci 2010 118(3):290–7.
26. Hemingway H, Croft P, Perel P, et al. “Prognosis Research Strategy (PROGRESS) 1: A Framework for Researching Clinical Outcomes.”BMJ 2013 346:e5595.
27. Matino D, Chai–Adisaksopha C, Lorio A. “Systematic Reviews of Prognosis Studies: A Critical Appraisal of Five Core Clinical Journals.”Diagnostic and Prognostic Research 2017 1(9):2–10.
28. Iorio A, Spencer FA, Falavigna M, et al. “Use of GRADE for Assessment of Evidence about Prognosis: Rating Confidence in Estimates of Event Rates in Broad Categories of Patients.”BMJ 2015 350:h870.
29. Spencer FA, Iorio A, You J, et al. “Uncertainties in Baseline Risk Estimates and Confidence in Treatment Effects.”BMJ 2012 345:e7401.
30. D’Amico G, Malizia G, D’Amico M. “Prognosis Research and Risk of Bias.”Intern Emerg Med 2016 11(2):251–60.
31. Hayden JA, Cote P, Bombardier C. “Evaluation of the Quality of Prognosis Studies in Systematic Reviews.”Ann Intern Med 2006 144(6):427–37.
32. Hayden JA, van der Windt DA, Cartwright JL, Cote P, Bombardier C. “Assessing Bias in Studies of Prognostic Factors.”Ann Intern Med 2013 158(4):280–6.
33. G. G, D. R, M.O. M, D.J. C. Users’Guides to the Medical Literature: A Manual for Evidence–Based Clinical Practice. 3rd Edition: McGraw–Hill Education/Medical 2014.
34. Geckili O, Bilhan H, Geckili E, et al. “Evaluation of Possible Prognostic Factors for the Success, Survival, and Failure of Dental Implants.”Implant Dent 2014 23(1):44–50.
35. Mielcarek–Kuchta D, Paluszczak J, Seget M, et al. “Prognostic Factors in Oral and Oropharyngeal Cancer Based on Ultrastructural Analysis and DNA Methylation of the Tumor and Surgical Margin.”Tumour Biol 2014 35(8):7441–9.
36. Montoro J, Hicz HA, de Souza L, et al. “Prognostic Factors in Squamous Cell Carcinoma of the Oral Cavity.”Braz J Otorhinolaryngol 2008 74(6):861–66.
37. Donders AR, van der Heijden GJ, Stijnen T, Moons KG. “Review: A Gentle Introduction to Imputation of Missing Values.”J Clin Epidemiol 2006 59(10):1087–91.
38. Claus EB, Calvocoressi L, Bondy ML, et al. “Dental X–rays and Risk of Meningioma.”Cancer 2012 118(18):4530–7.
39. Ahlbom A. Biostatistics for Epidemiologists. Boca Raton, FL: Lewis Publishers 1993.
40. Bland JM, Altman DG. “Multiple Significance Tests: the Bonferroni Method.”BMJ 1995 310(6973):170.
41. Greenhalgh T. “How to Read a Paper. Statistics for the Non–statistician. I: Different Types of Data Need Different Statistical Tests.”BMJ 1997 315(7104):364–6.
42. Ludbrook J. “Multiple Comparison Procedures Updated.”Clin Exp Pharmacol Physiol 1998 25(12):1032–7.
43. Tukey JW. “Some Thoughts on Clinical Trials, Especially Problems of Multiplicity.”Science 1977 198(4318):679–84.
44. Feise RJ. “Behavioral–Graded Activity Compared with Usual Care after First–Time Disk Surgery: Considerations of the Design of a Randomized Clinical Trial.”J Manipulative Physiol Ther 2001 24(1):67–8.
45. Sackett DL, Haynes RB. “The Architecture of Diagnostic Research.”BMJ 2002 324(7336):539–41.

46. Lingen MW, Tampi MP, Urquhart O, et al. "Adjuncts for the Evaluation of Potentially Malignant Disorders in the Oral Cavity: Diagnostic Test Accuracy Systematic Review and Meta-analysis—A Report of the American Dental Association."J Am Dent Assoc 2017 148(11):797-813 e52.
47. Seijas-Naya F, Garcia-Carnicero T, Gandara-Vila P, et al. "Applications of OralCDx(R) Methodology in the Diagnosis of Oral Leukoplakia."Med Oral Patol Oral Cir Bucal 2012 17(1):e5-9.
48. Whiting PF, Rutjes AW, Westwood ME, et al. "QUADAS-2: A Revised Tool for the Quality Assessment of Diagnostic Accuracy Studies."Ann Intern Med 2011 155(8):529-36.

Chapter 14. 근거의 확실성은 무엇이며, 치과의사들에게 왜 중요한가?

Alonso Carrasco–Labra, D.D.S., M.Sc., Ph.D. Olivia Urquhart, M.P.H. Malavika P. Tampi, M.P.H. Lauren Pilcher, M.S.P.H. Jeff Huber, M.B.A. Anita Aminoshariae, D.D.S., M.S. Douglas Young, D.D.S., Ed.D., M.S., M.B.A. Satish S. Kumar, D.M.D., M.D.Sc., M.S. Carlos Flores–Mir, D.D.S., M.Sc., D.Sc. and Gordon H. Guyatt, M.D., M.Sc.

이 장에서 다루는 내용:

근거의 확실성
- 근거의 확실성을 평가하는 기준
  - 비뚤림의 위험
  - 불일치
  - 부정확성
  - 우회성
  - 출판 비뚤림

근거의 확실성 개선 기준

결론

서론

치과의사들은 여러 가지 중재의 잠재적 영향을 다루는 임상진료지침들을 마주하게 된다. 임상의사들은 예상되는 편익에 대한 최선의 추정치뿐만 아니라 그들이 그 추정치를 얼마나 많이 신뢰할 수 있는지를 알아야 한다.[1] 권고들을 뒷받침하는 근거의 신뢰성을 명시적으로 평가해야 할 필요성은 2000년대 초반에 분명해졌다. 사실 2002년까지는 임상 연구의 질에 대한 평가를 하기 위해 사용할 수 있는 100가지 이상의 시스템이 있었다.[2] 이렇게 많은 시스템이 있는 것이 오히려 의료 서비스를 결정하는 임상의사 및 환자들에게 혼란과 불만을 일으켰다.[3,4]

2000년대 초반, 이 문제를 해결하고자 방법론 학자와 진료 지침 개발자로 구성된 한 그룹이 권고의 등급 강도 및 근거의 확실성을 평가하기 위한 공통적이고 투명하며 합리적인 프로세스인 그레이드(GRADE) 접근법을 개발하였다.[5] 그레이드(GRADE)는 근거의 확실성 평가 및 권고 공식화를 위해 현재 가장 많이 활용되는 접근법이다. 이 프로세스를 세계보건기구(WHO), 코크란, 미국소아치아학회(AAPD, American Pediatric Dentistry), 미국치과의사협회 등 전 세계 100여 개 이상의 기관이 채택하였다.

가장 적절한 치료법 선택 상황에서, 환자와 임상의사에게는 선택할 수 있는 다양한 중재 방법이 있다. 예를 들어, 치아우식 병소의 진행을 막는 여러 비회복성 치료 방법 중 무엇을 택할지와 같은 경우를 고려해 보자.[6,7] 치과의사가 해야 할 일은 치아우식 병소를 관리하기 위한 비회복성 접근법의 수행으로부터 기대되는 점진적 편익이 추가 비용(가령, 추가 방문이나 보다 외과적 치료를 필요로 하는 더 심각한 단계로 치아우식 병소가 진행되거나 치아 방사선을 추가로 검사하는 것)을 들일 가치가 있는지를 결정하는 것이다. 이를 통해 치과의사는 병의 심각도, 환자의 구체적 특징, 결정에 영향을 미치는 가장 중요한 결과들, 각각의 결과에 영향을 미치는 근원적 근거 전반(body of evidence), 모든 중재 사이의 바람직하고 바람직하지 않은 결과 간의 균형, 근거의 확실성 그리고 한정된 자원의 관리 같은 문제들을 고려한다. 간결하면서 편리한 형식으로 제시된 임상진료지침 및 체계적 문헌고찰은 앞서 제시한 문제들을 해결하는 데 있어서 환자와 임상의사들에게 종종 도움을 줄 수 있다(6, 7장 참조).

이 장에서 우리는 임상의사들이 체계적 문헌고찰 및 임상진료지침에서 근거의 확실성을 평가할 때 그레이드(GRADE)가 어떻게 도움이 되고 의료적 의사결정에 어떻게 영향을 미치는지를 요약하였다.

근거의 확실성

2016년, 미국치과의사협회와 미국소아치과학회는 소아청소년의 유치 및 영구치 어금니 교합면의 치아홈메우기에 관한 임상진료지침을 출간하였다.[8] 진료 지침 패널은 "소아청소년의 건강한 교합면에 비 와동형 우식 병소를 가진 영구치 어금니에 치아홈메우기를 사용하지 않은 경우와 비교하여서 치아홈메우기의 사용"을 권하였다. 이 권고는 근거의 적당한 확실성에 기반한 강력한 권고로 분류되었다. 미국치과의사협회-미국소아치과학회(ADA-AAPD) 진료 지침 패널이 말하는 근거의 적당한 확실성이란 무슨 의미인가?

임상진료지침에서의 권고(예를 들어, 치아우식 병소를 예방하고 막는 치아홈메우기)의 맥락에서 근거의 확실성은 "특정 결정이나 권고를 뒷받침하는 효과의 추정치가 적합하다는 [진료 지침 패널의] 신뢰도"를 반영한다.[9] 즉, 모든 환자에게 중요한 의료 결과들을 고려할 때, 전반적으로 패널은 교합면에 적용된 치아홈메우기은 치아홈메우기의 유지 결여나 비용 및 기타 부담을 포함하여, 잠재적으로 부정적인 측면들을 보충하기에 충분할 만큼 치아우식 병소의 발생을 줄여준다는 적당한 확실성을 갖추고 있다는 것을 의미한다.

진료 지침 패널이 권고를 만들 필요가 있다고 판단한 경우, 이들은 보통 관리의 다양한 면에 초점을 맞춘다. 대부분 진료 지침에서 치료에 관한 질문은 매우 흔하지만, 진단[10]이나 선별검사[11], 그리고 예후에 관한 질문들을 보는 것은 드문 일이 아니다. 이러한 결정에 영향을 미치고자 패널들은 핵심적으로 환자에게 중요한 의료 결과를 식별해낸다. 결과에 있어서 중재의 영향을 뒷받침하는 근거는 다양한 연구 설계들에서 도출된다.

그레이드(GRADE)에서, 무작위배정 임상시험의 근거는 높은 확실성에서 시작된다. 하지만 이러한 유형의 연구 설계에서 근거 전반에 있는 심각하거나 매우 심각한 제약들은 확실성을 적당하거나 낮게 혹은 매우 낮게 줄일 수 있다. 반면, 관찰 연구는 다소 낮은 확실성에서 시작하지만 특정 환경에서 적당한 혹은 높은 확실성까지 올라갈 수 있다.

근거의 확실성을 낮추는 기준

비뚤림 위험

진료 지침 패널들은 진료 지침 혹은 체계적 문헌고찰에 포함된 연구에서 오해의 소지가 있는 결과가 나올 가능성을 심각하게 높여 방법론에 영향을 줄 수 있는 정도를 평가해야 한다.[12] 서로 다른 연구 설계는 서로 다른 유형의 비뚤림과 관련될 수 있다. 다양한 연구 설계는 다양한 유형의 편향과 관련될 수 있다. 무작위배정 임상시험에서 가장 흔한 제약은 1) 부적절한 임의적 전략, 2) 할당 은닉 부족 혹은 부실한 이행, 3) 맹검 부족, 4) 중요 누락 참가자 데이터의 존재, 5) 선택적 결과 보고(3장 및 13장 참조)이다. 관찰 연구의 경우 적격 기준, 노출 및 결과의 결함이 있는 측정, 교란에 대한 부적절한 통제 그리고 불완전한 후속 조치에 관한 문제들이 가장 일반적인 제약이다(4, 5, 13장 참조). 그레이드(GRADE) 사용 시 패널과 고찰자들은 먼저 결과에 대한 개별 연구 수준에서 비뚤림의 위험을 평가한 다음, 결과를 알려주는 여러 연구들(즉, 근거 전반)에 걸쳐 있는 방법론적 결함이 근거의 확실성을 낮출 가치가 있는 만큼 심각한지를 반영하여 판단한다. 2016년 미국치과의사협회-미국소아치과학회 치아홈메우기 진료 지침의 경우, 할당 은닉 및 맹검 시행에 관한 심각한 우려에서 기인하는 비뚤림의 위험 때문에 9회의 무작위배정 임상시험을 통해 알려졌음에도 "치아우식 발생"이라는 결과에 대한 근거의 확실성은 높음에서 적당함으로 내려갔다.[8,13]

불일치

특정 결과에 영향을 미치는 연구 그룹을 조사하는 상황에서 진료 지침 패널이나 고찰자들은 연구 전반에 걸쳐 결과가 나를 때보다 비슷할 때(즉, 대부분 연구가 "비슷한 이야기"를 할 때) 근거를 더 확신한다. 설명할 수 없는 차이는 서로 다른 연구들(즉, 그 차이에 대한 타당한 이유는 찾지 않고 "다른 이야기"를 하는 연구들)로부터 오는 효과의 크기 면에서 설명되지 않는 이질성으로 불린다.[14] 비일관성을 평가할 때 등급 낮추는 4가지 기준이 있다.

불일치 평가 상황에서 등급을 낮추려면 4가지 기준을 고려해야 한다.

1. 추정치는 연구에 따라 매우 다양하며, 다른 치료 효과를 보인다.

2. 신뢰구간(CI)은 최소값에서 중복이 없다.
3. 이질성 실험은 유의한 것으로 입증되며, 이는 메타 분석에서의 모든 연구가 비슷한 수준의 효과를 갖고 있다는 귀무가설을 부인하는 낮은 P값(<0.1)을 의미한다.
4. I^2 통계량은 크며, 이는 연구 간 차이에 따른 추정치의 변동성이 크다는 것을 의미한다. 보통, 40% 미만의 I^2는 낮음, 30~60%는 중간, 50~90%는 상당함, 75~100%는 주목할 만큼 큰 정도이다.[14]

그림 14.1을 살펴보자. 이 숲그림(forest plot)은 발치 6일, 7일 후 항생제 예방과 위약을 비교하여 각각 통증(의 유무)에 주는 효과를 비교한다. 저자들은 발견했을 수 있는 어떠한 이질성이든 설명하기 위한 가설을 사전에 정의하고 항생제의 사전, 사후 및 수술 전후 투여의 조합에 대한 하위 집단 분석을 수행하였다.[15] 위에 서술된 네 가지 기준을 적용할 때 추정치가 연구에 따라 다름을 알 수 있다(0.97, 0.88, 0.25의 상대위험도). 신뢰구간이 겹치는 부분은 아주 작아 이질성 검정 결과 P값은 0.07로 나타나는데, 이는 연구 간 차이를 설명할 수 있는 가능성이 낮다는 것을 의미한다. 그리고 I^2 통계량은 57%로, 이는 상당한 이질성을 암시한다. 저자들은 하위 집단 분석을 행한 뒤 각기 다른 연구에서 제공되는 항생제 예방 요법(수술 전, 수술 후 그리고 수술 전후 관리의 조합)이 불일치를 설명할 수 있는지를 탐구했다. 안타깝게도, 가능성은 그림 14.1(P = 0.22)의 하위 집

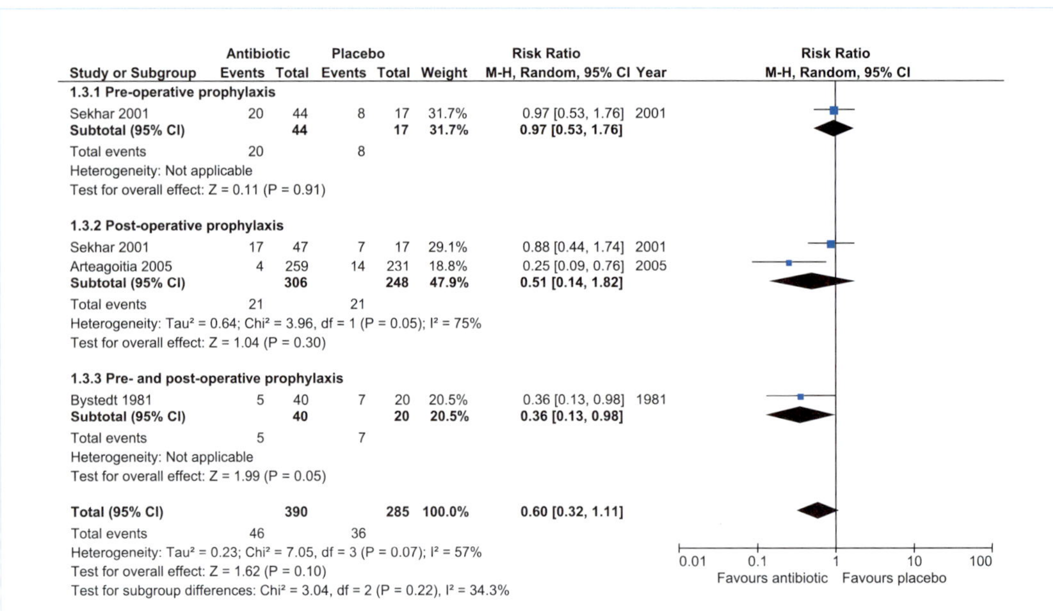

그림 14.1 사전, 사후, 사전 및 사후 투약에 대한 하위 집단 분석을 포함한 발치 후 6일 및 7일째 예방적 항생제 대 위약과 통증 여부의 비교 메타 분석

출처: 로디(Lodi G), 피지니(Figini L), 사르델라(Sardella A) 등. "Antibiotics to prevent complications following tooth extractions." Cochrane Database of Systematic Reviews 2012, Issue 11 ArtNo:CD003811 DOI: 10.1002/14651858.CD003811.pub2.

단 간 분명한 차이를 쉽게 설명하고 하위 집단 간 차이는 중간 정도일 뿐(I^2 = 34%)이며, 따라서 이질성은 설명되지 않고, 불일치에 대한 근거의 확실성을 낮추는 것이 필요하다.

부정확성

임상진료지침의 맥락에서 부정확성을 평가하는 일차적 기준은, 결과들에서 95% 신뢰구간으로 표시되는 실제 효과가 어떤 범위까지 있는지 결정하는 것이다. 이 때 이 범위는 진료지침 패널이 중재를 권장할만 하다는 결론을 내릴 기준이 된다.[9] 결과는 대조군에 비해 중재의 편익이 있는 것과 위해가 있는 것으로 나눌 수 있다. 이와 별개로, 각각의 결과와 그것의 95%의 신뢰구간은 특정 중재의 효과에만 한정된 것이다. 주어진 조건에 대한 최선책을 정의하는 데에 관심을 갖고 있는 진료 지침 패널, 임상의사 및 환자들은 모든 결과를 동시에 고려해야 하며, (대체로 결과와 편익 그리고 위해의 부분집합을 검토한 후) 순 편익이 있는지를 결정해야 한다.

예를 들어, 치아홈메우기의 사용과 비사용을 다룬 미국치과의사협회-미국소아치과학회 임상진료지침은 치아우식 발생에 있어 이러한 중재의 영향(바람직한 결과)을 평가하는 한편, 치아홈메우기의 유지 부속이나 기타 부정적 영향(바람직하지 않은 결과)에 대해서도 다루었다.[8] 본 진료지침에 영향을 비치는 체계적 문헌고찰 및 메타 분석은 치아홈메우기 치료를 받은 환자의 치아우식 발생률(3년 후 중위험 인구 : 30%의 기본 위험)에서 21%로 절대적 감소의 통합 추정값을 보고하였으며, 이와 함께 치아홈메우기 치료를 받지 않은 환자와 비교할 때 95% 신뢰구간은 23~19%로 나타났다. 문헌고찰은 또한 치아홈메우기 치료 3.5년 후에 치아홈메우기 3개 중 1개(30%)가 탈락함을 보여준다.[13] 치아홈메우기는 심각한 부작용이 없고 예상되는 치과 정기 검진에서 환자의 부담을 최소화하며, 특히 소아청소년의 경우 훨씬 이득을 볼 수 있는 것으로 알려져 있다.[8,16–18] 부정확성을 고려한다면, 우리는 치아홈메우기 치료를 하기 전에 치아홈메우기의 편익이 얼마나 작을지 스스로에게 질문해야 한다. 치아홈메우기를 안하고 추적관찰하는 데 드는 비용과 부담보다 치아홈메우기의 편익이 더 클 것인가?

치아우식 발생률 10% 감소라는 임계값이 우리가 치아홈메우기 사용에 대한 권고를 기꺼이 받아들이는 최소 임계값이라고 가정해 보자(즉, 만일 절대적 편익이 10% 감소 이하라면 우리는 치아홈메우기를 사용하지 않을 것이다). 왜냐하면 95% 신뢰구간 전체(23~19%)가 임계값보다 적은 편익을 제외하고 10%의 임계값보다 큰 편익을 나타내기 때문인데, 이는 우리가 정확한 효과는 임계값 이상에 있다고 확신하고 있으며, 추정의 정확도는 치아홈메우기 미사용보다 사용의 권장을 뒷받침하기에 충분하고, 부정확함으로 인한 등급의 하락은 보장되지 않는다는 것을 의미한다(그림 14. 2, 시나리오 1).

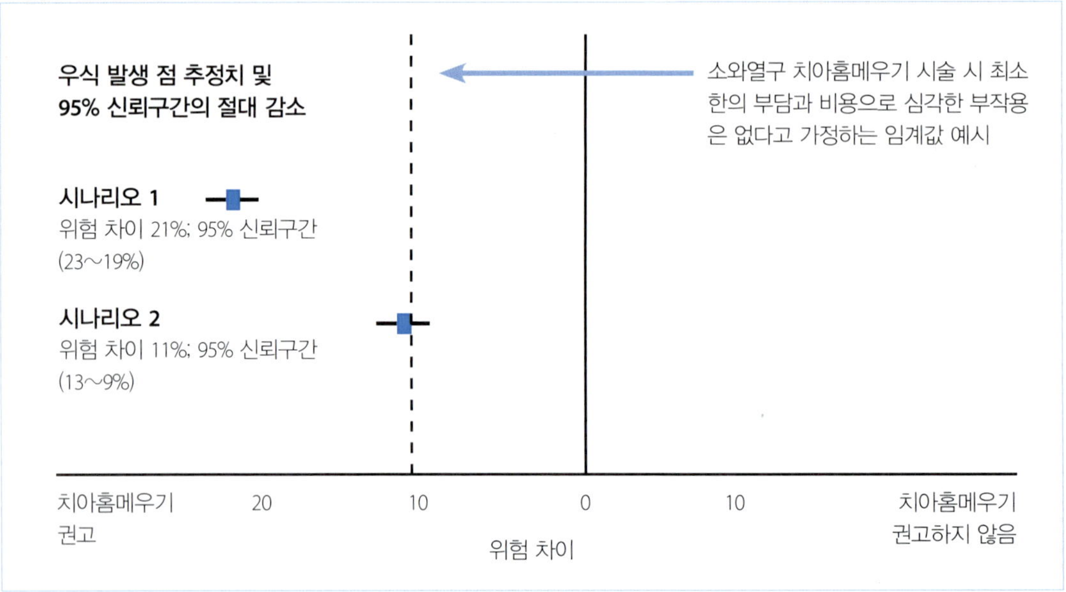

그림 14.2 **권고안에 정보를 주는 추정치의 정확도를 결정하기 위한 임계값 사용**

> 임상진료지침 패널, 임상의사 및 주어진 조건에 대한 최선의 행동 방침을 정의하는 데 관심이 있는 환자는 모든 결과를 동시에 고려하고 순 편익을 설정할 수 있는지의 여부를 결정할 필요가 있다.

동일한 10% 임계값을 적용하여, 이제 치아우식 발생의 절대적 감소의 통합 추정값이 11%이고 95% 신뢰구간이 13~9%인 시나리오를 고려해 보자. 추정치는 치아홈메우기의 효과가 임계값(10%) 이상일 수도 있음을 시사하는데, 이는 치아홈메우기에 찬성하는 권고가 여전히 적절함을 의미한다. 그러나 10% 임계값을 넘는 신뢰구간은 부정확하다. 신뢰구간은 정확한 효과가 우리의 치아홈메우기 사용 임계값보다 낮은 9%에 불과하다는 점을 알려준다. 따라서 이러한 상황에서 우리는 부정확함의 근거에 대한 우리의 확실성 등급을 낮추게 될 것이다(표 14.2, 시나리오 2).

이런 임계값을 설정할 위치를 결정하는 것은 중재를 수행할 때 해롭거나 바람직하지 않은 결과를 고려하면서, 동시에 유익한 결과의 "상대적 바람직성에 대한 판단이 필요하다."[9] 동시에 중재술을 시행할 때 관련된 위해성 결과나 바람직하지 않은 결과를 고려해야 한다. 특정 결과의 상대적 바람직성에 대한 이러한 판단은 환자의 가치와 선호도에 의해 정해질 수 있다.[19,20]

> 이러한 임계값을 어디에 설정할지에 대한 결정은 유익한 결과의 "상대적 바람직성에 관한 판단"을 필요로 하면서[9] 동시에 중재술을 시행할 때 관련된 위해성 결과나 바람직하지 않은 결과를 고려해야 한다.

우회성

우회성 혹은 적용 가능성/일반화 가능성은 근거의 질을 평가할 때 고려할 또 다른 영역이다. 우리의 임상적 질문과 일치하는 직접적 근거를 가지고 있을 때, 우리는 결과를 더 확신하게 된다. 만일 집단, 중재, 결과가 우리가 관심 갖고 있는 것과 다를 경우 우리는 근거에 대한 확실성을 잃을 수 있다.[21]

- 집단. 관련 연구에 등록된 집단의 기본 특성, 즉 성별이나 환경, 나이는 진료 지침 패널이 관심을 갖고 있는 모집단과 다를 수도 있다. 예를 들어, 일반 개업의들을 대상으로 하는 진료 지침은 정기적 치과 검진 중 구강 내 잠재적 악성 질환을 감지할 수 있는 광조사 보조 장비(light-based adjuncts)의 능력에 대해 다룰 수도 있다. 체계적 문헌고찰[10]은 구강내과 진료실이나 병원 내 구강외과 및 병리학 병동과 같은 2~3차 진료 환경에서 이러한 보조 장비의 정확도를 다룬다. 전문 진료실에서 구강암의 유병률은 일반 치과 진료실(일차 진료)에서보다 훨씬 높고, 설명의 엄정함에도 차이가 있어 검사의 성격이 다를 수 있다. 결과를 일반 관행에 적용하면 회의론이 제기될 수 있고, 따라서 진료 지침 패널은 간접성 때문에 근거의 확실성 등급을 낮출 수 있다.
- 중재 또는 진단 검사 전략. 특정 중재에 관한 근거 문헌을 찾을 때, 진료 지침 패널들은 내용 전달과 복용량, 투여 빈도 그리고 중재의 단순 구조 배열(molecular configuration) 방식이 그들이 관심을 갖고 있는 연구들과 다르다는 것을 발견하게 될 수 있다. 이런 경우라면, 패널은 중재의 차이가 관심의 결과에 영향을 미치는지 고려해야 한다. 예를 들어, 만일 임상의사들이 치아 발치 후 감염성 합병증을 줄이는 예방적 항생제의 효과를 알고자 한다면 그들은 이 문제의 영향에 관한 체계적 문헌고찰을 찾아볼 수도 있다.[15] 이 문헌고찰은 처음에는 모든 발치에 대한 항생제 예방 효과를 결정하는 데에 중점을 두었지만, 사랑니 발치에서 항생제 예방 효과를 평가한 연구들만을 식별하였다. 사랑니 발치 수술을 받는 환자들의 경우 대개 수술 상처가 있고 골절술이 요구되기 때문에 감염 위험이 훨씬 높다는 점을 시사하는 근거가 있다.[22] 다시 말해, 다른 평범한 발치와 비교하였을 때 항생제가 다르게 작용할 수도 있다.
  고려해야 할 또 다른 측면은 중재나 검사를 어떻게 관리하는가이다. 광조사 보조 장비는 일반 치과의사들보다 구강병리학과 구강내과 전문의가 다룰 때 더 잘 작동할 수 있다. 이는 전문의들의 전문성을 감안할 때, 전문의들이 일반 치과의사들보다 잠재적으로 악성 질환을 가진 환자들을 더 많이 볼 가능성이 높기 때문일 것이다.[10]
- 결과. 때로는 환자와 임상의사가 관심을 갖는 결과가 문헌에 보고되지 않는다. 오히려 "(직접적인 결과가 아닌) 대리지표 결과"만 이용할 수 있는 경우가 있다. 이러한 대리지표 결과는 환자의 중재에서 중요한 관심 결과에 이르는 인과 경로 위에 있을 수 있지만 환자에게는 그

자체가 관심사는 아니다.[23] 인공심장판막을 가진 환자가 감염성 심내막염(IE)을 예방하기 위해 예방적 항생제를 투여하는 것이 도움이 되는지의 여부를 알고자 하는 상황을 생각해 보자. 당신은 이 문제를 다루는 최근의 체계적 문헌고찰을 찾았다.[24] 체계적 문헌고찰의 분석에 포함된 모든 임상시험은 대리 결과(surrogate outcome)인 균혈증(bacteremia)의 발생을 보고했으며, 심내막염의 발생률(당신의 질문에 대답할 중요한 결과)은 보고하지 않았다. 어떤 임상시험도 심내막염을 측정하지는 않았지만, 균혈증은 (인과 경로에서) 심내막염이 발생하기 전에 나타난다고 생각되기 때문에 제기된 임상적 질문과 관련하여 간접적이지만 이용 가능한 최선의 대리 결과이다. 일차 연구들이 결과를 측정하기 전에 고려했던 시간의 범위, 즉 추적 기간도 간접성 문제를 일으킬 수 있는 잠재적 원천이다.

앞서 언급한 세 가지 간접성 출처 중 어느 하나라도 파악한 후에는, 그것들이 존재하는지의 여부뿐만 아니라 (인구 집단, 중재 전략, 결과가) 치료 효과를 바꿀 가능성, 심지어는 근거의 확실성을 평가절하할 정도로 간접성이 얼마나 심각한지를 평가해야 한다.

출판 비뚤림

출판 비뚤림은 통계적 유의성을 포함하여 연구 결과의 방향이나 크기에 따라 발표될 연구를 투고하거나 게재 수락하는 경향이다.[25] 이러한 경향으로 인해 비뚤림된 중재 효과를 추정할 수 있으며, 잠재적으로 긍정적인 효과를 과대평가하거나 부정적인 효과를 과소평가할 수 있다.[26]

출판 비뚤림은 학술지에 나타날 수도 있고 나타나지 않을 수도 있는 결과이다. 예를 들어, 긍정적 결과나 통계적 유의성을 갖춘 무작위배정 임상시험은 부정적 결과를 갖추었거나 통계적 유의성이 없는 임상시험보다 더 빈번하고 신속하게 출판되는 경향이 있다.[25] 따라서 일찍 발표된 긍정적 결과를 보이는 연구는, 특히 연구 규모가 작을 경우, 더욱 의심스럽다.

출판 비뚤림은 출판을 위해 연구 보고서를 투고하기로 결정하는 순간을 포함하여 몇 가지 단계에서 발생할 수 있다. 저자들은 연구 결과가 통계적 유의성을 얻지 못하면 저명한 학술지의 관심을 끌지 못할 것 같고, 그래서 이런 연구 결과는 투고하지 못한다고 생각할 수 있다. 또한 과거에 투고했다가 게재 거부당한 원고가 앞으로도 게재 거부당할거라고 예상해서 다시 투고하지 못할 수도 있다. 산업체에서 후원한 연구는 연구 결과를 투고할 학술지에 투고를 보류하거나, 투고 과정 지연 또는 영향을 미치는 압력을 받을 수 있다.[19,27,28] 치의학에서도 무작위배정 임상시험에서 긍정적 발견이 증가할수록 저자의 이해 상충이 늘어나는 양의 연관성이 발견되었다(오즈비, 2.40 95% 신뢰구간, 1.16~5.13).[29]

또한 체계적 문헌고찰의 저자와 진료 지침 개발자들이 선행 연구를 철저히 검색하지 못하면 출판 비뚤림이 나타날 수 있다. 예를 들어, 긍정적인 연구 결과가 신속하게 발표되고 부정적인 연구 결과는 논문 검토자에 의해 출판이 지연되고 누락되면 편익의 과대평가와 위해의 과소평가로 이어질 수 있다. 출판 지연에 따른 체계적 문헌고찰 저자의 연구 누락은 지연 비뚤림(lag bias)이라고 한다.[30] 일부 연구들은 덜 유명한 학술지에 게재되거나 주요 데이터베이스 검색 목록에 나열되지 않기 때문에 누락된다. 다수의 문헌고찰은 영어 이외의 학술지에 대한 검색을 포함하지 않는다. 부정적 연구는 회색문헌(예: 학술대회 초록, 학위논문, 교과서 장; 2장 참조)에 발표되기도 하고 체계적 문헌고찰에서 누락되기도 한다.[31] 원인과 무관하게 체계적 문헌고찰 저자와 진료 지침 개발자들이 파악하지 못하면(이름 없이 출간되었는지 혹은 미출간되었는지의 여부에 관하여), 이는 연구의 비전형적 표본으로 이어질 수 있다. 만일 부정적 연구가 발표나 식별되지 않고 메타 분석에 포함되지 않는다면, 이는 효과 추정치의 상당한 인플레이션을 일으킬 수 있다.

소규모 연구(일부에서는 1,000명 미만의 환자를 포함하는 연구로 정의함[32])는 대규모 연구보다 더 큰 치료 효과를 보이는 경향이 있다(10장 참조).[33,34] 이러한 현상은 소규모 연구 효과라고 불린다. 방법론적 질의 저하, 실험 간 이질성 그리고 보고 비뚤림(출판 비뚤림 포함) 모두 소규모 연구 효과에 기여할 수 있다.[33,34] 그러나 소규모 연구도 보다 신중한 환자 선택이나 전문 분야에 맞는 중재술을 사용하는 등 소규모 연구 효과 이외의 이유로 큰 효과 크기를 나타낼 수 있다.[35]

소규모 연구 효과와 출판 비뚤림은 깔때기 그림을 사용한 데이터 패턴을 기반으로 평가할 수 있다. 깔때기 그림은 수직 축의 표본/연구 크기에 대해 수평 축의 효과 추정치를 표시하는 시각적 도구다.[36] 대칭적 깔때기 그림은 출판 비뚤림이 없음을 암시하는 반면, 비대칭적 모양은 출판 비뚤림의 가능성을 나타낸다. 깔때기 그림의 한 사분면에서 누락된 데이터 점은 종종 발표되지 않은 작은 부정적 연구로 인해 발생한다(그림 14.3).

시각적 평가 외에도 깔때기 그림 비대칭성을 평가하는 다른 통계적 방법들이 있는데, 예를 들어 에거의 선형회귀법(Egger's linear regression method[1)]),[36] 베그와 마줌다르의 순위상관검정(Begg and Mazumdar's rank correlation test[2)]),[37] 듀발과 트위디의 절삭과 채움 방법(Duval and Tweedie's trim-and-fill method[3)]),[38] 로젠탈의 안전성 계수 방법(Rosenthal's fail-safe N[4)])[39,40]이 그것이다. 이러한 경험적 방법들 중 어떤 것이든 출판 비뚤림을 시사할 수 있지만 모두 상당한 한계가 있으므로 주의하여 해석해야 한다.

2015년에 파파게오르지오(Papageorgiou) 등은 출판 비뚤림의 존재 여부와 정도를 결정하기 위해 소아치과학 분야의 주제를 조사하였다.[41] 882개의 연구를 포함한 46개의 메타 분석 중 39개는 정적으로 재분석될 수 있는 충분한 근거를 제공하였다. 출판 비뚤림은 등고선 강화 깔때기 그림, 에거의 선형회귀법, 베그와 마줌다르의 순위상관검정, 듀발과 트위디의 절삭과 채움 방법,

1) 메타 회귀분석의 일종으로 효과 추정치와 표준오차의 역수 간의 선형관계를 검정함으로써 메타 분석 내 소규모 연구영향의 존재여부를 판단할 수 있도록 한다.
2) 효과 추정치와 분산 사이의 순위상관을 기반으로 한 비모수 검정방법이다.
3) 깔때기 그림에서 비대칭성의 원인이 되는 소규모 연구를 제거한 후 전후 효과 추정치를 산출한다.
4) 통계적으로 유의하지 않은 연구 결과는 출판되지 않는 경향이 있으므로, 만일 출판되지 않은 유의하지 않은 연구들이 메타 분석에 추가된다면 통계적으로 유의했던 통합추정치가 유의하지 않게 될수도있다. 얼마나 많은 결측연구가 포함되면, 통합추정치가 유의하지 않게 되는지에 대한 통계량을 제안하는 방법이다.

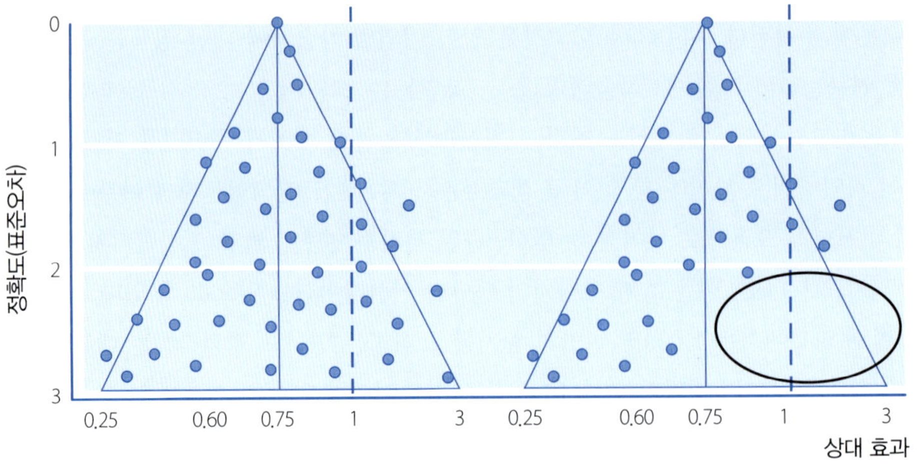

라이트(Wright JT), 탐피(Tampi MP), 그레이엄(Graham L) 등. "유치와 영구치 어금니에서 소와열구 교합면 우식증 예방 및 정지를 위한 홈메우기: 무작위배정 임상시험의 체계적 문헌고찰–미국치과의사협회와 미국소아치과학회의 보고서." J Am Dent Association 2016 147(8):631–45.e18. 에서 데이터 수정.

그림 14.3 두 가지 가상 시나리오를 제시하는 깔때기 그림: 왼쪽–출판 비뚤림의 문제가 없음을 나타내는 대칭적 깔때기 그림. 오른쪽–편익이 없는 소규모 연구 결과가 누락되었음을 시사하는 비대칭적 깔때기 그림.

로젠탈의 안전성 계수 방법을 사용하여 평가하였다. 그 결과는 소아치과학에서 소규모 연구 효과와 출판 비뚤림이 존재하였고, 소수의 메타 분석만이 출판 비뚤림을 적절하게 평가하였다는 것을 보여주었다. 깔때기 그림은 비대칭성을 나타냈는데, 이는 에거의 선형회귀법으로 평가된 메타 분석의 33%와 베그–마줌다르의 순위상관검정으로 평가된 18%에서 확인되었다. 파파게오르지오(Papageorgiou) 등은 소아치과학에서 소규모 연구 효과와 출판 비뚤림이 존재했기 때문에 소규모 연구 또는 누락된 임상시험이 추정 치료 효과에 미치는 영향을 향후 체계적 문헌고찰에서 일상적으로 평가해야 한다고 결론지었다.[42]

체계적 문헌고찰과 임상진료지침의 저자는 특히 상업적으로 자금을 지원받은 다수의 소규모 연구로부터 근거를 수집할 때, 근거 자체가 출판 비뚤림에 시달릴 가능성이 얼마나 많은지를 판단해야 한다. 진료 지침 개발자나 체계적 문헌고찰의 저자가 임상 질문에 답하기 위해서 이용 가능한 모든 연구를 검색했는지 완전히 확인할 수 없기 때문에 그레이드(GRADE)는 이에 대해 특히 명시적이며, 잠재적인 출판 비뚤림 문제를 설명하기 위해 "심각(suspected)"이라는 단어를 사용하고, 이 문제에 대한 근거가 명백하지 않은 경우 "발견되지 않음(undetected)"이라는 단어를 사용한다.

근거의 확실성 개선 기준

앞에서 기술한 바와 같이, 그레이드(GRADE)에서 관찰 연구에 의해 제공된 일련의 근거(4장과 13장 참조)는 낮은 확실성에서 출발한다. 그러나 확실성이 개선될 수 있는 상황이 세 가지 있다.[43]

- 매우 큰 크기의 치료 효과 또는 강한 연관성이 있다.
- 용량-반응 경사가 존재한다.
- 모든 타당한 잔존 교란 요인 또는 비뚤림이 입증된 효과를 감소시키거나, 결과가 아무 효과가 없다면 겉보기 효과(spurious effect)로 제시한다.

이 책의 발간일 현재, 위의 3개 확실성 개선 가능 상황에 제시된 이유로, 근거 자체를 개선할 수 있는 치의학 문헌의 체계적 문헌고찰이나 임상진료지침은 확인되지 않았다.

결론

그레이드(GRADE)에서 근거의 확실성은 "특정 결정이나 권고를 뒷받침하기에 효과의 추정치가 적절하다는 확신의 정도"를 반영한다.[9] 이 맥락에서 "적절함"은 진정한 효과가 특정 범위 이내 또는 정의된 임계값의 한 쪽에 있음을 얼마나 확신하는지 결정하는 것을 의미한다.

참고문헌

1. Guyatt GH, Oxman AD, Kunz R, et al. "What is 'quality of evidence'and why is it important to clinicians?"BMJ 2008 336(7651):995-8.
2. West S, King V, Carey TS, et al. "Systems to Rate the Strength of Scientific Evidence: Summary."AHRQ Evidence Report Summaries. Rockville (MD): Agency for Healthcare Research and Quality (US) 1998-2005. 47. Available from: https://www.ncbi.nlm.nih.gov/books/NBK11930/ 2002.
3. Djulbegovic B, Guyatt GH. "Progress in evidence-based medicine: a quarter century on."Lancet 2017 390(10092):415-23.
4. Atkins D, Eccles M, Flottorp S, et al. "Systems for grading the quality of evidence and the strength of recommendations I: critical appraisal of existing approaches The GRADE Working Group."BMC Health Serv Res 2004 4(1):38.
5. Atkins D, Best D, Briss PA, et al. "Grading quality of evidence and strength of recommendations."BMJ 2004 328(7454):1490.
6. Slayton RL, Urquhart O, Araujo MWB, et al. "Evidence-based clinical practice guideline on nonrestorative treatments for carious lesions: A report from the American Dental Association."J Am Dent Assoc 2018 149(10):837-49.e19.
7. Urquhart O, Tampi MP, Pilcher L, et al. "Nonrestorative Treatments for Caries: Systematic Review and Net-

work Meta- analysis."J Dent Res 2019 98(1):14-26.
8. Wright JT, Crall JJ, Fontana M, et al. "Evidence-based clinical practice guideline for the use of pit-and-fissure sealants: A report of the American Dental Association and the American Academy of Pediatric Dentistry."J Am Dent Assoc 2016 147(8):672-82.e12.
9. Hultcrantz M, Rind D, Akl EA, et al. "The GRADE Working Group clarifies the construct of certainty of evidence."J Clin Epidemiol 2017 87:4-13.
10. Lingen MW, Abt E, Agrawal N, et al. "Evidence-based clinical practice guideline for the evaluation of potentially malignant disorders in the oral cavity: A report of the American Dental Association."J Am Dent Assoc 2017 148(10):712-27.e10.
11. Moyer VA. "Screening for oral cancer: U.S. Preventive Services Task Force recommendation statement."Ann Intern Med 2014 160(1):55-60.
12. Guyatt GH, Oxman AD, Vist G, et al. "GRADE guidelines: 4. Rating the quality of evidence—study limitations (risk of bias)."J Clin Epidemiol 2011 64(4):407-15.
13. Wright JT, Tampi MP, Graham L, et al. "Sealants for preventing and arresting pit-and-fissure occlusal caries in primary and permanent molars: A systematic review of randomized controlled trials-a report of the American Dental Association and the American Academy of Pediatric Dentistry."J Am Dent Assoc 2016 147(8):631-45.e18.
14. Guyatt GH, Oxman AD, Kunz R, et al. "GRADE guidelines: 7. Rating the quality of evidence—inconsistency."J Clin Epidemiol 2011 64(12):1294-302.
15. Lodi G, Figini L, Sardella A, et al. "Antibiotics to prevent complications following tooth extractions."Cochrane Database Syst Rev 2012, Issue 11. Art.No.:CD003811. DOI: 10.1002/14651858.CD003811.pub2.
16. Akinlotan M, Chen B, Fontanilla TM, Chen A, Fan VY. "Economic evaluation of dental sealants: A systematic literature review."Community Dent Oral Epidemiol 2018 46(1):38-46.
17. Bhuridej P, Kuthy RA, Flach SD, et al. "Four-year cost-utility analyses of sealed and nonsealed first permanent molars in Iowa Medicaid-enrolled children."J Public Health Dent 2007 67(4):191-8.
18. Dasanayake AP, Li Y, Kirk K, Bronstein J, Childers NK. "Restorative cost savings related to dental sealants in Alabama Medicaid children."Pediatr Dent 2003 25(6):572-6.
19. Ioannidis JP. "Effect of the statistical significance of results on the time to completion and publication of randomized efficacy trials."JAMA 1998 279(4):281-6.
20. Guyatt GH, Oxman AD, Kunz R, et al. "GRADE guidelines: 2. Framing the question and deciding on important outcomes."J Clin Epidemiol 2011 64(4):395-400.
21. Guyatt GH, Oxman AD, Kunz R, et al. "GRADE guidelines: 8. Rating the quality of evidence—indirectness."J Clin Epidemiol 2011 64(12):1303-10.
22. Bouloux GF, Steed MB, Perciaccante VJ. "Complications of third molar surgery."Oral Maxillofac Surg Clin North Am 2007 19(1):117-28, vii.
23. Guyatt GH, Rennie D, Meade MO, Cook DJ, eds. Users'Guides to the Medical Literature: A Manual for Evidence- Based Clinical Practice. 3rd ed. United States of America: McGraw-Hill Companies, Inc 2015.
24. Cahill TJ, Harrison JL, Jewell P, et al. "Antibiotic prophylaxis for infective endocarditis: a systematic review and meta- analysis."Heart 2017 103(12):937-44.
25. Hopewell S, Loudon K, Clarke MJ, Oxman AD, Dickersin K. "Publication bias in clinical trials due to statistical significance or direction of trial results."Cochrane Database Syst Rev 2009(1):Mr000006.

26. Guyatt GH, Oxman AD, Montori V, et al. "GRADE guidelines: 5. Rating the quality of evidence—publication bias."J Clin Epidemiol 2011 64(12):1277–82.
27. Melander H, Ahlqvist–Rastad J, Meijer G, Beermann B. "Evidence b(i)ased medicine—selective reporting from studies sponsored by pharmaceutical industry: review of studies in new drug applications."BMJ 2003 326(7400):1171–3.
28. Lexchin J, Bero LA, Djulbegovic B, Clark O. "Pharmaceutical industry sponsorship and research outcome and quality: systematic review."BMJ 2003 326(7400):1167–70.
29. Brignardello–Petersen R, Carrasco–Labra A, Yanine N, et al. "Positive association between conflicts of interest and reporting of positive results in randomized clinical trials in dentistry."J Am Dent Assoc 2013 144(10):1165–70.
30. Hopewell S, Clarke M, Stewart L, Tierney J. "Time to publication for results of clinical trials."Cochrane Database Syst Rev 2007(2):Mr000011.
31. Hopewell S, McDonald S, Clarke M, Egger M. "Grey literature in meta–analyses of randomized trials of health care interventions."Cochrane Database Syst Rev 2007(2):Mr000010.
32. Cappelleri JC, Ioannidis JP, Schmid CH, et al. "Large trials vs meta–analysis of smaller trials: how do their results compare?"JAMA 1996 276(16):1332–8.
33. Sterne JA, Egger M, Smith GD. "Systematic reviews in health care: Investigating and dealing with publication and other biases in meta–analysis."BMJ 2001 323(7304):101–5.
34. Sterne JA, Gavaghan D, Egger M. "Publication and related bias in meta–analysis: power of statistical tests and prevalence in the literature."J Clin Epidemiol 2000 53(11):1119–29.
35. Cuijpers P, Smit F, Bohlmeijer E, Hollon SD, Andersson G. "Efficacy of cognitive–behavioural therapy and other psychological treatments for adult depression: meta–analytic study of publication bias."Br J Psychiatry 2010 196(3):173–8.
36. Egger M, Davey Smith G, Schneider M, Minder C. "Bias in meta–analysis detected by a simple, graphical test."BMJ 1997 315(7109):629–34.
37. Begg CB, Mazumdar M. "Operating characteristics of a rank correlation test for publication bias."Biometrics 1994 50(4):1088–101.
38. Duval S, Tweedie R. "Trim and fill: A simple funnel–plot–based method of testing and adjusting for publication bias in meta–analysis."Biometrics 2000 56(2):455–63.
39. Dwan K, Altman DG, Arnaiz JA, et al. "Systematic review of the empirical evidence of study publication bias and outcome reporting bias."PLoS One 2008 3(8):e3081.
40. Dwan K, Gamble C, Williamson PR, Kirkham JJ. "Systematic review of the empirical evidence of study publication bias and outcome reporting bias – an updated review."PLoS One 2013 8(7):e66844.
41. Papageorgiou SN, Dimitraki D, Coolidge T, Kotsanos N. "Publication bias & small–study effects in pediatric dentistry meta–analyses."J Evid Based Dent Pract 2015 15(1):8–24.
42. Sterne JAC, Egger M, Moher D, (editors). "Chapter 10: Addressing reporting biases."In: Higgins JPT, Green S (editors). Cochrane Handbook for Systematic Reviews of Intervention. Version 5.1.0 (updated March 2011). The Cochrane Collaboration, 2011. Available from www.handbook.cochrane.org. 43. Guyatt GH, Oxman AD, Sultan S, et al. "GRADE guidelines: 9. Rating up the quality of evidence."J Clin Epidemiol 2011 64(12):1311–6.

Chapter 15. 근거기반치의학 교육 전략

Cheryl L. Straub–Morarend, D.D.S. Jaana Gold, D.D.S., M.P.H., Ph.D., C.P.H. Kelly C. Lemke, D.D.S., M.S. Parthasarathy Madurantakam, D.D.S., M.D.S., Ph.D. David M. Leader, D.M.D., M.P.H. Richard Niederman, D.M.D., M.A. and Teresa A. Marshall, Ph.D., R.D.N./L.D.N., F.A.N.D.

이 장에서 다루는 내용:

교육 과정의 결과

교육 과정의 내용
- 지식
- 과학적 근거
- 행동
  - 적용
  - 전문가주의
  - 의사소통

교육 방법
- 교육적 학습
- 적용
- 임상 활동

실제 사례
- 버지니아 커먼웰스대학교 치과대학
- 텍사스대학교 보건과학센터 샌안토니오 치과대학
  - 배경
  - 비판적 평가 주제(CATs)
  - 근거기반 사례 발표
  - 대학원 수준의 근거기반치의학 교육 전략
  - 교수–동창–학생–팀 비판적 평가 주제(FAST CATs) 프로그램: 학문적 정보
  - 텍사스대학교 보건과학센터 샌안토니오 치과대학 근거기반치의학/비판적 평가 주제(EBD/CAT) 프로그램의 영향
  - 과제들
- 아이오와대학교 치과대학
  - 개요
  - 평가
  - 1학년(D1)
  - 2학년(D2)
  - 3학년(D3)
  - 4학년(D4)
  - 요약

역량 평가

장애물과 전략

프로그램 평가
- 인증 기준

비학문적 환경에 적용
- 수업의 깊이
- 형식적 교육 환경 너머의 교육 대상

서론

현대 사회에서 건강 정보는 빠르게 생성되고 이전과 다른 방법을 통해 전달된다. 환자들은 의료 서비스를 이용하고, 정보를 찾고, 때때로 의료 서비스 공급자에게 질문을 한다. 근거기반진료(Evidence-Based Practice, EBP)에 익숙한 임상의사는 언제든지 환자의 질문에 답할 수 있고, 최신 진료 술식으로 진료할 준비가 되어 있어야 한다. 근거기반진료는 임상적 의사결정 시에 1) 이용 가능한 최선의 과학적 근거, 2) 임상 전문 지식, 3) 환자 가치 및 선호도를 종합적으로 고려하여 임상적 의사결정을 하고, 그에 따라 진료하는 것으로 정의된다.[1] 근거기반진료는 종종 과학적 문헌을 비판적으로 평가하는 것과 비슷해 보이지만, 임상의사의 전문 지식과 환자 가치 및 선호도를 마찬가지로 중요하게 고려하기 때문에 문헌에 대한 비판적 평가 이상을 의미한다.

치의학 단체들은 근거기반진료(근거기반치의학으로 알려져 있음)의 중요성을 인식하고 워크숍, 자료원 센터, 출판 등을 통해 임상의사 교육에 공동의 노력을 기울였다.[1,2,3] 동시에 미국치의학교육협회(American Dental Education Association, ADEA), 치의학인증평가원(Commission on Dental Accreditation, CODA) 및 미국치과의사협회는 치과대학생들에게 근거기반치의학을 실천하는 데 필요한 기술을 가르치는 것이 중요하다고 주장해 왔다.

치의학인증평가원의 치의학 교육 프로그램 인증 기준 2-21에는 "치과대학 졸업자는 근거기반진료와 관련하여 과학적 문헌과 일반 문헌을 찾고, 비판적으로 평가하고, 적용하고, 의사소통할 수 있는 능력이 있어야 한다"라고 명시되어 있다.[3] 근거기반치의학은 치과대학생이 환자를 보면서 만나게 되는 선택과 결정의 순간에 독립적으로 최선의 과학적 근거를 찾고, 그 근거를 자신의 전문성과 환자 가치 및 선호도와 종합적으로 고려하여 진료하는 데 필요한 기술을 훈련시킨다. 근거기반진료는 비판적 사고 기술과 근거기반치의학 역량을 활용하여 미래의 치과의사들에게 더 나은 정보에 입각한 치료 결정을 내리고 평생 학습자가 될 수 있는 도구를 제공한다.

근거기반치의학은 치의학 교육 및 임상의사들을 위한 평생 교육(continuing education, CE)의 중요한 요소로 여겨지지만, 치과대학 교수, 치과의사 보수 교육 연자 또는 임상 세미나의 인솔자가 어떻게 학습자에게 근거기반치의학을 교육할지에 대한 자료는 거의 없다. 이 장의 목적은 다양한 교육 환경에서 학습자에게 근거기반치의학을 가르치기 위한 교육 과정의 내용 및 접근 방식을 소개하는 것이다.

근거기반치의학은 다음의 5단계 과정을 따른다.

1. **답할 수 있는 질문하기**
2. **최선의 근거를 찾기**
3. **근거를 비판적으로 평가하기**
4. 근거를 진료에 적용하기
5. 근거를 적용했을 때 건강에 미치는 영향 평가하기

이 장에서는 처음 세 단계 과정을 다룬다. 이 과정은 근거기반치의학 훈련에 대한 세 가지 접근법을 포함하며, 각 접근법은 미국치과의사협회와 치의학인증평가원의 근거기반치의학에 대한 기준을 포함한다.

교육 과정의 성과

교육 과정 또는 교육 프로그램을 설계하는 첫 번째 단계는 원하는 교육 과정의 성과를 규정하는 것이다. 즉, 학습자가 경험을 통해 무엇을 할 수 있게 되어야 하는지 정한다. 학습자가 근거기반치의학에 따라 진료하는 것이 전반적인 성과가 될 수 있겠지만, 학습자가 교육을 마칠 때까지 습득하기를 바라는 지식과 기술을 명시하는 것이 중요하다. 그렇게 교육 성과를 정하면 교육 과정을 개발하고 교육 성과를 측정하는 데 도움이 된다. 교육 성과를 정할 때 학습자, 교육에 할당된 시간, 교육 환경도 고려해야 한다. 근거기반치의학 교육과정의 성과의 예는 다음과 같다.

강좌를 이수하면 학습자가 다음을 수행할 수 있다.

a. 근거기반치의학을 정의할 수 있다.
b. 근거기반치의학의 5단계 과정의 구성 요소를 말할 수 있다.
c. 5단계 과정의 각 단계를 적용할 수 있다.
d. 근거기반치의학을 실행해야 하는 이유를 설명할 수 있다.

교육 과정의 내용

교육 과정의 성과를 정한 후 그 성과의 달성에 필요한 내용을 정의한다. 이 내용은 지식, 과학적 근거, 행동으로 분류할 수 있다.

지식

근거기반치의학으로 진료하려면 학습자가 근거기반치의학을 정의할 수 있어야 하며, 5단계 과정의 구성 요소를 알아야 한다. 첫 번째 단계인 질문을 하려면 학습자가 본인이 모르는 것(knowledge gap)을 파악해야 하며, 피코 질문을 알고 설명할 수 있어야 한다(2장 참조).

두 번째 단계인 최선의 근거를 찾으려면 학습자가 적절한 자료(예: 비판적 요약, 임상진료지침, 일차 및 이차 자료(2장 역자주 참조))를 파악하고 그 자료를 얻기 위한 난제를 설명할 수 있어야 한다(2장 참조).

세 번째 단계인 근거를 평가하기 위해서 학습자는 연구 설계를 이해할 수 있어야 하고, 근거기반진료의 근거 피라미드와 예상되는 연구 구성 요소를 알아야 하며, 사용된 연구 방법론의 타당성을 평가할 수 있어야 하고, 편향이 생길 수 있는 부분을 파악할 수 있어야 함과 동시에, 결과를 해석할 수도 있어야 한다(12장, 13장, 14장 참조). 학습자가 평가 과정의 구성 요소를 숙지하면, 학습자는 관련된 근거의 질과 적용 가능성을 평가할 수 있다.

기초 지식은 강의나 문제 기반 학습(PBL, Problem-Based Learning) 또는 온라인 활동을 통해 가르칠 수 있다. 치과대학생들이 임상 실습을 시작하면 그 전에 배운 기초 지식을 적용할 준비가 되어 있어야 한다는 점을 고려할 때, 이상적인 상황에서 기초 지식 습득은 임상 경험 이전 또는 도중에 실시한다. 학습자들의 임상 성숙도가 부족하기 때문에 근거기반치의학 맥락은 초기 기초(즉, 임상 전단계) 교육 기간에는 시기상조일 수 있다. 그러한 경우에는 사례 기반 교육이 관련 내용을 가르치는 데 유용하다.

과학적 근거

근거기반진료는 고급 최신 과학적 근거를 임상적 의사결정에 사용하는 것이다. 따라서 근거기반진료 교육 과정에서 학습자는 양적, 질적, 일차, 이차 연구(2장 역자주 참조)를 포함하여 연구 설계와 근거 수준 피라미드(2장 역자주 참조)에 대한 지식을 배워야 한다.

과학적 근거에 대한 기초 지식에는 질문을 받고 있는 피코 질문에 대한 적절한 유형의 근거를 파악할 수 있는 능력이 포함된다. 학습자는 임상 문제를 해결하기 위한 핵심 과학적 근거를 효율적이고 효과적으로 찾을 수 있는 검색 전략 교육을 받아야 한다. 학습자는 가장 높은 수준의 근거를 얻기 위해 과학적 근거 검색 교육을 통해 현재와 미래의 진료에 이용할 수 있는 자료를 찾고 구분할 수 있어야 한다(2장 참조).

근거를 전략적으로 찾으려면 우선 이미 관련 연구들을 분석해 놓은 이차 자료를 찾아야 한다(6장, 7장 참조). 이는 자료가 적합한지 비판적으로 평가하는 데 필요한 시간을 최소화하고, 학습자의 부족한 통계 지식을 극복하며, 비판적 평가 과정에 대한 자신감을 가지기 위한 것이다. 제기된 문제를 해결할 수 있는 이차 자료를 이용할 수 없다면 일차 자료로 고품질의 과학적 근거를 찾아야 한다. 또한 논문을 비판적으로 평가하기 위해 체크리스트를 사용할 수 있다. 체크리스트를 활용하면 정해진 절차에 따라 비판적 평가를 위한 우선순위를 정하고 해석할 수 있게 될 것이다.

행동

적용

근거기반진료 행동은 근거기반 원칙을 이해하고, 그 원칙을 환자 치료에 적용하는 것이다. 학습자는 환자 중심 진료 성과를 염두에 두고 환자 치료에 해당 과학적 근거가 적절한지, 치료 방법이 실효성이 있는지, 편익과 위해 사이에 균형을 어떻게 맞출지 결정할 수 있는 기술을 갖추어야 한다.

전문가주의

근거기반진료 교육의 과정 내내 학습자들은 근거기반치의학 진료의 가치를 발견하고, 평생 학습에 필요한 기술을 습득하고, 현재 또는 미래의 진료를 반영하는 학습 환경에서 전문가의 행동을 관찰하면서 전문가로서 자질을 개발하게 된다.

의사소통

근거기반진료는 근거에 관해 학습자가 환자와 효과적으로 의사소통하고, 이를 바탕으로 환자의 가치, 선호도 및 진료 상황을 반영한 임상적 의사결정을 하는 것이다.

학생들에게 환자 및 동료와 근거기반 의사소통을 하게 한 후 그에 대한 자세한 피드백을 받게 하면, 근거기반진료에 점점 익숙해 질 것이다.

교육 방법

근거기반치의학은 수업 및 학습, 임상 전단계 실습, 임상 실습의 다양한 방법을 사용하여 가르칠 수 있다.

수업 및 학습

강의식 수업 또는 임상 전단계 수업을 하는 이유는 학습자에게 근거기반진료로 진료하는 데 필요한 지식과 기술을 갖추도록 하기 위한 것이다. 동시에 수업에서 배운 내용을 환자 진료에 적용하는 데 필요한 기본적인 행동이 있는데, 이러한 기본 행동을 훈련하기 위한 것이다.

교육 내용은 학습자가 미래에 근거기반진료로 효과적으로 진료할 수 있는 기초를 다지게 한다. 기초 지식은 강의, 읽기 자료, 온라인 자습서, 자기주도 학습, 문제 기반 학습, 플립 수업(flipped classrooms), 과정지향적 탐구 학습(Process Oriented Guided Inquiry Learning, POGIL)등을 통해 전달할 수 있다. 집단 및 개인 작문 과제는 가이딩 질문(guiding questions)과 구조화된 성찰과 함께 사용하면서 학습이 어떻게 진행되고 있는지를 보여줄 수 있다. 내용과 경험을 도와주면(scaffolding[1]) 학생들은 근거기반진료 역량에 필수적인 지식과 기술을 습득할 수 있다.

---

1) 새로운 내용을 배우는 학생에게 ① 익숙하거나 흥미로운 내용, ② 쉬운 내용, ③ 쉬운 단계부터 시작하여 새롭고 어려운 내용으로 교육하는 교육법. 이를 통해 학생들은 가르치는 기술에 집중하고 내용에 얽매이지 않게 된다. 스케폴딩은 원래 건물을 지울 때 처음에 지지대가 되는 임시 구조물인데, 학습 상황에서는 학습자가 스스로 할 수 있을 때까지 도움을 주는 것을 말한다. 새롭거나 어려운 내용을 배우는 학생에게 익숙하거나 흥미로운 내용으로 설명한다거나, 쉬운 내용부터 시작하여 어려운 내용으로 이어지게

적용

근거기반진료는 반복과 적용을 필요로 하는 행동이다. 근거기반치의학의 5단계 과정은 시나리오를 제시하는 것으로 시작하여 임상 전단계 또는 임상 단계의 상호작용을 통한 교육 그리고 마지막으로 환자 치료에 대한 근거를 실시간으로 통합하여 마무리하는 방식으로 적용된다. 근거기반진료를 위한 교육 전략은 진단, 치료 계획, 환자 교육 및 성과 평가를 중심으로 한다. 정보 제시, 환자 사례, 학생 보고서, 팀 발표, 공식적인 사례 발표, 성찰 활동 등을 하는 동안 가이딩 질문을 사용하면 바람직한 근거기반진료 기술의 습득과 적용에 도움이 될 수 있다.

임상 실습

근거기반진료 임상지침은 실제 환자를 보는 것과 유사한 경험을 하면서 근거기반 치의학의 5단계를 구체적으로 익히게 하는 과정이다. 이 과정에서 과학적 근거, 임상 지식, 그리고 환자 가치 및 선호도를 종합적으로 고려하는 법을 배우게 된다. 먼저 교수자가 치료 계획을 가이드하면서 학습이 시작된다. 그리고는 학습자가 주도적으로 가장 적합한 근거를 사용하여 자신의 치료 계획에 대한 근거를 제시하는 과정을 거친다. 마지막으로 근거기반 치료 계획의 성과를 평가해 보는 것으로 마무리 한다. 마지막 단계에서 자기평가와 중간 피드백 및 종합 피드백(formative and summative feedback[2])은 근거기반진료 임상 실습에서 필수적인 요소이다.

실제 사례

여기서는 근거기반진료를 치의학 교육 과정에 성공적으로 구현한 학교의 프로그램의 세 가지 최근 예를 제시하겠다.

한다거나 하는 방법을 사용할 수 있고, 학습자가 스스로 할 수 있게 되면 도움을 제공하지 않는다(fading). 이는 마치 자전거 타는 법을 배울 때 뒤에서 잡아주며 중심 잡는 과정을 돕다가 혼자 탈 수 있게 되었을 때 뒤에서 잡는 것을 멈추는 것과 같다고 할 수 있다.

2) 형성 피드백 활동은 학습자들이 교과목에서 무엇을 배웠고 무엇이 불분명한지를 결정함으로써 교육자들은 학습자의 학습 욕구를 충족시키기 위해 수업에 더 효과적으로 집중할 수 있도록 한다. 형성적 피드백은 학생의 동기부여와 자기주도적 학습을 증가시키고 그들이 자기주도적 학습자가 되도록 도울 수 있다. 형성 피드백 기법의 예로는 많은 대화형 교실 활동, 숙제 및 설문조사가 있다.
요약 피드백은 교육 과정의 마지막에 학습자가 얼마나 많은 것을 배웠는지 평가한다. 요약 피드백 기법의 예로는 시험, 최종 프로젝트, 연구 보고서를 들 수 있다. 중간 피드백 혹은 형성적 피드백(formative feedback)은 교수자의 입장에서는 학생들이 무엇을 이해했고, 무엇을 이해하지 못했는지를 파악하여, 이해하지 못 한 것을 더 집중적으로 다시 가르칠 수 있도록 한다. 학생 입장에서는 스스로의 이해 정도를 파악하면서 자기주도록 학습을 할 수 있게 한다. 학기 중에 퀴즈, 중간고사, 중간 과제 등이 이에 속한다. 종합 피드백 혹은 총괄적 피드백(summative feedback)은 교육의 마지막에 최종적으로 학습자가 무엇을 배웠는지 평가하는 것이다. 주로 기말이나 학년 말에 치뤄지는 시험, 프로젝트,보고서 등이 이에 속한다.

버지니아 커먼웰스대학교 치과대학(Virginia Commonwealth University School of Dentistry)

버지니아 커먼웰스대학교 치과대학의 근거기반치의학 프로그램은 학생들에게 졸업과 동시에 근거기반치의학으로 진료하는 데 필요한 기술을 갖추게 한다. 근거기반치의학 강의는 두 번째 학기부터 시작해서 3개 학기에 걸쳐 진행된다. 근거기반치의학 교과목은 3학년(D3)과 4학년(D4) 치료 계획 임상 과정에서 근거기반치의학을 촘촘히 교육할 수 있도록 전략적으로 교육 과정 내에 배치된다.

첫 번째 학기에는 근거기반진료의 개념을 대형 강의실 환경에서 소개한다. 상호작용적인 역할극 시간을 통해 학생들은 대중 매체(예: TV, 신문, 인터넷 매체)에 의해 어떻게 "좋은" 과학 정보가 잘못 보도될 수 있는지, 평판이 좋은 전문 학술지에 어떻게 "나쁜" 과학이 게재될 수 있는지에 대한 실제 사례를 접하게 된다. 학생들은 가정(assumption)에 이의를 제기하고, 연구 타당성을 검증하며, 결론에 의문을 제기하는 법을 배운다. 학생들은 치과대학 도서관 담당자가 가르치는 실습 워크숍에서 과학문헌을 탐색하는 데 필요한 기술을 습득한다. 또한 학생들은 생물통계학의 기본 개념, 근거 피라미드, 연구 설계 그리고 피코 형식을 이용하여 임상 질문의 틀을 짜는 방법을 배운다. 학생들의 성적은 수업 중 디지털 응답 시스템과 중간 및 기말 시험을 통해 평가된다.

두 번째 학기에 학생들은 동료 평가 저널의 논문을 평가하는 과정에서 앞서 습득한 비판적 평가 지식을 적용한다. 소규모 그룹은 특정 피코 질문을 다루는 체계적 문헌고찰 또는 주요 연구 논문에 대한 비판적 평가를 발표한다. 학생들은 동급생 청중들 사이에서 비판적 사고를 자극하는 질문을 만들고, 질문의 내용과 수업 중 발표로 평가를 받는다. 학생 성적은 발표, 퀴즈, 기말고사를 기준으로 평가한다.

세 번째 학기에 학생들은 수정된 과정지향적 탐구 학습과 개인 보고서로 근거기반치의학에 대한 지식과 적용능력을 평가 받는다. 과정지향적 탐구 학습의 기반이 되는 철학은 '가르치는 것은 가능성을 만들어 주는 것(teaching is enabling)', '지식은 이해하는 것(knowledge is understanding)', 그리고 '학습은 주제의 능동적인 구성(learning is active construction of subject matter)'이라는 것이다.[4] 과정지향적 탐구 학습 활동은 핵심 개념에 대한 깊은 이해를 장려하는 동시에 협력과 성찰을 통해 비판적 사고, 문제해결, 의사소통 등 고차원적인 과정 능력을 개발한다. 또한 과정지향적 탐구 학습은 자기 평가(self-assessment) 능력을 증진시키고 학생들이 이해하지 못하는 영역을 파악하도록 돕는다.

버지니아 커먼웰스대학교에서는 각 반을 대략 8명의 학생으로 이루어진 12개 조로 나누고, 각 조당 과정지향적 탐구 학습 세션을 진행하도록 한다. 발표조에는 일주일 전에 임상 시나리오가 주어지고, 구성원들이 공동으로 워크시트를 개발한다. 워크시트 초안에 대한 교수진의 건설적인 피드백을 받은 후 학생들은 내용을 다듬는다. 세션 시작 전에 발표조와 교수진이 질의응답 등을 마무리한다. 성공적인 과정지향적 탐구 학습 시간을 위해, 발표조는 워크시트의 내용을 동료에게 미리 알려주지 않도록 지시를 받는다.[2,14]

과정지향적 탐구 학습 시간이 시작되면 사례 시나리오가 공개되고 학급이 소규모 조로 나뉘어 토론을 벌인다. 각 조에는 워크시트 질문을 다룰 때 토론을 이끌 진행자가 배정된다. 조들은 각각의 속도에 맞춰 자유롭게 질문에 대한 답을 찾아나간다. 그러나 대화가 중단되거나 주제에서 크게 벗어나면 학생 진행자는 그 주제로 주의를 다시 끌어온다. 학생 진행자는 완성된 템플릿을 사용하여 토론을 안내한다. 세션이 끝나면 개별 조는 워크시트를 제출하고, 학생 진행자들은 만나 자신의 경험을 성찰하고 체험 요약을 두 페이지로 준비한다.

워크시트는 수정된 과정지향적 탐구 학습 활동의 기초가 되며, 수 시간의 준비 시간이 필요하다. 효과적인 워크시트는 1) 관심 주제에 대한 충분한 배경 정보를 가진 현실적인 임상 시나리오로 시작하고, 2) 학생들의 숙의 및 토론 중 문제 해결을 장려하기 위한 개방형 질문을 포함하며, 3) 학생의 사전 지식을 바탕으로 해야 한다. 학생들로서는 도전하는 것도 중요하지만, 질문은 학생들의 능력에 맞아야 한다.

텍사스대학교 샌안토니오 치과대학 보건과학센터(University of Texas Health Science Center San Antonio School of Dentistry)

배경

텍사스대학교 샌안토니오 치과대학 보건과학센터에서 진행하는 근거기반진료 프로그램은 "저스트인타임(just in time)" 학습에 중점을 두고 전통적인 근거기반치의학 접근법을 학생들에게 교육하기 위해 설계되었다.[5,6] 이러한 접근법은 새로운 생의학 정보와 제품이 물밀듯이 쏟아져 나오는 현실에 직면하면서, 임상의사가 자신의 직업에서 최신의 정보와 기술 상태를 유지해야 할 필요성 때문에 개발되었다.

저스트인타임(just in time) 모델에서 환자 치료 중 의료 딜레마에 직면했을 때, 학생들은 1) 주요 임상 질문을 작성한 다음, 즉시 2) 펍메드 또는 트립 데이터베이스를 통해 얻은 생의학 연구 논문에서 최신 및 최고 수준의 근거를 검색하고, 3) 그 근거를 비판적으로 평가하며, 4) 그 환자에 대한 해당 근거의 적용 가능성에 대해 임상적으로 판단한다. 학생들은 이러한 것들을 실행하는 데 필요한 기술을 치과대학 처음 2년의 교육 기간 동안 학점을 부여하는 수업을 통해 배우게 된다.

비판적 평가 주제(Critically Appraised Topics, CAT)

수업 후에, 학생들은 교수 멘토의 지도하에 주요 임상 질문에 대해 간결한 한 페이지 분량의 비판적 평가 주제[5,7]를 준비하면서 배운 저스트인타임 기술을 적용한다. 학생과 교수 멘토가 함께 비판적 평가 주제를 다듬고, 교수 멘토가 비판적 평가 주제의 공동 저자로 등재된다.

별도의 교수진이 비판적 평가 주제의 편집자 역할을 하며, 이차 수준의 편집 및 동료 평가를 한다. 비판적 평가 주제의 편집자와 교수 멘토 모두 비판적 평가 주제의 품질과 정확성을 최종적으로 책임진다. 텍사스대학교 보건과학센터 샌안토니오 치과대학 근거기반진료/비판적 평가 주제 이니셔티브의 핵심 구성 요소는 근거기반치의학에 관한 공식적인 교수개발 프로그램으로, 비판적 평가 주제를 준비하고 그들의 학생 저자를 멘토링하는 데 필요한 기술을 강조해왔다.

완료된 비판적 평가 주제는 검색 가능한 비판적 평가 주제 온라인 도서관에 게시된다.[8] 비판적 평가 주제의 내용과 구조는 근거기반치의학의 5단계 과정을 반영한다. 임상 전 학습 단계에 있는 학생들의 경우, 비판적 평가 주제의 중점 임상 질문은 실제 환자를 만날 때 나오는 질문이 아닌, 학생의 관심 영역이나 강의실에서 생각할 수 있는 질문으로 작성된다. 일단 학생들이 임상 실습 단계로 나아가서 임상적 딜레마에 직면하게 되면 비판적 평가 주제 프로토콜을 적용하도록 환자의 문제와 관련된 가장 강력한 근거를 찾고 평가하고 파악하는 데 프로토콜을 활용하는 것이다.

근거기반 사례 발표

근거기반진료 기술을 교육 과정의 모든 수준, 특히 환자를 직접 치료하는 과정에서 적용한다는 목표를 달성하기 위해, 최종 2년간의 임상 실습 기간 동안 공식적인 사례 발표를 하면서 근거기반 진료 기술을 반복적으로 적용한다. 사례 발표에 대한 포럼이 만들어지고, 이 포럼에서 치료의 근거가 되는 과학적 자료와 포괄적인 환자 진료 과정을 기록하고 검토한다.

대학원 수준의 근거기반치의학 교육 전략

치과대학의 대다수 전공의 프로그램에서도 동일한 근거기반진료/비판적 평가 주제 기술을 가르친다. 모든 전공의는 수련 필수요건 중 하나로 비판적 평가 주제를 작성해야 한다. 대학원생들은 자신의 연구 영역이나 임상에서 만나는 문제와 관련된 비판적 평가 주제를 작성할 수 있다. 학부생과 마찬가지로, 이 비판적 평가 주제의 공동 저자로 교수 멘토가 들어가며, 비판적 평가 주제 편집자에 의해 공식적으로 검토된다.

교수-동창-학생-팀(FAST, Faculty Alumni Student Team) 비판적 평가 주제 프로그램: 학술 정보 지원(detailing)

교수-동창-학생-팀 비판적 평가 주제 프로그램은 치과대학생에게 학술 정보 지원 담당자(detailer)로서의 역할을 할 수 있는 기회를 제공하였다.[6] 훈련된 "학술 정보 지원 담당자"는 치과의사의 진료실에서 치과의사와 직접 만나 환자 치료 주제에 대한 근거기반 정보를 제공한다. 교수-동창-학생-팀 비판적 평가 주제 프로그램에서는 치과대학생들이 학술 정보 지원 담당자역할을 한다.

이틀 밤에 걸친 워크숍이 끝난 뒤, 여름방학 동안 학생들은 일반 치과의사를 찾아가 직접 비판적 평가 주제를 발표하였다. 학생들은 이 선택 과목으로 학점을 받았고, 치과의사는 1시간의 보수 교육 점수를 받았다. 이 프로그램은 근거기반진료 교육 프로그램을 강화하기 위해 기획되었는데, 이를 통해 과학문헌의 정보가 치과의사에게 잘 흘러들어가게 함과 동시에 새로운 중재가 실제 진료 환경에서 실용성이 있는지를 치과의사들로부터 의견을 얻고자 하였다. 학생들은 이 프로젝트에 참여함으로써 근거기반진료에 더 집중할 수 있었고, 그들이 제공한 자세한 정보들은 치과의사들로부터 좋은 평가를 받았다.[9] 교수-동창-학생-팀 비판적 평가 주제는 미국국립보건원 교육 연구 과제(R25)가 수년간 후원한 시범 프로그램이었다.

텍사스대학교 보건과학센터 샌안토니오 치과대학 근거기반치의학/비판적 평가 주제 프로그램의 영향

근거기반치의학/비판적 평가 주제 프로그램이 학생, 전공의 및 교수에게 미치는 영향을 지식, 태도, 접근 및 자신감 평가(Knowledge, Attitudes, Access, and Confidence Evaluation; KACE) 설문지를 사용하여 평가하였다.[10] 지식, 태도, 접근 및 자신감 평가 설문지는 근거기반진료에 대한 이해, 근거기반진료에 대한 태도, 근거 검색 방법 및 비판적 평가에 대한 익숙도를 평가하였다. 근거기반진료/비판적 평가 주제 과정 전과 후에 네 가지 차원의 점수를 비교하였다. 학생과 전공의에서 근거기반진료에 대한 전공의 태도를 제외한 모든 점수가 크게 올랐다. 더욱이 치과대학생들과 전공의들을 위한 교육 후 근거기반치의학 지식 점수는 교수와 동등하거나 교수의 점수를 능가하였다.

남은 과제

근거기반 교육 프로그램의 완전한 구현과 적용에 문제가 없는 것은 아니다. 비판적 평가 주제는 미국치과의사협회 재단의 연구비를 받아 시범 운영되었고, 이후 미국국립보건원 교육 연구 과제(R25) 연구비로 지원 및 개발되었으며, 미국 보건복지부(U.S. Health Resources and Services Administration) 연구비에 의해 부분적으로 지원받았다. 한정적이기는 하지만, 물론 자체 재원의 지원도 받았다. 게다가 근거기반치의학 프로그램의 성공은 멘토뿐만 아니라 진료실에서 근거기반치료를 위한 귀중한 협력자 역할을 하는 교수진에게 달려 있다. 임상 문제 조사, 치료를 위한 근거 자료의 검색 및 평가, 학생 진료실에 다시 보고하려면 교수진들이 환자 치료 시간을 빼서 시간 투자를 해야 하기 때문이다. 주정부 예산 삭감으로 인한 치과대학 예산 삭감 근거기반치의학을 임상에 완전히 적용하는 데 걸림돌이 되고 있다.

아이오와대학교 치과대학(University of Iowa College of Dentistry)

개요

아이오와대학교 치과대학의 근거기반치의학 과정은 졸업생들이 근거기반치의학 원칙을 임상 진료에 독립적으로 적용하는 데 필요한 기술과 경험을 갖추도록 설계하였다.[11] 지도 과정(instructional track)에는 근거기반치의학, 전문가주의, 평생 학습 영역 등이 포함되며, 지식(예: 사실 및 개념)과 행동(예: 적용, 실행(practice), 동화)을 학습하게 된다.[12] 교육 과정은 4년의 학부 과정과

학과 전반에 걸쳐 일관되게 배치하여 학생들이 쉽게 예측할 수 있도록 설계하였다.

평가

각 교육 과정 구성 요소는 평가의 기초가 되는 학습 안내를 포함한다. 성과평가는 학습 과정 상에서 피드백을 주기 위한 형성평가와 성취도를 기록하기 위한 총괄평가 둘 다 실시한다. 지식의 평가는 비교적 간단하지만, 행동의 평가는 어렵다. 각각의 환경에는 서로 다른 교란 요인이 있고, 이런 맥락에서 학생들이 특정 환경에서 더 잘 할 수도 더 못할 수도 있기 때문에 주관적 평가를 실시할 필요가 있다.

평가에 영향을 미치는 교란 요인(학생의 지식 기반, 임상 성숙도, 기술 능력, 윤리적 성숙도, 교수진 지도 등)으로 인해 학생들은 임상 실습의 서로 다른 지점에서 기술을 습득하게 된다. 형성적인 피드백은 학생 개개인의 성장을 지원하기 위해 평가 시에 개별적으로 제공된다.

1학년(D1)

학생들은 연구 설계, 통계 원리, 비판적 평가에 중점을 두고 일차 문헌을 접한다. 기초 지식은 교육 목적으로 제시되며, 학생들은 소그룹에서 일차 문헌을 평가할 때 새로운 지식을 적용한다. 지식(예: 통계적 사실 및 개념)은 필기시험을 통해 총괄평가되며, 적용(예: 평가)은 집단 발표를 통해 형성평가로 평가된다.

2학년(D2)

학생들은 근거기반치의학의 개념, 원칙 그리고 전문가주의를 접한다. 학생들은 근거기반치의학 지식을 소개하거나 강화하기 위한 짧은 온라인 과제를 제출하고, 근거기반치의학 관련 사설과 관점에 대해 자신의 입장을 쓴다. 짧은 과제들은 성적에 크게 반영되지 않고 학생들의 사고 과정을 안내하기 위해 중간 피드백이 제공된다.

학생들은 4개의 시뮬레이션 임상 시나리오(예: 실습)에 근거기반치의학의 5단계 과정을 적용한다. 해답 가능한 질문을 하고, 최선의 근거를 찾고, 근거를 비판적으로 평가하는 단계에 대한 기대치가 일년 내내 높아진다. 5단계 실습에 대한 평가는 성적에 중요하게 반영되고, 중간 피드백과 최종 피드백이 모두 제공된다.

3학년(D3)

학생들은 계속해서 근거기반치의학 원칙과 전문가주의를 접한다. 2학년과 마찬가지로 학생들은 자신의 평가 능력을 더욱 발전시키거나 전문가주의 개념을 적용하기 위한 짧고 간단한 온라인 과제를 수행한다. 근거기반치의학 내용은 3학년 동안 환자 진료의 일부로 임상적 의사결정에 활용된다. 학생들은 근거기반치의학의 5단계 과정을 4가지 서로 다른 원내 실습생 순환(즉, 성적에 반영되는 부담이 큰 실습) 동안 환자 사례에 적용하며, 학생 사례 발표에서 발표하게 된다. 5단계 연습에 대한 평가는 형성평가와 총괄평가로 이루어진다.

1학년, 2학년 동안에는 교수진들이 평생 학습의 중요성을 강조하지만, 학생들은 새로운 지식, 임상적 전문 지식, 환자 가치와 선호, 임상적 의사결정 과정에서 대안적 관점을 융합하면서 3학년 동안 평생 학습의 중요성에 대한 새로운 인식을 갖게 된다.

4학년(D4)

4학년 동안 학생들은 평생 학습 능력을 더욱 발전시키기 위해 근거기반진료 내에서 1학년에서 3학년 동안 습득한 근거기반치의학 지식과 기술을 적용해야 한다. 교육 활동 전반에 걸쳐 학생들은 독립 진료 시작을 준비하면서 의사결정을 지원하는 근거기반치의학의 5단계 과정을 활용한다. 예를 들어, 학생들은 그룹 활동을 하면서 근거기반치의학 기술을 테크놀로지 의사결정(technology decision-making)의 기초로 사용한다. 임상 환경에서, 학생들은 근거기반치의학 요소를 종합적인 환자 치료에 실시간으로 적용한다. 학생들은 정식으로 자신의 임상 결정을 뒷받침하는 근거기반치의학의 5단계 과정의 적용을 졸업 사례 발표에서 발표한다. 학생들은 자신의 환자 치료 경험과 이러한 경험이 평생 학습의 일환으로 자신의 직업적 성장에 미치는 영향에 대해 성찰한다. 4학년 내내 평가는 지속적인 성장을 위한 피드백과 함께 형성평가와 총괄평가를 모두 실시한다.

요약

아이오와대학교 치과대학 근거기반치의학 교육 과정에 대한 자료는 출판되어 참고할 수 있다.[11] 자료에는 학생들이 근거기반치의학에 대한 지식과 행동 방식을 배우도록 가이드하는 평가 전략을 개발하고 실행하는 방법에 대한 설명이 있다.[12] 근거기반치의학 역량이 보편적으로 정의되지는 않았지만 아이오와대학교 치과대학 팀은 벤저민 블룸(Benjamin Bloom)의 지식 및 인지 차원과 스튜어트(Stuart)와 휴버트 드레퓌스(Hubert Dreyfus)의 기술 습득 모델을 사용하여 근거기반치의학의 5단계 과정에 대한 교육목표를 규정하였다.[13] 이 접근 방법을 적용하여 아이오와대학교 치과대학 학생들의 근거기반치의학 행동이 얼마나 발전했는지 평가하였다.[14]

역량 평가

모든 교육 프로그램은 학습자가 얼마나 교육적으로 성과를 이루었는지 기록하고 문서화해야 한다. 현재 근거기반치의학 역량에 대한 명확한 정의는 없지만, 몇몇 연구자들은 연구 목적으로 역량을 정의하였다.[12,14] 따라서 프로그램 교수진은 역량을 정의하고 역량 성과에 대한 평가 전략을 설계해야 한다. 커리큘럼 내에서 교육 활동은 원하는 교육 성과를 명시하고, 그 성과를 달성하는 데 필요한 지식과 행동을 교육해야 한다. 일반적으로 역량 평가는 최종 성과가 되는 역량을 정의하고, 평가 활동을 설계하고, 실제 학생의 수행을 평가하는 과정을 따른다.[15]

예를 들어, 텍사스대학교 보건과학센터 샌안토니오 치과대학 근거기반치의학 프로그램은 학생들에게 평생 학습 능력을 갖추도록 하기 위한 것인데, 이 능력을 통해 최고의 환자 진료를 하고 30~40년의 진료 기간 동안 최신의 지식과 기술 상태를 유지하도록 하는 것이다. 이를 위해서는 진료 시점에서 환자의 특정 문제와 관련된 최신 과학적 근거를 신속하게 찾는 데 필요한 근거기반치의학 기술을 학습해야 한다. 이러한 맥락에서 근거기반치의학 역량은 전임상 및 임상 환경 모두에서 이러한 기술을 적용할 수 있는 능력으로 정의된다.

고정성 보철 분야를 예로 들어보자. 학생들은 전장관(full-coverage crowns)을 위해 치아 삭제에 관한 교육을 받는다. 학생들은 이 지식을 임상 전단계에서 실습용 치아 모형(typodont teeth) 삭제에 적용해 본다. 최소 수준의 역량이 달성되면 학생들은 치관 삭제 지식을 실제 클리닉에서 환자에게 적용해 본다. 학생들은 임상 전단계와 임상 단계에서 전통적인 평가 방법(예 : 객관식 시험)과 공식적인 역량 평가를 통해 이러한 기술의 숙달을 입증한다.

마찬가지로 근거기반치의학 커리큘럼에서도 학생들은 먼저 정규 교과목에서 주요 개념과 기술

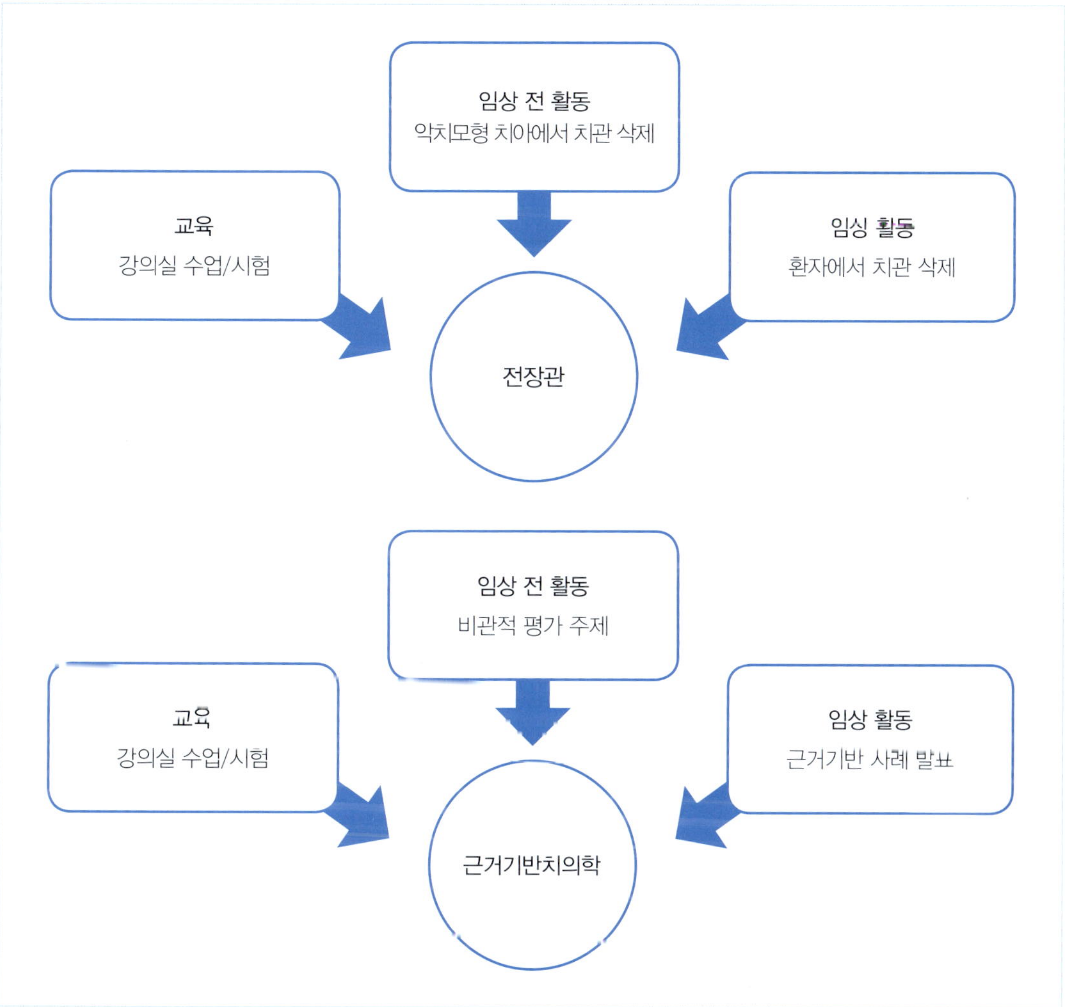

그림 15.1 고정성 보철 교육 과정과 근거기반치의학 교육 과정의 비교

을 배운다(그림 15.1). 텍사스대학교 보건과학센터 샌안토니오 치과대학에서 학생들은 비판적 평가 주제[5,7] 작성을 하면서 습득한 근거기반치의학 기술의 역량을 입증하게 된다. 임상 전단계에서 비판적 평가 주제는 실습용 치아 모형 삭제, 즉 앞으로 하게 될 환자 진료를 준비하기 위한 기술의 적용 단계에 해당된다. 실제 클리닉에 들어가면 학생들은 환자를 만나고, 임상적 문제를 조사하고, 임상적 의사결정을 위해 근거기반 접근 과정에서 근거기반치의학 기술을 적용하게 된다. 임상 단계에서 근거기반치의학 기술을 숙달했음을 확인하기 위해 근거기반의 공식 사례 발표(evidence-based formal case presentations)를 실시한다.

> 커리큘럼 내에서 교육 활동은 원하는 성과를 분명하게 제시하고, 이러한 성과를 달성하는 데 필요한 지식과 행동을 교육해야 한다.

장애물과 전략

근거기반치의학을 가르치는 내용, 시간 및 방법은 미국 치과대학마다 크게 다르다. 기존 교육 전략은 근거기반치의학 기술을 개발하는 데 효율적이지 않거나 최적이 아닐 수 있다. 안타깝게도 근거기반의학을 가르치는 가장 효과적인 방법에 관해 교수진에게 알려줄 근거는 많지 않다. 근거기반치의학 역량에 필요한 지식, 기술 및 행동의 복잡하고 도전적인 특성 때문에 치과대학에서 근거기반치의학을 가르치고 배우는 데 많은 장애물과 장벽이 존재한다. 교육에 대한 장벽은 시간 부족과 제한된 근거기반치의학 기술을 포함하여 치과 진료에서 경험한 것과 유사하다. 미국치과의사협회의 근거기반치의학센터를 통한 교육이 있지만 교수진은 일반적으로 근거기반치의학 과정에 관해 공식적인 교육을 받지도 않았고 운영 지식도 부족하다.

임상의사는 근거기반치의학 실행에 영향을 미치는 내부 및 외부 비뚤림을 가지고 있으며[21], 교수진들도 근거기반치의학을 가르치는 데 개인적인 장벽이 있다. 교수들은 경험, 관점 및 의견에 있어 다양한 배경을 가지고 있다. 교수들은 본인의 치과대학 경험 때문에 혹은 근거기반치의학이 딱딱하고 시간이 많이 걸리거나 비현실적인 것으로 보아 근거기반치의학을 교육하는 데 노력을 덜 할 수도 있다.[22]

정보의 복잡성 자체가 장벽이 될 수도 있다. 왜냐하면 정보가 복잡하면 치료 계획을 세우거나 의사결정을 하는 과정에서 그 정보를 이해하고 적용하는데 시간이 많이 걸리기 때문이다. 폴켓(Polket) 등의 연구에서는 대부분의 치과대학이 근거기반치의학 가이드라인을 효과적이고 효율적으로 시행하지 않고 있지만 일부는 긍정적인 경향을 보이고 있다고 보고하였다. 더 많은 교육자들이 근거기반치의학을 가치 있게 여기기 시작하고 학생들에게 교육을 제공하는 데 필요한 지식과 기술에 점점 더 숙달됨에 따라 근거기반치의학 역량은 향상될 것이다. 따라서 교수진 교육 및 표준화는 미국 치과대학에서 응집력 있고 효과적인 근거기반치의학 커리큘럼을 달성하는 데 필수적이다.

프로그램 평가

인증 기준

치의학인증평가원은 공공 복지를 보호하고, 혁신을 장려하는 교육 환경을 만들고, 프로그램 개발 및 평가를 안내하고, 치의학 교육 프로그램이 졸업생의 최소 역량을 달성하기 위해 명시된 목표를 충족하도록 하는 표준을 만든다. 이 때 치과대학 졸업생의 최소 역량은 감독 없이 독립적인 치과 진료에 필요한 지식과 기술을 명시한다. 커리큘럼에는 역량을 구성하는 일련의 측정 가능한 교육목표가 제시되어 있고, 그 교육목표가 어떻게 역량과 치의학인증평가원 표준과 연결되는지 보여준다.[10]

예를 들어, 터프츠대학교 치과대학(Tufts University School of Dental Medicine, TUSDM)의 치의학 교육 과정의 강의 계획서에는 앞에서 언급한 치의학인증평가원 인증 표준 2-21 및 2-9와 같은 적용 가능한 치의학인증평가원 표준이 포함되어 있다. 즉, “졸업생은 포괄적인 환자 치료, 과학적 탐구 및 연구 방법론을 포함하여 비판적 사고와 문제 해결 능력을 능숙하게 사용할 수 있어야 한다”라는 치의학인증평가원 기준이 명시되어 있고, 이 표준과 관련된 교육목표인 “신뢰구간의 의미를 설명할 수 있어야 한다”는 목표가 제시되고, 이 목표를 시험 문제, 보고서, 발표를 통해 평가한다. 터프츠대학교 치과대학은 이외에도 교과목 자체 역량 목표도 가지고 있다.

비학문적 환경에의 적용

이 장에서는 현재 근거기반치의학 커리큘럼을 구현하거나 발전시키려는 치과대학 교수진에게 지침을 제공하기 위한 목적으로 학부 근거기반치의학 교육을 주로 다루었다. 동시에 학생이 아닌 다른 청중, 예를 들어 동료 교수진, 평생 교육을 추구하는 임상의사 및 저널 클럽을 대상으로 한 근거기반치의학 교육의 내용과 전략도 유사하다. 이 절에서는 특정 대상의 학습자에 맞게 교육 내용을 수정하기 위한 지침을 제공한다.

교육의 깊이

학습자를 학습에 잘 참여시키기 위해서는 학습자의 지식과 기술의 수준에 맞는 근거기반 교육을 설계해야 한다. 근거기반치의학 교육에서 초보자에서 전문가까지 꼼꼼히 고려한다면[13] 교육 활동은 학습자 중심이 될 것이다(표 15.1).

표 15.1 학습자 수준에 따른 교육목표 예시

학습자	교육 목표
초보자(Beginner)	근거기반 치과진료를 시작하기 위해 학습자에게 기초 지식, 기술 및 학습 자료를 소개한다.
중급자 (Advanced beginner)	환자 시나리오에 대한 적용과 근거기반 자료의 비판적 평가를 통해 근거기반 치과진료의 기초 개념을 소개한다.
숙달자(Competent)	피어(peer–to–peer) 근거기반 치과진료 교육[3)]을 통해 한단계 높은 수준의 지식과 기술을 다룬다.
능숙자(Proficient)	근거기반 정보(예를 들어, 비판적 요약과 비판적 평가 주제에 기여하도록 참여를 안내한다.
전문가(Expert)	근거기반 치과진료 패널의 멘토로 참여한다.

정규 교육 이외의 학습자

많은 실제 임상의사는 치과대학 재학 중에 정식 근거기반치의학 교육의 혜택을 받지 못했다. 결국 근거기반치의학과 관련된 치의학인증평가원 표준은 2013년에 발효되었다. 그럼에도 불구하고 많은 치과의사들은 과학적 근거에 기반한 진료의 가치를 알고 있다. 진료 현장의 임사 의사들을 가르칠 때와 치과대학 학생들을 가르칠 때의 교육 목적과 목표는 다를 수 있다.

이 장에서 다룬 교과 과정 내용은 치과대학생과 실제 임상의사 모두에게 동일할 수 있지만 내용의 표현은 다를 수 있다. 개원의는 시간에 쫓기는 바쁜 기업가이다. 많은 개원의들이 일상적인 보수 교육(CE) 과정에 시간을 할애하지만 일부는 근거기반치의학 보수 교육에 참여할 시간이 부족할 수 있다.

표 15.2는 학교가 아닌 환경에서 근거기반치의학 교육을 가용 시간에 맞게 조정할 수 있는 방법을 설명하고 있다.

3) 피어 교육(Peer–to–Peer Education)은 나이, 특징, 문화적 배경 등이 비슷한 그룹 내에서 일부가 다른 구성원을 가르치게 하는 능동적 학습 방법으로, 결과가 아닌 과정을 중시하는 교육 방법이다.

표 15.2 학교가 아닌 환경에서 시간을 고려한 근거기반 치과진료 교육 지침

1시간에서 2시간(스터디클럽, 지역치과의사 모임)
초점: 매우 제한적
근거기반 치과진료가 치과의사/치과팀이 최적의 진료를 제공하고, 적절한 치료법을 평가하고, 새롭게 등장하는 임상 술식과 도구를 평가하는 데 어떻게 도움을 줄 수 있는가?
아래에 나열된 주제 중 하나에 대한 광범위한 개요
• 임상진료지침 찾기 및 사용 • 사전 입증된 근거 찾기 및 사용(예: 비판적 요약) • 정밀하고 구조화된 임상(피코) 질문을 하고 펍메드를 검색하여 답 찾기
반나절 워크샵
초점: 제한적
근거기반 치과진료가 치과의사/치과팀이 최적의 진료를 제공하고, 적절한 치료법을 평가하고, 새롭게 등장하는 임상 술식과 도구를 평가하는 데 어떻게 도움을 줄 수 있는가?
아래 나열된 주제에 대한 하나 이상의 실제 활동 추가
• 임상진료지침 찾기 및 사용 • 사전 입증된 근거 찾기 및 사용(예: 비판적 요약) • 정밀하고 구조화된 임상(피코) 질문을 하고 펍메드를 검색하여 답 찾기 • 임상시험 설계 이해 • 연구 논문의 타당성 판단
집중적인 멀티데이 워크샵
초점: 아래 나열된 주제에 대한 다양한 실습 활동을 통한 심층 교육
• 임상 진료에서 최선의 근거 구현 • 정밀하고 구조화된 임상(피코) 질문 • 펍메드 및 기타 검색 도구를 사용하여 최선의 근거 찾기 • 비판적인 근거 읽기 및 평가 • 사전 입증된 근거(예: 비판적 요약), 임상진료지침 및 체계적 문헌고찰 찾기 및 사용 • 치료 및 진단을 위한 임상시험 설계 이해 • 오즈비, 위험 감소, 상대위험도 및 치료에 필요한 수 계산과 사용

결론

근거기반 치과진료는 이용 가능한 최고의 과학적 근거를 사용하여 임상적 의사결정을 안내하는 체계적인 접근 방식이다. 치과대학에서 근거기반 치과진료를 가르치는 이유는 분명하다. 안타깝게도 현재 근거기반 치과진료를 어떻게 교육 과정으로 구성하여 가르칠지에 대한 교과과정 지침은 거의 없는 실정이다. 이 장에서는 다양한 학습 환경에서 학생 교육에 적용할 수 있는 근거기반 치과진료 교과과정 내용과 교육 전략을 제시하였다.

참고문헌

1. "About EBD."American Dental Association Center for Evidence-Based Dentistry. 2013. http://ebd.ADA.org/about. aspx. Accessed 2-19-19.
2. ADEA House of Delegates. "Competencies for the new general dentist."J Dent Edu. 2008 72(7): 823-826.
3. Commission on Dental Accreditation. "Accreditation Standards for Dental Education Programs."Chicago: American Dental Association. 2018. https://www.ADA.org/~/media/CODA/Files/pde.pdf?la=en. Accessed 2-2-19.
4. "POGIL Implementation Guide."The POGIL Project. https://pogil.org/uploads/attachments/ cjay281cc08q-zw0x4ha9nt7wd-implementationguide.pdf. Accessed 2-19-19.
5. Rugh JD, Hendricson WD, Hatch JP, Glass BJ. "The San Antonio initiative."J Am Coll Dent. 2010 77(2):16-21.
6. Rugh JD, Hendricson WD, Glass BJ, et al. "Teaching evidence-based practice at the University of Texas Health Science Center at San Antonio dental school."Tex Dent J 2011 128(2):187-190.
7. SuavéS, Lee HN, Meade MO, Lang JD, Farkouh M, Cook DJ, Sackett DL. "The critically appraised topic: a practical approach to learning critical appraisal."Ann R Coll Physicians Surg Can. 1995 28:396-398.
8. "Welcome to CATs Library."cats.uthscsa.edu. Accessed 3-27-19.
9. Rugh JD, Sever N, Glass BJ, Matteson SR. "Transferring evidence-based information from dental school to practitioners: a pilot 'academic detailing'program involving dental students."J Dent Educ. 2011 75(10):1316-1322.
10. Hendricson WD, Rugh JD, Hatch JP, Stark DL, Deahl T, Wallmann ER. "Validation of an instrument to assess evidence-based practice knowledge, attitudes, access, and confidence in the dental environment."J Dent Educ. 2011 75(2):131-144.
11. Marshall TA, Straub-Morarend CS, Handoo N, Solow CM, Cunningham-Ford CA, Finkelstein MW. "Integrating Critical Thinking and Evidence-Based Dentistry Across a Four-Year Dental Curriculum: A Model for Independent Learning."J Dent Edu. 2014 78(3):359-367.
12. Ilic D, Nordin RB, Glasziou B, Tilson JK, Villanueva E. "Development and validation of the ACE tool: assessing medical trainee's competency in evidence based medicine."BMC Med Educ. 2014 14:114.
13. Marshall TA, Straub-Morarend CL, Guzman-Armstrong S, McKernan SC, Marchini L, Handoo NQ, Cunningham MA. "An approach on defining competency in evidence-based dentistry."Eur J Dent Edu. 2018 22(1):e107-e115.
14. Marshall TA, McKernan SC, Straub-Morarend CL, Guzman-Armstrong S, Marchini L, Handoo NQ, Cunningham MA. "Evidence-based dentistry skill acquisition by second-year dental students."Eur J Dent Educ. 2018 doi:10.1111/ eje.12364.
15. Marshall TA, Straub-Morarend, Guzman-Armstrong S, Handoo N. "Evidence-based dentistry: assessment to document progression to proficiency."Eur J Dent Edu. 2016 doi:10.1111eje.12202.
16. Ilic D, Nordin R, Glasziou P, Tilson J, Villanueva E. "A randomized controlled trial of a blended learning education intervention for teaching evidence-based medicine."BMC Med Edu. 2015 15:39.
17. Marshall TA, Straub-Morarend CL, Qian F, Finkelstein MW. "Perceptions and practices of dental school faculty regarding evidence-based dentistry."J Dent Educ. 2013 77(2):146-151.
18. Spallek H, Song M, Polk DE, Bekhuis T, Frantsve-Hawley J, Aravamudhan K. "Barriers to implementing evidence- based clinical guidelines: a survey of early adopters."J Evid Based Dent Pract. 2010 10(4):195-206.

19. Werb SB, Matear DW. "Implementing evidence-based practice in undergraduate teaching clinics: a systematic review and recommendations."J Dent Educ. 2004 68(9):995-1003.
20. ADA Center for Evidence-Based Dentistry. https://ebd.ADA.org/en Accessed 3-27-19.
21. Coleman BG, Johnson TM, Erley KJ, Topolski R, Rethman M, Lancaster DD. "Preparing Dental Students and Residents to Overcome Internal and External Barriers to Evidence-Based Practice."J Dent Educ. 2016 80(10):1161-1169.
22. Guyatt G, Cairns J, Churchill D, et al. "Evidence-based medicine: a new approach to teaching the practice of medicine."JAMA 1992 268(17):2420-2425.
23. Polk DE, Nolan BA, Shah NH, Weyant RJ. "Policies and procedures that facilitate implementation of evidence-based clinical guidelines in U.S. dental schools."J Dent Educ. 2016 80(1):23-9.

Chapter 16. 근거에 기반하여 실제로 진료하기

Satish S. Kumar, D.M.D., M.D.Sc., M.S. Ben Balevi, D.D.S., M.Sc. Rebecca Schaffer, D.D.S. Romesh Nalliah, D.D.S., M.H.C.M. Martha Ann Keels, D.D.S., Ph.D. Norman Tinanoff, D.D.S., M.S. and Robert J. Weyant, D.M.D., Dr.P.H., M.S.

이 장에서 다루는 내용:

실행 과학의 범위 정의

미국국립보건원은 실행 과학을 "근거기반진료, 중재, 정책을 일상적 의료 서비스와 공중보건사업에 적용하고 통합하도록 촉진하는 방법에 대한 연구"[1]로 정의한다. 또한 실행 과학의 범위가 매우 넓어서, 필요에 따라 의료인의 행동을 유발하는 요인부터 조직 변화 이론, 소비자와 정책 입안자가 새로운 근거 채택에 영향을 미치는 방법, 문화와 보건의료 재정 같은 것들이 프로그램의 지속 가능성에 미치는 영향과 건강 결과 개선까지 실행 과학에 포함된다는 사실을 인정한다.

실행 과학의 경험적 기반은 빠르게 성숙해서, 이제는 근거기반진료의 효과적인 구현을 위한 뼈대를 제공하고 있다. 이 장에서는 실행 과학의 모범 사례에 대한 현재의 근거를 전반적으로 보여준다. 실행 연구는 기본적으로 대부분의 임상 상황에서 일상적 진료를 효과적이고 지속적으로 변화시키기 위해서는 최상의 근거를 보급하는 것만으로는 충분하지 않음을 보여준다. 연구에 따르면, 단순히 임상진료지침, 체계적 문헌고찰 및 기타 다른 유형의 근거를 출판한 후에 사람들이 이를 읽고, 일상 진료

---

1) 지식을 실무에 활용함을 뜻하는 지식 확산(knowledge translation)의 개념을 지칭하기 위해 'research utilization'과 함께 흔히 사용되는 용어

에 적용하기를 기대하는 것은 무리이다. 근거의 생성과 배포는 필요한 단계이지만 그것만으로 근거기반진료가 일상화되기에는 충분하지 않다. 근거에 기반해서 일상적 진료를 제대로 하려면 (제대로 된 근거기반진료의) 실행을 가로막는 장벽을 해결하는 실행 계획이 근거와 함께 동반되어야 한다.

실행 과학은 가장 단순한 형태일지라도 시스템 수준의 변화에 초점을 맞추고 있다. 왜냐하면 실행에는 어려움이 따르기 마련이고, 다층적 수준에서 그 문제를 해결되어야 하기 때문이다. 성공적인 실행을 위해서 개별 의료인의 행동 변화가 필요하지만, 지속 가능한 방식으로 이를 달성하려면 더 높은 수준의 시스템 개입이 필요하다. 왜냐하면 개인 수준의 행동은 대부분 시스템 수준의 힘에 의해 결정되기 때문이다. 예를 들어, 새로운 임상 시스템을 적용하려면 직원 교육 프로그램의 개발뿐만 아니라 (프로그램의) 점검 및 보상을 위한 모니터링 과정이 도입되어야 한다. 임상 진료의 변화는 수익에 영향을 미치거나 환자의 기대에 반할 수 있다. 이러한 문제점을 예상하고 대처하지 않으면 실행은 실패할 수 있다. 만약 직원들이 새로운 임상 진료 프로세스가 기존의 표준 진료를 벗어난다고 생각한다면 임상 진료의 변화는 직원을 불안하게 만들고 (새로운 임상 진료 프로세스에) 따르지 않게 될 것이다. 요컨대, 많은 시스템(예를 들어, 치과의원)은 안정을 추구하고 본질적으로 변화에 저항한다.

새로운 임상 진료를 제안하면 변화에 저항하는 많은 요인들이 나타나기 마련이다. 실행 과학이 하고자 하는 것은 이러한 저항이 어디에서 발생할지를 정하고, 이를 극복하기 위해 전략을 개발하여 지속 가능한 실행을 이끌어내는 것이다. 현재의 실행 연구는 변화에 대한 저항이 예상되고 효과적인 중재 전략을 선택해야 할 때 훌륭한 지침이 될 수 있다. 그러나 실행 연구는 각각의 임상 환경이 서로 다르며, 모든 실행 계획에는 현지 적응이 필요하다는 사실 역시 분명히 알 수 있다.

다음은 일상적 치과 진료 환경에서 근거기반진료를 구현하는 데 필수적인 주요 문제들의 개요이다. 소규모 개인 치과의원, 대형 공동개원, 치과대학 등이 이러한 환경의 사례이다. 목표는 이 환경에 적용할 수 있는 실행 과학문헌의 중요한 교훈을 강조하는 것이다. 이것은 실행 설명서라기 보다는 실행 계획을 성공시키기 위해 독자들이 다양하고 복잡한 문제들에 관심을 기울이게 하려는 시도이다.

실행 과학은 가장 단순한 형태일지라도 시스템 수준의 변화에 초점을 맞추고 있다. 왜냐하면 실행에는 어려움이 따르기 마련이고, 다층적 수준에서 그 문제를 해결되어야 하기 때문이다.

과학적 근거를 임상적 진료로 적용

임상에서 의사결정은 간혹 불확실한 상황에서 이루어진다. 윌리엄 오슬러(William Osler) 경의 말을 인용하면, 임상 진료는 "불확실성의 과학이자 확률의 예술"이다.[2] 따라서 임상 결정을 통해 바람직한 결과를 이끌어낼 수 있을지의 여부는 부분적으로 그 결정의 기반이 되는 가용 정보의 확실성에 달려 있다. 임상 진료에 근거기반치의학을 도입하는 목표는 과학적 연구 성과를 임상의사의 전문성과 환자의 가치 및 선호에 통합하여 개별 환자를 진료할 때 내려야 하는 구강 건강에 관한 임상 결정을 최적화하는 데 있다.[3] 환자는 치과 의료인이 치과학(oral health science)의 전문가이며 관련된 최신의 과학적 지식을 치과 진료에 적용할 수 있기를 기대한다. 치과 의료인이 최신의 전문성을 유지하는 정도는 근거의 질과 가용성, 근거가 보급되는 방식, 임상의사가 일상적 환자 진료에 해당 근거를 적용할 수 있는 능력 등 여러 요인에 달려 있다. 임상진료지침이 임상 진료에 효과적으로 적용되지 않는 경우가 많아서 결과적으로 진료 후 결과가 안 좋을 수 있다. 몇 가지 장애 요인들이 이러한 실행을 어렵게 한다. 실행 과학 연구자와 실행 과학의 역할은 이러한 실행의 장애 요인들을 찾아서 해결하기 위한 전략을 개발하는 것이다.

피츠(Pitts)는 임상 진료에 과학적 근거를 적용하는 과정을 3단계로 설명한다.[4,5,6] 첫 번째 단계는 특정 임상 질문에 답하기 위한 최신의 근거를 종합하는 것이다. 여기에는 관련된 임상 연구를 찾고, 고르고, 요약하고, 비판적으로 평가하는 작업을 포함한다. 이 과정은 바람직하거나(유익하거나) 바람직하지 못한(해로운) 결과를 초래하는 중재에 대해 요약하고 근거의 확실성을 평가하는 체계적 문헌고찰(6장 참조)로 이어진다. 근거의 확실성을 평가한다는 것은 비뚤림, 부정확성, 불일치, 간접성, 출판 비뚤림 등의 위험에 대한 잠재적 문제를 평가하는 것을 말한다(14장 참조).

2단계는 근거의 보급이다. 체계적 문헌고찰은 일반적으로 출판이나 학술대회 발표뿐만 아니라 학술지(근거기반치의학 학술지[7], 근거기반 치과진료 학술지[8], 미국치과의사협회지+ 임상 스캔 섹션을 통해 요약문을 출판하는 미국치과의사협회지[10])의 요약문 작성을 통해 근거를 널리 알린다(2장 참조). 경우에 따라 체계적 문헌고찰에 사용된 근거는 전문가들에 의해 임상진료지침 개발의 기초로 사용되기도 한다(7장 참조). 미국 국립의학원은 임상진료지침을 "대체 치료 선택지의 이익과 위해에 대한 평가와 체계적 문헌고찰에서 제공된 근거를 통해 환자 진료를 최적화하기 위한 권고안"으로 정의한다.[11] 훌륭한 임상진료지침은 과학적 근거에 대한 철저한 평가와 이해관계자와의 협의를 거쳐 개별 환자 진료에 이 근거를 일반화하는 데서 도출되는 합의문인 경우가 많다.[12,13]

임상 진료에 근거를 적용하는 마지막 단계는 가용한 최상의 근거를 일상적인 임상 진료에 도입하는 실행 단계이다.

실행의 4단계

임상 진료와 관련한 근거의 실행은 개인과 조직의 특성, 리더십, 자금 조달 등의 여러 요인에 의해 영향을 받는 복잡한 과정이다. 출간된 여러 실행 과정을 검토한 후 애론(Aarons) 등[14]은 각 단계에 여러 내외부 맥락적 요인을 포함한 4단계 실행 과정을 제안하였다. 요약하면 실행의 4단계는 탐색, 채택 결정/준비, 적극적인 실행 및 지속이다. 저자들은 각 단계에서 고려해야 하는 여러 내외부 맥락적 요인을 제시하고 있다. 외부 맥락적 요인의 예로는 사회정치적 맥락(예: 입법 및 정책), 자금 조달, 옹호, 조직 간 네트워크 및 공공-학술 협력이 있다. 내부 맥락적 요인의 예는 조직의 특성, 개별 수용자들의 특성, 리더십, 인력 배치이다. 이 장에서는 이러한 실행의 4단계 내에서 치과와 관련된 주요 맥락을 논의할 것이다.

1. 탐색

변화의 필요성과 준비성 평가

실행 과정의 첫 번째 단계는 변화의 필요성을 결정하는 것이다. 새로운 환자 진료를 적용하려면 면밀히 문서화된 의료 격차 및 품질 격차 분석[2)]에 바탕을 두어야 한다. 이것은 기존에 제공되고 있는 의료 서비스가 몇 가지 중요한 차원에서 최근의 가장 유용한 근거가 제안하는 최적의 진료와 다르다는 것을 의미한다. 격차를 찾아내는 간단하면서도 효과적인 방법은 설문조사와 심사를 통한 체계적인 자료 수집이다.[15] 격차 분석을 수행하는 데 있어 몇 가지 문제를 해결해야 하는데, 그중 하나가 직원(즉, 의료 전달 체계에 관련된 모든 개인)이 의료 서비스의 부족함을 깨닫고 변화가 필요함을 인식하는 것이다. 성공적인 실행 역시 직원들이 변화에 얼마나 준비가 되어 있는지에 달려 있다.

행동 변화의 문제와 이론 이해

실행은 근본적으로 개인과 조직 수준에서 장애 요인과 촉진 요인을 고려하는 시스템 수준의 과정이다. 예를 들어, 공동개원 치과에서 새로운 임상진료지침을 실행하려면 대개 개별 의료인의 지식과 태도, 직원 교육 절차, 환자 진료 흐름, 재정 및 경제적 보상 체계, 치과 진료 문화, 진료 제공 과정 및 결과 측정 지표의 변화가 필요하다. 이를 위해서는 윗선 관리자의 지원과 현장 직원의 동의가 필요하다. 여러 수준에서 장애 요인을 해결해야 하므로 효과적인 실행을 위해서는 일반적으로 개인 수준(즉, 직원 수준)과 조직 수준의 변화 모두에 대해 검증된 전략을 채택해야 한다.

실행과 관련된 복잡한 과정을 고려하여 과학자들은 실행 과정이 원활하게 진행될 수 있도록 미

2) 격차 분석(gap analysis): 목표와 실제 실행을 통해 달성된 성과 사이의 격차/차이(gap)를 파악하여 이러한 격차/차이의 원인과 해결 방안을 모색하는 분석 기법

리 문제를 예측하고 계획하기 위해 행동 변화 이론을 활용하였다. 그롤(Grol) 등[16]은 개별 전문가, 사회적 상호작용과 맥락, 조직적 맥락, 경제학과 관련된 요인에 대한 다양한 이론을 자세히 설명한다. 이러한 이론 중 일부는 장애 요인을 예측하고 실행 단계를 계획하기 위한 개념틀을 제공한다. 실행을 위한 개념틀의 예로는 2009년 담쉬로더(Damschroder) 등이 제안한 실행 연구를 위한 통합 개념틀(Consolidated Framework for Implementation Research, CFIR)이 있다. 이 개념틀에는 중재, 내부 환경, 외부 환경, 개인 및 실행 과정의 5가지 영역이 있다. 실행 연구를 위한 통합 개념틀은 개인의 특성(예: 중재에 대한 지식과 신념)과 시스템 수준의 특성(예: 조직 문화)을 효과적으로 이해해야 한다고 강조한다.[17]

2. 채택 결정/준비

다양한 진료 환경에서 최상의 근거를 실제 진료에 적용하는 데 따른 어려움과 장애 요인을 정의

새로운 근거를 임상 진료에 적용하는데 실패하는 일반적인 이유는 새로운 과학적 정보를 파악하기에 부족한 시간, 진료 전달의 변화와 관련된 경제적 요인, 새로운 접근 방식이 표준 진료에 어떻게 부합할지에 대한 우려 때문이다.[18,19,20] 이러한 이유 중 일부를 간단하게 이야기하면 다음과 같다.

- 재정. 재정 문제는 의료 시스템의 모든 수준에 존재하며, 실행 계획을 방해할 수 있다. 재정 문제를 예측하고 대처하는 것은 빼놓을 수 없는 중요한 단계이다. 직원 교육 (및 직원 이직 시 재교육) 관련 비용과 같은 예상하지 못한 비용은 계획에 반드시 포함되어야 한다. 비용이 환자 수요에 미치는 영향도 조사해 볼 필요가 있다. 예를 들어, 최적의 치료(예: 치아홈메우기)가 보험 적용을 받지 못할 수 있음을 환자에게 알려주는 것은 치과 수입에 예상하지 못한 변화를 초래할 수 있는데, 어떤 경우는 치과 수입에 유리할 수도 있다. 예를 들어, 치과의사가 초기 우식에 대해 수복 치료를 하는 것보다(치과의사 지도 감독하에 일부 진료 가능하도록 훈련된) 치과위생사[3)]가 치아홈메우기 시술을 한다면 환자당 인건비는 줄어들 것이다.

  비용 문제를 매우 신중히 검토한다고 해도 진료 제공 과정의 변화가 가져올 재정적 영향을 충분히 예측하지 못할 수 있다. 따라서 해당 치과 의료기관은 새로운 진료 과정이 기존의 진료 흐름에 완전히 통합되고 서비스 제공 시스템이 변화를 수용할 때까지 이러한 영향에 대비해야 한다. 위의 치아홈메우기 시나리오에서 보듯이 현재의 보험 급여 한계로 인해 치과 수입에 단기적 손실이 있을 수 있다. 그러나 장기적으로 대형 치과는 진료 서비스 요구 사항의 변화에 맞추어 직원 구성을 변경할 수 있다. 또 치과는 장기간에 걸쳐 개선된 환자 결과를 문서화하고

3) 원문에 쓰인 미국 'expanded–function hygienists'의 직역 범위(치과의사의 지도 감독하에 규정된 몇 가지 가역적 치과 진료를 시술 가능)가 한국과 일치하지 않아 일반적인 '치과위생사'로 번역함.

보험 수가를 재협상하여 수익손실을 해결할 수 있다.

치과대학은 교과 과정에 근거기반진료를 도입하도록 치의학인증평가원으로부터 위임받았다. 이를 위해서는 교수진의 고용, 훈련, 연수와 관련된 시간, 수익 및 여러 자원에 대한 상당한 투자가 필요하다.[21] 공중보건 기관(예 : 지역사회 및 학교 진료소, 연방에서 인증받은 의료센터, 병원 응급실 및 민간 비영리 단체)은 제한된 재정과 상당한 직원 이직으로 어려움을 겪고 있고, 근거기반진료의 문화를 형성하는 과정에서 여러 장애물에 직면한다. 그러나 "안전망" 진료소[4)]는 실행 가능한 모델을 탐색하고 설계할 수 있는 훌륭한 기회를 제공한다. 일차 의료는 대개 한 지붕 아래에서 제공되기 때문에 전문가 사이의 협업과 정보 공유의 좋은 기회가 된다. 예방 진료를 위한 임상진료지침(예: 치아홈메우기나 불소 도포에 관한 임상진료지침)에 따라 치료의 우선순위를 정하는 것은 이러한 일차 의료 환경에서 일반적이며, 재정적 지원이 있다면 일차 의료의 결과 측정도 가능하다. 단독/공동개원 치과에서 시행된 설문에서 치과의사들은 근거기반치의학의 실행에 재정적 문제가 크다고 응답하였다.[20] 기존의 보험 급여 방식은 개원의에게 큰 문제가 되어 왔다. 진단보다는 치료에 근거한 보험 급여 방식은 최상의 근거를 진료에 적용하는 데 방해가 될 수 있다. 보험회사의 급여 규정은 근거기반치의학(EBD) 및 표준진료와 일치하지 않을 수 있으며, 일부 보험 상품은 보험회사의 손실을 줄이기 위해 표준진료를 무시하도록 유도하기도 한다. 근거기반치의학을 따르지 않는 보험 급여 규정의 좋은 예는 치면열구전색(치아홈메우기)[5)]이다. 아직 와동이 형성되지 않은 초기 우식 병소에 치아홈메우기를 적용하면 우식 진행을 막을 수 있다는 중간 수준의 근거가 있다.[22] 그러나 일부 의료보험회사는 소구치와 특정 연령 이상의 환자들에게 치아홈메우기에 대한 보험 급여를 제공하지 않는다.[23]

메디케이드[6)] 급여 문제는 이 장에서 다루는 범위를 벗어나지만, 약 4천만 명의 어린이가 메디케이드와 어린이 건강 보험 프로그램[7)]을 통해 의료보험에 가입했으며, 근거기반치의학 실행의 장애 요인을 분석할 때 이 숫자는 무시해서는 안 된다. 이 인구 집단에 근거기반진료를 우선적으로 제공하는 의료진에게 어떻게 보상할지는 연구해 볼 필요가 있다.[25] 이러한 급여 문제

---

4) 안전망 진료소(safety net clinics): 취약계층 환자 등 의료비 지불 능력이 부족한 인구 집단에게 필요한 의료 서비스를 제공하는 미국의 의료기관 및 서비스 네트워크

5) 미국의 민간의료보험회사의 사례이다. 한국은 2009년 12월 1일부터 만6~14세 아동의 건전한 제1대구치에 치아홈메우기 건강보험 급여 적용을 시작하였고, 2012년 10월 1일부터 제2대구치로 확대, 2013년 5월 6일부터 만18세 이하로 적용 대상을 확대하였으며, 2017년 1월 1일부터는 본인 부담률을 치과의원 기준 기존 30%에서 10%로 감면하였다.

6) 메디케이드(Medicaid)는 미국의 국민 의료 지원 제도로, 주로 65세 미만의 저소득층을 대상으로 주정부 차원에서 공공 의료보험을 제공한다. 메디케어(Medicare)는 유사한 의료 지원 제도이나 주로 65세 이상의 노인들과 65세 미만이지만 특정 장애나 질병을 가진 사람들을 대상으로 연방정부에서 지원/운영하는 프로그램이다.

7) 소득은 적지만 메디케이드 자격보다 상위에 있는 가정의 자녀를 대상으로 하는 미국의 공적 의료보험으로, 연방정부와 주정부가 공동으로 기금을 마련하여 주정부가 운영한다. 연방정부의 지침이 유연하기 때문에 주마다 자격, 급여 범위, 운영이 다양하다. 많은 주에서 민간의료보험회사가 운영을 담당한다.

는 민간 의료에 있어 큰 장애 요인으로 작용한다.

근거기반치의학에 친화적인 환경을 조성할 때, 근거에 대한 접근 비용을 포함하여 공급 및 장비 비용, 투자 수익 및 전체 팀에 대한 교육까지 고려해야 한다. 미국치과의사협회의 근거기반치의학 홈페이지는 임상진료지침과 체계적 문헌고찰 검색 기능을 제공하고 있으며, 미국치과의사협회 회원이라면 협회 도서관과 기록 보관소를 통해 추가 과학 연구 결과(예: 코크란 체계적 문헌고찰)를 찾아볼 수 있다.[27] 대학에 소속되지 않은 비회원 개업의인 경우 일차 및 이차 연구 논문을 찾아보기 위해 추가적인 비용을 지불해야 할 수도 있다.[26]

마지막으로, 일반 개업의에게 근거기반진료는 시간이 걸리는 것이 사실이다. 예를 들어, 특정 상황에서는 초기 병소를 외과적으로 치료하는 것보다 내과적으로 치료하는 것이 선호되는 선택임을 환자에게 설명하는 데 더 많은 시간이 걸린다. 때로는 환자에게 사전 동의를 받고, 자가 불소 도포 및 적절한 구강 위생에 대해 교육하면서 전문적인 모니터링을 해야 하는데, 이러한 노력들에 대해 보험 급여를 인정받지 못할 수도 있다. 소비자 입장에서, 근거에 기반한 (치과의사의) 조언보다 보험 급여 여부가 치료 결정에 더 영향을 미칠 수 있다. 근거에 기반한 치료 계획을 제안하고 실행하는 것은 윤리적 고려 사항, 환자가 인식하는 치료 및 구강 건강에 대한 가치와 같은 많은 요인에 따라 달라진다. 많은 소비자 부문에서 구강 건강 문해력을 다루려면 막대한 시간 투자, 진료 철학의 새구성, 치과 진료팀에 대한 적절하고 지속적인 교육이 필요하다. 구강 건강의 모든 이해관계자 간의 파트너십 없이는 이 중 어느 것도 이루어질 수 없다.

> 근거에 기반한 치료 계획을 제안하고 실행하는 것은 윤리적 고려 사항, 환자가 인식하는 치료 및 구강 건강에 대한 가치와 같은 많은 요인에 따라 달라진다.

- 임상 인식. 매년 약 250만 건의 과학 논문이 출판되고 있다.[28] 2014년에는 28,100개의 동료 심사 학술지가 인쇄되거나 온라인으로 출판되었다. 학술지의 놀라운 양적 성장에는 장점과 단점이 있다. 분명한 장점은 다양한 술식과 중재의 효과 유무에 대해 훨씬 더 많은 정보를 가지게 된다는 것이다. 그러나 문헌의 증가로 인해 과학자들이 인용하는 출판물이 점점 더 줄어들고 있다는 증거도 있다.[29] 이는 관련성은 높지만 옛날 논문이 더 이상 읽히지 않는다는 것일 수도 있다.

개업 치과의사는 매년 출판되는 수천 개의 새로운 치과학 논문을 샅샅이 뒤질 시간이 없다. 하지만 최신 연구를 잘 이해하는 개업 치과의사라면 이점이 매우 많다. 재료, 장비 및 치료 술식은 시간이 지남에 따라 발전하고 있다. 체계적 문헌고찰은 특정 연구 질문에 대한 최근 논문의 대략적 요약을 제공하기 위해 동일한 주제에 대한 여러 연구를 비판적으로 분석한다. 비판적 요약은 체계적 문헌고찰과 관련된 결과를 간결하게 설명한다. 최근 치의학 연구의 체계적 문헌고찰과 비판적 요약은 에피스테모니코스와 같은 온라인 데이터베이스를 통해 검색할 수 있다.[30] 근거기반치의학을 실행하는 의료인으로서 이러한 자료원을 참조하는 것은 최신의 과학적 근거를 확인하는 과정이 없었던 과거의 환자 진단 및 치료 방식이 변화되었음을 의미한다.

- 근거기반치의학 기술. 근거기반치의학은 이전 장에서 설명했던 것처럼 훈련이 필요한 기술들의 묶음이다. 다행히도 대형 치과 병원이나 학교 환경에서 근거기반치의학을 구현하는데 개별 의료인의 근거 선택 기술은 크게 중요하지 않다. 대신 대규모 조직은 정기적으로 과학문헌을 검토하고, 최상의 현재 근거를 선택하고, 실제 실행에 옮기기 위해 잘 훈련된 개인으로 구성된 위원회를 설치할 수 있다. 그렇게 되면 기관의 정책적 차원에서 직원 교육과 인센티브를 통해 새로운 근거를 찾고, 그 근거에 기반한 최상의 진료를 구현하게 된다.
- 직원 교육. 적절한 직원 교육 없이는 많은 임상 술식과 혁신을 충실히 실행할 수 없다. 따라서 각 임상 술식 및 구현 중인 혁신에 대해 적절한 (전문가 및 비전문가) 직원 교육 계획을 수립해야 한다. 교육 계획을 짤 때는 (직접 및 간접) 비용, 재교육 빈도, 충실도 모니터링, 직원 이직에 따른 관리(예: 신입 직원이 진료 투입 전에 받아야 할 적절한 교육에 대한 고려와 (직원 이직에 따른) 진료실 리더십의 변화) 등을 고려해야 한다. 대형 치과병원이라면 잘 훈련되고 협조적인 코치를 고용하여 직원 간의 순응도와 충실도를 높일 수 있다.

  계획 채택과 충실도 모니터링도 교육 계획의 한 요소가 되어야 한다. 규정 준수 모니터링은 일반적으로 심사 및 피드백을 통해 이루어지므로 각 의료진에게 스스로의 성과를 확인하고 관리하는 데 필요한 정보를 제공한다. 충실도는 임상 차트 검토를 포함한 다양한 방법으로 평가하며, 평가 결과를 통해 다시 각 의료진에게 원하는 치료를 얼마나 잘 제공하고 있는지 알려준다. 규정 준수와 충실도 모니터링과 같은 감독은 모두를 위한 교육 계획의 한 부분이며, 개별 의료진에 대한 불신을 반영하거나 징계 조치로 이어지는 것이 아님을 분명히 해야 한다.
- 정보 기술 문제. 적절하고 잘 개발된 정보기술 인프라는 실행 계획을 지원하는 데 도움이 된다. 예를 들어, 와동이 없는 우식 병소에 치아홈메우기를 적용할 때 전자 의무 기록에 진단 및 치료 계획을 담을 수 있어야 한다. 실행 연구로부터 얻은 근거 역시 새로운 임상 술식이 "뉴노멀[8)]"이 될 때까지 그 술식의 충실도와 순응도 모니터링이 필요함을 시사한다. 이를 심사 및 피드백이라고 한다. 따라서 정보기술 인프라는 의료진 수준에서 충실도와 순응도를 모두 모니터링할 수 있는 정기적인 보고서 생성을 지원해야 한다.
- 질병 코드. 미국치과의사협회의 정의에 따르면 질병 코드는 "장애 또는 질병 개념을 나타내는 고유한 숫자와 문자열"이다. 질병 코드를 부여하는 것은 질환, 질병 및 부상에 대한 문서

8) "뉴 노멀(New Normal)"은 문자 그대로 '새로운 기준'으로 번역될 수 있으며, 시대 상황의 변화에 따라 과거의 표준이 아닌 새로운 가치 표준이 변화를 주도하게 되는 상태를 의미한다.

화된 설명을 표준화된 코드로 바꾸는 것이다.[31] 치과 보험 청구 시 치과 진료 술식 및 명명법에 대한 코드(CDT 코드)는 제공받은 치료의 적절성을 평가하는 데 도움을 주고, 질병 코드 자체가 품질 관리 프로그램에서 중요한 요소가 될 수 있다. 질병 코드는 제11차 국제질병분류(International Statistical Classification of Diseases and Related Health Problems, ICD)에 기반을 두고 있다.[9)] 치과 보험 청구를 하거나, 처방전에 질병 코드 혹은 국제질병분류 코드를 사용해야 할 의무는 없지만, 보험회사가 질병 코드가 적혀 있는 진단서나 처방전 제출을 요구하는 경우가 늘어나고 있다.

이제 치과 분야에서도 실행 계획 안에서 질병 코드를 적절히 사용하기 시작하고 있어서 심사 및 피드백 프로세스에 중요한 기여를 하고 있고, 실행 계획이 얼마나 성공을 거두고 있는지 평가도 할 수 있다. 또한 환자 집단의 구강 건강에 대한 피드백을 제공하고, 구강 건강 상태의 변화를 추적하며, 모범 사례에 대한 충실도를 문서화하고, 환자 치료 서비스 분석을 가능하게 하며, 비용 효율성과 의료의 질을 분석할 수 있다. 스노덴트(Systematized Nomenclature of Dentistry, SNODENT)는 치과에서 사용하도록 설계된 임상 용어로 전자 의무 기록 및 치과 기록과 호환된다.[33] 치과 질환을 설명하기 위한 표준화된 용어를 제공하는 것도 이를 개발한 목적 중 하나이다.

- 동료 영향. 동료 영향은 특정 실행 계획이 성공하기 위해서 세심하게 관리해야 할 중요한 요소이다. 치과의사는 종종 동료들과 동일한 방식으로 행동하는 경향이 있다고 알려져 있다.[34] 동료들과 같은 진료 행동을 함으로써 치과의사들은 자신이 행하는 치과 진료의 적절성에 대해 안심하게 된다. 동료와 동조하고자 하는 이러한 경향은 치과 의료기관이나 지역사회에서 진료 문화를 형성하고, 이는 진료 전달 방식에 대한 결정에 상당한 영향을 미칠 수 있다. 동료 영향을 관리하는 것은 어려울 수 있다. 실행 과학의 모범 사례는 동료의 행동이 바람직한 근거기반진료를 따른다는 점을 치과의사에게 보여줄 때 규정 준수 보고나 심사 및 피드백이 가치있음을 의미한다. 이러한 정보는 치과의사가 새로운 임상 술식을 자신감있게 채택하는 데 도움이 될 수 있다.

> 동료 영향은 특정 실행 계획이 성공하기 위해서 세심하게 관리해야 할 중요한 요소이다. 치과의사는 종종 동료들과 동일한 방식으로 행동하는 경향이 있다고 알려져있다.[34]

9) 세계보건기구의 국제질병분류는 여러 국가에서 다른 시기에 수집된 사망과 질병, 손상, 건강 상태에 관한 자료를 체계적으로 기록하고, 보고 및 분석, 해석, 비교를 위한 국제표준이다. 우리나라에서는 1938년 인구동태조사에서 국제질병분류를 처음 사용하기 시작하였고, 통계청은 통계법에 따라 1952년부터 의무 기록 자료와 사망원인 통계조사 등 질병이환이나 사망 자료를 그 성질의 유사성에 따라 체계적으로 분류한 한국표준질병 · 사인분류(KCD)를 작성 · 고시하고 있으며, 현재 KCD 7차 개정판을 사용 중이다. 최근 세계보건기구에서 국제질병분류의 제11차 개정안이 승인되어 2022년부터 사용하도록 권고하였다.

단순한 순응도 보고를 넘어서 존경받는 동료를 챔피언(대가)이나 코치로 활용하는 것도 중요한 역할을 할 수 있다. 예를 들어, 임상진료지침의 적절한 활용과 관련된 문제가 발생했을 때 코치는 즉각적인 도움을 줄 수 있다. 챔피언(대가)은 존경받는 권위자로, 근거기반 접근 방식을 지지함으로써 다른 사람들이 근거기반 접근법을 대중적으로 사용하게 만들 수 있다.

- 정책 문제. 진료실에서 경영진(예: 의원의 원장 혹은 병원의 병원장)은 의료의 질, 의료 서비스 제공 방법 및 규정 준수 평가와 같은 정책을 정하는 데 중요한 역할을 수행한다. 모든 실행 계획의 성공의 핵심은 계획에 대한 경영진의 지원이다. 정책 지침을 통해 경영진은 계획의 중요성을 분명히 하고 그 계획을 지원하는 방법(예: 교육훈련, 업무 흐름의 변경, 인센티브 계획)과 충실도를 어떻게 모니터링할지(예: 심사와 피드백)에 대한 세부 정보를 설명해야 한다.
- 조직적 장애 요인 및 촉진 요인. 대부분의 조직과 마찬가지로 치과 병 · 의원은 복잡한 시스템이다. 치과 병 · 의원에는 의료진과 환자가 있다. 의료진과 환자들은 임상적, 경제적, 사회적 그리고 기타 요인들에 반응하면서 상호작용을 하며, 동시에 임상적, 경제적, 사회적 그리고 기타 요인들은 의료진과 환자의 행동을 구성한다. 시스템은 본질적으로 안정적이며, 중재가 (의료진과 환자의) 행동을 변화시킬 때까지 일관된 방식으로 작용하는 경향이 있다. 실행 계획은 그러한 중재를 위해 설계되었다. 효과적인 실행 계획은 의료 서비스 제공 시스템과 그 시스템 내부에 존재하는 변화를 가로막거나 촉진하는 요인을 자세히 다루어야 한다. 장애 요인과 장애 요인의 해결책은 상황마다 다르다. 다시 말하면, 지금 있는 장애 요인과 장애 요인의 해결책은 진료실마다 혹은 개개 혁신 사안(예: 임상진료지침 실행)마다 다르다. 성공적인 접근법을 일반화하기는 어렵지만, 진료실에서 볼 수 있는 일반적인 장애 요인들이 있는데 예를 들어, 의료진이 지식이나 기술 및 변화에 대한 개방성이 부족할 수도 있고, 혁신에 대한 인식이 부족할 수도 있으며, 변화에 대한 인센티브가 부족하거나, 결과에 대한 기대치가 부족하거나, 자기 효능감이 부족할 수 있다. 이러한 문제를 일으키는 외부적 장애 요인의 예로는 환자 선호도(환자 요인)나 임상진료지침의 특성(임상진료지침 요인) 등이 있다. 환자 요인과 임상진료지침 요인 이외에도 환경 요인도 있는데, 시간 부족, 자원 부족, 보험 청구 문제, 의료 과실 책임, 기관의 한계 등이 그 예이다.[35,36]

3. 적극적인 실행

다양한 치과 진료실에서 임상진료지침을 실행하는 방법

판단은 신중한 생각과 추론 후에 결론(결정)에 도달하는 과정이다. 결론(결정)에 도달하는 데 사용되는 근거가 강할수록 방어하기가 더 쉬워진다. 진료실에 들어오는 환자는 각자 자신의 고유한 상황에 해당하는 건강 문제를 갖고 있기 때문에 근거에 기반해 최선의 이익을 위한 결정을 내리려면 환자를 둘러싼 환경의 맥락을 고려하고 환자의 자율성을 존중해서 환자의 건강 관리를 위한 결정을 내려야 한다. 즉, 여기서 결정이라고 하면 관련 임상 연구의 적절성에 근거한 임상의사와 환자가 함께 내리는 것이다. 여기서 개별 치과의사에게 어려운 문제는 임상 연구 논문의 데이터를 개별 환자의 요구와 가치에 어떻게 적용하는지 알아내는 것이다.

모든 치과 의료인의 사명은 개별 환자에게 양질의 진료를 제공하는 것이다. 보건의료연구 및 질관리청(The Agency for Healthcare Research and Quality, AHRQ)[10)]은 양질의 의료란 "개인과 인구 집단을 위한 보건의료 서비스가 원하는 건강 결과의 가능성을 증가시키고 현재 전문 지식과 일치하는 정도"라고 정의한다.[37] "현재 전문 지식"이라는 문구는 근거기반치의학을 의미한다. 또한 미국 국립의학원에 따르면 보건의료 시스템의 여섯 가지 목표는 다음과 같다 .

1. 안전성(Safe)
2. 효과성(Effective)
3. 환자 중심성(Patient-centered)
4. 적시성(Timely)
5. 효율성(Efficient)
6. 형평성(Equitable)

즉, 모든 임상 진료의 사명은 "적절한 환자에게 적시에 적절한 치료"를 제공하는 것이다.[38] 이러한 사명을 구현하려면 임상의사결정에 근거기반치의학을 적용할 뿐만 아니라 실행 전략을 개발해야 한다. 이는 현재 환자 치료 문화와 시스템의 성공적인 변화를 의미한다.

보건의료개발원(Institute for Healthcare Improvement, IHI) 은 의료 서비스의 질을 개선함으로써 건강증진을 이루고자 하는 비영리 민간기관이다.[39] 이 기관은 의료인들이 모범 사례를 효과적으로 구현하는 데 도움이 되도록 다양한 도구와 자원(예를 들어, 교육 훈련 프로그램, 학술 세미나, 자문 서비스 등)을 제공하고 있다. 예를 들어, 개선 모델(Model for Improvement, MFI)은 이 기관이 추진하는 접근 방식 중 하나이다. 이 모델이 성공하기 위해서는 임상 진료에서 아이디어를 바꿀 준비가 되어 있고 실제로 그 변화를 실행해야 한다. 개선 모델은 아래의 세가지 기본 질문에 대한 해답으로 구성되는데, 질문은 임상 진료의 변화를 이끌고 유지하는 반복적인 시스템에 관한 것이다.

1. 무엇을 성취하려고 하는가?
2. 변화를 통해 더 나아졌다는 것을 어떻게 알 수 있는가?

10) 미국의 보건의료 시스템의 안전성과 품질 향상을 위해 1989년 설립된 미국 보건복지부 산하 연방정부 기관으로, 주요 사업은 ① 국가 의료 전달 체계 향상 연구에 대한 투자, ② 보건의료 시스템과 전문가를 위한 교육 자료 제작, ③ 의료 공급자와 정책 결정자가 사용할 데이터 생산이다. 유사한 한국의 기관으로는 한국보건의료연구원(National Evidence based Healthcare and Collaborating Agency, NECA)이 있다. 주요 사업은 ① 근거 개발을 위한 연구 지원 및 분석 결과를 확산하는 보건의료 근거 연구 사업, ② 신의료 기술의 안전성과 유효성을 평가하는 신의료 기술 평가 사업이 있다.

3. 개선을 위해 어떤 변화를 주어야 하는가?

임상 진료에 개선 모델을 적용해서 지속 가능한 변화를 이루기 위해 5단계 체계적인 접근법을 사용한다. 아래에서는 일반 개업의가 최상의 근거를 일상적으로 행하는 치과 진료에 어떻게 적용하는지를, 미국치과의사협회의 임상진료지침을 만성 치주질환의 비수술적 치료에 적용하는 사례를 들어 설명한다(표 16.1). 사용된 변수는 일반 치과의사인 저자(B.B.)가 진료하는 환자 집단에 맞추어 선택하였다. 따라서 여기서 소개하는 개선 모델의 적용에 대한 사례는 최종 권장 사항이 아니라 한 명의 임상의사가 임상진료지침의 실행을 위해 임상 진료에 개선 모델을 적용한 한가지 예일 뿐이다.

- 1단계: 목표를 설정한다. 미국 성인 인구의 약 절반이 치주질환을 앓고 있으며, 대부분은 경증 내지 중등도 형태의 만성 치주질환일 정도로 만성 치주질환은 임상 진료에서 흔하게 내리는 진단명이다.[40] 이러한 사례에서 진료의 목표는 환자에게 안전하고 효과적이며, 다가가기 쉬우면서도 적절한 비용으로 치료를 시작하여 치주 건강을 개선시키는 것이었다. 만성 치주질환 환자 중 약 5~15%가 중증 치주질환에 이환되어 있음을 고려하면, 이 진료 술식의 달성 가능한 목표는 일반적인 진료실에서 만나는 만성 치주질환 환자 중 85%를 성공적으로 유지 관리하는 것으로 생각된다. 여기서 치주 치료의 성공은 치료 시작 3개월 후에 활동성 치주질환을 양호한 치주 상태 및 환자 중심 결과로 호전시키는 것으로 정의한다. 성공적인 결과를 보인 환자는 정기 검진(즉, 치주 통증 및 위험 수준에 따라 매 3개월에서 12개월 사이의 약속)에서 양호한 치주 상태 및 환자 중심 결과를 지속적으로 보여주어서 치주 유지 관리로 전환하고 이를 잘 유지하게 된다.
- 2단계: 측정 기준을 설정한다. 미국치주학회에 의하면, 만성 치주질환은 "치아 지지 조직의 염증과 진행성 부착소실 및 골소실을 일으키는 감염성 질환"으로 정의된다. 만성 치주명은 "치주질환 중에 가장 흔한 형태"로 "치주낭 형성과 치은 퇴축"이 특징적이다.[41] 환자의 치주 상태는 만성 치주질환 있음/없음으로 표시하였고, 치주 치료 결과도 활동성 질환 있음/없음으로 나타냈다. (초기 측정값과 비교하여) 치료 후 탐침 시 출혈 및 치주낭 깊이가 증가하거나 치은 퇴축이 관찰되면 활동성 질환으로 판정하였다. 환자의 입냄새 호소 여부와 치주 건강에 대해 어떻게 느끼는지 묻는 시각적 아날로그 척도에서 7점 이상 여부를 환자 중심 결과로 정했다. 7점이라는 기준은 신규 환자에 대한 예비 조사 후에 결정되었다.
- 3단계: 변경 사항을 찾아낸다. 진료의 목표는 환자의 치주 건강을 개선하여 만성 치주질환으로 진단된 환자를 치주전문의에게 의뢰하는 비율을 현재 25%에서 5%로 낮추는 것이었다. 이 목표를 달성하기 위해, 두 가지 치료 계획이 있을 수 있다. 치과에서 만성 치주질환 환자를 치료하고 최소 3개월 후 재내원시켜 치주 상태 및 환자 중심결과를 평가하는데, 기존에 전통적

표 16.1 보건의료개발원의 변화를 이루기 위한 5단계 과정[38]

단계	과정	설명	예제
1	**목표를 설정한다.**	일반적인 목표(예: "우리는 감염률을 개선시킬 것이다")는 바람직하지 않다. 목표는 "얼마나 좋은가?", "언제까지?", "누구를 위해서?"와 같이 정확하면서 시간별로 구체적이이어야 하고 측정할 수 있어야 한다.	만성 치주질환 진단을 받은 환자의 95%는 적극적인 치료 후 6개월 동안 유지 관리가 필요하다. 또는 만성 치주질환 환자의 진료 의뢰율은 현재 25% 수준에서 6개월 뒤 5%로 낮아진다.
2	**측정 기준을 설정한다.**	특정한 변화가 개선으로 이어지는지의 여부를 알기 위해서는 피드백이 필요하며, 양적 측정은 종종 최상의 피드백을 제공할 수 있다.	**치주 건강 결과:** • 탐침 시 출혈 및 치주낭 깊이와 같은 치주 건강의 객관적인 기준 **환자 중심의 결과:** • 구취: 예 또는 아니오 **환자가 인지한 구강 건강 상태:** • 양호: 시각적 상사 척도에서 7점 이상일 경우 • 좋지 않음: 7점 미만일 경우
3	**변경 사항을 찾아낸다.**	목표를 어떻게 달성할 것인지? 새로운 아이디어는 어디에서 나오는지? 다양한 방법으로 창의적인 사고를 불러일으킬 수 있고, 도움을 줄 수 있는 도구가 있다.	만성 치주질환의 비수술적 치료에 대한 미국치과의사협회 임상진료지침의 실행
4	**변경 사항을 검증한다.**	여기서 '개선 모델'의 계획, 실행, 학습, 행동(planning, doing, studying, and acting, PDSA)[11] 사이클이 나온다. 변화의 검증을 계획하고, 계획을 시도하고, 결과를 관찰하고, 배운 것에 따라 행동함으로써 당신은 점차 목표를 향해 나아갈 것이다.	계획, 실행, 학습, 행동 사이클 동안 최소 5개의 문제와 장애 요인이 확인되고 다루어졌다.
5	**변경 사항을 실행한다.**	여러 조건에서 더 나은 결과를 가져오는 변경 사항이 있는 경우, 논리적인 다음 단계는 변경 사항을 실행하는 것이다. 즉, 새로운 표준 과정을 하나의 정의된 설정으로 변경하는 것이다.	미국치과의사협회 임상진료지침은 실무에서 관리 표준으로 채택되고, 정기적으로 모니터링된다.

으로 해오던 첫 번째 치료법은 비수술적 요법 (치석제거술 및 치근활택술)과 그 이후의 구강위생 교육이다. 그러나 만성 치주질환 관리를 위한 전통적인 비수술적 요법보다 더 나은 치료법이 실제로 있는지 궁금했다. 다시 말해, 항생제, 구강 청결제, 레이저, 치간 세정 도구(예: 치간 칫솔)와 같은 중재가 만성 치주질환 관리에 어떠한 이점이 있는지 더 잘 이해할 필요가 있었다.

치과 진료실에서 마주치게 되는 피코(집단, 중재, 비교, 결과) 질문은 다음과 같이 요약할 수 있다.

11) 계획–실행–학습–행동(Plan–Do–Study–Act) 모형은 프로세스를 개선하고 변화를 실천하기 위해 사용되는 반복적 4단계의 문제 해결 방식이다. 보건 분야 이외에도 비즈니스 프로세스 관리를 위해 Plan–Do–Check–Act의 형식으로 광범위하게 적용된다.

1. 만성 치주질환 환자에서 항생제, 레이저 구강 청결제와 같은 중재술이 비수술적 치석제거술 및 치근활택술과 비교하여 치은 탐침 시 출혈과 치주낭, 치은 퇴축을 감소 또는 유지시키는가?
2. 만성 치주질환 환자가 치실만 사용하는 경우와 비교해서 치간 세정 도구를 사용하면 치은 탐침 시 출혈과 치주낭, 치은 퇴축을 감소 또는 유지시키는가?
3. 만성 치주질환 환자가 치료를 받지 않는 경우에 비해 비수술적 치석제거술과 치근활택술 치료를 받으면 구취가 감소하는가?
4. 만성 치주질환 환자가 치료를 받지 않는 경우에 비해 비수술적 치료(예: 치석제거술 및 치근활택술) 후 구강이 더 건강해졌다고 응답하는가?

이러한 질문에 답하기 위해 현재의 과학적 근거를 조사하였다. 첫 번째 질문인 만성 치주질환 환자의 비수술적 치료에 대해서는 미국치과의사협회 임상진료지침에 적절하게 다루어졌다.[42] 이 임상진료지침은 출판되는 시점까지의 모든 과학적 문헌을 대상으로 철저하게 이루어진 체계적 문헌고찰을 통해 구성되었다.[43] 이 임상진료지침에 따르면 비수술적 요법(치석제거술과 치근활택술)이 만성 치주질환 치료에 가장 우선적으로 고려되는 치료법이다. 한편 이 진료 지침은 전신 또는 국소적 항생제 및 레이저와 같은 보조 요법의 이점에 대한 근거는 제한적이며, 위해의 가능성과 상당한 비용까지 함께 고려해야 함을 지적한다.

코크란 체계적 문헌고찰 데이터베이스에서 두 번째 질문에 대한 논문을 찾을 수 있다. 이 논문에서 치간 세정 도구와 치실 단독 사용 간의 치주낭이나 치은 퇴축의 차이를 찾을 수 없었지만 치간 세정 도구를 치실과 함께 사용하면 치은염 지수가 치실 단독 사용보다 절반 가량 줄어들었다고 보고하였다.[44,45] 하지만 구취와 만성 치주질환 사이의 관계를 다룬 체계적 문헌고찰은 찾을 수 없었다. 미국 질병관리본부는 구취를 치주질환의 가능한 징후로 보고한다.[46] 게다가 이 관련성은 일차 연구와 비체계적 문헌고찰에서 발표된 과학적 근거를 통해 뒷받침된다.[47,48,49]

- 4단계: 변경 사항을 검증한다. 위에서 언급한 근거와 지식에 의해, 시험해 볼 수 있는 다음의 예비 프로토콜을 개발하였다. 개선 모델은 변경 사항의 검증을 계획, 실행, 학습 및 행동의 통합 과정으로 설명한다 (그림 16.1). 모든 환자를 철저히 검사하고 기준치 치주 상태 및 환자 중심 결과를 기록한 뒤 구강 보건 교육자가 환자에게 일반적인 구강 건강, 치주질환 및 치료 방법에 대해 교육하는 건강 문해력 세션이 이어졌다. 환자는 처음에 탐침 시 출혈의 임상 소견과 치조골 소실의 방사선 영상 소견에 기초하여 만성 치주질환으로 진단되었다. 환자가 치료에 동의하면 비외과적 치주 치료와 구강 위생 교육을 위해 치과위생사에게 의뢰된다.

환자들은 3개월 후에 재평가되었다. 측정 결과가 최소치를 충족하면 환자는 정기 유지 관리 단계로 전환되었다. 탐침 시 출혈 증상을 계속 보이는 환자는 비수술적 요법 치료와 구강 위생

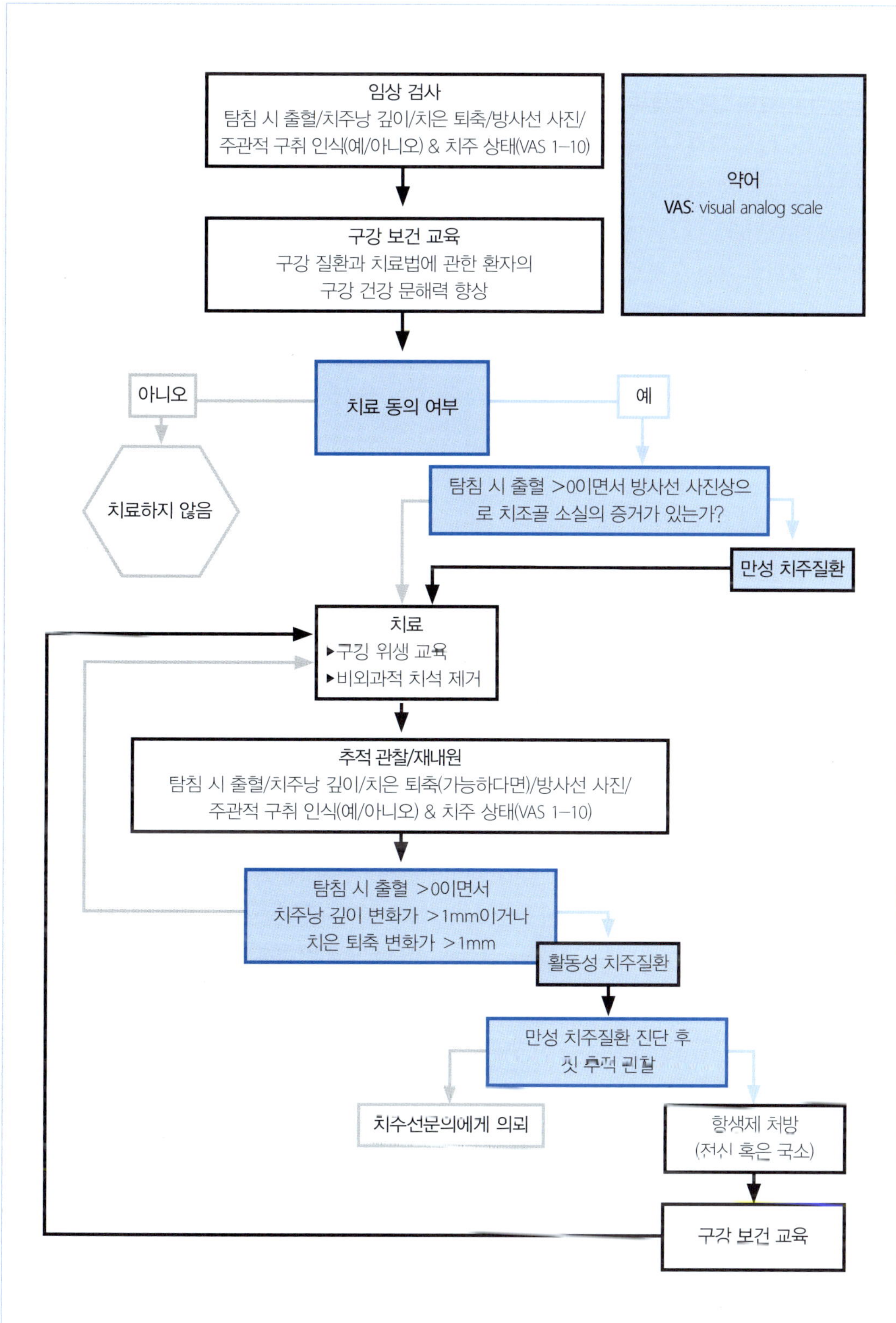

그림 16.1 만성 치주질환의 비외과적 치료에 대한 미국치과의사협회 임상진료지침 시행을 위한 순서도

교육을 다시 받았다. 또한 치주낭 또는 치은퇴축 증가가 1mm 미만이면 환자는 비수술적 치료와 함께 보조 요법(즉, 전신적 또는 국소적 항생제 요법) 치료를 다시 받게 된다. 치주낭 깊이의 증가와 함께 2회 연속의 후속 치료를 받은 경우, 환자는 추가 평가를 위해 치주전문의에게 의뢰된다. 다시 말해, 두 번째 세션(즉, 치료 시작 이후 6개월 이상) 후에도 환자가 치주질환 진행의 임상적 증상(탐침 시 출혈, 치주낭, 치은 퇴축 증가)을 보이는 경우, 환자는 치주전문의에게 의뢰된다.

레이저 요법의 이점이 잠재적인 위험보다 크다는 것을 입증하는 근거가 제한적이므로 진료실에서 레이저 치료는 비용 대비 효과적이지 않다고 판단되었다. 레이저 장비는 고가이고 치과진료를 받는 환자군에서 무반응 만성 치주질환의 유병률이 낮기 때문에 레이저 치료를 도입하는 비용은 적절하지 않다고 결정하였다. 그럼에도 불구하고 모든 환자들이 이 기술과 이를 뒷받침하는 근거가 부족함을 알게 되었다.

계획은 처음 6개월(즉, 학습 단계) 후에 평가되었다. 두 세션(즉, 실행 단계)을 거쳐 계획을 실행한 후 의뢰율은 절반으로 감소하였다. 환자 중 88%에게서 치주낭과 치은 퇴축이 유지되거나 감소하였으나, 약 12%에서 계속 탐침 시 출혈이 보였다. 이 시점에서 모든 장애 요인, 문제점, 결함을 찾아내고 해결하기 위해 치료팀의 모든 구성원과 치료 프로토콜 및 서비스 전달에 대한 평가를 논의하였다. 예를 들어, 일부 환자는 치과에서 '귀가 후 구강 건강 설명문'이 소진되어 받지 못했다. 또한 많은 환자들이 치실 사용과 구강 건강 유지에 대한 동영상을 볼 수 있는 병원 홈페이지를 찾을 수 없었다. 이러한 장애 요인을 제거하기 위해 시스템 내의 조정이 이루어졌다.[2]

두 번째 계획-실행-학습-행동 주기 동안 일부 환자가 구강 위생 교육을 따르지 않았거나 최적의 건강 결과에 못 미치는 전신적 의학 상태(예: 약물 변경, 암 진단, 구강 건강에 소홀할 수 있는 최근의 스트레스)를 보였다. 이것은 초기 프로토콜이 개발될 때는 고려되지 않았던 새로운 정보였다. 따라서 임상의사는 이러한 환자를 전문의에게 의뢰하기보다는 환자와 함께 구강 위생 교육을 다시 교육 및 검토하고, 의사와 상의하여 환자의 약물 복용을 조절하거나 가능한 의학적 건강 문제를 해결함으로써 이러한 특정 위험 요인을 해결하였다. 그림 16.2에서 수정된 프로토콜을 참조하라.

여러 번의 계획-실행-학습-행동 주기를 반복한 후에 확인된 또 다른 문제는 치주 상태의 개선을 보인 일부 환자가 여전히 구취를 호소하거나 그들이 받고 있는 치료의 가치를 인식하지 못했다는 것이다. 구취가 개선되지 않는다고 생각하는 환자들의 의구심을 파악하기 위해 치과위생사가 후각 검사를 실시하였다. 이 검사에서 환자의 구취가 개선되지 않은 것으로 판명되면 환자는 다른 전신적 병인을 평가하기 위해 담당 의사에게 의뢰되었다. 그리고 개선된 치주상태를 보였지만 치료의 가치를 인식하지 못한 환자들은 전반적인 건강 관리에 대한 이점을

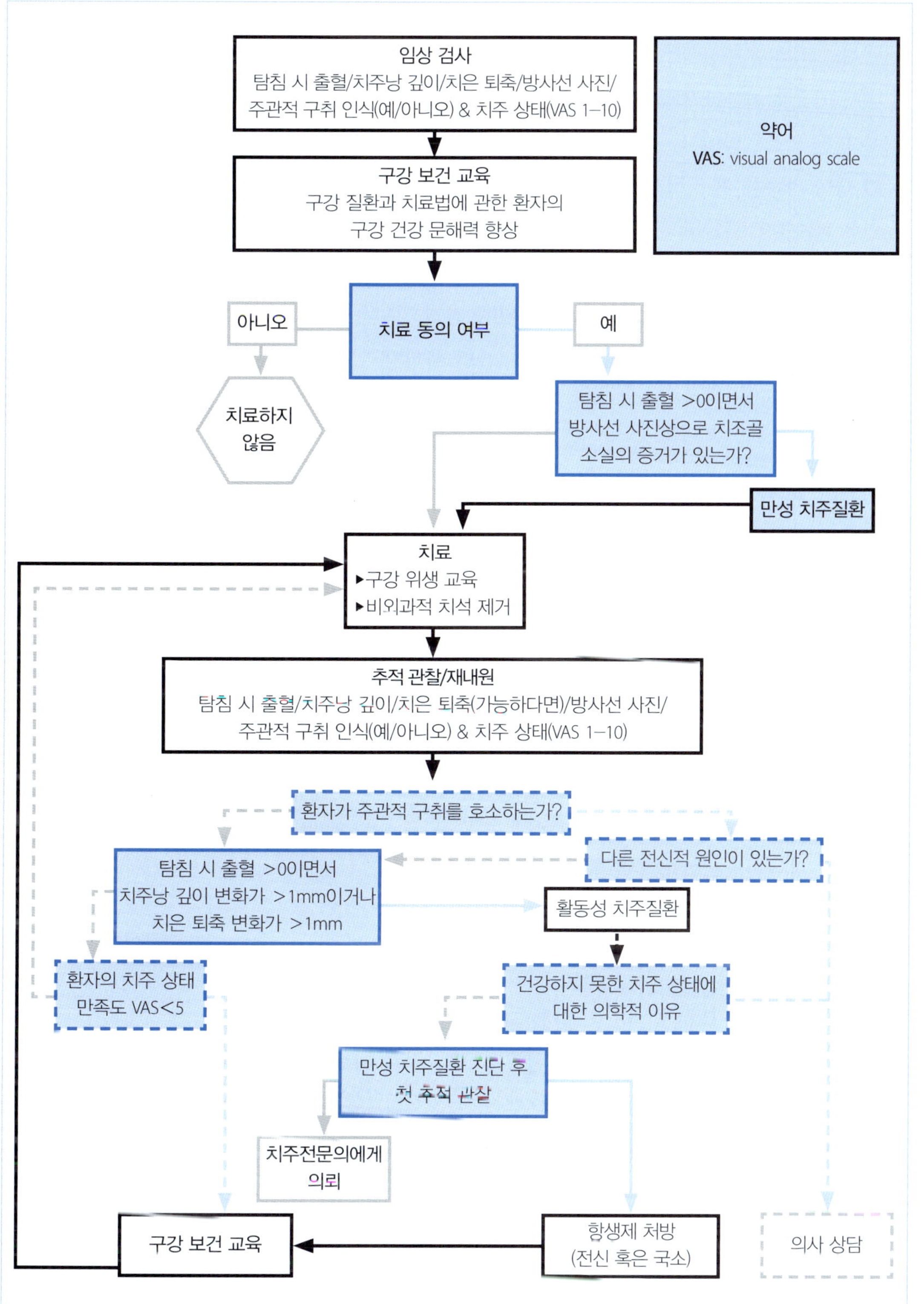

그림 16.2 만성 치주질환의 비수술적 치료에 대한 미국치과의사협회 임상진료지침 시행을 위한 수정된 계획, 실행, 연구, 행동 사이클의 순서도

더 잘 알려주기 위해 건강 관리 교육자에게 의뢰되었다.

실행에서 환자 중심의 장애 요인이 지적되었다. 예를 들어, 건강 관리 교육자들은 메디케이드에서 비용을 지급받지 못하기 때문에(취약계층에 대한) 건강 관리교육을 꺼리고 있다. 또한 일부 민간 의료보험회사는 구강 위생 교육에 대해 의료보험 급여 지급을 하지 않으려 하거나 연간 급여 가능한 치주 치석제거술 및 치근활택술 횟수를 필요한 횟수보다 적게 제한한다. 이로 인해 환자들이 제안된 치료를 받지 않으려고 하였다.

이러한 장애 요인을 극복하기 위해 치과에서 소액의 비용으로 환자 집단에게 구강 위생 및 건강 문해력 교육을 실시하였다. 많은 환자가 전액 지원을 받았고, 대부분의 환자는 교육이 충분히 가치가 있다고 생각하여 차액을 지불할 용의가 있다고 하였다. 이러한 계획–실행–학습–행동 주기는 바람직하고 예측가능한 변화를 지속적으로 달성하기 위해 계속되었다(그림 16.2).

- 5단계: 변경 사항을 실행한다. 위의 계획–실행–학습–행동 변경 주기는 95% 유지율이라는 목표를 달성하기 위해 여러 번 반복적으로 시행되었다. 프로토콜이 완성되면 얼마나 잘 실행되고 있는지 확인하기 위해 지속적인 임상 평가가 필요하였다. 행동을 바꾸는 것은 어렵고, 예전 방식으로 돌아가고 싶어하는 것이 인간의 본성이기 때문에 실행 프로토콜을 정기적, 지속적으로 모니터링하는 것이 중요하다. 또한 새로운 근거가 나올 때마다 그 근거에 맞추어 치과 진료를 조정하도록 준비하는 것이 중요하다.

요약하면, 위에서 언급한 사례는 잘 확립되고 검증된 실행 방식을 사용하여 근거기반치의학 임상진료지침를 임상 진료에 적용하는 방법을 보여준다. 실행을 위한 지속적인 노력을 한다면 치과 진료실에서 제공하는 의료의 질이 이 장의 앞에서 언급한 미국 국립의학원이 설정한 의료의 질에 대한 6가지 목표를 충족하게 될 것이다.

4. 지속

최신의 근거를 찾기 위한 지속적인 과정(프로세스) 수립

앞에서 논의한 바와 같이, 임상 진료에 최신의 근거를 실행하는 데 주요 장애 요인 중 하나는 최신 근거에 대한 인식 부족이다. 사용할 수 있는 최선의 근거를 찾기 위한 지속적인 과정을 만드는 것은 어떤 진료에서도 유용할 것이다. 앞에서 논의했듯이, 최신 근거에 대한 직접 링크를 제공하는 많은 온라인 자료원이 있다. 몇 가지 예는 미국치과의사협회 근거기반치의학센터,[3] 코크란,[50] 미국치과의사협회지+임상스캔,[10] 및 에피스테모니코스[30]이다(2장 참조). 임상의사는 최신의 근거를 빠르게 알 수 있도록 앞서 언급한 자료원에서 자동 이메일 알림이나 업데이트를 설정할 수 있다.

프로그램 지속 가능성의 문제

성공적인 실행 계획에는 장기적으로 계획을 유지하기 위한 전략이 필요하다. 초기 실행으로 충실하고 광범위한 채택이라는 목표를 달성한 후에는 지속적인 모니터링을 유지해야 한다. 장기적으로 계획을 실패로 만들 수 있는 많은 요인들이 있다. 진료실 리더십의 변화는 임상진료지침의 실행과 같은 혁신에 대한 지지를 바꿀 수 있다. 마찬가지로 직원의 교체로 인해 신규 직원을 교육해야 한다. 혁신에 대한 비용 지불(수가) 체계의 변화는 치과의 매출에 영향을 미칠 수 있다. 물론 종종 예상치 못한 다른 많은 요인들이 임상 혁신의 지속 가능성에 영향을 미칠 수 있다. 성공적이고 지속 가능한 실행은 이러한 변화하는 요인에 적응하는 능력에 달려 있다.

결론

근기 기반치의학을 임상 진료에 구현하려는 목표는 과학적 근거를 임상의사의 전문성과 환자 가치 및 선호도와 통합하여 환자 치료를 최적화하는 것이다. 이 실행에는 많은 장애 요인들이 있다. 예를 들어, 끊임없이 확장되는 과학적 근거를 따라잡는 동시에, 바쁜 진료실의 경제적 문제와 (제도적) 규제를 관리하면서 치과 의료 서비스 제공에 집중하는 것은 어렵다. 이러한 어려움을 해결하기 위해 환자 진료의 최적화와 관련된 과학적 근거를 치과 진료에 도입할 수 있는 많은 자료원이 있다. 그러나 단지 이러한 자료원을 접한다고 해서 임상 진료를 바꿀 수 있는 것은 아니다. 양질의 환자 진료를 제공하기 위해 전체 구강 건강 관리 팀이 찾아낸 가장 유용한 과학적 근거를 실행하려는 검증된 접근 방식이 필요하다. 미국 보건의료개발원에서 설명한 계획-실행-학습-행동 주기에 기반한 개선 모델 프로토콜은 임상 진료의 변화를 실행하고 지속하기 위한 접근 방식 중 하나이다. 이 접근 방식을 통해 변화를 성공적으로 실행하면 치과 진료실에서 제공하는 의료의 질이 미국 국립의학원이 설정한 의료의 질에 대한 6가지 목표를 충족하도록 하는 데 도움이 된다.

참고문헌

1. National Institutes of Health Fogarty International Center. "Implementation Science Information and Resources."https://www.fic.nih.gov/ResearchTopics/Pages/ImplementationScience.aspx. Accessed on February 5, 2018.
2. Sir William Osler, Mark E. Silverman, T. J. Murray, Charles S. Bryan, American College of Physicians—American Society of Internal Medicine (2008). The Quotable Osler Revised Paperback edition, p.46, ACP Press.
3. American Dental Association Center for Evidence-Based Dentistry http://www.ebd.ADA.org.
4. Pitts N. "Understanding the jigsaw of evidence-based dentistry: 1. Introduction, research and synthesis."Evid Based Dent. 2004 5:2-4.
5. Pitts N. "Understanding the jigsaw of evidence-based dentistry. 2. Dissemination of research results."Evid Based Dent. 2004 5(2):33-5.
6. Pitts N. "Understanding the jigsaw of evidence-based dentistry. 3. Implementation of research findings in clinical practice."Evid Based Dent. 2004 5(3):60-4.
7. Evidence-Based Dentistry. https://www.nature.com/ebd.
8. Journal of Evidence-Based Dental Practice. https://www.sciencedirect.com/journal/journal-of-evidence-based- dental-practice.
9. Journal of the American Dental Association. https://jada.ADA.org .
10. Journal of the American Dental Association (JADA) Clinical Scans. http://jada.ADA.org/clinicalscans.
11. Institute of Medicine. 2011. Clinical Practice Guidelines We Can Trust. Washington, DC: The National Academies Press.
12. Appraisal of Guidelines and Research Evaluation (AGREE). http://www.agreetrust.org.
13. Richards D. "Appraising guidelines: the AGREE Instrument."Evid Based Dent. 2002 3:109-110.
14. Aarons GA, Hurlburt M, Horwitz SM. "Advancing a conceptual model of evidence-based practice implementation in public service sectors."Adm Policy Ment Health. 2011 Jan 38(1):4-23.
15. McCluskey A. "Implementing Evidence into Practice."In: Evidence-Based Practice across the Health Professions. Edited by Hoffmann T, Bennett S, Del Mar C. Second Ed. 2013.
16. Grol R, Wensing M, Bosch M, Hulscher M, Eccles M. "Theories of Implementation of Change in Healthcare."In: Improving Patient Care: The Implementation of Change in Health Care. Edited by Grol R, Wensing M, Eccles M. 2013. John Wiley & Sons, Ltd.
17. Damschroder LJ, Aron DC, Keith RE, Kirsh SR, Alexander JA, Lowery JC. "Fostering implementation of health services research findings into practice: a consolidated framework for advancing implementation science."Implement Sci. 2009 Aug 7 4:50.
18. Isham A, et al. "A Systematic Literature Review of the Information-Seeking Behavior of Dentists in Developed Countries."J Dent Ed (2016) 80:569-577.
19. Fox C, et al. "Evidence-based dentistry – overcoming the challenges for the UK's dental practitioners."BDJ (2014) 217, 191-94.
20. Spallek H, et al. "Barriers to implementing evidence-based clinical guidelines: A survey of early adopters."J Evid Based Dent Pract. 2010 December 10(4): 195-206.
21. Accreditation Standards for Dental Education Programs Standards for Predoctoral Dental Education: Commission on Dental Accreditation: www.ADA.org/coda.

22. Wright JT, Crall JJ, Fontana M, Gillette EJ, Novy BB Dhar V, Donly K, Hewlett ER, Quinonez RB, et al. "Evidence-based clinical practice guideline for the use of pit-and-fissure sealants: A report of the American Dental Association and the American Academy of Pediatric Dentistry."(2016) J Am Dent Assoc, 147(8) 672-682e12.
23. Kao RT. "The challenges of transferring evidence-based dentistry into practice."J Evid Based Dent Pract 2006 6(1):125-8.
24. Medicaid.gov: www.medicaid.gov/chap/download/fy-2016-childrens-enrollment-report.pdf accessed July 14, 2017.
25. Committee on Redesigning Health Insurance Performance Measures PaPIP, Board on Health Care Services. Rewarding provider performance: aligning incentives in Medicare. Washington, DC: National Academies Press 2007.
26. Richards D. "American Dental Association evidence-based dentistry website."Evid Based Dent 2009 10:59-60.
27. ADA Library & Archives. www.ADA.org/en/member-center/ada-library.
28. www.stm-assoc.org/2015_02_20_STM_Report_2015.pdf.
29. Evans JA. "Electronic publication and the narrowing of science and scholarship."Science. 2008 Jul 18 321(5887):395-9.
30. www.epistemonikos.org.
31. www.ADA.org/en/member-center/member-benefits/practice-resources/dental-informatics/standard- terminologies-and-codes/faq-icd-10-cm.
32. International Classification of Diseases, Tenth Revision, Clinical Modification (ICD-10-CM). www.cdc.gov/nchs/icd/ icd10cm.htm.
33. SNODENT User Guide, March, 2014, Available at: http://www.ADA.org/~/media/ADA/Member%20 Center/FIles/ SNODENT_User_Guide_Final.pdf?la=en. Accessed on Oct. 25, 2017.
34. Matthews DC, McNeil K, Brillant M, Tax C, Maillet P, McCulloch CA, Glogauer M. "Factors Influencing Adoption of New Technologies into Dental Practice: A Qualitative Study."JDR Clin Trans Res. 2016 Apr 1(1):77-85.
35. Yamalik, N., et al. (2015). "Implementation of evidence-based dentistry into practice: analysis of awareness, perceptions and attitudes of dentists in the World Dental Federation – European Regional Organization zone."Int Dent J, 65: 127 – 145.
36. Cabana MD, Rand CS, Powe NR, Wu AW, Wilson MH, Abboud PA, Rubin HR. "Why don't physicians follow clinical practice guidelines? A framework for improvement."JAMA. 1999 Oct 20 282(15):1458-65.
37. Agency for Healthcare Research and Quality www.ahrq.gov.
38. Crossing the Quality Chasm: A New Health System for the 21st Century Committee on Quality of Health Care in America, Institute of Medicine. Washington, DC, USA: National Academies Press 2001.
39. Institute for Healthcare Improvement www.ihi.org.
40. Eke P et al. "Prevalence of periodontitis in adults in the United States: 2009 and 2010."J Dent Res. (2012) 91:914-20.
41. American Academy of Periodontology www.perio.org.
42. Smiley CJ et al. "Evidence- based clinical practice guideline on the nonsurgical treatment of chronic periodontitis by means of scaling and root planing with or without adjuncts."J Am Dent Assoc. (2015) 146:525-35.
43. Smiley CJ et al. "Systematic review and meta-analysis on the nonsurgical treatment of chronic periodontitis by means of scaling and root planing with or without adjuncts."J Am Dent Assoc. (2015) 146:508-24.e5.

44. Sambunjak D et al. "Flossing for the management of periodontal diseases and dental caries in adults."Cochrane Database Syst Rev. 2011 Dec 7 (12):CD008829. DOI: 10.1002/14651858.CD008829.
45. Poklepovic T et al. "Interdental brushing for the prevention and control of periodontal diseases and dental caries in adults."Cochrane Database Syst Rev. 2013 Dec 18 (12):CD009857. DOI: 10.1002/14651858. CD009857.
46. Oral Health: Periodontal Disease U.S. Centers for Disease Control and Prevention. www.cdc.gov/oralhealth/periodontal_disease/index.htm.
47. De Geest S et al. "Periodontal diseases as a source of halitosis: a review of the evidence and treatment approaches for dentists and dental hygienists."Periodontol 2000. (2016)71 :213–27.
48. Ademovski E, et al. "The effect of periodontal therapy on intra–oral halitosis: a case series."J Clin Periodontol. (2016) 43:445–452.
49. Iatropoulos A, et al. "Changes of volatile sulphur compounds during therapy of a case series of patients with chronic periodontitis and halitosis."J Clin Periodontol. (2016) 43:359–65.
50. Cochrane Reviews. www.cochranelibrary.com.

Chapter 17. 근거에 의한 건강 정책 수립

Jane Gillette, D.D.S., M.P.H. Romesh Nalliah, D.D.S., M.H.C.M. and Robert J. Weyant, D.M.D., Dr.P.H., M.S.

이 장에서 다루는 내용:

정책이란 무엇인가?

책임 있는 정책 개발

건강 정책에 사용되는 근거의 유형

근거고려 정책결정[1]의 장애 요인 및 촉진 요인

근거고려 정책결정을 촉진하기 위한 과학 옹호자들의 전략

근거고려 정책결정에 참여하는 조직의 전략

다함께 모아 만들기

결론

서론

복잡한 과학 자료를 이용하여 효과적인 정책을 효율적으로 만드는 것은 1) 만족도와 질 측면에서 환자의 경험을 개선하고, 2) 인구 집단의 건강을 증진시키며, 3) 1인당 의료 비용을 감소시키는 세 가지 목표를 가진다. 따라서 의학 연구자와 의료계는 과학에 근거해 보건 정책을 만들어야 할 막중한 책임이 있다.[1] 이러한 책임은 보건의료 전문가의 핵심 가치뿐만 아니라 공적으로 지원받는 연구 및 의료 제공의 기초가 되는 사회적 계약에 내재되어 있다. 근거 고려 정책은 희소한 의료 자원으로 인구 집단의 건강을 개선하기 위해 반드시 필요하다. 일반적으로 이러한 과정에서 고려해야 할 중요한 문제는 관련된 이해관계자를 이 과정에 참여시키는 것이다. 과거에는 인구 집단의 건강을 개선하는 투여할 자원이 부족했기 때문에 기초 및 임상의학 연구를 관련 건강 정책에 광범위하게 적용하는 데 거의 관심을 기울이지 않았다. 소위 '기초 연구에서 임상으로(bench-to-bedside)' 과정은 주

1) 근거기반(evidence-based)이라는 용어가 근거 고려(evidence informed)와 같은 의미로 사용되는 경우가 많지만, 근거 고려 정책(evidence-informed policy)은 정책 결정에 언제나 최선의 가용 연구 근거가 사용되는 것은 아니며, 의사결정의 유형과 상황에 따라서 달라질 수 있다는 점을 고려한다. 표준국어대사전에서 '고려(考慮)'는 '생각하고 헤아려보다'라는 뜻으로, informed의 뜻을 더 잘 나타낼 수 있다고 보았다.

로 상업적으로 성공 가능성이 있는 의약품을 위한 것이었다. 하지만 다행스럽게도 2006년 미국국립보건원의 임상 및 중개과학상(Clinical and Translational Science Awards, CTSA) 프로그램이 출범하고, 2011년 미국국립보건원의 국립고등중개과학센터(National Center for Advancing Translational Sciences)[2]가 설립되면서 중개 연구에 대한 관심이 크게 확대되었다. 현재 미국 60개 이상의 대학에서 모든 형태의 중개 연구에 참여할 수 있도록 지원하고 있다. 임상 및 중개과학상은 중개 연구에 참여하는 연구자의 훈련을 지원하고, 모든 연구자들이 중개 연구 과정에서 자신의 역할을 교육하며, 새로운 발견을 일상의 임상 진료에 효율적으로 구현하기 어렵게 만드는 정책상의 장애 요인을 해결한다.

구강 보건의료 서비스의 주요 제공자로서 치의학은 전문 직업의 근거기반을 뒷받침하는 과제를 안고 있다. 미국치과의사협회는 근거기반진료를 지원 및 발전시키고 인구 집단의 건강을 위한 구강 건강 정책을 알리는 다양하고 상호 연결된 작동 기전을 통해 이 문제를 해결해 왔다. 이러한 작동 기전에는 고품질의 체계적 문헌고찰 및 임상진료지침 개발을 통한 정책 결정 지원도 포함되지만, 그보다 훨씬 더 많은 작업이 필요하다.

우리는 아래에서 고품질의 근거가 효과적인 건강 정책의 기초로 어떻게 사용될 수 있고 사용해야 하는지에 대한 과정을 탐구할 것이다. 또한 구강 보건의료제도 안에서 근거가 건강 정책의 기초로 사용되는 것이 얼마나 중요한지 강조하며, 중개 (연구) 과정에서 관련된 장애 요인과 전략을 탐구할 것이다. 우리의 목표는 이 책을 읽는 독자들이 정책 과정과 관련된 고품질의 근거를 가져오는 것과 그것을 가장 효과적으로 달성할 방법이 얼마나 중요한지 깨닫게 하는 것이다.

정책이란 무엇인가?

근거기반 보건의료의 어려움(그리고 기회)은 우리가 갖고 있는 과학(지식)을 이용해 결정을 내려야 하는 것이다. 단체, 공공기관 그리고 모든 정부는 정책을 통해 중요한 문제를 정의하고 해당 문제를 해결하기 위한 지침과 계획을 수립한다. 교수, 연구자, 학생, 개업 치과의사, 정부 및 공중보건 분야 공무원과 같은 과학의 대변인은 정책 결정 과정을 통해 지역사회 및 환자의 건강을 감독하는 사람들이 과학의 이해를 증진시키도록 할 수 있다.

미국 질병관리본부는 정책을 '정부 및 기타 기관의 법률, 규정, 절차, 행정 조치, 인센티브 또는 자발적 관행'으로 정의한다.[3] 공중보건과 보건의료에서 정책은 매우 중요한데, 그 이유는 정책이 환자와 인구 집단에서 바라는 건강 결과를 달성하는 데 사용될 기준과 행동을 지시하기 때문이다(상자 17.1).

상자 17.1. 근거고려 정책실행(Evidence-Informed Policy in Action)

린든 존슨(Lyndon Johnson) 대통령은 1967년 의회 연설에서 메디케이드에 가입한 모든 어린이가 조기 건강 검진과 예방 조치를 받을 수 있다고 과학적 근거를 들어 근거를 들어 주장하였다.[4]

> "최근의 연구들은 우리가 오랫동안 의심해 온 사실을 확인시켜 줍니다. 교육과 건강을 포함한 인간 발달의 모든 분야에서 초기 몇 년은 매우 중요한 시기입니다. 무지, 나쁜 건강 상태, 인격 장애 등은 어린 시절에 흔히 엮이게 되는 장애입니다. 고통은 사람을 불구로 만들고 다음 세대를 망칠 것입니다."

존슨(Johnson) 대통령의 과학 옹호를 통해 메디케이드의 조기 · 정기적 선별, 진단 및 치료(Early and Periodic Screening, Diagnostic, and Treatment, EPSDT) 프로그램이 정책되었다.[5] 조기 · 정기적 선별, 진단 및 치료 서비스는 확인된 건강 문제를 고치거나 개선하기 위해 의학적으로 필요한 서비스이다. 조기 · 정기적 선별, 진단 및 치료 서비스처럼 조기에 혜택을 받으면 성인기의 질병과 고통을 예방하거나 줄일 수 있는 서비스가 많이 있다. 미국 연방정부의 정책에 따라, 모든 미국 주 정부의 메디케이드 프로그램은 예방 접종, 시력, 청력 및 치과 서비스를 포함한 조기 제공 서비스를 보장해야 한다.[6]

정책 개발 과정에는 5가지 영역이 있으며, 각 영역마다 과학적 근거를 통합할 수 있는 기회가 있다.[7]

- 문제 정의 및 식별. 문제의 범위와 인구 집단 건강에 미치는 영향을 명확히 한다. 결론을 내리기 전에 여러 자료원과 데이터 유형을 분석해야 한다. 문제의 점위를 적설하세 식별하면 변화를 성공적으로 실현시키는 데 도움이 된다.
- 정책 분석. 문제를 해결하기 위한 다양한 정책적 선택지를 확인하고 정량 및 정성적 방법을 활용하여 각각의 정책이 건강에 미치는 영향을 이해한다. 정확한 분석은 가장 효율적이고 적합한 정책 대안을 선택하는 데 도움이 된다.
- 전략 및 정책 개발. 정책과 운영 요소를 효과적으로 채택하기 위한 전략을 정한다. 개발 과정 중 효과적인 평가는 성공적인 (법률, 제도) 제정 및 실행에 도움이 된다.
- 정책 제정. 내부 및/또는 외부 절차를 정의하고 시행한다. 이 단계는 제정 과정에 대한 평가를 포함하는데, 이러한 평가는 실행에 영향을 미칠 수 있는 장애 요인을 식별하는 것으로 이루어진다.
- 정책 구현. 제정된 정책을 실행으로 옮기고, 새로운 정책에 대한 준수를 모니터링하고, 완전한 실행을 보장한다. 지속적인 효과를 위해서 정책 영향을 면밀히 모니터링해야 한다.

이해관계자가 참여해서 평가하는 등의 기본 과정은 과학을 (정책으로) 변환시킬 수 있는 또다른 기회를 제공한다. 정책 입안자는 이해관계자 참여라는 과정을 통해 동업자, 콘텐츠 전문가 및 대상 지역사회로부터 의견을 수집한다. 이 과정은 과학의 대변인들이 정책 결성 과정에 참여하고 의견을 표출할 기회가 된다. 프로그램의 영향과 결과를 공식적으로 살펴보는 평가는 정책 과정의 또 다른 기본 구성 요소이자 과학이 자연스럽게 (정책 과정 안으로) 집입하는 지점이지만 정책 과정의 모든 단계는 데이터 및/또는 과학을 고려해야 한다. 평가 과정과 과학의 변환 사이의 접속은 이 장의 뒷부분에서 설명하기로 한다.

책임 있는 정책 개발

정책 입안자들은 많은 사람들의 안녕, 생산성 및 건강에 영향을 미치는 많은 중요한 결정에 직접적인 책임이 있다. 따라서 정책 입안자들은 타당한 이유로 근거를 고려한 결정을 내릴 것을 촉구받았다.[8,9] 이러한 무거운 책임 때문에 근거기반의료의 지도자들은 과학에 기반한 의사결정이 예외적인 것이 아니라 규접이 되어야 한다고 주장해 왔다. 칼머스(Chalmers)가 언급한 바에 따르면,[10]

> "건강을 보호하고, 증진시키고, 회복하기 위한 정책과 의료를 선택하기 위해서는 전문가의 선의와 그럴듯한 이론만으로는 부족하다. 정책 입안자와 의료인이 내려야 하는 처방과 금지의 효과를 비뚤림 없이 평가하기 위한 전제 조건은 겸손과 불확실성이다. 우리가 연구를 할 때는 편견과 우연의 장난에 의해 (결과가) 오도될 가능성을 줄이도록 설계해야 한다. 이렇게 설계된 연구가 선택적인 추가가 아니라 전문가와 정책 입안자 행위의 필수적 구성 요소가 된다면 보다 책임감 있고 윤리적으로 대중에게 봉사할 것이다."

미국 정부는 자국민의 건강 개선과 의료비 감소를 목표로 의학 연구에 연간 약 300억 달러(37.7조 원)를 지출한다.[11] 불행하게도, 그 연구의 대부분은 정책 결정에 실패하고, 결과적으로 최적의 건강 수준은 실현되지 않는다. 이러한 (의학 연구로부터 정책까지의) 중개 연구가 실패하는 이유가 명확하지는 않지만, 일반적인 이유는 정책 입안자가 높은 품질의 근거를 충분히 고려하지 않기 때문이다. 정치철학에 반하는 근거 제시, 기부자와 옹호자의 영향력, 비용에 대한 우려, 근거에 대한 인식 부족, 과학적 문해력 부족 등을 고려하지 않으면 정책 입안자가 근거의 질을 객관적으로 평가하는 능력이 떨어질 수 있다.

영국에서 진행된 연구에 따르면 정책 입안자들은 "근거"를 구성하는 것이 무엇인지에 대해 구체적으로 정의하지 못하고, 국가 데이터나 연구 기반 문헌에도 불구하고 개인적 진술과 지역 데이터에 의존하는 경향이 있는 것으로 나타났다.[12] 미국에서는 정책 입안자들이 과학적 근거 대신 근거를 구성하는 개별 이야기에 의존하는 경향을 확인하였다.[13] 예를 들어, 이 연구에서 인터뷰한 한 의원은 다음과 같이 말하고 있다.

> "근거에 기반한 접근 방식으로만 정보를 얻는 것은 아니지만, 실제로 전 영역에 걸쳐 부모로부터 점점 더 많은 개인적 진술 기록을 얻고 있습니다."

또 다른 의원은 이렇게 말했다.

"제 경험으로는… [중요한 것에 대한] 이런 결정들은 대부분 얻을 수 있는 근거에 대한 연구나 검토 없이 이루어집니다. 오히려 훨씬 더 단순한 직감에 의존하거나 다른 누군가가 읽은 기사 등을 기반으로 결정이 이루어지는 경우가 많습니다."

그렇지만 일반적으로 정책 입안자들은 근거기반 정책 결정의 중요성은 인정한다.

"현재 떠도는 근거기반진료에 대해 전반적으로 관심은 있는 편입니다. 공공 프로그램을 진행하는 방법에 대한 정부의 선해뿐만 아니라 일부 학술지에서도 매우 많은 토론이 이루어지고 있으니까요."

"전진 프로그램(Moving forward programs)"은 아마도 근거고려 정책결정의 혜택을 많이 받은 프로그램일 것이다. 근거를 이용하여 환자를 진료하는 것과 비슷하게 근거고려 정책결정과정은 체계적으로 비뚤림을 최소화하고 객관성은 최대화 함으로써 "프로그램을 발전"시킨다. 근거고려 정책결정을 통해 얻을 수 있는 영향은 다음과 같다.

- 효과적인 정책을 선택하여 결과를 개선시키고,
- 투자 수익률이 높은 정책은 선택하고, 지출 비용당 결과가 좋지 않은 프로그램은 중단하여 낭비를 줄이고,
- 정확하고 의미 있는 프로그램 모니터링과 평가를 통해 더 큰 책임을 진다.

알게 된 요구 사항을 더 명확하게 파악하고 개별 수준으로 가져오기 위해 개별 사례를 근거고려 정책결정과 결합하면 매우 강력한 옹호 도구가 될 수 있다. 근거고려 정책결정을 실행하는 것은 정책 입안자에게도 직접적인 이점이 있다. 근거기반 의사결정의 본질은 과학에 대한 스스로의 믿음과 주목할 만한 연구 사이의 격차를 인정하는 것이다. 과학의 불확실성에 대한 이러한 인식은 프로그램이 의도했던 결과를 더 이상 달성하지 못할 때 정치적 위험을 줄이며, 프로그램 실행 과정이 (중간에) 수정될 수 있다는 기대를 허용한다(상자 17.2).[14]

상자 17.2. 근거고려 정책결정이란 무엇인가?

근거고려 정책결정이란 정책 입안자들이 정책 선택권의 함의에 접근하고, 평가하며, 명시적으로 판단함으로써 정책 결정 과정을 체계적이고 투명하게 하는 것이다. 정책 입안자들은 의사결정 과정에서 다른 요인들도 고려해야 하기 때문에 "근거기반(evidence-based)"보다 "근거 고려(evidence-informed)"가 더 의미를 잘 반영한 용어이다. (의사결정 과정에서 고려해야 하는) 요인들은 종종 동등하게 매력적이거나 서로 경쟁하는데, 이러한 요인의 예로는 공동체나 사회의 가치, 필요한 자원의 가용성, 필요 정도, 관련된 구성 요소 또는 조직의 우선순위는 물론이고 비용 등이 있다.

건강 정책에 사용되는 근거의 유형

정책 입안자는 프로그램을 개발하고 정책을 결정할 때 다양한 근거 유형을 고려해야 한다(상자 17.3). 체계적 문헌고찰(6장 참조) 및 근거기반 임상진료지침(7장 참조)은 근거고려 정책결정(EIPM) 과정에 사용되는 과학적 근거의 기본 유형 중 일부이다. 이러한 근거들을 사용하면 정책 입안자가 집중된 질문에 답하고 결과에 대한 신뢰 수준을 평가하는 데 도움이 된다. 그러나 정책 입안자들이 직면하는 결정은 거의 대부분 정부 기관이나 대중에게 경제적 영향을 미치거나 자원에 영향을 미친다. 따라서 정책 입안자는 (결정을 내리기 전에) 추가로 경제성 평가나 보건 기술 평가를 하게 된다. 경제성 평가는 프로그램이나 치료법의 예상 비용과 효과를 체계적으로 평가하고, 필요한 평가 수준에 따라 다른 결과 측정을 포함한다. 질병 비용 분석 및 프로그램 비용 분석은 각각 질병 또는 프로그램의 순비용을 측정한다. 프로그램 비용 분석은 보다 포괄적인 분석을 위한 첫 번째 단계로 여기에는 비용-편익 분석(편익의 금전적 가치와 비교한 프로그램 비용의 금

상자 17.3. 건강 정책을 위한 근거 자료원(Evidence Resources for Health Policy)

- 지역 예방 서비스 안내(지역 보건 지침, https://www.thecommunityguide.org/))][2]
- 에크리(ECRI) 지침 트러스트(지침, https://guidelines.ecri.org/)[3]
- 미국 예방 서비스 태스크 포스(지침, https://www.uspreventiveservicestaskforce.org/uspstf/)[4]
- 효과적인 보건의료 프로그램(체계적 문헌고찰, https://effectivehealthcare.ahrq.gov/)[5]
- 검토 및 보급 센터(경제성 평가 및 의료 기술 평가, https://www.york.ac.uk/crd/)[6]
- 코크란(체계적 문헌고찰 및 의료 기술 평가, https://www.cochrane.org/)[7]
- 미국치과의사협회 근거기반치의학센터(체계적 문헌고찰과 지침, https://www.cebd.org/)
- 치과품질연맹(Dental Quality Alliance, https://www.ada.org/resources/research/dental-quality-alliance)[8]
- 국가품질포럼(National Quality Forum, https://www.qualityforum.org/Home.aspx)[9]

2) 1996년 미국 보건복지부가 만든 지역 예방 서비스 태스크포스(Community Preventive Services Task Force, CPSTF)의 근거기반 자료 모음으로, 지역사회, 기업, 의료기관, 학교에서 건강 증진과 질병 예방을 위한 중재술을 선택하는 데 도움이 되는 요원이다.
3) 응용 과학 연구를 보건의료에 도입하려는 비영리기관인 에크리연구소(ECRI Institute)가 2018년 만든 무료 근거기반 임상진료지침 포털이다.
4) "효과에 대한 근거를 체계적으로 검토하고 임상 예방 서비스에 대한 권고안을 개발하는 일차 의료와 예방 전문가의 채널"로, 미국 보건복지부 보건의료 연구와 질관리청(AHRQ)에서 예산을 지원하고 임명한다.
5) 미국 보건의료 연구와 질관리청(AHRQ)이 2005년에 설립했으며, 다양한 의료 중재의 효과 비교에 대한 근거를 제공하여 환자와 의료인 등이 여러 치료 선택지 중에서 정보에 입각한 선택을 하도록 돕는다.
6) 영국 요크대학교에 기반을 둔 의료 서비스 연구 센터로 근거기반 의약품에 대한 연구 기반 정보를 제공하는 것을 목표로 의료 중재에 대한 체계적 문헌고찰과 메타 분석을 수행하고 그 결과를 영국 국가보건서비스(NHS)의 의사결정자에게 배포한다.
7) 의료인, 환자, 정책 결정자가 의료 중재에 관한 근거기반 선택을 할 수 있도록 돕기 위해 설립된 영국의 국제 단체로, 전 세계 연구 기관에 기반을 둔 53개 검토 그룹과 약 30,000명의 자원 봉사 전문가가 활동하고 있다. 보건의료 중재 및 진단 검사에 관한 체계적 검토를 하고 그 결과를 코크란 라이브러리에 게시한다.
8) 치과 의료 서비스 성과 측정을 개발하기 위해 미국치과의사협회가 만든 기관으로, 치과 의료 서비스의 주요 제공자로 구성되었다.
9) 1999년 설립된 환자 보호 및 의료의 질 개선을 위한 미국의 비영리 회원 조직으로, 소비자, 의료보험회사, 의료인, 사용자, 정부 및 공중보건기관, 제약회사, 의료기기회사 등을 대표하는 400개 이상의 기관으로 구성된다.

전적 가치), 비용–효과 분석(건강 결과와 비교한 프로그램 비용), 비용–효용 분석(질보정 수명당 프로그램의 비용)이 있다.[15]

경제성 평가 다음 단계는 의료 기술 평가이다. 의료 기술 평가는 보건의료 투자의 의미에 초점을 맞춘 보다 철저한 평가로, 경제성 평가뿐만 아니라 기술이나 의료의 사회적, 윤리적, 법적 측면에 대한 고려까지 포함한다.

정책 판단을 내릴 때는 근거 이외에도 고려할 사항이 있다. 정책 입안자는 생각하고 있는 근거와 정책이 관심 공동체를 변화시키는지의 여부와 예상했던 영향이 있을지의 여부를 고려해야 한다. 지역적 맥락과 관련된 세부사항을 고려해야 하는데, 이런 세부사항들이 문제의 크기, 자원, 보건의료 전달 인프라, 재정, 심지어 가치와 선호도에 따라 크게 달라질 수 있기 때문이다. 지역적 요인을 조사할 때 참고할 수 있는 근거 유형에는 역학 데이터, 건강 실태 조사 자료 및 지역사회 요구 평가 등이 있다.[16]

근거고려 정책결정의 장애 요인 및 촉진 요인

정책 결정 과정은 역동적이고, 복잡하며, 때로는 분주하다. 특히 빠르게 부상하는 중요한 문제의 경우에는 제한된 시간 내에 가장 단순하고 축약된 형태의 근거를 통해서라도 매우 중대한 결정이 이루어질 수 있다. 정책을 결정할 때 과학을 얼마나 활용하는지 조사한 연구에서 이에 대한 장애 요인과 촉진 요인을 확인하였다.[13,17–19] 임상의사와 마찬가지로 정책 입안자들은 정책 결정 과정에서 근거를 활용하는 데 주요 장애(촉진) 요인으로 시기 적절하고, 신뢰할 수 있으며, 타당한 연구 결과에 대한 접근성을 들고 있다. 정책 입안자들은 과학적 배경이 없는 경우가 많기 때문에 전문용어 없는 짧고 간결한 연구 보고서는 과학 옹호자와의 경우와 마찬가지로 접책 입안자들의 이해를 돕는다.

사실, 정책 입안자와 과학 옹호자 사이의 관계를 만드는 것은 여러 면에서 유익하다. 정책 입안자들과 과학 옹호자들이 상호 불신하게 되면 정책 입안자들은 과학 옹호자들이 정치적으로 순진하다고 느끼고, 반대로 과학 옹호자들은 정책 입안자들이 전문 지식에 무지하다고 생각한다. 이런 상황이 상당한 장애 요인이 될 수 있다.[18] 협력 관계는 신뢰를 높이고 시기 적절한 의사 소통을 촉진할 수 있다. 게다가 정책 입안자들은 스스로가 연구 결과를 찾고 해석하는 데 필요한 기술이 부족하다고 느끼고, 과학 옹호자들이 이 기술을 훈련시켜 주면 많은 도움이 되리라고 말하고 있다. (정책 입안자와 과학 옹호자 사이의) 파트너십을 구축하면 근거고려 정책결정 과정의 효율성이 향상될 뿐만 아니라 과학자들이 향후 연구를 필요로 하는 정책 연구의 격차를 더 잘 이해하는 데 도움이 된다. 마지막으로, 공중보건 및 의료 정책에만 국한되지는 않지만, 모든 정책 결정은 근거고려 정책결정의 목표와 경쟁하거나 훼손할 수 있는 권력과 예산 투쟁, 정치적 불안성의 영향을 받는다.

근거고려 정책결정을 촉진하기 위한 과학 옹호자들의 전략

과학 옹호자들은 교수, 연구자, 공중보건 종사자, 임상의사 등이 될 수 있다. 이들은 근거고려 정책결정 과정을 촉진하는 데 중요한 역할을 한다. 근거고려 정책결정의 장애 요인과 촉진 요인을 평가한 결과, 과학 옹호자들이 과학을 정책으로 전환하는 데 사용할 수 있는 합리적이고 관리 가능한 접근 방식이 있다는 사실이 분명해졌다. 과학 옹호자들이 고려해야 할 모범 사례는 다음과 같다.

- 관련성 있고 간결한 신속 대응 브리핑 작성.[20–22] 중요한 문제가 빠르게 발생함에 따라 정책 입안자들이 신속하게 결정을 내릴 필요가 있다. 특정 관심 주제에 대한 체계적 문헌고찰을 작성하는 데 계획했던 것보다 훨씬 더 많은 시간이 걸리기 마련이다. 따라서 과학 옹호자들은 가능하다면 근거기반치의학 지침이나 체계적 문헌고찰을 시반으로 신속한 대응 브리핑을 작성하여 근거고려 정책결정을 하는 데 도움을 줄 수 있다. 신속 대응 브리핑을 작성할 때는 연구 방법은 투명해야 하고, 과학의 한계를 지적하며, 해당되는 경우 향후 체계적 문헌고찰의 필요성을 언급하는 것이 중요하다. 신속 대응 브리핑은 짧고(한 페이지 이내) 기술적인 전문용어가 없어야 한다.
- 정책 입안자를 위원회 및 작업 그룹에 참여하도록 초대한다. 지역사회 기반 프로그램과 연구에는 모두 광범위한 파트너의 참여와 협업이 필요하다. 이는 과학 옹호자들에게 중요한 주제를 다루는 데 정책 입안자들이 참여하고 과학 옹호자의 이익과 연구 요구 사항과 관련하여 정책 입안자에게 의견을 제시할 수 있는 이상적인 기회를 제공한다. 또한 이러한 협업 공간은 신뢰를 구축하는 데 도움이 되며, 이는 미래에 이득이 될 수 있다.
- 근거를 찾고 평가할 때 교육적 기술을 습득할 기회를 제공한다. 정책 입안자들과 그들의 자문단은 과학적 배경이 거의 없다. 과학 옹호자들은 정책 입안자와 고문단이 근거를 찾고 평가하는 과정에서 기술을 습득하는 데 도움이 되는 다양한 학습 기회를 제공할 수 있다. 이러한 학습 기회에는 웨비나, 점심 세미나(lunch–and–learns), 실습 교육(hands–on learning sessions)이 있다.
- "근거기반"이라는 용어를 공공 프로그램 관리 과정에 적용할 뿐만 아니라 법으로 정의하는 입법 활동을 지지한다. "근거기반 프로그램"과 "결과가 좋을 것 같은 진료"와 같은 용어에 대한 일반적 개념 정의와 근거를 정부 (업무)에 통합하고 사용하는 방법을 지시하는 것은 과학 이해에 중요한 변화를 가져오고 양질의 결과를 달성할 수 있다. 이러한 개념을 법령에 명시하면 정권이 바뀌더라도 근거기반 접근 방식이 지속되는 데 도움이 된다. 워싱턴주와 미시시피 주는 이러한 접근 방식의 성공 사례이다. 사회 프로그램과 관련하여 두 주는 신규 및 기존 프로그램을 근거의 질 수준에 따라 분류하도록 하는 법을 통과시켰다.[23,24] 이 법은 추가로 근거기반 비용–편익비 개발을 요구하고 있고, 근거기반 비용–편익비는 이후의 정부 예산 책정 과정에서 사용된다.

근거고려 정책결정에 참여하는 조직의 전략

정책 입안자, 자문 위원, 자선 단체, 정부를 포함하여 정책을 개발하고 정책 프로그램을 운영하는 다양한 기관이 있다. 이러한 기관에서 일하는 사람들은 정책 결정 과정의 개별 단계에서 이미 정책 개발 및 평가의 핵심 요소로 데이터 이용을 포함하고 있기 때문에 건전한 과학을 촉진할 수 있는 이상적 위치에 있다. 근거고려 정책결정에 전념하는 조직에게 가장 큰 장애물은 모든 직원이 근거에 기반한 의사결정에 충분한 역량을 갖추도록 하고, 근거고려 정책결정이 업무 과정 및 조직 문화에 체계적으로 스며들도록 하는 것이다.

근거고려 정책결정 참여 과정에서 가장 기본적인 첫 번째 단계는 자체 평가로 조직의 근거고려 정책결정 참여 수준과 역량을 평가하는 것이다.[25,26] 이러한 요구를 충족하기 위해 "보건의료 개선을 위한 캐나다 재단(Canadian Foundation for Healthcare Improvement)"은 연구를 활용할 수 있는 조직의 능력을 평가하기 위해 네 부분으로 구성된 평가 도구를 개발하였다. 네 부분의 평가 영역은 다음과 같다.

- 구하기. 조직이 과학적 연구를 검색해서 찾을 수 있는가?
- 평가하기. 조직이 과학적 연구의 타당성을 비판적으로 평가할 수 있는가?
- 조정하기. 조직은 의사결정권자에게 연구 결과를 분명하고 도움이 되도록 공유하는가?
- 적용하기. 조직은 과학에 기반한 의사결정에 필요한 기술, 제도적 틀, 과정 및 문화를 어느 수준으로 갖고 있는가?

자체 평가에서 기술 및 역량의 격차를 확인하면 조직 자체적으로 격차를 개선하거나 여러 단계에 걸친 근거 고려 의사결정에서 조직을 지원할 수 있는 기술과 전문성을 갖춘 연구원 및 과학 전환 조직과 같은 파트너에게 연락하도록 자극할 수 있다.

정책 결정의 첫 번째 단계는 체계적 문헌고찰을 거치고 비판적으로 평가한 과학을 이용할 기회를 제공하는데, 이 단계는 문제 정의 단계이다.[27] 문제 정의는 정책 결정 과정의 기본적인 첫 번째 단계이다. 피코 질문을 만드는 것과 마찬가지로 문제를 구성하는 방법이 결과에 극적인 영향을 미친다. 정책 입안자와 자문 위원은 근거를 활용하여 문제(예를 들어, 건강불평등이나 공공지원을 받는 보건의료 관련 문제)를 명확히 하고, 실제로 주의를 기울여야 하는 문제인지, 아니면 고립된 문제인지 결정해야 한다. 그런 다음 과학 연구, 역학 자료(예를 들어, 질병관리본부의 구강 건강 데이터와 국민건강종합계획 2020 데이터), 심지어 의료 서비스 자료(예를 들어, 의료 패널 조사(Medical Expenditure Panel Survey)[10)] 및 공공의료 데이터 시스템(Uniform Data System,

10) 미국 전역의 가구와 개인, 의료인, 고용주를 대상으로 하는 대규모 설문조사로 의료 서비스 이용과 비용 및 의료보험 급여에 관한 가장 완전한 자료원이다.

UDS)[11]의 데이터를 사용하여 문제의 규모를 평가할 수 있다. 마지막으로, 관련성이 있거나 실행 가능한 범위 내에서 문제의 규모를 더 잘 이해하기 위해 집단 간 비교를 하는 데 근거를 활용해야 한다. 예를 들어, 지역의 아동 우식률은 시간 추세와 하위 집단 분석(예를 들어, 인종 또는 사회경제적 지위에 따라)을 통해 평가할 수 있다. 또한 지역의 아동 우식률을 국가 전체의 아동 우식률이나 국가 건강 증진 목표(예를 들어, 국민건강증진종합계획 2020)와 비교해서 평가할 수도 있다.

조직은 근거고려 정책결정의 정신에 따라 비뚤림을 최소화하고 투명성을 최대화하기 위해 근거를 검색하고 평가하는 데 사용되는 방법을 명시해야 한다. 평가가 시작되기 전에 평가 방법을 개발해서 이해관계자에게 제공해야 하며, 모든 문서에 평가 방법이 명확하게 명시되어야 한다. 평가 방법을 명확하게 명시하면 중복된 이해 관계를 가진 다른 기관이 동일하거나 유사한 문제를 해결하는데 위에 개발한 평가 방법을 사용할 수 있다는 또다른 이점이 있다.[28]

기존 프로그램이나 제안된 프로그램의 효과를 평가할 때 근거를 통합할 수 있는 두 번째 단계의 기회가 생긴다.[3,29] 이 과정은 "근거기반" 및 "결과가 좋을 것 같은 진료"프로그램이라는 용어에 대한 표준화된 정의를 개발하는 데서 시작한다. 기관은 효과성의 근거에 따라 프로그램을 분류하고 목록을 만들기 위해 이러한 정의를 일관되고 정확하게 사용해야 한다.

제안된 프로그램에 소중한 재정과 자원이 투자되기 전에 보자 철저한 수준의 검토가 이루어져야 한다. 기존 프로그램과 마찬가지로 제안된 프로그램은 효과성의 근거(즉, "근거기반" 대 "결과가 좋을 것 같은 진료")에 따라 평가하고 분류해야 한다. 그러나 다음과 같은 다른 요인과 근거 형식도 고려해야 한다.

- 연구 결과를 관심 집단에 적용할 수 있을지 평가한다. 환경이나 제약 조건에 중요한 차이점이 있는가? 의료 체계가 크게 다른가? 기저 질환/상태/문제가 다른가?
- 프로그램의 실제 또는 잠재적 위해나 부정적 결과를 파악한다. 여기에는 사망 위험, 약물의 상호작용, 수술 후 감염, 재치료율과 실패율 같은 결과가 있다.
- 어떤 이해관계자의 관점이 정책 선택지의 수용 가능성에 영향을 미칠 수 있는지 결정한다. 이해관계자는 환자, 의료인 또는 고용주가 될 수 있다. 이러한 이해관계자의 견해가 제안된 프로그램의 수용 가능성에 영향을 미칠 수 있는 한 그러한 이해관계자의 견해와 경험을 질적으로 검토하는 연구를 고려해야 한다.
- 프로그램의 실제 또는 잠재적 비용 효과성(즉, 투자한 금액당 달성한 결과)을 확인한다. 이는 문제를 해결하기 위한 접근 방식이 여러 개일 때, 접근 방식들끼리 비교해서 고려할 때 특히 중요하다.

11) 취약 지역사회와 취약 계층에 의료 서비스를 제공하는 미국 공공의료기관의 성과 및 운영에 대한 표준화된 정보(환자 인구 통계, 직원 배치, 진단과 치료 항목, 의료 서비스 질 지표, 건강 결과, 건강 격차, 재정 및 수익 등)를 매년 보고하는 시스템이다.

치의학 분야에는 인정되고 검증된 양질의 건강 결과 측정이 없기 때문에 프로그램의 비용 효과성 평가가 특히 더 어려울 수 있다. 그럼에도 불구하고 프로그램 효과성의 근거에 기반해 정책 결정의 예산안을 짜는 것은 매우 중요한 세 번째 단계이다. 예산 제약이 점점 커지고 있음을 감안할 때, 프로그램 효과성에 기반한 근거고려 정책결정의 이러한 측면은 결정권자가 투자 대비 효과가 좋은 프로그램에 우선적으로 재정을 지원할 수 있도록 하기 때문에 특히 중요하다. 또한 정책 입안자가 비용 대비 비효율적이라서 중단해야 하는 프로그램을 식별하는 데 도움이 된다. 예산 수립 및 관리 과정에서 근거고려 정책결정을 촉진하기 위해 조직은 다음을 수행해야 한다.

- 예산 수립 과정에서 프로그램 성과를 보고한다. 이 활동을 통해 조직은 근거기반 성과 측정 및 기준점을 개발해야 하며, 개발된 도구는 프로그램 수혜 인구 집단에 의미가 있어야 한다. 예를 들어, "예방한 우식 수"는 "치료받은 환자 수"보다 더 환자 중심적인 결과이다. 프로그램 관리 비용과 함께 성과 측정을 함으로써 프로그램의 비용 효과성(즉, 지출 비용당 우식 예방)을 결정할 수 있다. 결과는 연구에서 예측한 것과 비슷해야 하며, 정책 입안자는 성과가 낮은 프로그램을 조사해야 한다.
- 프로그램 성과 데이터를 쉬운 말로 쓰여진 요약본으로 만들고 의사결정권자와 공유한다. 지식 이전을 지원하기 위해 프로그램 부서는 표준화된 형식으로 프로그램 성과를 정기적으로 보고해야 한다. 쉬운 말로 쓰여진 근거 요약을 포함하는 표준화된 형식은 위원회 및 예산 정문회에 제출될 수 있다.
- 보조금 및 계약에 근거기반 성과 요구 사항이 있는지 확인한다. 기관은 제공한 서비스의 양에 따라 비용을 지불하는 행위별수가제 모형 대신 성과 기반 계약을 해야 한다. 예를 들어, 메디케이드(Medicaid) 기관은 (우식을 예방하는) 개별 서비스당 지불하는 방식 대신 대상 아동의 제1대구치 우식률을 10% 줄이기 위한 학교 구강 건강 증진 프로그램에 대해 비용을 지불할 수 있다.

마지막으로, 결과 평가 과정에 근거를 포함시키는 것은 정책 결정 과정에서 가장 중요한 단계 중 하나일 것이다. 프로그램 결과 평가는 치과 환자를 보는 것과 비슷하다. 치료 후 검사, 금관 변연 질 평가, 치주 치료 전반에 걸친 치주 상태 모니터링과 같이, 임상 진료를 할 때 치과의사가 환자 결과를 평가하는 경우가 많다. 마찬가지로, 공중보건 프로그램 및 정부 기관에서 일하는 사람들은 프로그램이 원하는 결과를 달성하고 있는지 확인하기 위해 결과 데이터를 일상적으로 측정하고 보고한다. 앞서 설명한 바와 같이 프로그램을 수행할 때 표준화되고 쉬운 언어로 근거에 기반한 성과 측정 결과를 보고해야 한다. 또한 프로그램 평가 결과는 중앙에 저장하고 유지 관리해야 한다.

다함께 모아 만들기

근거 고려 정책과 프로그램을 개발하려는 정책 입안자를 돕기 위해 과학 옹호자는 근거기반치의학 지침 및 체계적으로 고찰하고 비판적으로 평가한 근거를 사용할 수 있다. 정책 입안자는 훈련된 약속을 통한 근거를 활용해서 가장 적은 비용으로 가장 좋은 결과를 낳는 활동에 소중한 자원의 배분 우선순위를 정할 수 있다. 치의학의 과학적 지식 기반과 참여-협력 네트워크가 더욱 광범위해짐에 따라 치의학에서 근거고려 정책결정도 확장된다. 예를 들어, 미국치과의사협회는 치과학자, 정부 기관, 의료보험회사 및 치과 의료인으로 구성된 치과품질연맹이라는 다중 이해관계자 그룹을 소집하였다. 이러한 이해관계자들의 작업을 통해 치과품질연맹은 치과용 품질 성과 측정법을 개발하기 위해 고품질 합성 치과용 치아홈메우기 과학을 성공적으로 활용하였다. 그런 다음 여러 정부 기관이 이 측정법을 사용하여 소아 우식 예방을 위한 치아홈메우기 사용 증진 정책을 알렸다(상자 17.4).

아래에서 우리는 구강 보건의료가 삼중의 목표를 행해 나아가는데 과학에 입각한 정책이 어떻게 도울 수 있을지 생각해 보려고 한다. 이러한 목표를 이루기 위해서는 고품질 근거를 만들고, 정책 결정에 근거를 포함하도록 옹호하는 이해관계자(예를 들어, 과학자, 교수, 임상의사)와 정책을 만들고, 결정된 정책을 시행할 책임이 있는 이해관계자(예를 들어, 정부 공무원 및 보건의료 행정가) 사이에 효과적인 협력고 합의가 필요하다.

결론

고품질 근거를 활용하는 의도적인 정책 과정에서 과학 옹호자, 정책 입안자, 행정가 간의 믿을 수 있는 협력은 복잡한 과학을 효과적인 정책으로 전환하는 데 도움이 될 수 있다. 근거와 일치하는 건강 정책은 환자 경험(만족도 및 품질)을 개선시키고, 인구 집단의 건강 수준을 높이며, 1인당 의료 비용을 감소시키는 세 가지 목표를 달성하기 위해 움직인다.

상자 17.4. 사례 연구: 품질 측정 개발에 근거를 통합

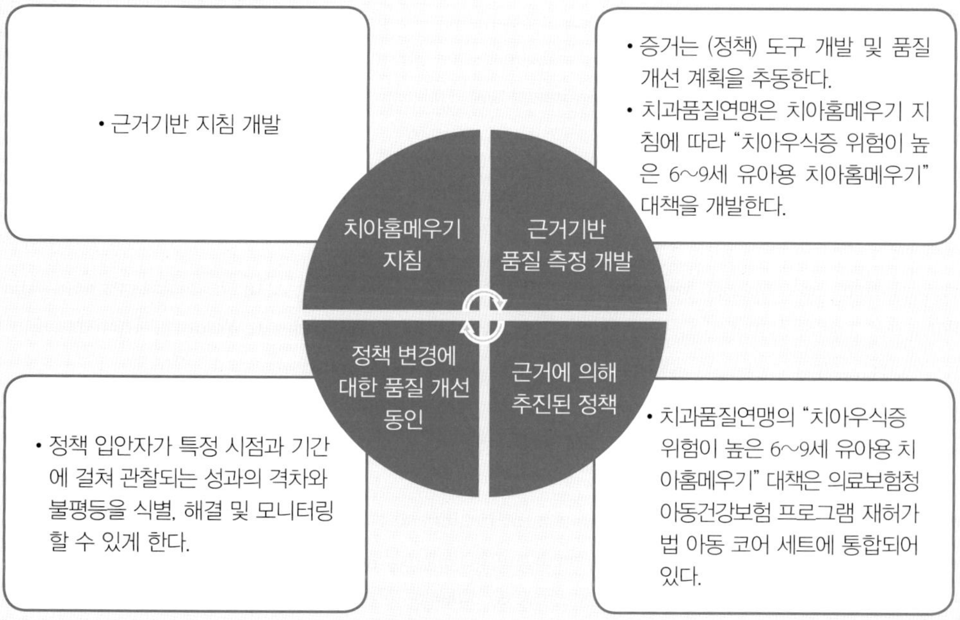

근거에 따르면 치이 또는 환자가 우식 경험 위험이 있다고 판단될 경우 어린이의 유치 및 영구치의 소와열구에 치아홈메우기를 도포할 것을 권장한다.[30] 영구치 어금니에서 치아홈메우기 효과에 관한 근거는 유구치에서 치아홈메우기 효과에 관한 근거보다 강력하다.[30] 치아홈메우기는 다양한 연령대의 어린이에게 혜택을 주지만, 우식 예방에 가장 큰 효과를 얻으려면 치아 맹출 직후 도포를 권장한다.[31,32] 치과품질연맹의 "우식 위험이 높은 6~9세 아동을 위한 치아홈메우기" 도구는 중간 혹은 높은 우식 위험 아동이 제1대구치에 치아홈메우기 치료를 받았는지의 여부를 파악한다. 제1대구치는 보통 6~7세 사이에 맹출한다. 따라서 이 도구는 치아홈메우기를 도포할 치아의 유형과 치아홈메우기 치료를 제공할 적합한 시기를 모두 다룬다. 이 도구를 통해 우식 위험에 처한 아동이 근거기반 예방 치료를 받고 있는지의 여부를 평가할 수 있으며, 그에 따라 성과 개선 계획을 목표로 삼을 수 있다.

미국치과의사협회가 소집한 치과품질연맹은 메디케이드와 공공 치과 보험 및 공공 치과 진료와 같은 주 및 연방정부가 제공하는 프로그램의 적절한 평가를 위한 도구를 만드는 다중 이해관계자 품질 측정 개발 기관이다. 치과품질연맹에서 개발한 도구는 국가품질포럼(NQF)[33]에서 승인하고 공공 및 민간 프로그램 모두에서 사용된다. 치과품질연맹의 "우식 위험이 높은 6~9세 아동을 위한 치아홈메우기"도구는 메디케이드(Medicaid) 및 아동 건강보험 프로그램(Children's Health Insurance Program, CHIP)을 위한 아동 보건의료 품질 측정 핵심 세트 중 하나이다. 함께 사용하는 도구인 치과품질연맹의 6~9세 아동용 e-도구"는 연방 인증 보건소가 공공 의료 데이터 시스템에 보고하기 위해 보건자원 및 서비스행정국(Health Resources and Services Administration, HRSA)에 통합되었다.

근거기반 품질 측정을 공공보고 시스템에 통합하면 정책 입안자가 특정 시점과 기간에 따라 성과의 격차와 불평등을 식별하고, 해결하며, 모니터링할 수 있다. 의료의 여러 측면을 평가하는 균형잡힌 측정 접근 방식은 건강을 증진시키고, 불평등을 이해하고, 개선된 성과를 계획하는 데 필수적이다. 성과를 개선시키는 것은 지속적인 과정이며, 반복적인 측정은 품질을 개선하는 계획을 확인하고, 구현하며, 평가하고, 모니터링 및 유지하는 데 필수적이다. 성과를 개선시키기 위해 근거 기만 품질 측정을 활용하면 아동의 구강 건강뿐만 아니라 전반적인 건강 및 안녕도 향상된다.

참고문헌

1. Berwick DM, Nolan TW, Whittington J. "The Triple Aim: Care, Health, And Cost."Health Affairs. 2008 27(3):759–769.
2. Reis SE, Berglund L, Bernard GR, et al. "Reengineering the national clinical and translational research enterprise: the strategic plan of the National Clinical and Translational Science Awards Consortium."Acad Med 2010 85(3):463–9.
3. "CDC Policy Process."Atlanta, GA.: U.S. Department of Health and Human Services, Centers for Disease Control and Prevention, Office of the Associate Director for Policy 2015. https://www.cdc.gov/policy/analysis/process/index. html. Accessed Sep 15, 2017.
4. Lyndon B. Johnson: "Special Message to the Congress Recommending a 12–Point Program for America's Children and Youth,"February 8, 1967. Online by Gerhard Peters and John T. Woolley, The American Presidency Project. http:// www.presidency.ucsb.edu/ws/?pid=28438. Accessed Sep 15, 2017.
5. "Early and Periodic Screening, Diagnostic and Treatment."Baltimore, Md.: U.S. Department of Health and Human Services, Center for Medicare & Medicaid Services. https://www.medicaid.gov/medicaid/benefits/epsdt/index.html. Accessed Sep 15, 2017.
6. "Dental Care."Baltimore, Md.: U.S. Department of Health and Human Services, Center for Medicare & Medicaid Services. https://www.medicaid.gov/medicaid/benefits/dental/index.html. Accessed Sep 15, 2017.
7. "Using Evaluation to Inform CDC's Policy Process."Atlanta, GA.: U.S. Department of Health and Human Services, Centers for Disease Control and Prevention 2015.
8. "Evidence–Based Policymaking: A Guide for Effective Government."Philadelphia, PA.: Pew–MacArthur Results First Initiative. The Pew Charitable Trusts 2014.
9. "State Policy Guide: Using Research in Public Health Policymaking."Lexington, KY.: The Council of State Governments 2008.
10. Chalmers I. "If Evidence–Informed Policy Works in Practice, Does It Matter If It Doesn't Work in Theory?"Evidence & Policy: A Journal of Research, Debate and Practice. 2005 1(2):227–242.
11. Brownson RC, Chriqui JF, Stamatakis KA. "Understanding Evidence–Based Public Health Policy."Am J Public Health. 2009 99(9):1576–1583.
12. Wye L, Brangan E, Cameron A, Gabbay J, Klein JH, Pope C. "Evidence Based Policy Making and the 'Art'of Commissioning – How English Healthcare Commissioners Access and Use Information and Academic Research in 'Real Life'Decision–making: an Empirical Qualitative Study."BMC Health Services Research. 2015 15:430.
13. Apollonio DE, Bero LA. "Interpretation and Use of Evidence in State Policymaking: a Qualitative Analysis."BMJ Open. 2017 7(2):e012738.
14. Oxman AD, Lavis JN, Lewin S, Fretheim A. "SUPPORT Tools for Evidence–Informed Health Policymaking (STP) 1: What Is Evidence–Informed Policymaking?"Health Research Policy and Systems. 2009 7(1):S1.
15. Rabarison KM, Bish CL, Massoudi MS, Giles WH. "Economic Evaluation Enhances Public Health Decision Making."Front Public Health. 2015 3.
16. Lewin S, Oxman AD, Lavis JN, Fretheim A, Marti SG, Munabi–Babigumira S. "SUPPORT Tools for Evidence–Informed Policymaking in Health 11: Finding and Using Evidence about Local Conditions."Health Research Policy and Systems. 2009 7(1):S11.
17. Oliver K, Innvar S, Lorenc T, Woodman J, Thomas J. "A Systematic Review of Barriers to and Facilitators of the Use of Evidence by Policymakers."BMC Health Services Research. 2014 14:2.

18. Murthy L, Shepperd S, Clarke MJ, et al. "Interventions to Improve the Use of Systematic Reviews in Decision-making by Health System Managers, Policy Makers and Clinicians."Cochrane Database Syst Rev. 2012 (9):CD009401.
19. Innvaer S, Vist G, Trommald M, Oxman A. "Health Policy-makers'Perceptions of Their Use of Evidence: a Systematic Review."J Health Serv Res Policy. 2002 7(4):239-244.
20. Lavis J, Davies H, Oxman A, Denis J-L, Golden-Biddle K, Ferlie E. "Towards Systematic Reviews that Inform Health Care Management and Policy-making."J Health Serv Res Policy. 2005 10 Suppl 1:35-48.
21. Oxman AD, Schünemann HJ, Fretheim A. "Improving the Use of Research Evidence in Guideline Development: 8. Synthesis and Presentation of Evidence."Health Research Policy and Systems. 2006 4:20.
22. Lavis JN. "How Can We Support the Use of Systematic Reviews in Policymaking?"PLOS Medicine. 2009 6(11):e1000141.
23. House Bill 2536. Olympia, WA.: Washington State 62nd Legislature 2012. http://lawfilesext.leg.wa.gov/biennium/2011-12/Pdf/Bills/House%20Passed%20Legislature/2536-S2.PL.pdf. Accessed Sep 15, 2017.
24. House Bill 677. Jackson, MS.: State of Mississippi Legislature 2014. http://billstatus.ls.state.ms.us/documents/2014/ html/HB/0600-0699/HB0677SG.htm. Accessed Sep 15, 2017.
25. Oxman AD, Vandvik PO, Lavis JN, Fretheim A, Lewin S. "SUPPORT Tools for Evidence-Informed Health Policymaking (STP) 2: Improving How Your Organisation Supports the Use of Research Evidence to Inform Policymaking."Health Research Policy and Systems. 2009 7(1):S2.
26. National Collaborating Centre for Methods and Tools (2009). "Tool: Is Research Working for You?"Hamilton, ON: McMaster University. (Updated 30 August, 2017) Retrieved from http://www.nccmt.ca/knowledge-repositories/ search/35.
27. Lavis JN, Oxman AD, Lewin S, Fretheim A. "SUPPORT Tools for Evidence-Informed Health Policymaking (STP) 3: Setting Priorities for Supporting Evidence-Informed Policymaking."Health Research Policy and Systems. 2009 7(Suppl 1):S3.
28. Schünemann HJ, Fretheim A, Oxman AD. "Improving the Use of Research Evidence in Guideline Development: 1. Guidelines for Guidelines."Health Research Policy and Systems. 2006 4:13.
29. Lavis JN, Wilson MG, Oxman AD, Grimshaw J, Lewin S, Fretheim A. "SUPPORT Tools for Evidence-Informed Health Policymaking (STP) 5: Using Research Evidence to Frame Options to Address a Problem."Health Research Policy and Systems. 2009 7(1):S5.
30. Wright JT, Crall JJ, Fontana M, et al. "Evidence-Based Clinical Practice Guideline for the Use of Pit-and-Fissure Sealants: A Report of the American Dental Association and the American Academy of Pediatric Dentistry."J Am Dent Assoc. 2016 147(8):672-682.e12.
31. "Dental Sealants,"Atlanta, GA.: U.S. Department of Health and Human Services, Centers for Disease Control and Prevention 2013. http://www.cdc.gov/OralHealth/publications/faqs/sealants.htm. Accessed Sept, 15, 2017.
32. U.S. Dept. of Health and Human Services, National Institute of Dental and Craniofacial Research. "Oral Health in America: a Report of the Surgeon General."Rockville, Md.: U.S. Public Health Service, Dept. of Health and Human Services 2000.
33. National Quality Forum. "Health and Well-Being Measures."Washington, DC: National Quality Forum 2015. http://www.qualityforum.org/Health_and_Well-Being_Measures.aspx. Accessed Sept. 15, 2017.

찾아보기

한글

ㄱ

ㄴ

ㄷ

ㄹ

ㅁ

ㅈ

ㅊ

ㅋ

ㅌ

ㅍ

ㅎ

영어

A

역자 소개

류재인 경희대학교 치과대학
송영하 서울대학교 치의학대학원
유현준 단국대학교 치과대학
이지현 서울대학교 치의학대학원
정회인 연세대학교 치과대학
조자원 단국대학교 치과대학
한동헌 서울대학교 치의학대학원

역자와의
협의로
인지생략

How to Use Evidence-Based Dental
Practices to Improve Your

Clinical Decision-Making

근거기반치의학을 활용한

임상적 의사결정

발 행 일 2022년 9월 10일 초판 인쇄
2022년 9월 20일 초판 발행

저 자 Alonso Carrasco-Labra, D.D.S.
Romina Brignardello-Petersen, D.D.S.
Michael Glick, D.M.D.
Amir Azarpazhooh, D.D.S.
Gordon Guyatt, M.D.

역 자 류재인 송영하 유현준 이지현 정회인 조자원 한동헌

발 행 인 김재민

발 행 처 정문각 JMK
서울특별시 마포구 백범로 104, 봉화빌딩 4층

출판등록 2011년 1월 19일 제2011-000035호

전 화 02)713-0421~3

팩 스 02)704-6265

전자우편 jmk@jmkp.co.kr

홈페이지 www.jmkp.co.kr

정 가 **35,000원**

ISBN 979-11-6260-258-4 93510